O. Bazin, M. Naudin

Osteopathische Behandlung des weiblichen Beckenbereichs

Olivier Bazin, Marc Naudin

Osteopathische Behandlung des weiblichen Beckenbereichs

1. Auflage

Olivier Bazin: Mit Beiträgen von: Osteopath D.O., Dozent

Marc Naudin: Osteopath D.O., Dozent

Übersetzt von: Olaf Schueren, Köln

ELSEVIER

Elsevier GmbH, Bernhard-Wicki-Str. 5, 80636 München, Deutschland
Wir freuen uns über Ihr Feedback und Ihre Anregungen an kundendienst@elsevier.com

Titel der Originalausgabe
Manipulations des dysfonctions pelviennes féminines

ISBN: 978-2-294-71250-0
e-ISBN: 978-2-294-74365-8

This translation of Manipulation des dysfunctions pelviennes féminines, 1st edition by Olivier Bazin and Marc Naudin was undertaken by Elsevier GmbH and is published by arrangement with Elsevier Masson SAS.
Diese Übersetzung von Manipulation des dysfunctions pelviennes féminines, 1. Auflage, von Olivier Bazin und Marc Naudin wird durch die Elsevier GmbH ausgeführt und in Absprache mit Elsevier Masson SAS veröffentlicht.
Osteopathische Behandlung des weiblichen Beckenbereichs 1. Auflage, von Olivier Bazin und Marc Naudin

ISBN 978-3-437-55072-0
eISBN 978-3-437-18884-8

Wichtiger Hinweis für den Benutzer
Die medizinischen Wissenschaften unterliegen einem sehr schnellen Wissenszuwachs. Der stetige Wandel von Methoden, Wirkstoffen und Erkenntnissen ist allen an diesem Werk Beteiligten bewusst. Sowohl der Verlag als auch die Autorinnen und Autoren und alle, die an der Entstehung dieses Werkes beteiligt waren, haben große Sorgfalt darauf verwandt, dass die Angaben zu Methoden, Anweisungen, Produkten, Anwendungen oder Konzepten dem aktuellen Wissensstand zum Zeitpunkt der Fertigstellung des Werkes entsprechen.
Der Verlag kann jedoch keine Gewähr für Angaben zu Dosierung und Applikationsformen übernehmen. Es sollte stets eine unabhängige und sorgfältige Überprüfung von Diagnosen und Arzneimitteldosierungen sowie möglicher Kontraindikationen erfolgen. Jede Dosierung oder Applikation liegt in der Verantwortung der Anwenderin oder des Anwenders. Die Elsevier GmbH, die Autorinnen und Autoren und alle, die an der Entstehung des Werkes mitgewirkt haben, können keinerlei Haftung in Bezug auf jegliche Verletzung und/oder Schäden an Personen oder Eigentum, im Rahmen von Produkthaftung, Fahrlässigkeit oder anderweitig übernehmen.
Die Übersetzung wurde von der Elsevier GmbH eigenverantwortlich ausgeführt. Ärzte/Praktiker und Forscher müssen sich bei der Bewertung und Anwendung aller hier beschriebenen Informationen, Methoden, Wirkstoffe oder Experimente stets auf ihre eigenen Erfahrungen und Kenntnisse verlassen. Bedingt durch den schnellen Wissenszuwachs insbesondere in den medizinischen Wissenschaften sollte eine unabhängige Überprüfung von Diagnosen und Arzneimitteldosierungen erfolgen. Im größtmöglichen Umfang des Gesetzes wird von Elsevier, den Autoren, Redakteuren oder Beitragenden keinerlei Haftung in Bezug auf die Übersetzung oder für jegliche Verletzung und/oder Schäden an Personen oder Eigentum, im Rahmen von Produkthaftung, Fahrlässigkeit oder anderweitig, übernommen. Dies gilt gleichermaßen für jegliche Anwendung oder Bedienung der in diesem Werk aufgeführten Methoden, Produkte, Anweisungen oder Konzepte.

Für die Vollständigkeit und Auswahl der aufgeführten Medikamente übernimmt der Verlag keine Gewähr.
Geschützte Warennamen (Warenzeichen) werden in der Regel besonders kenntlich gemacht (®). Aus dem Fehlen eines solchen Hinweises kann jedoch nicht automatisch geschlossen werden, dass es sich um einen freien Warennamen handelt.
Hinweise zu Diagnose und Therapie können sich von den in Deutschland üblichen Standards unterscheiden.

Bibliografische Information der Deutschen Nationalbibliothek
Die Deutsche Nationalbibliothek verzeichnet diese Publikation in der Deutschen Nationalbibliografie; detaillierte bibliografische Daten sind im Internet über https://www.dnb.de abrufbar.

22 23 24 25 26 5 4 3 2 1

In ihren Veröffentlichungen verfolgt die Elsevier GmbH das Ziel, genderneutrale Formulierungen für Personengruppen zu verwenden. Um jedoch den Textfluss nicht zu stören sowie die gestalterische Freiheit nicht einzuschränken, wurden bisweilen Kompromisse eingegangen. Selbstverständlich sind **immer alle Geschlechter** gemeint.

Planung: Marko Schweizer, München
Projektmanagement: Annekathrin Sichling, München
Redaktion: Barbara Buchter, extratour – Büro für Verlage; Freiburg i. Br.
Rechteklärung: Juliana Samoilowa, Berlin
Satz: abavo GmbH, Buchloe/Deutschland; TnQ, Chennai/Indien
Druck und Bindung: Drukarnia Dimograf Sp. z o. o., Bielsko-Biała/Polen
Umschlaggestaltung: SpieszDesign, Neu-Ulm

Aktuelle Informationen finden Sie im Internet unter **www.elsevier.de**

Danksagung

Wir möchten uns ganz besonders bei Jean-Pierre Barral bedanken. Seine Lehre, seine immense Erfahrung und seine beständige Forschungsarbeit haben uns vor Augen geführt, wie wichtig die Schulung des Tastsinns und die Feinfühligkeit der Palpation für die osteopathische Diagnose und Behandlung sind.

Jean-Pierre gehört zu den Pionieren der viszeralen und urogenitalen Osteopathie. Seine Vision unserer Kunst konnte sich nach und nach in der ganzen Welt verbreiten und weiterentwickeln.

Nach unserer ersten Begegnung mit Jean-Pierre vor mehr als 15 Jahren hatten wir vielfach das Glück, mit ihm zu arbeiten und ihm bei seinen zahlreichen Kursen zu assistieren.

Die Idee, dieses Buch zu verfassen, entstand bereits vor einigen Jahren. Als wir Jean-Pierre unser Projekt vorlegten, erklärte er sich sofort bereit, uns auf diesem langen und mühsamen Weg mit Rat und Tat zur Seite zu stehen. Wir sind stolz, sein Vertrauen und seine Freundschaft gewonnen zu haben, und sind uns seiner Bedeutung für dieses Buch bewusst. Dank ihm können wir uns glücklich schätzen, einen Beitrag zur Weiterentwicklung und Übertragung des osteopathischen Konzepts zu leisten.

Olivier Bazin und Marc Naudin

Geleitwort

Olivier Bazin und Marc Naudin, beide erfahrene Therapeuten und Dozenten, setzen sich in diesem Buch präzise, taktvoll und effizient mit dem speziellen Bereich der urogenitalen Dysfunktionen auseinander. Ihr Werk ist unverzichtbar für jeden Therapeuten, der all den Patientinnen helfen möchte, die für ihre zahlreichen Beschwerden im Urogenitalbereich keine Lösung gefunden haben: Inkontinenz, Dyspareunie, Pudenduskanal-Syndrom, Unfruchtbarkeit, postpartale Beschwerden, prämenstruelles Syndrom – um nur einige zu nennen.

Es war stets eine Bereicherung, unsere Ideen und Gedanken auszutauschen und unsere Arbeit zum Wohle der Frauen weiterzuentwickeln, denen die Osteopathie Linderung verschaffen kann.

Das osteopathische Konzept betrachtet den Menschen in seiner Ganzheit, sei es in osteoartikulärer, viszeraler, kranialer oder emotionaler Hinsicht. Die Osteopathie ist eine wirksame Hilfe für viele Patientinnen, die uns wegen ihrer Beschwerden im Urogenitalbereich aufsuchen. Um ihnen eine bestmögliche Behandlung zu garantieren, sind wir verpflichtet, die menschliche Anatomie und Physiologie perfekt zu beherrschen.

Jean-Pierre Barral
Osteopath D. O., Dozent an verschiedenen Schulen in Frankreich und im Ausland

Abkürzungen

A.	Arteria
Aa.	Arteriae
Art.	Articulatio
BGS	Beckengürtelschmerz
Th	Brustwirbel
CT	Computertomografie
EMG	Elektromyogramm
EUG	extrauterine Schwangerschaft
FSH	Follikelstimulierendes Hormon
C	Halswirbel
HCG	Humanes Choriongonadotropin
HPL	Humanes Plazentalaktogen
ISG	Iliosakralgelenk
L	Lendenwirbel
LWS	Lendenwirbelsäule
Ligg.	Ligamenta
Lig.	Ligamentum
I. vHHL	linke vordere Hinterhauptslage
LH	luteinisierende Hormon
M.	Musculus
Nn.	Nervi
N.	Nervus
PDA	Periduralanästhesie
PET	Positronen-Emissions-Tomografie
PMS	Prämenstruelle Syndrom
PRM	primär respiratorischer Mechanismus
S	Sakralwirbel
SSW	Schwangerschaftswoche
SIAS	Spina Iliaca Anterior Superior
SIPI	Spinae iliaca posterior inferior
SIPS	Spinae iliaca posterior superior
V.	Vena
Vv.	Venae
ZNS	Zentrales Nervensystem
CTÜ	Zervikothorakaler Übergang

Abbildungsnachweis

Alle nicht besonders gekennzeichneten Grafiken und Abbildungen © Elsevier GmbH, München.

Fotografien
Totem studio

Zeichnungen
Hélène Fournié: Abbildungen 1.1-1.3, 4.1-4.6, 5.3, 6.2-6.4, 8.1, 8.8, 8.12-8.15, 9.1-9.3, 11.2, 12.18-12.21, 12.23, 12.26, 12.27, 12.34-12.42, 13.8, 13.9, 13.11, 16.3, 16.4, 16.6, 16.7, 16.11, 17.9-17.13, 17.16, 18.10-18.12, 20.13, 20.25, 20.27-20.31, 24.2, 24.3, 26.1, 27.1-27.4.

Richard Tibbitts, Paul M Richardson: Abbildungen 2.1-2.3, 5.1, 5.2, 5.4, 5.6, 6.1, 7.1, 8.2-8.7, 8.9-8.11, 12.30, 13.1, 16.1, 16.8, 20.1, 20.2, 20.8, 20.10, 20.12, 20.17, 20.23, 23.1, 24.1.
Eléonore Lamoglia: Abbildungen 18.5, 19.9, 19.11, 20.18, 20.21.
Daniel Foray: Abbildung 12.25. Diese Abbildung entstammt dem Werk Bouchet A., Cuilleret J. Anatomie topographique, descriptive et fonctionelle. Tome 4, 2e édition. *L'abdomen, la région rétropéritonéale, le petit basin, le périnée,* Masson 2001.

Fehler gefunden?

https://else4.de/ 978-3-437-55072-0

An unsere Inhalte haben wir sehr hohe Ansprüche. Trotz aller Sorgfalt kann es jedoch passieren, dass sich ein Fehler einschleicht oder fachlich-inhaltliche Aktualisierungen notwendig geworden sind.

Sobald ein relevanter Fehler entdeckt wird, stellen wir eine Korrektur zur Verfügung. Mit diesem QR-Code gelingt der schnelle Zugriff.

Wir sind dankbar für jeden Hinweis, der uns hilft, dieses Werk zu verbessern. Bitte richten Sie Ihre Anregungen, Lob und Kritik an folgende E-Mail-Adresse: kundendienst@elsevier.com

Inhaltsverzeichnis

I Grundlagen

KAPITEL

1 Grundlagenwissen

1.1 Osteopathische Prinzipien

1.1.1 Allgemeine Konzepte

Andrew Taylor Still, der Begründer der Osteopathie, folgte mit seiner Lehre dem Prinzip der Ganzheitlichkeit: Der menschliche Körper ist eins und unteilbar. Deshalb stellt die Osteopathie nicht einfach nur eine Zusammenstellung manipulativer Techniken dar, sondern ist als einzigartige manuelle Therapieform anzusehen.

Wie ein Uhrwerk besteht unser Körper aus einer Vielzahl von ineinandergreifenden Zahnrädern, von denen jedes einzelne seinem eigenen Rhythmus und seiner eigenen Bewegung folgt. So wirkt sich die geringste Blockade eines dieser Zahnräder auf das gesamte Uhrwerk aus.

Still schuf eine manuelle Medizin, die vor allem auf der Behandlung des Muskel-Skelett-Systems beruht. Die Aufgabe des Osteopathen besteht dabei in der Untersuchung und Normalisierung aller Gelenke des menschlichen Körpers.

Vertebrale Manipulationen stellen ein wichtiges Element der osteopathischen Behandlung dar. Die Osteopathie darf sich daher nicht nur auf die Untersuchung und Behandlung der Faszien beschränken, sondern muss die Behandlung der Wirbelsäule miteinschließen. Erläuterungen und neurophysiologischen Ausführungen dazu sind in dem Werk *The Neurobiologic Mechanisms in Manipulative Therapy*, herausgegeben von Irvin Korr, zu finden.

Korr erklärt, dass jede vertebrale Fixierung eine Fazilitation auf entsprechender medullärer Ebene bewirkt. In allen Geweben des betroffenen Metamers folgt eine Veränderung des Tonus, der arteriellen und venösen Durchblutung sowie des Lymphflusses. So kann das geringste Trauma, das geringste pathogene Agens, der geringste Dekompensierungsfaktor eine im Verhältnis zur Ursache bisweilen unverhältnismäßige Dysfunktion hervorrufen.

Umgekehrt kann die Bewegungseinschränkung eines Organs die nozizeptive Fazilitation einer Rückenmarksetage und somit eine vertebrale Dysfunktion hervorrufen.

Für uns Osteopathen sind das parietale, das kraniale und das viszerale System untrennbar miteinander verbunden. Eine ganzheitliche manuelle Medizin erfordert die Berücksichtigung aller drei Systeme.

Schließlich erweist sich die Normalisierung der Wirbelsäulenachse, insbesondere des Kreuzbeins für den Beckenbereich, häufig als unabdingbar. Auch wenn in diesem Werk nicht explizit darauf hingewiesen wird, darf sie doch für eine wirksame Behandlung nie außer Acht gelassen werden.

1.1.2 Viszerale Manipulationen

Jean-Pierre Barral und Pierre Mercier schufen die Grundlagen für das Konzept des viszeralen Gelenks, von dem wir im Folgenden einige Prinzipien wiederholen, da sie für das Verständnis dieses Buches von Bedeutung sind.

Wie beim parietalen System beschäftigt sich die Osteopathie mit den Bewegungen der Organe, die „gelenkig" miteinander verbunden sind und sich gegeneinander bewegen.

Das viszerale System des menschlichen Körpers ist größtenteils im Rumpf lokalisiert. Die darin enthaltenen Organe und Strukturen sind in verschiedenen Segmentierungen organisiert und folgen zahlreichen unterschiedlichen Bewegungen.

Genauso wie das parietale und das kraniale System findet der urogenitale Bereich als fester Bestandteil des viszeralen Systems seinen Platz in einer ganzheitlichen Osteopathie, die den Problemen unserer Patientinnen Rechnung trägt.

Bewegungen der Organe

Jedes Organ folgt verschiedenen Arten von Bewegungen, die sich in drei Kategorien einteilen lassen: Motorik, Mobilität und Motilität.

Motorik

Die Motorik beschreibt die Bewegung, die durch die Kontraktion der im betreffenden Organ enthaltenen Muskelfasern selbst erzeugt wird. Die Menge der Muskelfasern und das Ausmaß der dadurch erzeugten Bewegung variiert natürlich je nach Organ, wobei die Organe, die eine Peristaltik aufweisen, den größten Bewegungsradius besitzen. Die Motorik der Organe ist nicht willentlich beeinflussbar, sie unterliegt der Kontrolle des vegetativen Nervensystems.

Die verschiedenen Formen der Peristaltik, die im menschlichen Körper stattfinden, zeigen sich in großen Kontraktionswellen, die zur Aufgabe haben, den Inhalt des betreffenden Organs zu vermengen, durchzumischen und weiterzutransportieren. Diese Kontraktionswellen finden wir bei den Hohlorganen, sie werden hormonell und neuronal gesteuert.

Mobilität

Die Mobilität beschreibt eine passive Bewegung, erzeugt durch die Motorik des Muskel-Skelett-Systems (z. B. Zwerchfell, Bauchmuskeln). Sie kommt bei der Atmung und bei den Aktivitäten des täglichen Lebens zum Ausdruck, zum Beispiel beim Gehen, Sprechen, Gestikulieren, bei Bewegungen des Rumpfs oder der Extremitäten u. v. m.

Diese Bewegungen besitzen häufig eine große Amplitude, sind jedoch abhängig von kleineren Bewegungen, auf die wir Osteopathen ein ganz besonderes Augenmerk haben. Bei gelenkigen Verbindungen wird die Hauptbewegung bekanntermaßen durch die Nebenbewegung reguliert (beispielsweise wird beim Knie die Hauptbewegung der Flexion/Extension durch die Nebenbewegungen des Rollens und Gleitens reguliert).

Unter dem Einfluss von Muskelkontraktionen verformen sich die Bauch- und die Brusthöhle, und die darin enthaltenen Organe folgen den Bewegungen.

Aufgrund der Natur seiner konstituierenden Strukturen lässt sich das Abdomen mit einem hydraulischen Kessel vergleichen, in dem die Organe zwar verformbar, aber nicht (oder nur geringfügig) komprimierbar sind. Eine Bewegung des Rumpfs erzeugt bei den Organen eine passive Bewegung und, etwa bei zwei benachbarten Organen, eine Veränderung ihrer anatomischen Bezüge. Diese passive Bewegung oder ihre Einschränkungen (beispielsweise bei Adhäsionen, Fibrosierungen o. Ä.) sowie die möglicherweise gesendeten nozizeptiven Signale beeinflussen in erheblichem Maße die Bewegungen des Rumpfes.

So entstehen bei willkürlichen Bewegungen des Rumpfes zahlreiche passive Nebenbewegungen der Organe gegeneinander. Die Mobilität stellt einen wichtigen Faktor für die Bewegung der Organe dar und umgekehrt.

Ein weiterer Faktor der viszeralen Mobilität ist durch Bewegungen gegeben, die durch das vegetative Nervensystem gesteuert werden und sich in den Vitalfunktionen ausdrücken, nämlich Atmung und Herz-Kreislauf-Aktivität.

Rolle der Atmung

Die aus der Atmung resultierende Bewegung entsteht zum großen Teil durch die Arbeit des Zwerchfells, das sich wie ein Kolben im Zylinder des Rumpfes auf- und abbewegt.

Das Zwerchfell legt im Durchschnitt schätzungsweise 20.000 solcher Bewegungen pro Tag zurück und zieht dabei nicht nur die darüberliegenden Organe Herz und Lungen mit sich, sondern bewegt dadurch auch die darunterliegenden Bauchorgane.

Der Atemmechanismus ist weithin bekannt, daher verzichten wir auf eine Wiederholung seiner Prinzipien. Es scheint uns allerdings wichtig, einen genaueren Blick auf die Wirkung des Zwerchfells auf die Organe zu werfen. Während der Einatmung bewirkt das Absinken des Zwerchfells einen Überdruck im Bauchkessel, der aufgrund seiner hydraulischen Natur nur geringförmig komprimierbar ist und sich deshalb verformt. Die Bauchdecke wölbt sich dabei nach anterior vor und der Beckenboden nach kaudal. In der Ausatemphase findet das Gegenteil statt.

Um diese Folge von Verformungen des Bauchinhalts zu ermöglichen, führen die Organe auf unterschiedlichen Ebenen Gleitbewegungen untereinander aus. Es gibt im menschlichen Körper jedoch keine ebenen Oberflächen oder rechte Winkel. Die Druckkräfte folgen aufgrund der verschiedenen

Aufhängestrukturen (Bauchfellduplikaturen und -netze) und des knöchernen Halteapparates komplex verbundenen Richtungen.

Die auf die Organe einwirkenden Kräfte folgen aufsteigenden, absteigenden, schrägen oder kreisförmigen Richtungen, sodass die Organe komplexe passive Bewegungen in allen Ebenen ausführen (sagittal, frontal und transversal).

Bedenkt man, dass das Zwerchfell sich pro Tag ca. 20.000 Mal nach unten und oben bewegt, ist leicht zu verstehen, dass die geringste viszerale Fixierung eine anormale Beanspruchung der Befestigungssysteme und eine Stimulierung der lokalen Mechanorezeptoren und Nozizeptoren hervorruft.

Rolle der Herzaktivität

Die von der Herzaktivität erzeugte Bewegung entsteht durch die Kontraktion des Myokards und wirkt sich hauptsächlich auf die Brusthöhle und ihren Inhalt aus (Lungen, Perikard, große Blutgefäße). Wir erinnern daran, dass diese Bewegung 100.000 Mal am Tag stattfindet. Die dadurch entstehende Pulswelle breitet sich im arteriellen Gefäßsystem bis zu den Kapillaren in der Peripherie aus und natürlich auch im Beckenbereich, dessen Organe stark durchblutet werden.

Wie beim Zwerchfell hat auch hier jede Fixierung, sei sie auch noch so klein, beträchtliche Auswirkungen. Die eingeschränkten Strukturen, die von dieser Pulswelle „bombardiert“ werden, senden ihre nozizeptiven Signale an das Zentrale Nervensystem (ZNS).

Motilität

Bei der Motilität handelt es sich um die Eigenbewegung eines Organs. Ihre Existenz wurde durch das Abgleichen der Erfahrungen verschiedener Therapeuten empirisch nachgewiesen. Sie findet ohne jede äußere Einwirkung statt, das betreffende Organ bewegt sich durch eigenen Antrieb, langsam und in kleiner Amplitude. Diese Bewegung lässt sich allerdings mit den heutigen bildgebenden Verfahren nicht nachweisen.

Über den Ursprung dieser Bewegung gibt es verschiedene Theorien. Zum Beispiel könnte es sich um die Verlängerung des kranialen primär respiratorischen Mechanismus (PRM) oder um ein Überbleibsel der Organmigration bei der Embryogenese handeln. Unabhängig davon, welche Theorie am ehesten der Wahrheit entspricht, scheint es doch allgemein anerkannt zu sein, dass die Motilität Auskunft über den „Gesundheitszustand“ des betreffenden Organs gibt.

Die Motilität drückt sich in einer schwingenden Bewegung des Organs zwischen zwei Endpositionen aus, die der Ausgangs- und der Endposition bei der Migration des Organs während der Embryogenese entsprechen.

Der Test der Motilität erfolgt durch Listening, die Korrektur durch Induktion.

Viszerale Gelenke

Beschreibung

Ähnlich wie im Muskel-Skelett-System verändern sich im viszeralen System bei Bewegungen des Körpers die Bezüge seiner Bestandteile zueinander.

Das Konzept des viszeralen Gelenks wurde analog zum muskuloskelettalen Gelenk entwickelt. Auch hier finden wir Gleitflächen, eine „Gelenkflüssigkeit“ und Befestigungssysteme. Der einzige Unterschied besteht darin, dass das viszerale Gelenk über keinen eigenen motorischen Muskel verfügt.

Die Gleitflächen werden durch die Serosae dargestellt, sie bestehen aus einem viszeralen und einem parietalen Blatt. Diese Blätter sind durch einen dünnen Flüssigkeitsfilm voneinander getrennt. Je nach Region handelt es sich dabei um die Peritoneal-, Pleura- oder Perikardflüssigkeit. Diese Flüssigkeit erfüllt Schmier- und Abwehrfunktionen.

In der Bauchhöhle ist jedes Organ von einem viszeralen Serosablatt umhüllt und befindet sich in Kontakt zu den Nachbarorganen. Dabei werden die Organe durch einen virtuellen, mit einer Schmierflüssigkeit gefüllten Zwischenraum voneinander getrennt.

In den viszeralen Gelenken erfüllen die Serosae die gleiche Funktion wie das Knorpelgewebe. Die Peritonealflüssigkeit übernimmt die gleiche Aufgabe wie die Synovia.

Das viszerale Ligamentsystem unterscheidet sich allerdings von dem des Muskel-Skelett-Systems. Bei den viszeralen Bändern in der Brust- und Bauchhöhle handelt es sich um Pleura- oder Bauchfellduplikaturen, die die Organe untereinander oder mit der Rumpfwand verbinden. Sie kämpfen gegen die

Schwerkraft und halten die Organe bei den großen willkürlichen Bewegungen und während der Atmung an Ort und Stelle. Die Bänder dienen der Befestigung und führen in der Regel keine Blutgefäße.

Es gibt nur sehr wenige Bänder, die eine wirklich bedeutende Haltefunktion besitzen. Dazu zählen beispielsweise die Zervikopleuralbänder, die permanent gegen den Zug des Zwerchfells und gegen die Schwerkraft arbeiten. Das Lig. coronarium und die beiden Ligg. triangulares erfüllen die gleiche Haltefunktion. Sie verbinden die Leber und die Cardia mit dem Zwerchfell. Man beachte, dass sie durch den N. phrenicus innerviert werden.

- Mesos: Mesos sind Duplikaturen des Bauchfells und kommen nur in der Bauchhöhle vor. Sie sind sehr schlaff und haben nur eine geringe Haltefunktion. Stattdessen führen sie Nerven und Gefäße zwischen ihren beiden Blättern und dienen so der Versorgung des zugehörigen Organs. Im Gegensatz zu den Bändern finden wir Mesos ausschließlich bei den Organen des Verdauungskanals, die sie mit dem parietalen Bauchfell verbinden.
- Omenta: Sie ähneln den Mesos und befinden sich ebenfalls nur in der Bauchhöhle. Es handelt sich um Duplikaturen des Bauchfells, die die Organe des Verdauungskanals miteinander verbinden. Sie sind dünn und haben an den Rändern Verstärkungen, mit deren Hilfe sie die Aufhängung der Organe unterstützen. Außerdem spielen sie eine wichtige Rolle bei der Führung der Nerven und Blutgefäße.

Pathologien der viszeralen Gelenke

Eine korrekte intrinsische Bewegung (Motilität) zeugt im Grunde genommen von einer „guten Gesundheit" des jeweiligen Organs, das uneingeschränkt seine Aufgabe erfüllen kann. Alle extrinsischen Bewegungen (Mobilität) sind Anpassungen an Beanspruchungen, die durch die Motorik und Automatismen an das Organ herangeführt werden.

Im Gegensatz dazu erschwert jede Bewegungseinschränkung eines Organs seine Physiologie und führt zu Funktionsstörungen. Schafft der Organismus es nicht, sich adäquat an diese Störungen anzupassen, kommt es zu strukturellen Beeinträchtigungen des Organs und zu Veränderungen in der Faserstruktur.

Jede Veränderung der Bewegungen eines Organs, seien es Abweichungen der Achsen oder der Amplituden, hervorgerufen durch das Organ selbst (Motilität) oder durch Strukturen des viszeralen Gelenks (Mobilität), steht für:

- eine lokale Pathologie im Anfangsstadium (symptomfrei oder symptomatisch);
- eine ehemalige lokale Pathologie mit Auswirkungen, an die der Organismus sich gut angepasst hat;
- eine regionale Pathologie eines zweiten Organs, das mit dem ersten in Verbindung steht;
- eine Pathologie einer entfernten Struktur, die vaskulär, nerval oder faszial mit dem ersten Organ in Verbindung steht.

Diese Störungen werden in Anlehnung an die Pathologie des Muskel-Skelett-Systems als viszerale Fixierungen bezeichnet. Sie beeinträchtigen unweigerlich die Motilität des betroffenen Organs.

Im Beckenbereich kommt es aufgrund der zahlreichen Verbindungen zwischen dem Beckenring und den Organen und Faszien zu regelrechten Läsionsketten, die wiederum mehrere Systeme beeinträchtigen. So entstehen negative Interaktionen zwischen einem Organ und anderen Organen, Faszien, Muskeln, Knochen oder Kombinationen dieser Interaktionen.

Eine viszerale Fixierung bedeutet für das betreffende Organ den partiellen oder kompletten Verlust seiner Bewegungsmöglichkeiten. Die Ursache der Fixierung kann in den verschiedenen Bestandteilen liegen, die das viszerale Gelenk bilden (Gleitflächen, Bindeelemente), oder aber in der Organwand selbst. Dann entstehen:

- Gelenkfixierungen;
- ligamentäre Fixierungen;
- Viszerospasmen.

Wir unterscheiden zwischen funktionellen und positionellen Fixierungen:

- Die funktionelle Fixierung betrifft nur die Funktion des Organs, seine Lage und Bezüge zu anderen Strukturen sind unverändert.
- Bei der positionellen Fixierung ist nicht nur die Funktion beeinträchtigt, sondern auch die Lage und die Bezüge zu anderen Organen und Strukturen. Bei einer Ptose der rechten Niere beispielsweise verliert diese jeden Kontakt zur Leber. Es handelt sich um eine regelrechte Luxation, bei der die Gelenkflächen sich voneinander lösen.

Gelenkfixierungen bzw. Adhäsionen (Verklebungen)

Viszerale Gelenkfixierungen beeinträchtigen die Mobilität und die Motilität eines Organs, indem sie die Gleitfähigkeit auf den Gelenkflächen reduzieren. Dies führt in den meisten Fällen zu partiellen oder kompletten Verklebungen.

Diese Verklebungen entstehen durch das Austrocknen und Zusammenheften der Serosae aufgrund von Vernarbungen, als Folge von infektiösen Prozessen oder nach chirurgischen Eingriffen.

- Je nach Lokalisation kann jede Infektion zu einer Ansammlung von Eiter und zu einem lokalen oder weiter entfernt gelegenen Abszess führen. Nach der Behandlung vernarbt dieser Abszess und hat ein Verkleben der benachbarten Gewebe zur Folge. So kommt es beispielsweise bei einer Pleuritis oder einer Peritonitis zu Verklebungen, die die Mobilität und die Motilität der betroffenen Organe beeinträchtigen.
- Jeder thorakale oder abdominale chirurgische Eingriff erfordert leider die Eröffnung der Brust- oder der Bauchhöhle. Selbst bei einer minimalen Eröffnung im Falle einer Laparoskopie trocknet die eindringende Luft die Serosae aus und hat ein Verkleben zur Folge. Auch wenn die Chirurgen sich größte Mühe geben, das Bauchfell zu schonen und Schicht für Schicht korrekt ihre Nähte zu setzen, schaffen sie es trotz aller Geschicklichkeit nicht, ein Verkleben zu verhindern.

Es entsteht ein pathologischer Fixpunkt, der die Bewegungsachsen des Organs verändert. Das Organ bewegt sich fortan um diesen neuen Fixpunkt, der zu seiner neuen Motilitätsachse wird. Dies betrifft die größeren Organe, bei denen die Fläche der Verklebung entsprechend klein im Verhältnis zur Organgröße ausfällt.

Je nach Intensität der Verklebung und der Größe des Organs führen die Adhäsionen zu einer teilweise oder kompletten Gelenkfixierung. Je größer das Verhältnis zwischen der Verklebung und der Gleitfläche, desto stärker ist die Motilität des Organs eingeschränkt. Betrifft die Verklebung die gesamte Gelenkfläche, kommt die Motilität völlig zum Stillstand.

Eine Teilfixierung des viszeralen Gelenks verändert die Motilitätsachse, wobei die Verklebung zur neuen Achse wird. Komplette Fixierungen verhindern jegliche Motilität. Das Organ wird träge, verliert seinen Rhythmus und seine Vitalität, seine Funktion ist beeinträchtigt.

Narben und nachfolgende Verklebungen erzeugen durch die Reibung der Gewebe untereinander einen Zustand permanenter mechanischer Reizung (wir erinnern uns an die Anzahl der Bewegungen, die die Organe pro Tag zurücklegen). Die Achsen der Haltesysteme werden verändert und führen zu einer Stimulierung der Mechanorezeptoren und dadurch über Reflexbögen zu lokoregionalen Spasmen. Die Blutversorgung des Organs ist vermindert, es kommt zu Stasen; ein Organ, das sich weniger bewegt, hat schwächere Abwehrkräfte und kann sich schlechter gegen eigene oder fremde Aggressoren verteidigen. Es wird zur leichten Beute für die zahlreichen Gefahren, denen unsere Organe ausgesetzt sind: Angriff durch Mikroorganismen, Varikosen, Autoinfektionen, Stase von Sekretionen und Exkretionen, Gefahr von Steinbildung, vielleicht sogar maligne Prozesse.

Manche Narben sind sichtbar, zum Beispiel die der Appendektomie. Eine Vielzahl von Narben aber, Folgen von infektiösen Prozessen, bleiben unsichtbar, sind jedoch unbedingt zu mobilisieren. Die Narbe, die wir auf der Hautoberfläche sehen, ist nur die Spitze des Eisbergs. Bedenken Sie alle Ebenen, auf denen der Chirurg seine Nähte setzen musste, die aber nicht zwangsläufig parallel zur oberflächlichen Narbe verlaufen. Im Falle einer Beeinträchtigung der Gleitflächen des Bauchfells sprechen wir häufig von fehlender Gleitflüssigkeit oder fehlender Viskosität, vergleichbar mit einem Mangel an Synovia im Kniegelenk, der nach ein paar Jahren zur Arthrose führt.

Die Gleitflüssigkeit und die Viskosität spielen eine beträchtliche Rolle für die Versorgung, Schmierung und Abwehrfunktionen der betreffenden Strukturen. Im viszeralen Bereich sprechen wir allerdings nicht von Arthrose, sondern von Fibrose oder Fibrosierung.

Ligamentäre Fixierungen bzw. Ptosen

Zu den ligamentären Fixierungen zählen die viszeralen Störungen, die durch eine zu große Schlaffheit der Aufhängeelemente verursacht werden und zu einem Absinken des Organs (Ptose) führen. Bis auf wenige Ausnahmen besitzen diese Elemente in der Regel keine kontraktilen Fasern. Vor allem aber im weiblichen Urogenitalsystem befinden sich Bandstrukturen mit kontraktilen Fasern.

Obwohl es sich nicht verallgemeinern lässt, kommen viszerale Ptosen häufiger bei größeren schlankeren als bei kleineren kräftigeren Personen vor. Es ist leicht verständlich, dass eine Hypotonie zu einer Erschlaffung der Muskel- und Bandstrukturen führt und den Organen einen gewissen Bewegungsspielraum ermöglicht.

Hinzu kommt, dass das Fettgewebe eine wichtige Rolle beim Abstützen bestimmter Organe spielt, wie zum Beispiel der Nieren. Man findet äußerst selten kräftigere Personen, die an einer Ptose leiden. Manche Autoren weisen auch auf die Bedeutung angeborener Faktoren in Bezug auf Ptosen oder einer Retroversion der Gebärmutter hin, die zum Teil auch auf eine mangelnde Geschlechtsreife zurückzuführen sei.

Depressionen haben zwar einen zentralen Ursprung, beeinflussen jedoch enorm den Tonus des Muskel-Band-Apparates; der häufig mit ihnen einhergehende Gewichtsverlust begünstigt in erheblichem Maße eine Ptose. Allgemein lässt sich sagen, dass jede körperliche oder psychische Störung, die den Kortex stimuliert, sich auch auf das viszerale System auswirkt.

Mit zunehmendem Alter verliert der Körper an Elastizität und Beweglichkeit. Die Aufhänge- und Haltestrukturen werden schlaffer, die Organe bewegen sich dorthin, wo die Schwerkraft sie hinzieht, nämlich hauptsächlich nach unten (dabei gibt es einige wenige Ausnahmen, wie wir später sehen werden). Wir kennen viele Fälle von abgesunkenen Harnblasen, Nieren, Gebärmuttern oder Dickdärmen. Zahlreiche Autoren sind sich einig darüber, dass die Spannung des Lungengewebes eine entscheidende Rolle für den allgemeinen Halt der Organe spielt. Da diese Spannung im Laufe der Jahre ebenfalls abnimmt, wird eine Ptose zusätzlich begünstigt.

Multiparität ist eine der Hauptursachen für eine Ptose, wobei es eigentlich nicht so sehr auf die Anzahl, sondern vielmehr auf den Ablauf der Geburten ankommt.

Viszerospasmus

Viszerospasmen kommen nur bei Hohlorganen vor. Diese besitzen zwei Schichten glatter Muskulatur, eine Schicht mit längsgerichteten und eine mit ringförmig angelegten Fasern. Im Ruhezustand sind diese Muskeln normalerweise vollkommen entspannt. Bei Aktivität ziehen sich die beiden Schichten abwechselnd zusammen und erzeugen so eine Peristaltik. Im Falle einer, wie auch immer verursachten, Reizung verkrampfen sich beide Schichten, es kommt zu einer mehr oder weniger großen Stase des Inhalts im Hohlorgan. Das Organ erfüllt nicht mehr oder nur noch unvollständig seine Funktion. Die Motilität ist eingeschränkt, vor allem in der Amplitude, da die Achsen nicht unbedingt verändert werden.

Bei einem Viszerospasmus ist die allgemeine Mobilität nicht betroffen, wohl aber die Motilität; es handelt sich um einen lokalen Prozess, der häufig auf einen Teil des Organs und eine bestimmte Zeitdauer begrenzt ist und sich mit einer Muskelkontraktion vergleichen lässt. Je geringer das Lumen des Organs, desto stärker wirkt sich der Spasmus auf seine Funktion aus.

Viszerospasmen haben zahlreiche lokale oder allgemeine Ursachen und treten häufig im Anfangsstadium einer Krankheit auf. Anfangs noch asymptomatisch, haben sie später funktionelle Störungen zur Folge, die den Organismus zwingen, eine Anpassungsstrategie zu entwickeln. Sind diese Strategien einmal erschöpft, kommt es zu strukturellen Beeinträchtigungen.

Zusammenfassend lässt sich sagen:

- Verklebungen verändern hauptsächlich die Achse(n) der Motilität;
- Ptosen verändern die Achse(n) und die Amplitude der Motilität;
- Viszerospasmen verändern vor allem die Amplitude der Motilität.

1.1.3 Besonderheiten im Beckenbereich

Wir kommen im Folgenden kurz auf die Besonderheiten der Beckenregion zu sprechen. In den einzelnen Kapiteln werden sie später noch detaillierter erklärt.

Wie die Organe des Peritonealraums müssen die Beckenorgane sich ebenfalls bei allen aktiven und passiven Rumpfbewegungen mitbewegen. Sie gleiten gegeneinander auf genau definierten Achsen und in genau vorgelegte Richtungen.

Bauch-Becken-Gelenk

Gleitflächen

Die Beckenhöhle befindet sich zwar extraperitoneal, hat durch das Peritoneum urogenitale aber viele Bezüge zur Bauchhöhle. Wir weisen darauf hin, dass die Harnblase, die Gebärmutter und das Rektum nur teilweise peritonisiert sind.

Von anterior nach posterior bedeckt das Peritoneum den oberen Anteil der Harnblase, legt sich dann zwischen Harnblase und Gebärmutter und bildet so die Excavatio vesicouterina. Anschließend bedeckt es die Region oberhalb des Isthmus uteri und der Adnexen bis zur Rückseite des Uterus. Dort schmiegt es sich an die Vorderseite des Rektum und bildet so den tiefsten Punkt der Peritonealhöhle, die Excavatio rectouterina (Douglas-Raum).

In der Beckenhöhle grenzen einerseits Harnblase, Uterus und Adnexen, andererseits Rektum und der darüberliegende Dünndarm aneinander an. Sie sind durch ein Peritonealblatt getrennt, das hier das Bauch-Becken-Gelenk bildet.

Jede Störung im Peritonealbereich hat unweigerlich zahlreiche Auswirkungen auf die Statik und Dynamik im Beckenbereich.

Halte- und Verbindungsstrukturen

Die Beckenorgane verfügen über keine Mesos, Omenta oder doppelte Peritonealblätter, die sie an Ort und Stelle halten und stützen. Stattdessen greifen mehrere Systeme ineinander, um gleichzeitig die Stabilität und Mobilität in dieser Region zu gewährleisten. Dazu zählen vor allem der Bandapparat, der Turgor-Effekt und die intrakavitären Druckverhältnisse.

Bänder und Faszien

Das viszerale System hat die Besonderheit, über eine bestimmte Anzahl von Myofibrillen zu verfügen, mit deren Hilfe es unter dem Einfluss verschiedener Faktoren seinen Tonus verändern kann. Diese Fähigkeit zur Kontraktion ist besonders stark ausgebildet im weiblichen Urogenitaltrakt, der unter dem Einfluss der starken Hormonschwankungen im Laufe des Zyklus steht (Östrogen und Progesteron).

Es scheint, dass die Gesamtheit der Weichteile im weiblichen Becken (Peritonealaponeurose und subperitoneales Zellgewebe) ihren Tonus in Abhängigkeit hormoneller Faktoren verändert.

Schließlich passt sich das Bandsystem den zyklischen Lage- und Größenveränderungen der Gebärmutter an und geben ihr so Halt und Stabilität.

Turgor

Unter Turgor versteht man die Fähigkeit eines Organs, dank seiner Elastizität und seines Gefäßdrucks in einem Hohlraum den größtmöglichen Raum einzunehmen. Dieses Phänomen beruht auf der Spannung der Gase und Gefäße und ist entscheidend für den Zusammenhalt der Organe. Es bildet aus ihnen eine Einheit.

Die Urogenitalorgane im Becken enthalten keine Gase, sondern Flüssigkeiten, deren Menge in zyklischen Abständen variiert und ihren Turgor verändert. Bestimmte Organe im Beckenbereich (Harnblase, Gebärmutter, Dünndarm, Rektum) verändern ihr Volumen je nach Füllung und Turgor und dadurch auch ihre Bezüge untereinander.

Die Wirkung des Turgors ist entscheidend für eine gute Physiologie der Organe im kleinen Becken. Er verleiht den darüberliegenden Organen einen Zusammenhalt, der es ihnen ermöglicht, sich unter jeder Bedingung auf die beiden Darmbeingruben und die Schambeine abzustützen. Lägen diese Organe als eine schlaffe, weiche Masse über den Beckenorganen, würden sie diese komprimieren. Ein wirksamer Turgor erfordert allerdings einen ausreichenden Tonus der Bauchmuskulatur.

Nicht zu vergessen ist die Bedeutung des Zwerchfells. Seine Aktion hat zwar nur geringe Auswirkung auf die Organe oberhalb des Mesocolon, bewirkt dafür eine regelrechte Mobilisation der Harnblase und der Gebärmutter. Bildgebende Verfahren haben gezeigt, dass beispielsweise die Harnblase sich bei einer tiefen Einatmung 1,5 cm nach kaudal bewegt.

Subperitonealer Beckenraum

Dieser Raum wird durch die Gesamtheit der Strukturen unterhalb des Peritoneum urogenitale gebildet und durch die knöchernen und muskulären Beckenwände begrenzt. Zu beachten sind die Nähe zu den Gluteal- und Obturatorregionen, von denen der

1

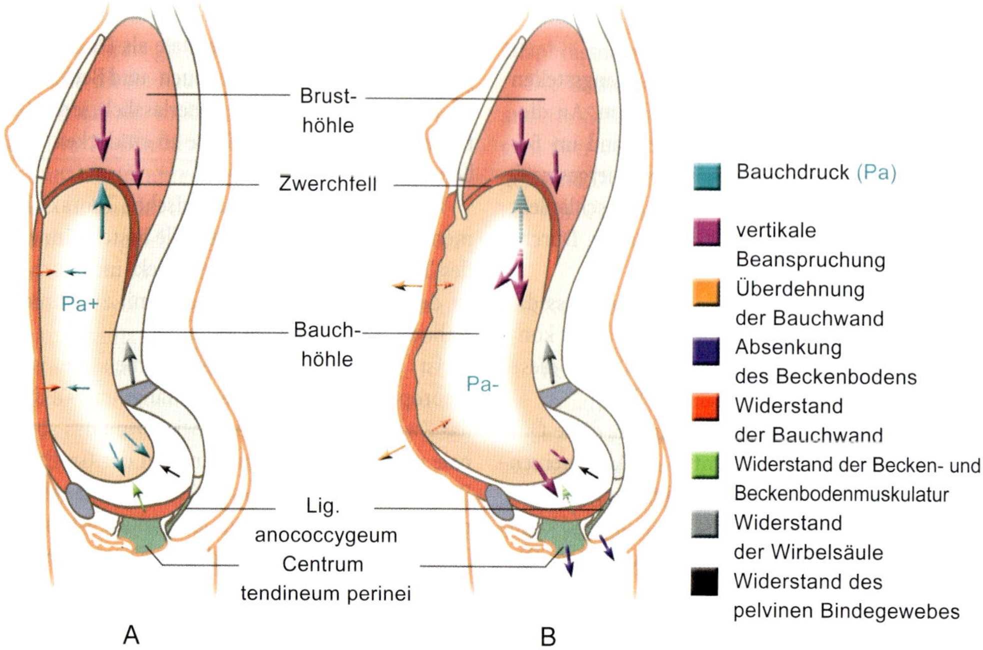

Abb. 1.1 A: Übertragung der abdominalen und peritonealen Druckverhältnisse (tonische Wände). B: Folgen einer unzureichenden Bauchspannung (hypotone Wände)

hat eine negative Wirkung auf die Zirkulation, sei es des Blutes, der Lymphe oder der intrakavitären Flüssigkeiten.

Druckübertragung

Da sich der Körper durch den aufrechten Gang in die Senkrechte begeben hat, erfolgt die Druckübertragung im Rumpf in vertikaler und lateraler Richtung.

Im Rumpf liegen die Organe wie in einer Säule übereinander und erhöhen den Druck umso mehr, je näher sie dem Beckenboden kommen. Die Stabilität dieser Säule hängt zum Großteil von der Qualität der Bauchwand ab, besonders vom Tonus der Bauchmuskulatur.

Erfüllt die Bauchwand ihre Funktion nicht mehr, gerät das System aus dem Gleichgewicht. Der vertikale Druck verlagert sich, und ein oder mehrere Organe werden aus der Säule ausgeschlossen. Es kommt zu einer ungünstigen Verteilung der Druckverhältnisse und zu starken mechanischen Beanspruchungen der Organe und ihrer Haltesysteme.

Im Bauchraum übt das Zwerchfell eine regelrechte „Sogwirkung“ auf die subdiaphragmalen Organe aus und erleichtert so die Haltestrukturen der Organe. Diese Anziehung durch das Zwerchfell nimmt mit zunehmender Nähe zum Beckenboden allerdings ab. Glücklicherweise wird das Gewicht der Masse der Beckenorgane aber durch die Neigung des Beckens nach anterior auf stabile knöcherne Strukturen verlagert (Darmbeingruben und obere Schambeinäste).

Normalerweise dient der Beckenboden mit seinen Muskeln und Aponeurosen dazu, die starken Beanspruchungen zu dämpfen und zu verteilen, denen die Organe im kleinen Becken ausgesetzt sind. Um diese Aufgabe zu erfüllen und sich an die unterschiedlichen Druckverhältnisse des täglichen Lebens anzupassen (Springen, Laufen, Husten, Niesen, Defäkation usw.), muss der Beckenboden sowohl kräftig als auch elastisch sein. Andernfalls kommt es zu irreparablen Schäden am Gewebe und infolgedessen zu Problemen (Beschwerden, Schmerzen, Inkontinenz usw.).

Noch zu erwähnen wären die beiden Foramina obturata, die dank ihrer teilelastischen Membran ebenfalls zum Druckausgleich zwischen Bauch- und Beckenraum beitragen.

Intrapelviner Druckraum

Die Sphinktersysteme müssen sich innerhalb des intrapelvinen Druckraums befinden, um ihre Arbeit

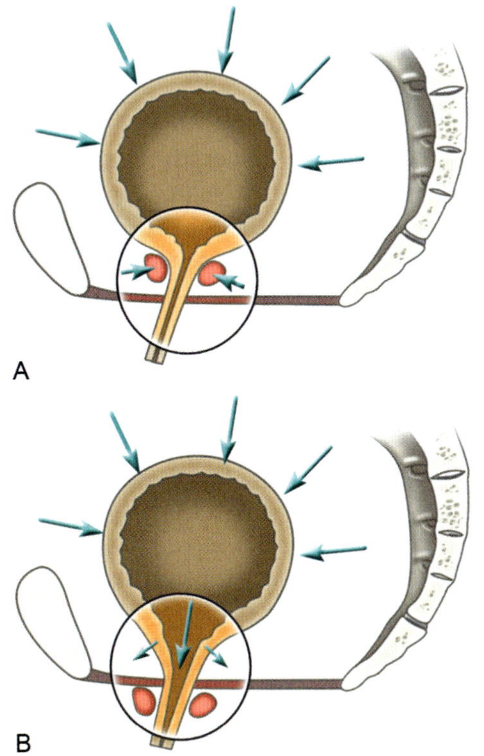

Abb. 1.2 Pelvine Druckkammer

effizient auszuführen. Nur dort profitieren sie von der Druckerhöhung im Beckeninneren, das gilt besonders für den Harnblasensphinkter.

Ist der Beckenboden intakt, führt seine Kontraktion – zusammen mit einer aktiven Kontraktion des äußeren Sphinkters – zu einer Verlängerung der Harnröhre. Der Druck auf den intrapelvinen Anteil der Harnröhre steigt und begünstigt so deren Verschluss.

Im Falle einer Ptose der Beckenorgane verlässt der Harnröhrensphinkter den intrapelvinen Druckraum. Die Druckerhöhung im Beckeninneren, die vorher hilfreich war, senkt nun seinen Tonus und trägt zur Ausbildung einer Inkontinenz bei (➤ Abb. 1.2).

Mobilität und Motilität im Besonderen

Gebärmutter und Harnblase brauchen für ihre Aufgaben eine große Mobilität, die wiederum von ihrem jeweiligen Füllzustand abhängt. Die Füllung des Rektum beeinflusst ebenfalls ihre Mobilität.

Bei einer gefüllten Blase und/oder einem gefüllten Rektum kippt die Gebärmutter beispielsweise in eine Retroversion; nach der Miktion oder Defäkation löst sich die Retroversion wieder spontan.

Mitunter kommt es jedoch vor, dass ein Organ nicht wieder spontan in die normale Position zurückgeht. In diesen Fällen können mechanischen Behinderungen oder Stasen auftreten.

Trotz seiner Entfernung zum Zwerchfell wird der Komplex Gebärmutter-Harnblase durch die Atembewegung beeinflusst; diese kleinsten Bewegungen lassen sich bei hypotonen jungen Frauen gut in einer Hysterografie darstellen.

Im Gegensatz zu den Bauchorganen, deren Motilität sich auf allen drei Ebenen ausdrückt, zeigt der Komplex Gebärmutter-Harnblase seine Motilität hauptsächlich auf sagittaler Ebene. Darauf kommen wir in den entsprechenden Kapiteln detaillierter zu sprechen.

Hormonabhängigkeit

Die hormonellen Veränderungen im Laufe des weiblichen Menstruationszyklus führen im Becken zu einer Fluktuation der Stauungs-, Entspannungs- und Spannungsphasen. In der prämenstruellen Phase ist das kleine Becken gestaut, die muskulo-ligamentären Haltestrukturen sind gespannt und empfindlich. Die Gebärmutter zieht an den Uterosakralbändern und verursacht so häufig Schmerzen in der lumbosakralen Region.

Beim Eintritt der Menopause bewirkt das Absinken des Östrogenspiegels einen Elastizitätsverlust an den Faszien und Bändern, was wiederum häufig zu veno-lymphatischen Stasen führt. Es kommt zu einer schrittweisen Atrophie der Becken- und Beckenbodenmuskulatur, insbesondere der Pars puborectalis des M. levator ani. Als Folge davon werden die Winkel der Organbiegungen stumpfer, insbesondere der der Flexura perianalis.

Scheide und Rektum richten sich auf, das Rektum hat beim Pressen durch die Bauchdecke keine posteriore Stütze mehr. Zu diesen strukturellen Veränderungen kommt noch eine Involution aller hormongesteuerten Gewebe des Beckenbodens.

Während der Menopause kann es aufgrund des Hormonmangels dazu kommen, dass die elastischen Fasern nach und nach durch Kollagenfasern ersetzt werden und die Gesamtheit aller Gewebestrukturen im Becken schrittweise atrophieren. Nimmt man die Lebensweise und Lebenshygiene dazu, kann es zu einer regelrechten Dekompensierung mit Miktionsstörungen kommen.

Änderungen durch Schwangerschaft und Geburt

Während der Schwangerschaft werden die Bauch- und Beckenorgane durch den Uterus komprimiert. Die Hohlorgane können sich dabei gut an die neue Situation anpassen, die kompakten retroperitonealen Organe jedoch weniger.

Die meisten Lumbalgien am Ende der Schwangerschaft werden durch eine Kompression der Nieren durch den Gebärmutterkörper verursacht. Dies führt zu einer Reizung des Plexus lumbalis oder in den Nieren häufig sogar zu einer Pyelonephritis. Weiterhin können Kompressionen der Bauchaorta oder der unteren Hohlvene Lumbalgien auslösen.

Multiparität ist eine der Hauptursachen für viszerale Ptosen. Dabei hat sich schnell herausgestellt, dass es nicht so sehr auf die Anzahl, sondern den Verlauf der Geburten ankommt. Geburten mit Zange oder Saugglocke, bei denen das Kind ohne Rücksicht auf die Wehen aus der Gebärmutter „herausgerissen“ wird, führen zu einer Überdehnung des Beckenbodens nach unten, und zwar zu einem Zeitpunkt, an dem das gesamte Gewebe durch hormonelle Faktoren entspannt und dehnbar ist. Geht der Geburtshelfer dann noch etwas kräftiger vor, finden manche Gewebe anschließend nie wieder in ihre ursprüngliche Form und Elastizität zurück. Wenn zu alledem noch eine Episiotomie mit entsprechendem Narbengewebe hinzukommt, ergeben sich die optimalen Voraussetzungen für Problematiken der Beckenorgane.

Wir sind uns allerdings der Tatsache bewusst, dass der Geburtshelfer bei einer Risikogeburt in Not und Eile handelt, um das Leben von Mutter und Kind zu schützen. Pauschal zu kritisieren ist leicht für jeden Therapeuten, der noch nie den Stress einer dramatischen Geburt erlebt hat.

1.2 Therapeutischer Ansatz der Beckenregion

Die Behandlung urogenitaler Dysfunktionen erfordert – wie auch aller anderer Beschwerden – einen ganzheitlichen Ansatz in der Therapie unserer Patientinnen. Eine therapeutische Sitzung beginnt mit der allgemeinen Untersuchung und leitet uns mithilfe des Listenings und der Mobilitätstests zu der Beckenregion.

Der von uns vorgeschlagene therapeutische Ansatz enthält externe und interne Techniken.

Auch wenn die externen Techniken sehr wirksam sind, reichen sie bisweilen nicht aus, um die Mobilität der Beckenorgane wieder vollständig herzustellen. In diesen Fällen finden wir nur durch interne Techniken einen direkten Zugang zu den fixierten Stellen und können dort mit größerer Präzision und Sorgfalt arbeiten.

Es empfiehlt sich dann, den Patientinnen unumwunden zu erklären, dass eine solche Behandlungstechnik im Hinblick auf eine langfristige Verbesserung der Beschwerden notwendig ist. Hilfreich ist auch zu erwähnen, dass diese Dysfunktionen sehr häufig auftreten und dass es sich um eine ganz normale Behandlung handelt.

Manche unserer Patientinnen haben unangenehme Erinnerungen an rücksichtslose oder grobe Behandlungen dieser Region durch andere Therapeuten. Dann liegt es an uns, die Patientinnen zu beruhigen und ihnen zu versichern, dass die Behandlung absolut schmerzfrei sein muss. Eventuell kann ein Zuggefühl oder leichtes Unbehagen zu spüren sein, aber niemals dürfen Schmerzen ausgelöst werden!

Interne Techniken in diesem empfindlichen, intimen Bereich sollten in der Regel nicht während der ersten Sitzung ausgeführt werden, es sei denn, die Patientin ist an diese Art von Behandlung gewöhnt und vollkommen einverstanden damit.

Selbst wenn die Tests uns die Indikation für eine interne Technik anzeigen, können wir während der ersten Sitzung immer zunächst externe Techniken anwenden und der Patientin vorschlagen, beim nächsten Termin auf interne Techniken zurückzugreifen. Die Ergebnisse, die wir mit externen Techniken erreichen, geben der Patientin die Möglichkeit zur Überlegung, ohne sich überfallen zu fühlen.

Unsere Erfahrung zeigt uns allerdings, dass die Patientinnen selten aus Scham eine solche Behandlung ablehnen. In der Regel bestehen die Vorbehalte gegenüber diesen Techniken vielmehr seitens des Therapeuten, der sich unwohl fühlt und seinen eigenen Widerstand auf die Patientin projiziert.

1.3 Kontraindikationen zu internen Techniken

Die Kontraindikationen zu internen Techniken hängen stets von den Umständen ab. Es lassen sich jedoch ein paar allgemeine Prinzipien festhalten. Bei allen direkten Techniken werden Gewebestrukturen gegeneinander beansprucht, was in manchen Fällen zu Entzündungen, Reizungen oder kleinen Blutungen führen kann. Selbst wenn diese Techniken mit großer Sanftheit ausgeführt werden, besteht immer die Gefahr der Verletzung, allein durch die Reibung eines Fremdkörpers gegen Organgewebe. Aus diesem Grund gibt es unter bestimmten Umständen einige Kontraindikationen:

1.3.1 Infektionen und Entzündungen

Im Falle einer akuten Infektion im Bereich der Harnblase oder der Gebärmutter und Adnexen durch Mikroben, Viren, Parasiten oder Pilze empfiehlt sich größte Vorsicht walten zu lassen. Eine schlecht behandelte Infektion birgt immer die Gefahr einer Unfruchtbarkeit und erfordert daher eine äußerst gewissenhafte Diagnostik.

Im Zweifelsfalle muss unbedingt eine bakteriologische Urinuntersuchung angefordert werden.

Außerhalb der akuten Phase bieten diese Pathologien jedoch eine gute Indikation für osteopathische Behandlungen.

1.3.2 Blutungsgefahr

Die Gefahr der Blutung ist besonders hoch im Kontext einer Strahlungstherapie oder bei Fibromen.

Wir erinnern daran, dass eine Blutung bei der Mobilisation oder beim Geschlechtsverkehr eine der Erstmanifestationen eines Gebärmutterhalskrebses ist. Sobald auf unserem Untersuchungshandschuh Blut zu sehen ist, muss sofort eine gynäkologische Untersuchung angefordert werden.

1.3.3 Tumore

Ob bösartig oder gutartig, ein blutender Tumor ist immer eine Kontraindikation für eine direkte Technik, da bei der Patientin eine Blutung ausgelöst werden kann.

Bei gutartigen, symptomatischen Tumoren, die Beschwerden oder ausstrahlende Schmerzen verursachen, können wir davon ausgehen, mit induktiven osteopathischen Techniken das betroffene Organ zu dynamisieren und die Homöostase des Organismus zu fördern.

1.3.4 Hindernisse bei der Einführung

Eine intravaginale Behandlung kann durch äußere Hindernisse (z. B. Zysten, Beckentumore) oder durch endovaginale Gegenstände (z. B. vergessener Tampon) verhindert werden. Versuchen Sie im letzteren Fall niemals, den Tampon herauszuziehen. Er könnte sich mit der Schleimhaut verkrustet haben und beim Entfernen eine Blutung auslösen.

1.3.5 Schwangerschaft

Wir halten eine interne Behandlung während der Schwangerschaft nicht für sinnvoll, denn direkte Techniken am Urogenitalsystem haben unweigerlich eine Auswirkung auf die Gebärmutter und ihre Adnexe. Wir können nicht garantieren, dass unser Eindringen in die Welt des Fötus ohne Folgen für das ungeborenen Kind bleibt.

Der Fötus ist ein wertvolles menschliches Wesen, dem Respekt gebührt. Da wir niemals sicher sein können, dass unsere Behandlung absolut harmlos für ihn wäre, scheint es uns vernünftiger, auf direkte interne Techniken zu verzichten. Im Zweifelsfall raten wir der Patientin dazu, die Behandlung einige Wochen nach der Geburt wieder aufzunehmen.

Techniken, die die Motilität betreffen, stellen während der Schwangerschaft allerdings keine Kontraindikation dar.

1.3.6 Intrauterinpessar (Spirale)

Spiralen sind zwar keine Kontraindikation für urogenitale Manipulationen, allerdings sollten direkte Gewebetechniken am Muttermund vermieden werden. Induktive Techniken sind sehr wohl angezeigt. Eine Spirale kann allerdings unsere Tests verfälschen.

Beim Listening wird unsere Hand durch alles angezogen, was die Motilität eines Organs stören könnte. Es ist allerdings nur selten der Fall, dass eine Spirale – sei sie auch noch so gut platziert und toleriert – keine Auswirkung auf die Motilität einer Gebärmutter hat. Leider gibt es noch kein Verhütungsmittel ohne Nachteile.

1.3.7 Lithiasen

Lithiasen sind keine Kontraindikation für unsere Techniken, können aber leicht Schmerzen auslösen. Solange ein Harnblasenstein asymptomatisch ist, halten wir es für sinnvoller, ihn im Blasenhohlraum zu lassen, als ihn durch übereilte Manipulation zum Harnröhreneingang zu befördern! Selbst wenn dies keine große Gefahr für die Patientin darstellt, ist es doch äußerst unangenehm und schmerzhaft.

1.3.8 Jungfräulichkeit

Jungfräulichkeit ist eine absolute Kontraindikation für intravaginale Behandlungen. In unseren Augen sollte das erste Eindringen in die Scheide nicht auf der Behandlungsbank eines Osteopathen stattfinden. Minderjährige Patientinnen können durchaus mit intravaginalen Techniken behandelt werden, vorausgesetzt, die Patientin ist einverstanden und ein Elternteil anwesend.

KAPITEL

2 Anatomie

2.1 Vaskularisation

2.1.1 Arterien

Die Organe und Gewebe des Urogenitaltrakts werden über Äste der Bauchaorta versorgt.

Die A. iliaca interna ist die Hauptader für Becken und Beckenboden. Sie gewährleistet die Versorgung der meisten Organe, der Beckenwände, des Beckenbodens und der äußeren Geschlechtsorgane.

Außerdem sind die A. sacralis media und die Aa. ovaricae an der Durchblutung der Beckenregion beteiligt.

A. iliaca interna

Die A. iliaca interna entspringt der A. iliaca communis, in der Regel in Höhe der Bandscheibe zwischen L5 und S1. Anschließend verläuft sie entlang des Iliosakralgelenks (ISG) nach kaudal.

Sie überquert die obere Beckenenge und teilt sich in Höhe des Foramen ischiadicum majus in einen vorderen und hinteren Hauptast auf:

- der hintere Hauptast versorgt die untere Rückseite der Bauchwand, die Rückwand des Beckens und die Glutealregion.
- der vordere Hauptast (Eingeweideast) versorgt die Beckenorgane, den Beckenboden, die Glutealregion und den oberen medialen Anteil des Oberschenkels.

Osteopathische Bedeutung

In ihrem Verlauf innerhalb des Beckens steht die A. iliaca interna in Bezug zu folgenden Strukturen:

- Vorderseitig wird sie in Höhe der oberen Beckenenge vom Harnleiter überkreuzt. Die Arterie und der Harnleiter sind peritonisiert und stehen in Kontakt zum Eierstock und zur Ampulla des Eileiters;
- rückseitig grenzt sie an den Truncus lumbosacralis;
- lateral an den N. obturatorius;
- medial auf der linken Seite ans Sigmoid, auf der rechten Seite an die Ileozäkalregion.

Vorderer Hauptast

Aus dem vorderen Hauptast entspringen von oben nach unten: A. umbilicalis, A. vesicalis superior, A. uterina, A. obturatoria, A. vaginalis, A. rectalis media, A. pudenda interna, A. glutea inferior (➤ Abb. 2.1).

- A. umbilicalis: beim Erwachsenen besteht sie aus zwei Teilen: einem proximalen, durchgängigen Anteil, der sich nach kaudal und ventral orientiert und am oberen Segment der unteren Außenwand der Harnblase entlangläuft. Der distale, obliterierte Anteil wird zum Lig. umbilicale mediale und zieht auf der Rückseite der vorderen Bauchwand zum Bauchnabel. Dort bildet er eine Peritonealfalte, die Plica umbilicalis media. Im Fetalkreislauf transportiert die voluminöse A. umbilicalis fetales Blut zur Plazenta. Aus der A. umbilicalis entspringt die A. vesicalis superior, die nach medial verläuft und die Oberseite der Harnblase sowie die distalen Anteile der Harnleiter versorgt.
- A. uterina: Sie ist 13 bis 15 cm lang und liegt auf der Faszie des M. obturatorius internus. Sie verläuft weiter nach medial und ventral auf dem M. levator ani, über den unteren Anteil des Lig. latum, bis zur Zervix uteri. In ihrem Verlauf überkreuzt sie den Harnleiter und das seitliche Scheidengewölbe (Fornix uteri). Nach Erreichen der Zervix zieht sie an der Seitenwand des Uterus nach oben bis zum Eileiter (Tuba uterina), wo sie sich zur Seite krümmt und mit der A. ovarica anastomosiert.

Die A. uterina hat einen geschwungenen Verlauf mit zahlreichen Biegungen und Krümmungen. Dies ermöglicht ihr, sich während der Menstruation und der Schwangerschaft an die Größenänderungen der Gebärmutter anzupassen.

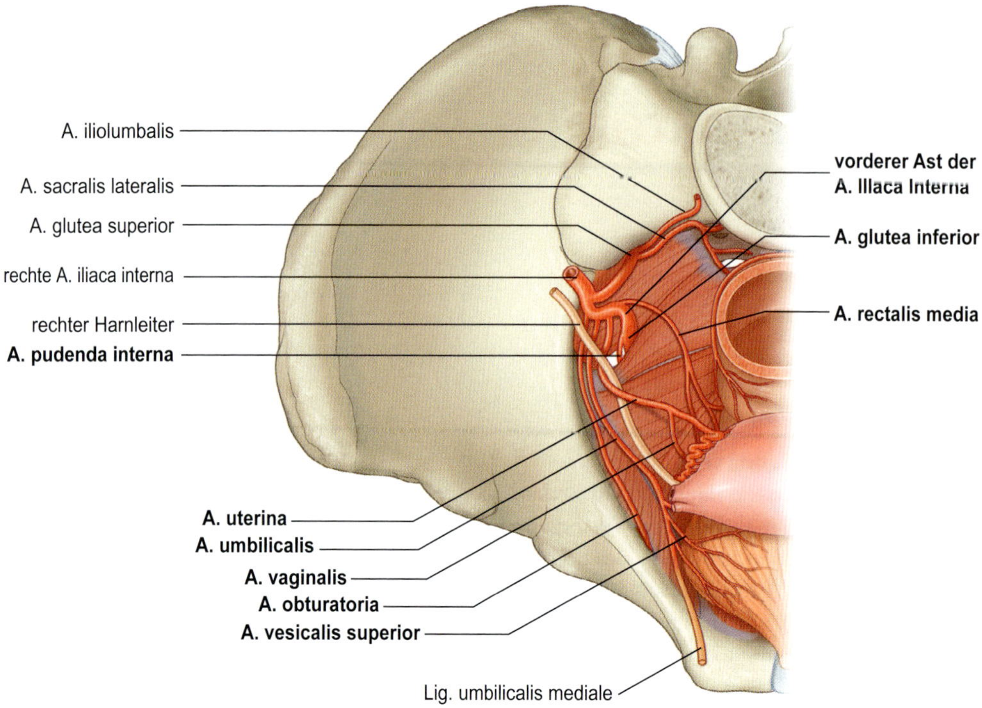

Abb. 2.1 Arterien aus dem vorderen Ast der A. iliaca interna

Sie ist der Hauptversorger der Gebärmutter und nimmt während der Schwangerschaft erheblich an Volumen zu. Mit ihren Anastomosen trägt sie außerdem zur Durchblutung der Eierstöcke und der Scheide bei (➤ Abb. 2.2).

Osteopathische Bedeutung

Bei vaskulären Techniken an der Gebärmutter erfolgt die Manipulation von kaudal nach kranial, um die A. uterina zu „entfalten" und so die Durchblutung des Organs zu verbessern.

- A. obturatoria: Sie zieht nach ventral in die Beckenhöhle und verlässt diese wieder durch den Canalis obturatorius. Dabei wird sie vorderseitig vom N. obturatorius und rückseitig von der V. obturatoria begleitet. Anschließend teilt sie sich in einen vorderen und einen hinteren Ast auf.
- A. vaginalis: Sie steigt medial nach ventral bis zum Harnblasengrund ab und gibt dort mehrere Äste ab. Im weiteren Verlauf versorgt sie die Scheide und die angrenzenden Teile des Rektum.
- A. rectalis media: Sie zieht nach medial und versorgt die Seitenwände des Rektums. Sie anastomosiert mit der A. rectalis superior (Ast der A. mesenterica inferior) und der A. rectalis inferior (Ast der A. pudenda interna).
- A. pudenda interna: Sie zieht nach kaudal und verlässt die Beckenhöhle durch das Foramen infrapiriforme im Foramen ischiadicum majus. Medialseitig vom N. pudendus begleitet, umschlingt sie die Spina ischiadica und gelangt durch das Foramen ischiadicum minus zum Beckenboden. Nerv und Arterie verlaufen anschließend durch den Canalis pudendalis, der durch eine Erweiterung der Aponeurose des M. obturatorius internus gebildet wird. Die A. pudenda interna ist die Hauptarterie des Beckenbodens, sie versorgt zahlreiche Muskeln sowie die Schwellkörper des Beckens.
- A. glutea inferior: Sie zieht zwischen die vorderen Äste des Plexus sacralis und verlässt die Beckenhöhle durch das Foramen infrapiriforme (im kaudalen Anteil des Foramen ischiadicum majus). Anschließend zieht sie zur Glutealregion und beteiligt sich an deren Durchblutung.

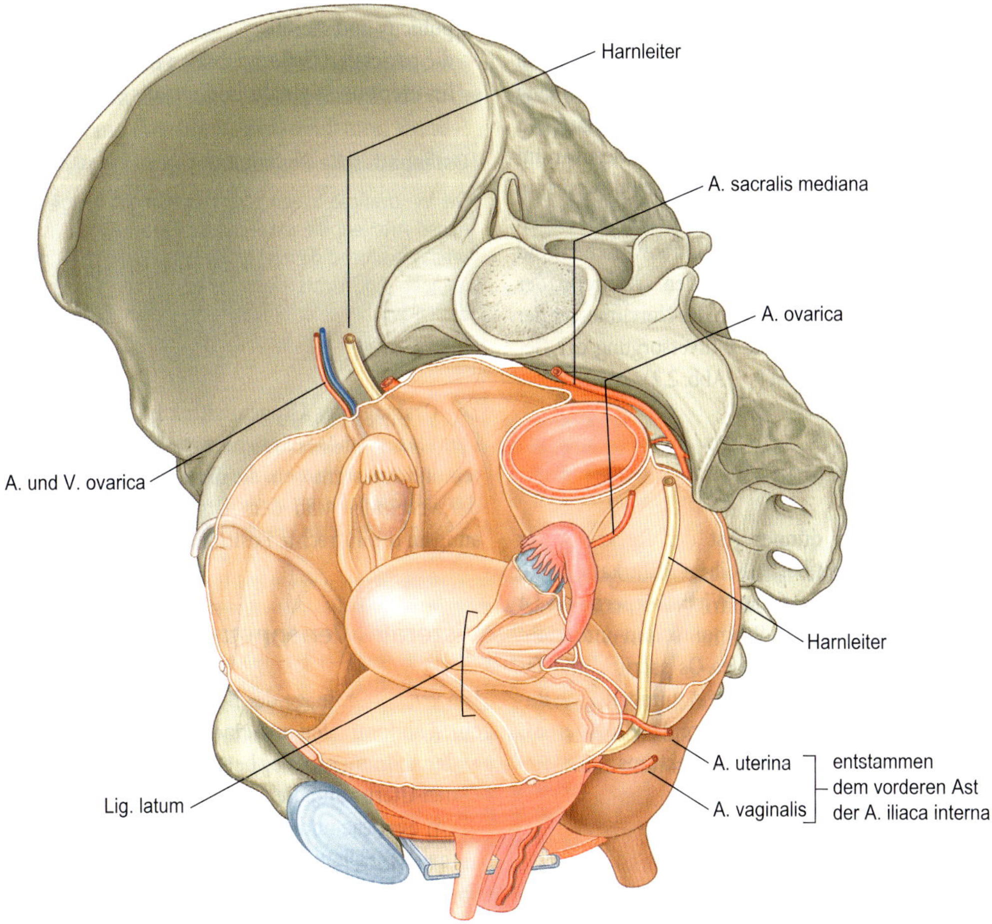

Abb. 2.2 A. uterina und A. vaginalis

Hinterer Hauptast

Aus dem hinteren Hauptast entspringen von oben nach unten: A. iliolumbalis, A. sacralis lateralis und A. glutea superior.

- A. iliolumbalis: Sie zieht zwischen (vorne) V. iliaca interna und (hinten) Truncus lumbosacralis nach kranial, dorsal und lateral. Nach Überschreiten der oberen Beckenenge teilt sie sich in zwei Äste. Der Ramus lumbalis versorgt die hintere Bauchwand, den M. psoas major und den M. quadratus lumborum sowie die Cauda equina. Der Ramus iliacus zieht nach lateral in die Darmbeingrube und versorgt das Os ilium und den M. iliacus.
- A. sacralis lateralis: Sie ist paarweise angeordnet und verläuft entlang der hinteren Beckenwand nach medial und kaudal. Ihre Äste gelangen in die vorderen Foramina sacralia und versorgen das Os sacrum, den M. piriformis und die spinalen Meningen.
- A. glutea superior: Sie ist die größte Abzweigung des hinteren Hauptastes. Sie zieht zwischen dem Truncus lumbosacralis und dem ersten Sakralnerven nach dorsal und verlässt die Beckenhöhle durch das Foramen suprapiriforme (kranialer Anteil des Foramen ischiadicum majus). Von dort tritt sie in die Glutealregion ein und übernimmt den Großteil ihrer Blutversorgung.

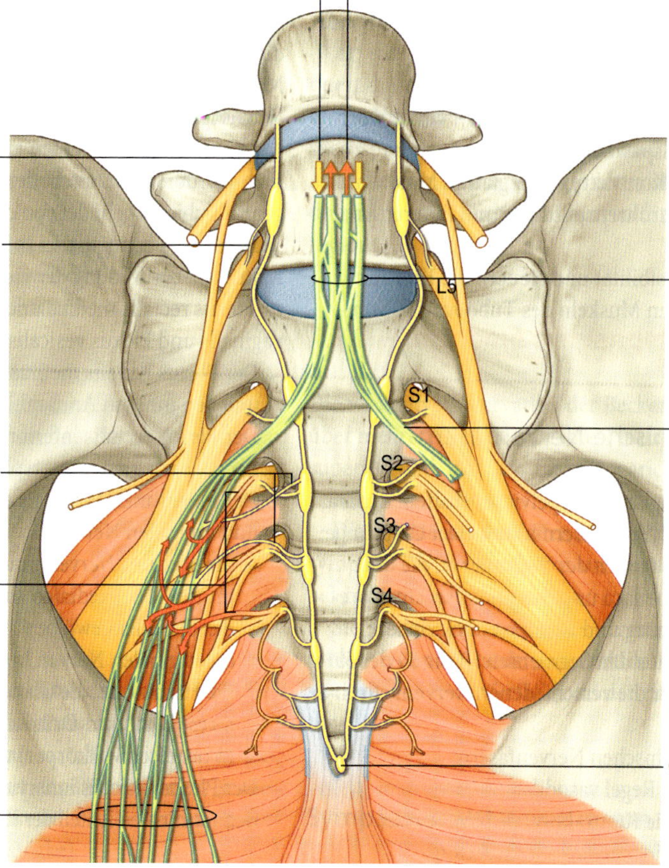

Abb. 2.3 Hauptnervengeflechte im Becken

2.2.3 Mechanorezeptoren

Die verschiedenen Organe und Gewebe der Beckenhöhle sind mit einer Vielzahl von Mechanorezeptoren ausgestattet. Die meisten davon ermöglichen dem autonomen Nervensystem die Erfassung von Veränderungen im inneren Milieu. Die Rezeptoren reagieren auf Mobilisation, Dehnung und Reizung. Sie greifen in die motorischen Reflexbögen und in die Regulierung der vegetativen Funktionen ein.

Die Stimulierung dieser Rezeptoren bleibt in den meisten Fällen unbewusst. Dies erklärt sicherlich die schwachen Empfindungen, die durch eine Aktivierung dieses Nervensystems ausgelöst werden. Nur einige wenige Informationen gelangen ins Bewusstsein, zum Beispiel Schmerz oder Harn- und Stuhldrang.

Tatsächlich können wir durch die bloße Stimulation bestimmter sympathischer Nerven eine spezifische Empfindung oder, in einem weiteren Schritt, eine viszerale Schmerzempfindung hervorrufen.

Die Tatsache, dass eine lokale Stimulation von Mechanorezeptoren nicht ins Bewusstsein gelangt, bedeutet allerdings nicht, dass keine Übertragung der Informationen an das zentrale Nervensystem stattfindet.

Wie durch Experimente mit Positronen-Emissions-Tomografie/Computertomografie (PET-CT) nachgewiesen wurde, wirken unsere Manipulationen nicht nur auf lokaler, sondern zweifellos auch auf zentraler Ebene. Dies erklärt wahrscheinlich den Erfolg unserer viszeralen Behandlungen, denn die anhaltende Wirkung auf lokaler Ebene verdanken wir dem Feedback-Effekt.

Bei der Harnblase und der Harnröhre finden wir eine Anzahl von Rezeptoren, die die Kontraktion oder Entspannung der Blase steuern. Das gleiche gilt für die Gebärmutter und das Rektum.

Bestimmte Rezeptoren der Harnblase lösen einen Harndrang aus. Die Stärke der Empfindung hängt von der Aufmerksamkeit ab, die die Person ihr schenkt.

Entzündungen der Blasenschleimhaut erzeugen Schmerzempfindungen und permanenten Harndrang, selbst bei leerer Blase.

KAPITEL

3 Besondere Verbindungen im Beckenraum

Wir folgen Stills Konzept, nach dem die verschiedenen Elemente des Körpers vollkommen voneinander abhängig sind (Interdependenz): „Alles ist in allem und umgekehrt. Die Struktur hat nur Sinn, wenn sie lebendig und beweglich ist".

3.1 Viszerale Verbindungen

Unsere Erfahrungen zeigen uns, dass bestimmte Organe in enger Beziehung zum Beckenraum stehen: Leber, Dünndarm, Zäkum, Rektosigmoid, und linke Niere. Die anatomischen Zusammenhänge verdeutlichen die Verflechtung dieser Strukturen untereinander und die Auswirkung der Dysfunktion eines dieser Elemente auf die anderen.

In den meisten Fällen ist der Urogenitaltrakt durch eine Fixierung eines dieser Organe betroffen. Eine Ausnahme bildet hier die linke Niere, die sowohl „Opfer" als auch „Täter" sein kann.

3.1.1 Leber

Die Leber steht in vaskulärer und hormoneller Beziehung zum Beckenraum:

- **vaskulär:** Die venöse Drainage des Urogenitaltraktes geschieht hauptsächlich über die Vv. uterinae, die in die V. iliaca interna und von dort in die untere Hohlvene münden. Im Falle einer hepatischen Stauung erhöht sich der Widerstand im Pfortaderkreislauf, wodurch eine Beanspruchung der portokavalen Anastomosen in Gang gesetzt wird. Das erhöhte Blutvolumen im kavalen System wiederum reduziert die venöse Drainage des Beckenraums, es kommt zu Stauungsphänomenen in den perivesikalen und periuterinen Venengeflechten.
- **hormonell:** Die Leber spielt in Einklang mit der Hypothalamus-Hypophysen-Achse eine zentrale Rolle bei der Hormonregulierung, denn sie ist mit der Katabolisierung der Sexualhormone beauftragt. Eine hepatische Dysfunktion kann demnach Störungen in der Hormonregulierung und somit in der uteroovariellen Physiologie hervorrufen.

3.1.2 Dünndarm

Der Dünndarm hat vor allem durch seine anatomischen Bezüge Auswirkungen auf den Urogenitaltrakt, denn er liegt direkt auf der hinteren oberen Seite der Gebärmutter und der Oberseite der Harnblase.

Im Falle einer Dünndarmstauung durch venöse Stase erhöht sich der Druck auf Gebärmutter und Harnblase, es kommt zu Beeinträchtigungen ihrer Statik und Dynamik.

Außerdem neigen die Dünndarmschlingen bei Fehlstellungen oder Fixierungen der Gebärmutter dazu, in die Ausbuchtungen des Beckenraums zu gleiten, wodurch die Druckverhältnisse gestört und Dysfunktionen zusätzlich verstärkt werden.

3.1.3 Zäkum

Das Zäkum kann vor allem durch die Folgen einer Appendektomie Störungen im Urogenitaltrakt verursachen.

Narbige Verklebungen und Briden als Folge dieser Operation können die Mobilität und Motilität der Gebärmutter sowie des rechten Eileiters und Eierstocks und damit eventuell auch die Fruchtbarkeit beeinträchtigen.

Außerdem verursachen die häufigen Bauchfellentzündungen Mikroverklebungen und vermindern die Viskosität und Serosität, was sich wiederum negativ auf die Darmmobilität und -motilität auswirken kann.

Man beachte, dass der Wurmfortsatz häufig über eine Peritonealfalte, dem Lig. apendiculo-ovaricum (auch Clado-Band), mit dem rechten Eierstock verbunden ist.

3.1.4 Rektosigmoid

Das Rektosigmoid grenzt an seiner Unterseite an die Harnblase, die Gebärmutter und an die Excavatio rectouterina, mitunter sogar an die Excavatio vesicouterina. Das Mesocolon sigmoideum ist über eine Peritonealfalte, dem Lig. infundibulocolicum, mit dem linkseitigen Lig. latum verbunden.

Bei chronischer Verstopfung drückt dieser Anteil des Sigmoids auf die darunterliegenden Organe und trägt dadurch zur Entwicklung von Organsenkungen oder vesikouterinen Prolapsen bei.

Schwere Obstipationen begünstigen ebenfalls ein Abkippen der Gebärmutter nach ventral und bringen diese bei gefüllter Harnblase in eine Retroversion.

3.1.5 Linke Niere

Die linke Niere wird auch als „genitale Niere" bezeichnet. Einerseits steht sie durch die direkte anatomische Verbindung über den Harnleiter mit der Harnblase in Verbindung, andererseits unterhält sie, aufgrund der Besonderheiten der venösen Drainage, enge Bezüge mit dem Urogenitaltrakt.

Bekanntermaßen wird das Blut der rechten und linken V. ovarica unterschiedlich abgeleitet: Während die rechte V. ovarica direkt in die untere Hohlvene mündet, leitet die linke ihr Blut in die linke Nierenvene.

Bei Ptosen oder Fixierungen der linken Niere kommt es zu Lageveränderungen ihrer Gefäßbahnen. Dies oder eine Kompression der linken Nierenvene durch ein Wilkie-Syndrom (Arteria-mesenterica-superior-Syndrom) begünstigen Stauungsprobleme in der linken Niere und somit auch im kleinen Becken, vor allem im Bereich des linken Eierstocks.

Osteopathische Bedeutung

Wie wir später erläutern werden, sind diese viszeralen Zusammenhänge bei der Behandlung des Urogenitaltraktes unbedingt zu berücksichtigen.

3.2 Osteoartikuläre Verbindungen

Unsere Erfahrungen und Statistiken zeigen uns, dass bestimmte Teile des Skelettsystems bei urogenitalen Dysfunktionen häufig fixiert sind.

3.2.1 Lendenwirbel, Kreuzbein und Steißbein

Diese Elemente stehen in enger Verbindung zum Urogenitalsystem.

Bei urogenitalen Dysfunktionen finden wir häufig lumbosakrale Fixierungen reflexartiger oder mechanischer Ursache. Besonders zu beachten ist dabei das Kreuzbein-Steißbein-Gelenk, wie wir in den Kapiteln über die Harnblase sehen werden.

3.2.2 Brustwirbel

Bei den Brustwirbeln kommt es häufig zu reflexartigen Fixierungen, da Informationen aus den Harnorganen über den Grenzstrang an die Segmente Th10 bis L2 gesendet werden.

3.2.3 Halswirbel, Schlüsselbeine und erste Rippe

In dieser Region entstehen osteoartikuläre Fixierungen aufgrund der Wechselwirkungen der betroffenen Elemente mit dem neuro-hormonellen System.

Bei Dysfunktionen im Genitalbereich aufgrund hormoneller Störungen können wir erfahrungsgemäß folgende Tendenzen feststellen:

- im Bereich des Zervikothorakalen Übergangs (CTÜ): Fixierungen von C7, Th1, des Schlüsselbeins oder der ersten Rippe können durch ihre Auswirkungen auf das Ganglion stellatum oder die Schilddrüse den genitalen Hormonhaushalt durcheinanderbringen;
- hochzervikale Fixierungen lassen sich durch die hormonellen Verbindungen zwischen dem Urogenitalbereich und der Hypothalamus-Hypophysen-Achse erklären.

3.2.4 Untere Extremitäten

Jede urogenitale Fixierung hat praktisch eine Fixierung im Bereich der unteren Extremität, besonders des Fußes, zur Folge.

Am häufigsten davon betroffen sind das untere Tibiofibulargelenk, das Os naviculare und das Metatarsale V. Mit bildverstärkenden Verfahren konnten wir eine Bewegung der Harnblase bei einem Druck gegen das Os naviculare feststellen, während der gleiche Druck unter das Os cuboideum ohne Wirkung blieb.

Verstauchungen der Sprunggelenke wirken sich oft nachteilig auf das kleine Becken aus; umgekehrt kann eine urogenitale Dysfunktion auch Störungen im Bereich der darunter liegenden Gelenke verursachen.

3.2.5 Schädel

Wir finden häufig Fixierungen des Hinterhauptbeins und der zugehörigen Knochen. Urogenitale Dysfunktionen vermindern die Mobilität des Kreuzbeins, setzen die kraniosakrale Achse unter Spannung und wirken sich auf die reziproken Spannungsmembranen aus.

Umgekehrt kann eine Dysfunktion im Schädelbereich die Funktion der Hypothalamus-Hypophysen-Achse und somit das hormonelle Gleichgewicht im Beckenbereich beeinträchtigen.

Osteopathische Bedeutung

Bei den meisten osteoartikulären Fixierungen handelt es sich um Anpassungen an entferntere viszerale Dysfunktionen. Nehmen wir zum Beispiel das ISG, das bei den meisten unserer Patienten einseitig fixiert ist. Durch die bloße Behandlung der umgebenden Weichteile erhält das Gelenk fast immer seine Beweglichkeit zurück. Normalisieren Sie also zunächst die Beckenorgane, bevor Sie versuchen, die entsprechenden osteoartikulären Fixierungen zu lösen.

KAPITEL

4 Das Geschlechtsleben der Frau

Das Geschlechtsleben und die Sexualität der Frau unterliegen einem wechselnden hormonellen Rhythmus.

4.1 Entwicklung der Geschlechtsorgane

Die Entwicklung der Geschlechtsorgane betrifft die Gonaden (Keimdrüsen), die Geschlechtswege und die (sehr frühzeitig ausgebildeten) äußeren Geschlechtsmerkmale.

Das genetische Geschlecht wird bei der Befruchtung bestimmt. Es ist erkennbar ab dem 2. Schwangerschaftsmonat und fertig ausgebildet im 5. Monat.

Der Hoden-determinierende Faktor (TDF oder SRY) liegt auf dem kurzen Arm des Y-Chromosoms. Fehlt dieser Faktor, bildet die Keimdrüse sich zu einem Eierstock aus.

Diese Differenzierung beginnt in der 7. Schwangerschaftswoche, die Ausbildung der Geschlechtswege erst in der 8. und die der äußeren Geschlechtsmerkmale in der 9. Woche.

4.1.1 Gonaden (Keimdrüsen)

Undifferenziertes Stadium

Die Gonaden erscheinen in der 4. Woche in Form einer beidseitigen längsverlaufenden Verdickung, der sog. Genital- oder Gonadenleiste, die aus dem Mesoderm hervorgeht und sich auf der Medianebene der Urniere (Mesonephros) befindet.

Zwischen der dritten und vierten Woche bilden sich aus dem Endoblast die primordialen Keimzellen, die sog. Gonozyten.

Ab der 5. Woche beginnen diese Zellen in die Lumbalregion zum Mesonephros (Urniere oder Wolff-Körper) zu wandern. In der 6. Woche wandern sie in die Genitalleisten und die primitiven Geschlechtsstränge (einer Proliferation des Coelomepithels) ein.

Die undifferenzierten Keimdrüsen enthalten zwei Anteile:

- einen inneren, medullären Anteil, der sich beim XY-Embryo zum Hoden entwickelt;
- einen äußeren, kortikalen Anteil, der sich beim XX-Embryo zum Eierstock entwickelt.

Differenzierung

Die Differenzierung vollzieht sich ungefähr in der 7. Woche. Die primitiven Geschlechtsstränge gehen zurück und bilden das Epoophoron (Rosenmüller-Organ). Gleichzeitig erscheinen die primordialen (sekundären) Geschlechtsstränge.

Ungefähr in der 16. Woche erscheinen die Primordialfollikel. Jeder Follikel besteht aus einer von Follikelzellen umgebenen Oogonie (46 Chromosomen). Nach Durchlaufen mehreren Mitosen wird diese Oogonie zu einer Oozyte erster Ordnung (Oozyte 1).

Im 7. Monat beträgt der Gesamtvorrat an Oozyten erster Ordnung ca. 7 Millionen, von denen zum Zeitpunkt der Geburt noch ca. 1 Million übrig bleibt. Von den ca. 300.000, die bei Eintritt der Pubertät noch erhalten sind, wird bis zur Menopause jeden Monat eine Oozyte (also insgesamt 450 bis 500) aktiviert und entwickelt sich zur Oozyte zweiter Ordnung (Oozyte 2) (➤ Abb. 4.1).

4.1.2 Geschlechtswege

Die Geschlechtswege entstammen dem Mesoderm und bleiben ebenfalls bis zur siebten Woche undiffe-

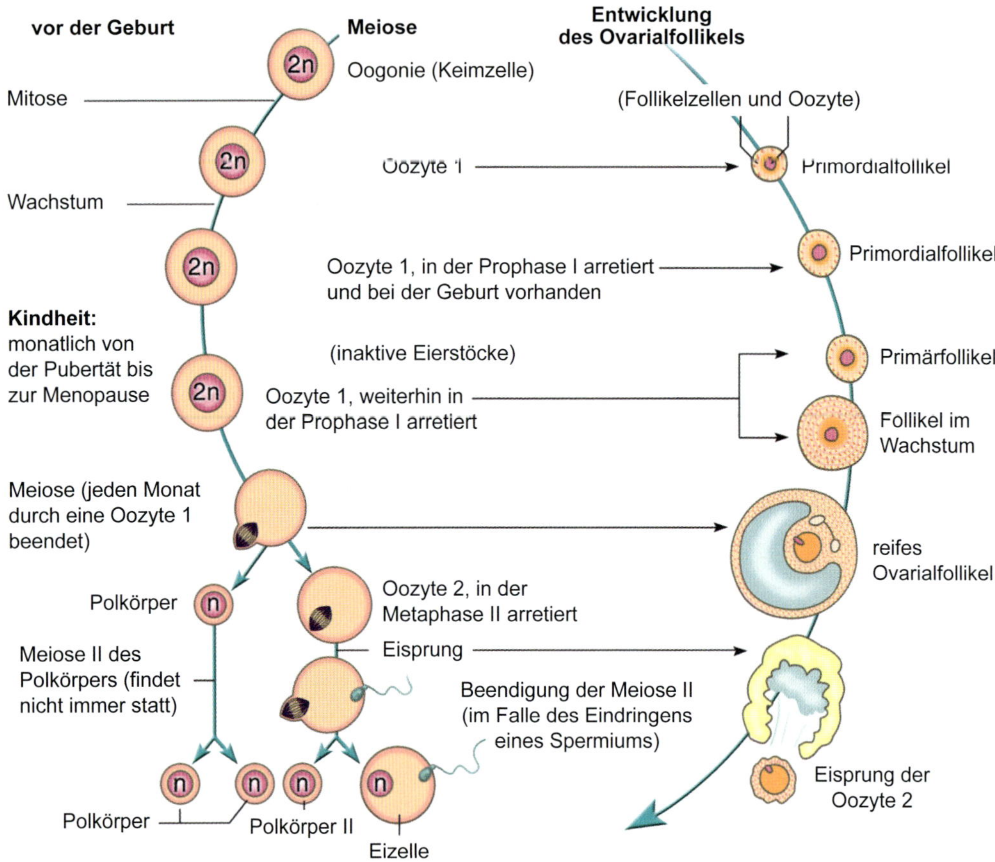

Abb. 4.1 Oogenese

renziert. Lateral jeder Genitalleiste befinden sich zwei nebeneinander liegende Wege:

- der beidseitig angelegte Ductus mesonephricus (Wolff-Gang) dient später zur Ableitung aus der Urniere. Er mündet in den Sinus urogenitalis, degeneriert beim XX-Embryo und bleibt als embryonales Relikt.
- der ebenfalls beidseitig angelegte Ductus paramesonephricus (Müller-Gang) bildet sich aus einer Invagination des Coelomepithels auf den Seitenrändern der Urniere.

Ab der 8. Woche entwickeln sich diese Wege unter dem Einfluss der mütterlichen und plazentären Östrogene in medio-kaudale Richtung. Kranial öffnen sie sich in die Coelomhöhle (spätere Peritonealhöhle), kaudal enden sie blind auf der Rückseite des Sinus urogenitalis. Dort heften sie aneinander und bilden (getrennt durch ein Septum) den Canalis cervicovaginalis.

Am Ende des 3. Monats bildet sich dieses Septum zurück, der Corpus und die Zervix uteri entstehen. Die lateralen, nicht verschmolzenen Anteile bilden die Tuben.

Diese Verschmelzung zweier Hemi-Uteri erklärt die zahlreichen Fehlbildungen, zum Beispiel den Uterus didelphys (oder duplex) oder Uterus bicornis (gespaltener Körper).

Die Vagina hat anscheinend einen dreifachen Ursprung, und zwar aus dem Ductus mesonephricus (Wolff-Gang), dem Ductus paramesonephricus (Müller-Gang) und dem Sinus urogenitalis. Die Kanalbildung der Scheide beginnt in der 11. Woche und endet im 5. Monat. Die Scheide bleibt durch den Hymen (Jungfernhäutchen) vom Sinus urogenitalis getrennt (➤ Abb. 4.2).

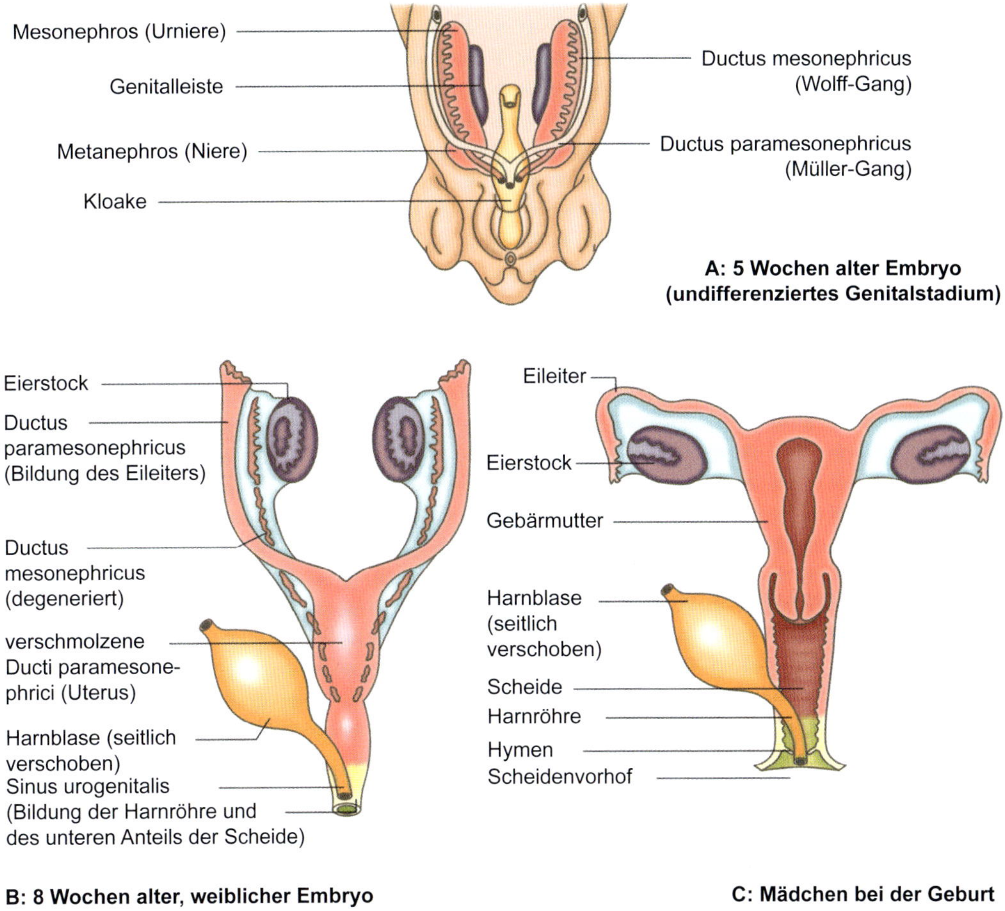

Abb. 4.2 Entwicklung der Geschlechtsorgane

Osteopathische Bedeutung

Die Embryologie lehrt uns, dass die Nieren und das Genitalsystem einen gemeinsamen Ursprung besitzen. Dies zeigt sich auch in unserer Praxis, in der wir häufig eine Verstrickung zwischen renalen und genitalen Dysfunktionen finden.

4.1.3 Äußere Geschlechtsorgane

Die äußeren Geschlechtsorgane entstammen dem Ento- und Mesoderm.

Im Laufe der 3. Woche wandern die Mesenchymzellen um die (aus dem Entoderm hervorgehende) Kloakenmembran herum und bilden auf jeder Seite die Urogenitalfalten.

In der 4. Woche erscheinen lateral der Urogenitalfalten die Geschlechtswulste (Tubercula labioscrotalia). Die vorderen Enden der Urogenitalfalten verschmelzen miteinander und werden zum Genitalhöcker (Tuberculum genitale), der später den Protophallus bildet.

In der 7. Woche spaltet sich die Kloakenmembran in eine (vordere) Urogenitalmembran und eine (hintere) Analmembran. Desgleichen trennen sich die Urogenitalfalten in (vordere) Genital- und (hintere) Analfalten.

Bis zur 9. Woche sind die Geschlechtsorgane beider Geschlechter identisch und im Ultraschall nicht zu unterscheiden.

In der 12. Woche beugt der Protophallus sich nach kaudal und wird zur Klitoris.

Der Sinus urogenitalis bildet den Scheidenvorhof (Vestibulum) mit dem Scheideneingang und der äußeren Harnröhrenöffnung.

Die Urogenitalfalten bilden die kleinen, die Geschlechtswulste die großen Schamlippen.

Fehlbildungen

Fehlbildungen der äußeren weiblichen Geschlechtsorgane sind nicht selten: kongenitales Fehlen der Vagina, Doppelung der Vagina, rektovaginale Fistel, Hymenalatresie (nicht perforiertes Junfernhäutchen), Klitorisfehlbildung.

4

4.2 Pubertät und weiblicher Zyklus

Der Übergang von der Kindheit zum Erwachsenenalter, die Pubertät, stellt den Schritt im körperlichen Reifeprozess dar, in dem ein Individuum die Fähigkeit zur Fortpflanzung erlangt. Beim Mädchen stellen sich zahlreiche Veränderungen ein: Ausbildung der sekundären Geschlechtsmerkmale, Wachstum der Gebärmutter, Reifung der Eierstöcke und Einsetzen der ovarialen und menstruellen Zyklen.

Diese Veränderungen obliegen dem Einfluss eines relativ komplexen Zusammenspiels dreier Strukturen: Hypothalamus, Hypophyse und Eierstöcke.

4.2.1 Pubertät

Während der Kindheit wachsen die Eierstöcke und sezernieren in geringen Mengen Östrogene, die den Hypothalamus hemmen. Mit Einsetzen der Pubertät reagiert dieser jedoch weniger auf die Hemmung durch das Östrogen und beginnt, LH-RH (luteinisierendes Hormon Releasing-Hormon oder auch Gn-RH/Gonadotropin-Releasing-Hormon) freizusetzen. Dieses Hormon gelangt über das Blut zur Adenohypophyse (Hypophysenvorderlappen) und stimuliert dort die Freisetzung der gonadotropen Hormone Follikelstimulierendes Hormon (FSH) und Luteinisierendes Hormon (LH). Diese wiederum regen die Eierstöcke zur Sekretion von Steroidhormonen an (Östrogene, Progesteron und Androgene).

- **Östrogene:** Es gibt drei verschiedene Unterarten: Östradiol (Estradiol), Östron und Östriol. Sie stimulieren die Entwicklung und den Erhalt der sekundären Geschlechtsmerkmale und spielen eine bedeutende Rolle im weiblichen Zyklus. Sie werden in der Leber verarbeitet.
- **Progesteron:** Seine Hauptaufgabe besteht in der Vorbereitung der Gebärmutter für die Nidation. Es wird in der Leber katabolisiert und durch die Nieren ausgeschieden.
- **Androgene:** Besonders das Androstendion, das durch die Eierstöcke und die Nebennierenrinden freigesetzt wird, spielt eine wichtige Rolle bei der Synthese der Östrogene.

Der Ovarialzyklus tritt ungefähr zwei Jahre nach Erscheinen der ersten Pubertätszeichen ein.

4.2.2 Ovarialzyklus

Der Ovarialzyklus besteht aus zwei Phasen: der Follikelphase (1. bis 14. Tag, entspricht dem Wachstum des Follikels) und der Gelbkörperphase bzw. Lutealphase (14. bis 28. Tag, entspricht der Aktivität des Gelbkörpers).

Er beginnt am ersten Regeltag und endet mit dem Einsetzen der nächsten Regelblutung. Die Dauer beträgt durchschnittlich 28 Tage, zeigt aber häufig große Schwankungen, die daran liegen, dass die Follikelphase unterschiedlich lang ausfällt. Die Lutealphase dauert konstant 14 Tage vom Eisprung bis zum Zyklusende.

Follikelphase

In der Follikelphase kommt es, angeregt durch eine erhöhte Konzentration des FSH, in mehreren Schritten zur Reifung des Primordialfollikels. Die Oozyte 1 wächst, und die sie umgebenden Zellen nehmen eine kuboide Form an.

Der Follikel wird zu einem Primär- und nach und nach zu einem Sekundärfollikel. Diese Umwandlung ist durch die Reifung der Oozyte und eine Proliferation von Follikelzellen gekennzeichnet, die als Granulosazellen bezeichnet werden.

Allmählich formt sich eine Bindegewebszone, die sog. Theca folliculi, um den Follikel. Die Theka- und Granulosazellen sezernieren Östrogene, es bildet sich zwischen den Granulosazellen eine mit Flüssigkeit gefüllte Höhle, das Antrum folliculare. Darin entwickelt sich der Primär- zum Sekundär- und schließlich zum reifen Graaf-Follikel.

Das Antrum wächst weiter und isoliert die Oozyte an einem Pol des Follikels. Die Granulosazellen, die die Oozyte umgeben, werden jetzt als Corona radiata bezeichnet.

Nach Erreichen seiner maximalen Größe (ca. 2,5 cm) ist der Follikel reif und „springt" an die Oberfläche des Eierstocks. Die Oozyte beendet ihr erstes Meiose-Stadium und wird zur Oozyte zweiter Ordnung (Oozyte 2). Alles ist bereit für den Eisprung, der ca. am 14. Tag stattfindet.

Eisprung (Ovulation)

Beim Eisprung bricht die Wand des Eierstocks dort, wo der reife Follikel seinen „Sprung" macht. Die Oozyte 2 wird, umgeben von ihrer Corona radiata, aus dem Eierstock ausgetrieben.

Gelbkörperphase

Nach dem Eisprung wandelt der Follikel sich um, die Granulosazellen nehmen an Volumen zu und sezernieren, zusammen mit den Zellen der Theca interna, Progesteron: Der Gelbkörper (Corpus luteum) entsteht. Kommt es zu einer Befruchtung, bleibt der Gelbkörper bestehen und sezerniert Hormone bis zur Reifung der Plazenta, die im Laufe des dritten Schwangerschaftsmonats die Hormonproduktion übernimmt. Bei ausbleibender Befruchtung degeneriert der Gelbkörper nach zehn Tagen zum Weißkörper (Corpus albicans).

Am Anfang sind diese Zyklen unregelmäßig und anovulatorisch. Erst nach ungefähr drei Jahren gewinnen sie an Regelmäßigkeit und werden ovulatorisch.

Die hormonellen Veränderungen und ihre Rückkopplung während des Ovarialzyklus sind recht komplex. Da ihre Erläuterung den Rahmen dieser Arbeit sprengen würden, verweisen wir Sie auf Ihre Physiologie-Nachschlagewerke (➤ Abb. 4.3).

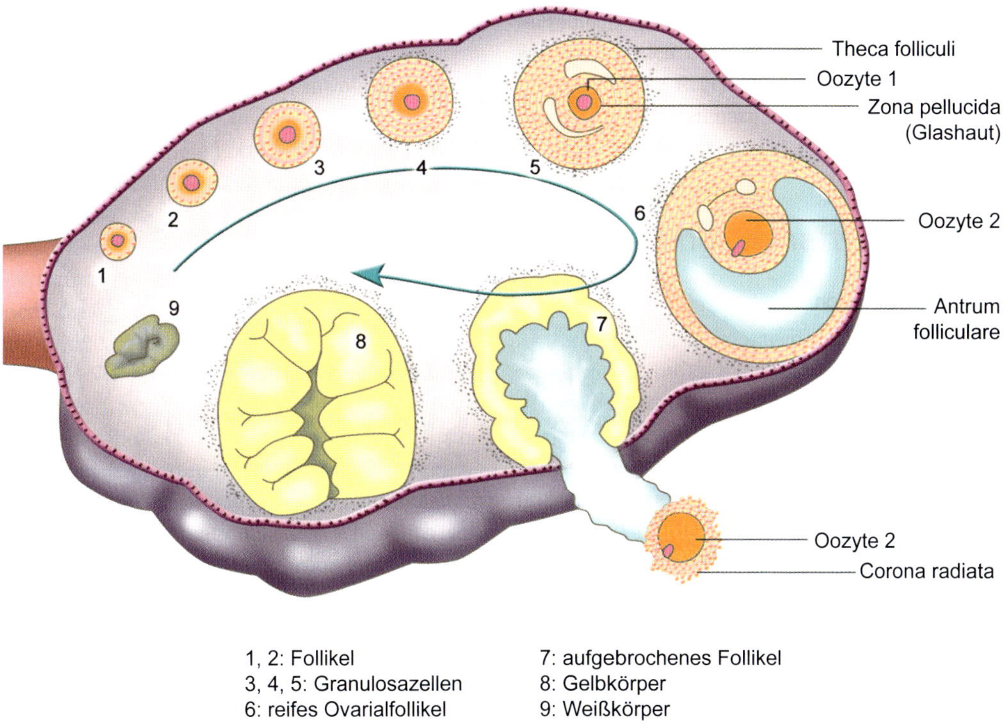

Abb. 4.3 Ovarialzyklus

4.4.1 Veränderungen in der Gebärmutter

Im Laufe der Schwangerschaft passt sich die Gebärmutter an das Wachstum des Fötus und seiner Anlagen an. Dabei verändert sie ihr Gewicht, ihre Größe, ihr Volumen, ihre Ausrichtung und ihre Bezüge zu den Bauch- und Beckenorganen.

Ihr Gewicht nimmt um das Zwanzigfache zu (60 gr. vor, 1200 gr. am Ende der Schwangerschaft).

Ihr Volumen nimmt um das **Tausendfache** zu (4 cm^3 vor, 4000 cm^3 am Ende der Schwangerschaft).

Der Uterus verbleibt während der ersten zwei bis drei Schwangerschaftsmonate im Beckenraum und wandert danach allmählich in den Bauchraum. Im 4. Monat befindet sich der Fundus in der Mitte zwischen Symphyse und Bauchnabel, im 5. Monat auf Bauchnabelhöhe und am Ende 32 cm von der Symphyse entfernt.

Er hat bis zum 4. Monat die Form einer Kugel (im 2. Monat vergleichbar mit einer Orange, im 3. Monat mit einer Pampelmuse), dann die eines Zylinders und schließlich die eines mit der Spitze nach unten gerichteten Ovoids. Die Form kann jedoch in Abhängigkeit verschiedener Parameter stark variieren (Parität, Wandspannung, Dicke des Myometriums, Fruchtwasserdruck, Einstellung des Fötus).

Der Corpus fängt im 3. Monat an, sich zu vertikalisieren. Dies lässt sich an der Höhe bzw. Länge des Uterus messen: 16 cm im 4. Monat, 24 cm im 6. Monat, 36 cm im 9. Monat. Am Ende vollzieht er aufgrund einer leichten Seitneigung nach rechts eine Rechtsdrehung (➤ Abb. 4.5).

Diese Veränderungen an Volumen, Größe und Ausrichtung setzen das ligamentäre System unter Spannung:

- die Ligg. teres uteri hypertrophieren ab dem 4. Monat und verdreifachen ihre Dicke und Länge. Ihr Zugwiderstand kann bis zu 40 kg betragen. Sie sind fast vertikal ausgerichtet und am Ende der Schwangerschaft leicht zu palpieren, vor allem das linke;
- die Ligg. vesicouterina geraten durch die zunehmende Vertikalisierung des Uterus unter Spannung;
- die Ligg. sacrouterina treten stärker hervor, steigen auf und vertiefen dadurch die Excavatio rectouterina;
- das Lig. latum breitet sich mit fortschreitender Volumenzunahme der Gebärmutter weiter aus.

Diese ligamentären Veränderungen bewirken häufig Beschwerden oder Schmerzen im Bereich des Beckens oder der Symphyse. Man spricht vom Beckengürtelschmerz (BGS).

Osteopathische Bedeutung

Aus diesen Veränderungen ergibt sich für uns Osteopathen die Pflicht, das Becken unbedingt von sämtlichen ligamentären Fixierungen freizuhalten, um seine Elastizität zu bewahren und eine Anpassung an die Veränderungen zu ermöglichen.

Die vorherige Anwendung hormoneller Verhütungsmethoden hat möglicherweise negative Auswirkungen auf die Entwicklung des Gebärmuttervolumens. Nach Bruno Conjeaud sind die daraus resultierenden peritonealen Verklebungen während einer Schwangerschaft „ein Hindernis für die Ausdehnung der Gebärmutter durch den Widerstand des umgebenden Bauchfells, das sich wie ein Block aus Silikon verhält. Die Spannung zwischen dem Ausdehnungswillen der Gebärmutter und dem Widerstand des fibrosierten und verklebten Bauchfells erzeugt einen Konflikt, der den Genitaltrakt ebenso wie den Verdauungstrakt beeinträchtigt".

Dieser Konflikt hat Auswirkungen auf:

- den mütterlichen Organismus, auf viszeraler, muskuloskelettaler und vaskulärer Ebene: Verdauungsstörungen, Unbehagen, (mehr oder weniger starke) Schmerzen, eventuell Organdysfunktionen; Schmerzen an der Wirbelsäule oder am Becken, Pseudoblockaden, Neuralgien; Durchblutungsstörungen der unteren Extremitäten;
- den Ablauf der Schwangerschaft: Beckengürtelschmerz (Schmerzen an Knochen, Muskeln, Gelenken, häufig im 3. Trimenon), Störungen beim Beckeneintritt, vorzeitige Ruptur der Membranen durch allgemeinen Überdruck, vorzeitige Wehen, in manchen Fällen Spontanaborte;
- den Fötus, indem er ihn daran hindert, den optimalen Raum für sich zu beanspruchen.

Das vaskuläre System der Gebärmutter passt sich diesen Veränderungen an und verdreifacht seine Länge im Lauf der Schwangerschaft. Am Ende beträgt das Gewicht des in der Gebärmutter enthaltenen Blutes 10 Prozent des Gesamtgewichts.

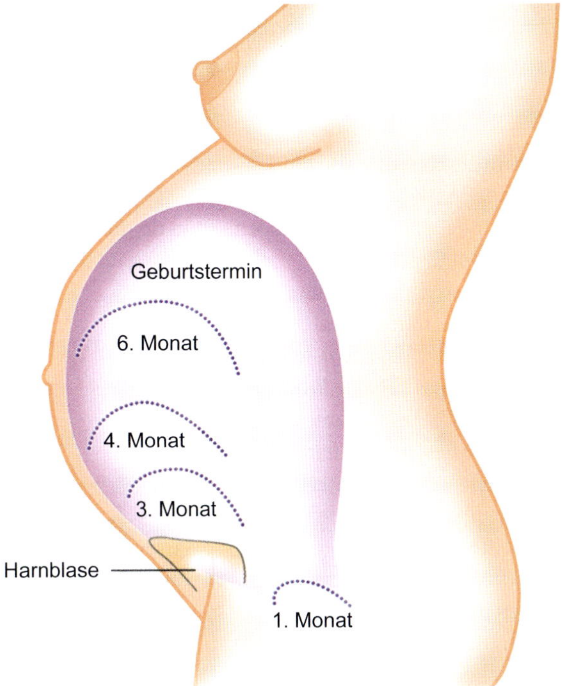

A: Lage des Gebärmutterfundus im Laufe der Schwangerschaft (seitliche Ansicht)

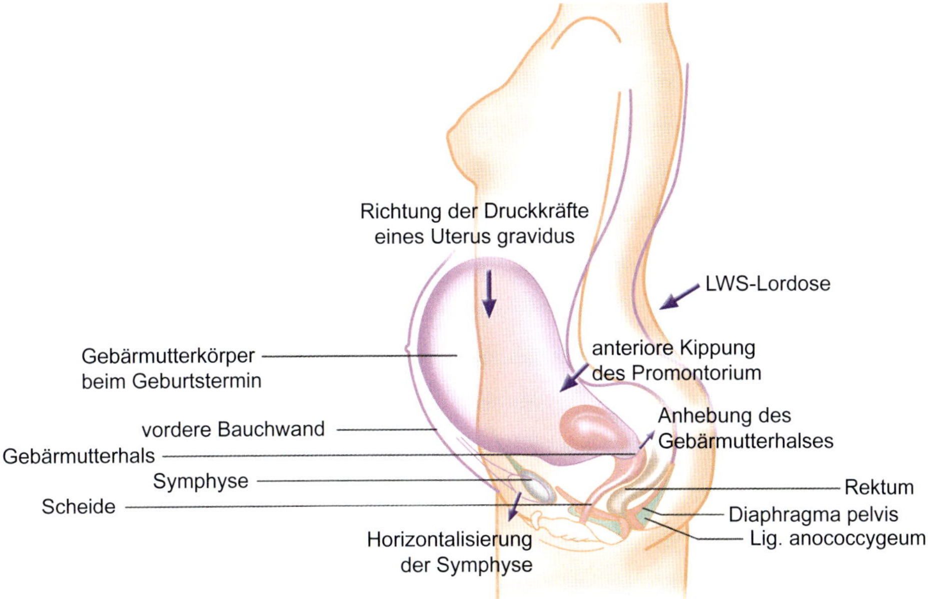

B: Topografische Veränderungen im Laufe der Schwangerschaft (seitliche Ansicht)

Abb. 4.5 Veränderungen der Gebärmutter während der Schwangerschaft

Die Uteruswand verdünnt sich ab dem 3. Monat, außerdem finden in ihren Wandschichten histologische Anpassungen statt:

- das Endometrium hat sich bereits für die Nidation vorbereitet;
- das Myometrium wandelt nach und nach ihre glatten in quergestreifte Muskelzellen um; diese organisieren sich in Bündel und verleihen so dem Organ Kraft und Widerstandsfähigkeit;
- die Bindegewebszellen in den vaskulären und supravaskulären Schichten verwandeln und vermehren sich zu Muskelzellen. Dabei entstehen zahlreiche neue Zellen, sodass auf eine Bindegewebszelle fünf neue Muskelzellen kommen.

Im Laufe des 3. Trimenons bildet sich am unteren Teil der Gebärmutter (zwischen Corpus und Zervix) eine anatomische Einheit: das untere Uterinsegment. Es hat die Form einer aufgeweiteten, nach oben geöffneten Kappe. Seine Untergrenze entspricht dem inneren Muttermund; die Obergrenze ist weniger klar definiert und befindet sich in Höhe der peritonealen Ablösung.

Die Bildung des unteren Uterinsegments hängt mit zwei Faktoren zusammen: dem Druck der fetalen Bewegungen und den Uteruswehen. Die Rolle des unteren Uterinsegments ist von großer Bedeutung, denn es bündelt die Uteruswehen und leitet ihre Kraft an die Zervix weiter, um die Verkürzung der Zervix und die Erweiterung des Muttermundes beim Geburtsvorgang zu erleichtern.

Osteopathische Bedeutung

Die Erweiterung des unteren Uterinsegments, d. h. sein erfolgreiches Nachgeben und Ausdehnen hängt eng mit der Beweglichkeit des knöchernen Beckens und der Gebärmutter sowie deren Spannkraft zusammen. Im Laufe der Schwangerschaft ist es für uns Osteopathen unabdingbar, Bewegungseinschränkungen des knöchernen Beckens oder anormale uterine Gewebespannungen zu diagnostizieren und zu lösen. Diese Erweiterung findet bei der Primipara in der Regel im 3. Trimenon, bei der Multipara im Laufe des Geburtsvorgangs statt.

Die Zervix verändert sich nicht so sehr während der Schwangerschaft, sondern vielmehr beim Geburtsvorgang.

Der Gebärmutterhals wandert ab dem 3. Monat allmählich nach hinten oben und ist dadurch vaginal bisweilen schlechter zu palpieren.

Er hat ungefähr die gleichen Abmessungen wie vor der Schwangerschaft. Im Gebärmutterhalskanal befindet sich der Schleimpfropf.

Nach einigen Wochen wird er immer weicher, bis er am Ende der Schwangerschaft über die ganze Länge weich geworden ist.

Der äußere Muttermund bleibt bei der Primipara in der Regel verschlossen, während er bei der Multipara häufig durchgängig ist.

4.4.2 Anpassung durch die Bauch- und Beckenorgane

Kolon

Um sich zu öffnen und Platz für die Gebärmutter zu lassen, müssen der Kolon und die Kolonwinkel beweglich und frei von Fixierungen sein.

- das Zäkum wird nach lateral und kranial gedrängt, am Ende der Schwangerschaft ist es ca. 14 cm nach oben verschoben. Die geringste Verklebung als Folge einer Appendektomie behindert diese Verschiebung und die Ausdehnung der Gebärmutter;
- der Colon ascendens und descendens werden nach dorsal gedrängt und vollziehen eine Laterorotation;
- der Colon transversum wird nach kranial gedrängt;
- der Dünndarm verschiebt sich nach kranial und nach links.

Diese Bewegungen erzeugen ein Öffnen der Kolonflexuren und wirken bei der schwangeren Frau tendenziell einer Verstopfung entgegen.

Die Progesteron-Imprägnierung bewirkt allerdings eine Kolonatonie und dadurch eine Verlangsamung des Darmtransits. Dies wiederum verbessert die Nahrungsaufnahme im mütterlichen Darm.

Osteopathische Bedeutung

Die geringste Verklebung oder Narbenbride im Bereich des Dick- oder Dünndarms oder des Bauchfells kann die Aufrichtung und Ausdehnung der Gebärmutter behindern. Daher ist es von großer Bedeutung, bereits am Anfang der Schwangerschaft dafür zu sorgen, solche Arten von Fixierungen zu beheben, um der Gebärmutter den größtmöglichen Freiraum zu gewähren.

Magen

Das uterine Wachstum bewirkt eine allmähliche Horizontalisierung des Magens. Im 6. Monat liegt dieser auf der großen Kurvatur und hat Kontakt mit der Gebärmutter. Diese Position und die Druckerhöhung im Mageninneren begünstigen eine gastroösophageale Refluxkrankheit (gastroesophageal reflux disease, GERD).

Der Einfluss des Progesterons führt zu einer verminderten Magenmobilität und einer Erschlaffung des unteren Ösophagussphinkters. Als Folge entstehen Reflux und Sodbrennen (Pyrosis). Zusätzlich verstärkt werden diese Symptome noch durch eine erhöhte Magensäureproduktion, ausgelöst durch die Sezernierung von Gastrin in der Plazenta.

Harnsystem

Die Nieren nehmen an Größe und Gewicht zu, Nierenkelche und Nierenbecken erweitern sich.

Diese Anpassungen ergeben sich aus einer deutlichen Mehrarbeit der Nieren: Der Plasmadurchfluss steigt an, ebenso wie der Blutdurchfluss (ca. 50 Prozent) und die glomeruläre Filtrationsrate (ca. 50 Prozent).

Die Nieren werden nach dorsal gedrängt und büßen an Mobilität ein. Da das Zwerchfell in Ausatemstellung blockiert ist, bleibt lediglich die anterior-posteriore Wippbewegung erhalten.

Im Laufe des 3. Trimenon wird die rechte Niere häufig durch den graviden Uterus komprimiert, was zu Kruralgien, Lumbalgien oder Ischialgien führen kann.

Die Harnleiter werden komprimiert und umgeleitet. Ihre Erweiterung begünstigt einen Harnstau oder eventuell durch einen vesikorenalen Reflux ausgelöste Graviditätsnephropathien.

Je weiter die Schwangerschaft voranschreitet, desto mehr ragt die Harnblasenspitze aufgrund der peritonealen Zugspannung in den Bauchraum. Es kommt zu einer vertikalen Verformung und dadurch zu einer Instabilität der Blase. Diese Vertikalisierung setzt die Harnröhre unter Zug und begünstigt Blasenentzündungen.

Hepatobiliäres System

Die Leber wird durch das Uterusvolumen verdrängt und in posteriorer Kippung blockiert. Für eine Palpation ist sie am Ende der Schwangerschaft daher nicht mehr zugänglich. Trotz der Steigerung ihres Stoffwechsels verändert sie ihr Volumen nicht.

Die intra- und extrahepatischen Gallenwege verändern sich nicht.

Das Entleeren der Gallenblase verlangsamt sich allerdings, und zwar aus zwei Gründen: Erstens steigt die Viskosität der Gallenflüssigkeit aufgrund ihres erhöhten Cholesterinspiegels, zweitens bewirkt die Progesteron-Imprägnierung im Gewebe eine Atonie der Gallenblase. Diese Umstände begünstigen die Bildung von Gallensteinen und die Entwicklung von Leberkoliken oder akuten Gallenblasenentzündungen während der Schwangerschaft.

4.4.3 Weitere Systeme

Herz-Kreislauf-System

Die Anpassung des Herz-Kreislauf-Systems ist von grundlegender Bedeutung, denn die Plazenta benötigt eine maximale Durchblutung. Die entsprechenden Veränderungen beginnen bereits im 2. Monat.

Die Volämie erhöht sich um 40 Prozent bzw. um ca. 1,3 Liter.

Das Herzzeitvolumen steigt um 20 bis 40 Prozent auf bis zu 6 Liter pro Minute. Die Herzfrequenz erreicht 100 Schläge pro Minute. Das systolische Auswurfvolumen steigt um 25 Prozent, es kommt zu einer Dilatation der linken Herzkammer.

Trotz der Erhöhung der Volämie und des Herzzeitvolumens sinkt der Blutdruck durch Absinken des peripheren Gefäßwiderstandes aufgrund einer Vasodilatation.

Man beachte, dass in 15 bis 20 Prozent der Fälle ab dem 3. Trimenon in Rückenlage die Gefahr einer Kompression der Aorta oder der unteren Hohlvene besteht und es zu posturalen Veränderungen des Herzzeitvolumens kommt.

Eine Kompression der Aorta oder der A. iliaca communis dextra (Poseiro-Effekt) bleibt in der Regel asymptomatisch, kann aber in bestimmten Fällen zu einer uteroplazentären Minderdurchblutung und zu akut bedrohlichen Situationen für den Fötus führen.

Eine Kompression der V. cava inferior bewirkt eine Verminderung des venösen Rückflusses und des Herzzeitvolumens um 20 bis 30 Prozent. Hypotonie, Ohnmachtsgefühle, Schwindel, Übelkeit, Schwitzen bis hin zur Synkope können die Folge sein.

Eine solche Kompression löst die Beanspruchung der Kollateralkreisläufe aus (V. azygos und V. hemiazygos), was zu Stauungen in den venösen Geflechten der Wirbelsäule oder der Foramina und dadurch zu ischias- oder kruralgieartigen Beschwerden führen kann (➤ Abb. 4.6).

Osteopathische Bedeutung

Lumbalgien und Lumboischialgien bei der schwangeren Frau sind häufiger vaskulären als ostoartikulären Ursprungs (Kompression der V. cava inferior).

Pulmonales System

Das Zwerchfell befindet sich in Ausatemstellung, es steht hoch und horizontal.

Dies vermindert die funktionelle Residualkapazität, das Residualvolumen und das exspiratorische Reservevolumen.

Der Sauerstoffverbrauch steigt um 20 Prozent, die Atemfrequenz um 15 Prozent.

Aufgrund der abdominalen Spannung sinkt die Lungen-Compliance um 30 Prozent.

Hormonsystem

Während einer Schwangerschaft erlebt die Frau einen regelrechten „Hormon-Tsunami“, denn die Östrogen- und Progesteronspiegel erhöhen sich im Vergleich zum Normalen um das **Tausendfache.**

Die Nidation bewirkt die Ausschüttung des Humanen Choriongonadotropin (HCG), das sich neun Tage nach der Befruchtung nachweisen lässt. Der HCG-Spiegel verdoppelt sich alle zwei bis drei Tage, erreicht seinen Höchstwert in der 8. Woche und fällt wieder zwischen der 14. und 18. Woche. Seine Aufgabe besteht darin, die Funktionen des Gelbkörpers aufrechtzuerhalten. Dieser befindet sich im Eierstock, der jetzt die Größe einer Mandarine hat. Dieser Umstand kann zu einer schmerzhaften Stildrehung führen.

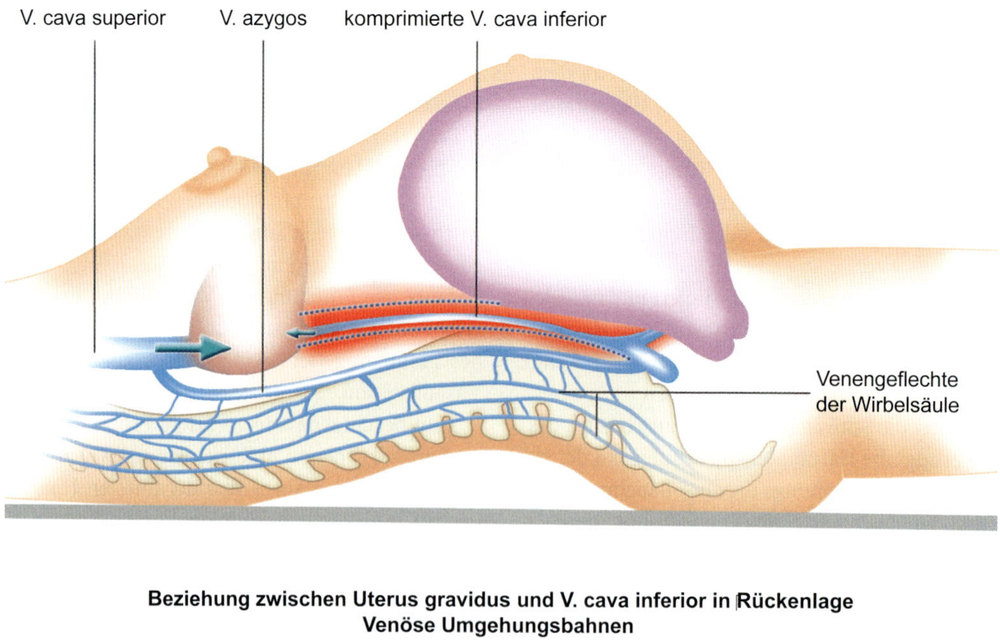

Abb. 4.6 Kompression der V. cava inferior durch den Uterus gravidus

Der Gelbkörper sezerniert das Progesteron und die Östrogene, die für die Nidation, das Wachsen der Gebärmutter und die Ausbildung der Brustdrüsen erforderlich sind.

Von der 12. Woche bis zum Ende der Schwangerschaft übernimmt die Plazenta diese Aufgabe.

Der Gelbkörper degeneriert am Ende des 3. Monats. Seine Resorption kann zu Lumbalgien oder zu lokalen entzündlichen Prozessen führen, vor allem in Höhe des Zäkums oder des Sigmoids.

Ab der 5. Woche produziert der Körper Humanes Plazentalaktogen (HPL) zur Stimulierung des Brustwachstums. Die Differenzierung der Brustdrüse, d. h. Wachstum und Verästelung der Milchgänge und Ausbildung von Drüsengewebe, findet in der zweiten Schwangerschaftshälfte statt.

Osteoartikuläres System

Das plazentäre Hormon Relaxin bewirkt eine Entspannung der Muskel- und Bandstrukturen und führt zu einer ligamentären Hyperlaxität und einer Erweichung der Weichteile. Die Entspannung der Bauchmuskeln verstärkt die Lordose der LWS und begünstigt Lumbalgien oder Lumboischialgien. Die Iliosakralgelenke und die Symphyse lockern sich als Vorbereitung für den Geburtsvorgang.

Haut

In der Schwangerschaft zeigt die Haut verschiedene Arten von Veränderungen, z. B. Schwangerschaftsstreifen (60–90 Prozent) oder Hyperpigmentierung (90 Prozent).

Nicht selten leidet die schwangere Frau unter Juckreiz, da die Haut das zweite Ausleitungsorgan des Körpers ist. Juckreiz kann auf eine Schwangerschaftscholestase hindeuten.

Emotionaler Bereich

Unsere Erfahrung und unsere Zusammenarbeit mit zahlreichen Hebammen führen zu der Annahme, dass die emotionalen Umwälzungen bei der schwangeren Frau nicht allein durch die besondere hormonelle Imprägnierung ausgelöst werden können.

Die Psychoanalytikerin Monique Bydlowski nimmt an, dass eine werdende Mutter sich in einem emotional sensibleren oder sogar labileren Zustand befindet, weil sie leichteren Zugang zu ihrem Unbewussten hat.

Diese gesteigerte Sensibilität zeigt sich in den meisten Fällen durch kleinere Symptome, wie emotionale Labilität, Sorgen, Ängste, Gereiztheit, Dysphorie, Schlafstörungen oder geänderte Essgewohnheiten (z. B. Knabbern, Lust auf ausgefallene Speisen).

Wir möchten an dieser Stelle psychiatrische Störungen im Zusammenhang mit einer Schwangerschaft, zum Beispiel Psychosen oder Depressionen, aussparen.

Die psychologischen Veränderungen im Zusammenhang mit der Entwicklung der „Mutterschaft" (Maternalität) stellt eine wichtige Phase im psychosexuellen Leben einer Frau dar. Während der neun Monate der Schwangerschaft wechselt die Schwangere vom Status der Frau zu dem der Mutter. Dieser Vorgang erfordert von ihr ein großes Maß an psychischer Anpassung.

Jedes Trimenon hat seine besonderen Aspekte:

- Das 1. Trimenon ist gekennzeichnet durch seine Ambivalenz und zeigt (bewusste oder unbewusste) Ablehnungsreaktionen gegen die neuen Veränderungen:
  - Zuallererst muss die Frau die Nachricht der Schwangerschaft akzeptieren; häufig ist sie hin- und hergerissen zwischen Glück und Freude über die Schwangerschaft einerseits und Angst und Sorgen über die Zukunft andererseits.
  - Darauf folgt das veränderte Selbstbild; das „Schwangersein" wird möglicherweise als regelrechte Identitätskrise erlebt. Die schwangere Frau muss Veränderungen an ihrem Körper akzeptieren, die möglicherweise als eine Art narzisstische Verletzung erlebt werden.
  - Die Stellung der Frau in ihrer Partnerschaft und ihrer Familie verändert sich. Sie wechselt ihren Status, wird Elternteil, nimmt eine neue Generation, Rolle und Stellung ein. In ihrem beruflichen Umfeld wird sie mit anderen Augen betrachtet.
- Das 2. Trimenon verläuft eher harmonisch: Der Fötus beginnt sich zu bewegen, die Schwangere

4

nimmt das zukünftige Kind bewusst wahr. Hat sie sich bisher noch mit ihm identifiziert, erkennt sie es jetzt als andere Person. Sie wechselt von „Ich bin schwanger“ zu „Ich erwarte ein Baby“.
- Im 3. Trimenon bereitet sich die Frau auf das Ende der Schwangerschaft vor: Die Mutter entdeckt ihr zukünftiges Baby durch seine Aktivitäten in ihrem Bauch, sie beginnt, sich das Kind vorzustellen. Im Übrigen wird die Schwangerschaft allmählich unbehaglich. Die zukünftige Mutter hat eine gesonderte Stellung im sozialen Leben, was nicht immer als angenehm empfunden wird. Mit dem nahenden Ende der Schwangerschaft kommen Ängste und Fragen zur Geburt auf, zur Gesundheit des Kindes, die Fähigkeit, es zu lieben und eine „gute Mutter“ zu sein.
- Und nach neun Monaten kommt endlich der lang ersehnte Tag. Doch das ist ein anderes Thema …

4

4.5 Entbindung

Die Entbindung ist das Endstadium einer Schwangerschaft, die normalerweise nach 37 bis 41 Wochen Amenorrhoe beendet ist. Der Fötus ist bereit, sich dem irdischen Leben zu stellen. Er wiegt im Durchschnitt 3,5 kg, misst im Durchschnitt 50 cm, sein Schädelumfang beträgt ca. 36 cm.

Man unterscheidet zwischen folgenden Begriffen:
- Frühgeburt: vor Vollendung der 37. Schwangerschaftswoche (SSW);
- natürliche (physiologische) Geburt: ohne therapeutische Hilfsmittel;
- eingeleitete Geburt: Einsatz therapeutischer Maßnahmen, z. B. künstliche Eröffnung der Fruchtblase, Oxytozin-Infusion;
- normale (spontane) Geburt: vaginale Geburt ohne therapeutische Maßnahmen oder medizinische Hilfsmittel;
- vaginal-operative Geburt: Entbindung unter Einsatz von Zange, Saugglocke o. Ä.

Die Geburt bzw. Entbindung ist ein langer Prozess, der in drei Phasen abläuft:
- Eröffnungsphase;
- Austreibungsphase;
- Nachgeburtsphase.

4.5.1 Eröffnungsphase und Erweiterung der Zervix

Die Auslösung des Geburtsvorgangs hängt von mehreren, zum Teil noch unbekannten, Faktoren ab.

In diesem Stadium treten regelmäßige Kontraktionen der Gebärmutter (Wehen) auf, die nach und nach schmerzhaft werden. Anfangs setzen die Wehen ca. alle 5 bis 10 Minuten ein und gewinnen dann an Intensität und Häufigkeit (ca. alle 3 bis 5 Minuten). Sie bewirken eine unwillkürliche, generalisierte und intermittierende Verhärtung der Gebärmutter von ca. 30 bis 60 Sekunden. Es kommt zu Veränderungen am Gebärmutterhals, der Schleimpfropf kann sich vorher oder gleichzeitig lösen.

Während der Schwangerschaft misst der Gebärmutterhals ca. 2 bis 3 cm, seine äußere Öffnung ist verschlossen. Unter dem Einfluss der Wehen verkürzt er sich mit der Zeit vollständig, bis er „aufgebraucht“ ist. Außerdem weitet er sich, die äußere Öffnung weitet sich bis zu einem Durchmesser von ca. 10 cm. Er ist dann vollständig eröffnet.

Diese Phase dauert im Durchschnitt 6 bis 18 Stunden bei der Primipara, 2 bis 10 Stunden bei der Multipara. Bei der Primipara findet die Verkürzung des Gebärmutterhalses vor der Erweiterung statt, bei der Multipara laufen beide Vorgänge parallel ab.

Verlaufen die Wehen unregelmäßig, mit unveränderter Intensität, in großen Abständen und über einen Zeitraum von zwei Stunden ohne Einfluss auf den Gebärmutterhals, spricht man von „falschen“ (uneffektiven) Wehen.

4.5.2 Austreibungsphase

In der Austreibungsphase findet die eigentliche Entbindung statt, sie endet mit der Geburt des Kindes. Sie dauert in der Regel 1 bis 2 Stunden und besteht aus drei Schritten: Eintreten des Kopfes in das kleine Becken, Durchqueren des Geburtskanals, Austreibung.

Im Folgenden beschreiben wir die Entbindung einmal nicht aus der Sicht des Kindes, sondern aus der der Gebärenden.

Eintreten des Kopfes in das kleine Becken

Der kindliche Kopf, genauer gesagt, sein subokzipito-bregmatischer Durchmesser, tritt in die obere Beckenenge ein, er befindet sich nun im Geburtskanal.

Das Eintreten des Kopfes in den Geburtskanal geschieht durch eine erhöhte Frequenz und Intensität der Wehen, die den Fötus nach unten, in Richtung der oberen Beckenenge schieben. Die Achse des uterinen Schubs entspricht allerdings nicht der Achse des Eintretens, die nämlich quer zur oberen Beckenenge verläuft. Die Wehen haben die Tendenz, den Fötus gegen die Symphyse zu schieben.

Der beste Weg für die Durchquerung des Geburtskanals hängt von der Positionierung und der Ausrichtung der fetalen Einstellung ab. Diese muss sich so positionieren, dass sie sich bestmöglich an die Form des Geburtskanals und seine knöchernen Hindernisse anpassen kann.

Für eine optimale Einstellung muss der Fötus die größten Durchmesser seines Schädels mit denen der oberen Beckenenge abstimmen. Dies sind der rechte und linke schräge Durchmesser. Die fetale Wirbelsäule schaut zur linken Vorderseite oder zur rechten Rückseite der Mutter. Die häufigste Einstellung, die linke vordere Hinterhauptslage (I. vHHL), liegt an der Rechtsrotation der Gebärmutter.

Der Fötus befindet sich zwar schon in einer eingerollten Haltung, muss aber seinen Kopf noch stärker nach vorne beugen und sein Kinn zum Brustbein bringen, um seinen Kopfdurchmesser für eine optimale Einstellung auszurichten. Es gibt verschiedene Erklärungsansätze zur Verringerung der fetalen Kopfdurchmesser (Hebeltheorie oder Theorie nach Jarousse).

In der Regel ist die Sagittalnaht des fetalen Kopfes nach dem schrägen Beckendurchmesser der Mutter ausgerichtet.

In manchen Fällen kommt es allerdings zu seitlichen Abweichungen zwischen der Naht und der Achse der oberen Beckenenge, bezeichnet als Asynklitismus:

- ein vorderer Asynklitismus liegt vor, wenn der vordere Tuber parietale sich vor dem hinteren einstellt; in diesem Fall liegt die Sagittalnaht näher am Kreuzbein;
- bei einem hinteren Asynklitismus stellt sich der hintere Tuber parietale vor dem vorderen ein.

Zusätzlich zu der fetalen Positionierung und Ausrichtung verändert sich das mütterliche Becken durch kleine Bewegungen, um das Eintreten in den Geburtskanal zu optimieren:

- Die Nutation, erzeugt durch die Beugung der Oberschenkel gegenüber dem Becken, bringt die Hüftknochen in posteriore Rotation und das Kreuzbein in mechanische Flexion. Der Durchmesser der unteren Beckenenge vergrößert sich, der der oberen Beckenenge verkleinert sich. Vor allem aber kann sich dadurch die Achse des Wehenschubs auf die Achse der oberen Beckenenge abstimmen;
- Bei der Gegennutation findet eine anteriore Rotation der Hüftknochen und eine mechanische Extension des Kreuzbeins statt. Die obere Beckenenge vergrößert sich zwar dadurch, sie kann ihre Achse allerdings nicht auf die Achse des Wehenschubs abstimmen (➤ Abb. 4.7).

Osteopathische Bedeutung

Für ein optimales Eintreten in den Geburtskanal müssen die folgenden drei anatomischen Elemente möglichst frei von Fixierungen sein:

- Gebärmutter: Sie muss in Anteversion gehen können und darf daher nicht in Laterodeviation blockiert sein.
- Knöchernes Becken, insbesondere Iliosakralgelenke: Sie müssen ausreichenden Spielraum für die Nutation bieten, um eine Abstimmung zwischen der Achse des Wehenschubs und der Achse der oberen Beckenenge zu gewährleisten.
- LWS: Sie muss frei von jeglichen Fixierungen sein, um problemlos in Kyphose gehen zu können und eine Abstimmung der Achsen zu ermöglichen.

Durchqueren des Geburtskanals

Das Durchqueren des Geburtskanals hängt stark von der Fähigkeit des Fötus ab, sich im Kanal zu drehen.

Außerdem ist das Drehen unerlässlich für das Austreten und die Austreibung aus der unteren Beckenenge.

Diese Drehung wird beeinflusst durch den pubokokzygealen Durchmesser und die Anatomie des Beckenbodens, dessen Öffnung sagittal ausgerichtet ist.

Das Eintreten in den Geburtskanal findet auf einer der schrägen Achsen statt, das Austreten auf einer antero-posterioren Achse, daher ist ein Drehen

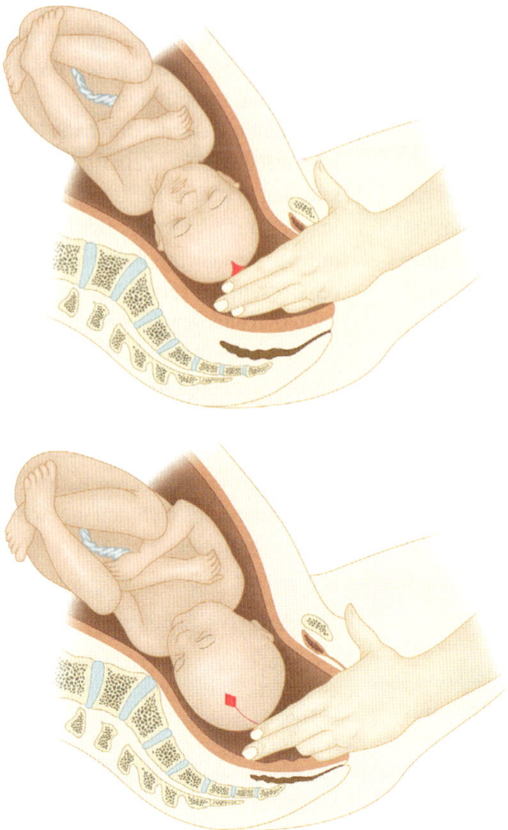

A: Einstellung vor dem Geburtskanal

B: Einstellung im Geburtskanal

Abb. 4.7 Einstellung des Fötus

des Fötus unabdingbar. Diese Drehung kann auf verschiedenen Höhen des Geburtskanals erfolgen und durch verschiedene Theorien erklärt werden.

Der Austritt aus dem mütterlichen Becken kann auf zwei Arten geschehen:

- Das kindliche Okziput liegt an der mütterlichen Symphyse, das Gesicht am mütterlichen Kreuzbein. Dies ist die häufigste Variante, unabhängig von der Einstellung. Alle vorderen Einstellungen (I. u. II. vHHL) führen eine Drehung von 45 Grad aus, um mit dem Okziput an der Symphyse geboren zu werden. 97 Prozent der hinteren Einstellungen (I. u. II. hHHL) führen mit dem gleichen Ziel eine Drehung um 135 Grad aus.
- Das kindliche Okziput liegt am mütterlichen Kreuzbein, das Gesicht an der mütterlichen Symphyse (Sternengucker). Diese Variante tritt in 3 Prozent der Fälle auf, sie betrifft die hinteren Einstellungen (I. u. II. hHHL), die eine Drehung von 45 Grad ausführen, um mit dem Okziput am Kreuzbein geboren zu werden.

Während das Kind den Geburtskanal durchquert, neigt sein Kopf dazu, das mütterliche Steißbein nach dorsal zu schieben. Dadurch erhöht sich die Spannung des Beckenbodens, vor allem im hinteren Anteil. Die so entstehende Spannung der Mm. levator ani und coccygeus dient der Führung des Kindes und der Abstützung des kindlichen Kopfes, falls dieser die Drehung noch nicht vollzogen hat.

Anschließend müssen diese Muskeln in der Lage sein, sich für die Austreibung des Kindes aufzudehnen.

Am Ende des Geburtskanals angekommen, muss der kindliche Kopf allmählich von der Beugung in die Streckung übergehen (Deflexion des Kopfes), um sich nach der Achse der Vulva auszurichten.

Osteopathische Bedeutung

Für eine optimale Durchquerung des Geburtskanals müssen die osteoartikulären Strukturen des Beckens frei von Fixierungen sein. Das Kreuzbein-Steißbein-Gelenk muss frei sein, um Verletzungen des kindlichen Kopfes zu vermeiden und um eine An- und wieder Entspannnung des Beckenbodens zu ermöglichen.
Ebenso spielt die Spannkraft des Beckenbodens eine wichtige Rolle für eine physiologische Geburt:

- ein hypertoner Beckenboden lässt sich schlecht aufdehnen und benötigt eventuell eine Episiotomie, um einen Dammriss zu vermeiden;
- ein hypotoner Beckenboden kann dagegen seine Stützfunktion für die Führung des kindlichen Kopfes nicht erfüllen und eine Zangengeburt erforderlich machen.

Austreibung

Die Austreibungsphase ist die letzte Phase der eigentlichen Geburt. Hier durchquert der kindliche Kopf die untere Beckenenge der Mutter.

Durch den Druck des unteren Anteils des kindlichen Okziput gegen die mütterliche Symphyse gerät der Kopf allmählich in Streckung und erscheint an der Vulva (diese hat nun die Form eines Rings von ca. 5 cm). Das Voranschreiten des Kopfes dehnt den Beckenboden noch weiter, sodass sich der Abstand zwischen Anus und Vulva vergrößert (10 bis 12 cm) und die Vulva horizontalisiert (Erweiterung des Beckenbodens). Anschließend erscheinen Stirn, Nase, Mund und Kinn des Kindes.

Die Schultern treten nun in die obere Beckenenge ein. In den meisten Fällen geschieht dies im entgegengesetzten schrägen Beckendurchmesser zu dem, in dem der Schädel eingetreten ist. Bei einer linken vorderen Hinterhauptslage treten die Schultern im rechten Winkel dazu ein, sodass die rechte Schulter des Kindes am rechten Os ilium der Mutter liegt.

Die Schultern führen beim Durchtritt eine Drehung von 45 Grad aus und gelangen in eine antero-posteriore Achse, sodass die vordere Schulter an der Symphyse liegt (die rechte Schulter bei einer I. vHHL). Um das Becken zu verlassen, gleitet die vordere Schulter unter den Unterrand der Symphyse, die hintere am Kreuzbein und am hinteren Anteil des Beckenbodens entlang. Danach folgt der Rest des Körpers ohne Probleme.

Einige Minuten nach der Austreibung wird die Nabelschnur durchtrennt (➤ Abb. 4.8).

Osteopathische Bedeutung

Die Schambeinfuge muss frei von Fixierungen sein, um eine physiologische Streckung des kindlichen Kopfes zu ermöglichen.
Bei der Austreibung gerät der Beckenboden unter maximale Spannung, daher muss er sich aufdehnen lassen, ohne zu reißen. Im Falle eines unelastischen oder hypertonen Beckenbodens kommt es häufig zu Rissen oder noch größeren strukturellen Schäden. Während der Betreuung einer Schwangerschaft müssen wir als Osteopathen unbedingt dafür sorgen, dass der Beckenboden frei von anormalen Spannungen ist.
Außerdem ist das Risiko einer Schädigung des N. pudendus in der Austreibungsphase am höchsten, es kann zu regelrechten Pudendusneuropathien kommen.

Nachgeburtsphase

In der letzten Phase der Geburt, der Nachgeburtsphase, werden die Plazenta und die Eihäute (Fruchthüllen) ausgestoßen.

Sie tritt in der Regel spontan ein und verläuft nach der uterinen Dynamik in drei Schritten:

- Plazentaablösung,
- Wanderung und Austreibung der Plazenta,
- Involution der Gebärmutter.

4.6 Menopause

Die Menopause ist ein physiologisches Alterungsphänomen und entspricht dem Ausbleiben der Menstruation. In Frankreich erreichen jährlich zwischen 300.000 und 500.000 Frauen im Alter von ca. 51 Jahren dieses Stadium.

Die Menopause ist Folge der Ausschöpfung des Follikelkapitals und des Aussetzens der ovarialen Hormonausschüttung. Man spricht von der Menopause nach 12 aufeinanderfolgenden Monaten Amenorrhoe.

Ihr geht häufig eine ca. zehnjährige sog. Prämenopause voraus, während derer es bereits zu Unregelmäßigkeiten im Zyklus kommt. Ab dem 40. Lebensjahr beginnt die exokrine Funktion der Eierstöcke abzunehmen. Eisprünge werden seltener und bleiben schließlich ganz aus.

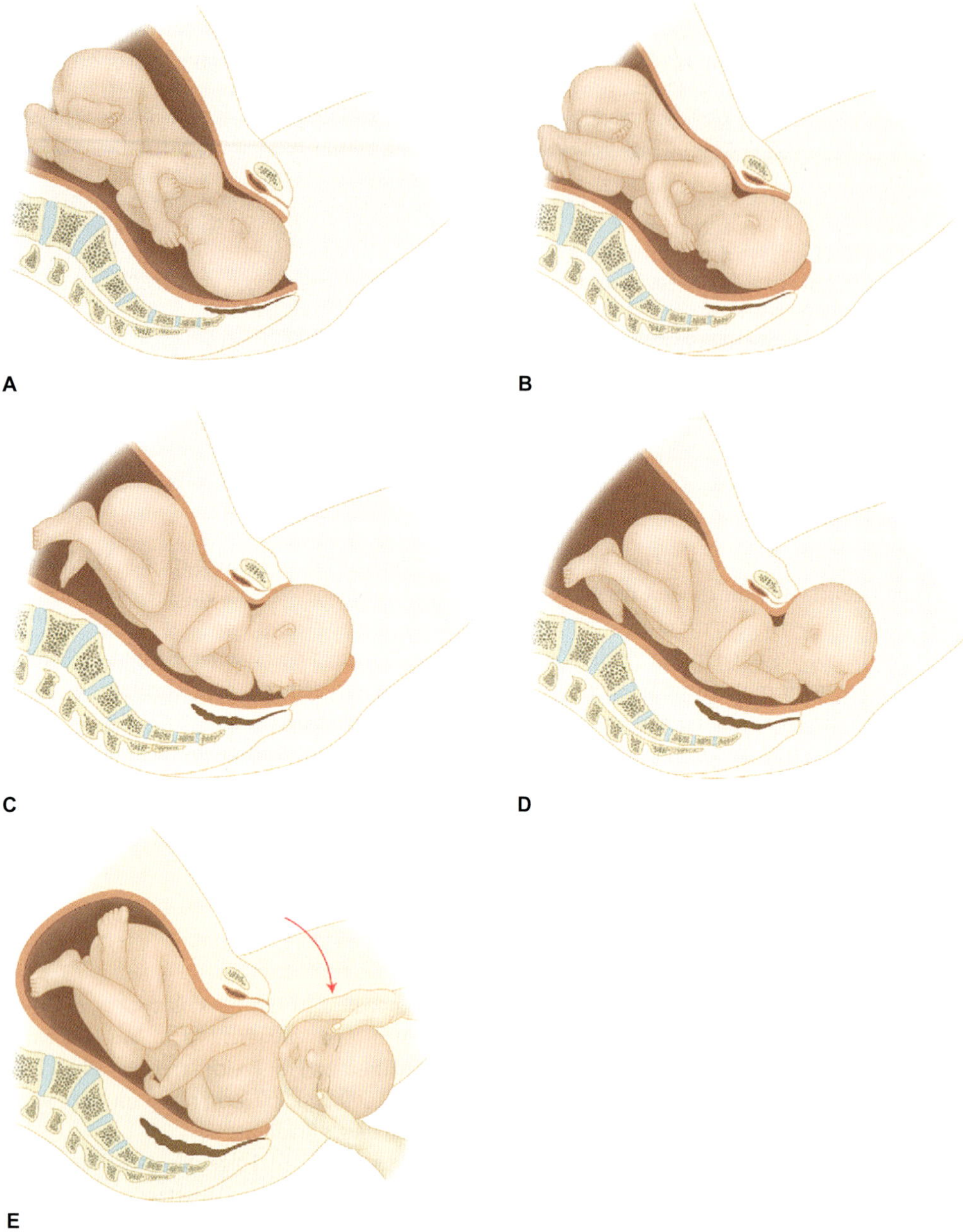

Abb. 4.8 Austreibung: Austreten des Kopfes und der vorderen Schulter

Das Altern der Eierstöcke führt zu hormonellen Störungen: Die Empfindlichkeit der Eierstöcke auf die Gonadotropine FSH und LH nimmt ab, es entsteht eine Gelbkörperschwäche (Lutealinsuffizienz) mit einer verminderten Sezernierung von Progesteron und 17-Beta-Östradiol. Der Zyklus wird zunächst dysovulatorisch, später anovulatorisch. Es kommt zu einer sekundären Amenorrhoe und schließlich zu einem endgültigen Erliegen der Ovarialfunktion, der Menopause.

Das Ende der Ovarialfunktion und der damit verbundene Östrogenmangel hat eine Wirkung auf verschiedene Systeme, mit mehr oder weniger gut tolerierten Symptomen. Es zeigen

- 75 Prozent der Fälle: vasomotorische Störungen, wie Hitzewellen oder nächtliches Schwitzen;
- 40 Prozent der Fälle: depressive Verstimmungen, mit Schlafstörungen, Konzentrationsschwierigkeiten, Zerstreutheit oder kognitiven Einschränkungen;
- 20 Prozent der Fälle: Dyspareunien, ausgelöst durch Atrophie der vulvovaginalen Schleimhäute, Verminderung der Vaginalsekrete und einem Libidoverlust.

Es kommt zu einer regelrechten genitalen Involution, mit Belastungsinkontinenz, Prolapsen und einer veränderten Beckenstatik.

Große orthopädische Probleme treten auf, zum Beispiel Osteoporose mit einem jährlichen Verlust von durchschnittlich 1 Prozent der Knochenmasse und der Gefahr von Sinterungsbrüchen oder Frakturen. Anzeichen dafür sind Gelenk- und Muskelschmerzen.

Schließlich kommen noch ein gesteigerter Appetit und Gewichtszunahme hinzu.

II Harnblase

Einführung

Die Harnblase ist ein muskulo-membranöser Behälter. Sie liegt auf dem Beckenboden, zwischen den Harnleitern und der Harnröhre. Ihre Aufgabe besteht darin, zwischen zwei Miktionen den Urin zu speichern, der von den Nieren fortlaufend produziert wird.

Störungen der Harnkontinenz, deren immense Auswirkungen auf das Leben der Patientinnen man sich leicht vorstellen kann, zählen zu den Hauptindikationen für osteopathische Behandlungen der Harnblase.

Häufig wird den verzweifelten Frauen ein chirurgischer Eingriff als einzige Lösung für diese Pathologie vorgeschlagen, die eine große Behinderung für ihr Sozialleben darstellt. Nicht wenige Patientinnen fühlen sich entwürdigt und beschämt, haben große Schwierigkeiten, das Thema in einer Sitzung anzusprechen.

Dysfunktionen der Harnblase beeinträchtigen nicht nur ihre Funktion als Urinspeicher, sondern können die zugehörigen Organe (Harnleiter und Nieren) in erheblichem Maße in Mitleidenschaft ziehen.

Weiterhin klagen unsere Patientinnen häufig über Zystalgien, oftmals in Kombination mit Dyspareunien.

Glücklicherweise zeigen diese Pathologien sehr gute Reaktionen auf unsere Manipulationen.

Unsere Behandlungsmöglichkeiten beschränken sich nicht nur auf das Feld der Inkontinenz.

KAPITEL

5 Anatomie

5.1 Lage

Die Harnblase befindet sich in der Beckenhöhle:
- im viszeralen Subperitonealraum des kleinen Beckens;
- hinter der Symphysis pubica;
- vor dem Rektum und der Gebärmutter;
- unter den Dünndarmschlingen und dem pelvinen Kolonanteil
- oberhalb des Diaphragma pelvis (➤ Abb. 5.1).

5.2 Form

Ihre Form variiert je nach Füllung und Ausdehnung.

5.2.1 Leerzustand

Im Leerzustand nimmt die Harnblase die Form einer dreieckigen, leicht geneigten Pyramide in Scheibenform an. Der Blasengrund schaut nach hinten unten, die Blasenspitze nach vorne oben. Dadurch ergeben sich eine Oberseite und zwei untere Seitenflächen. Im Leerzustand ragt die Harnblase nicht über den Oberrand der Symphyse hinaus.

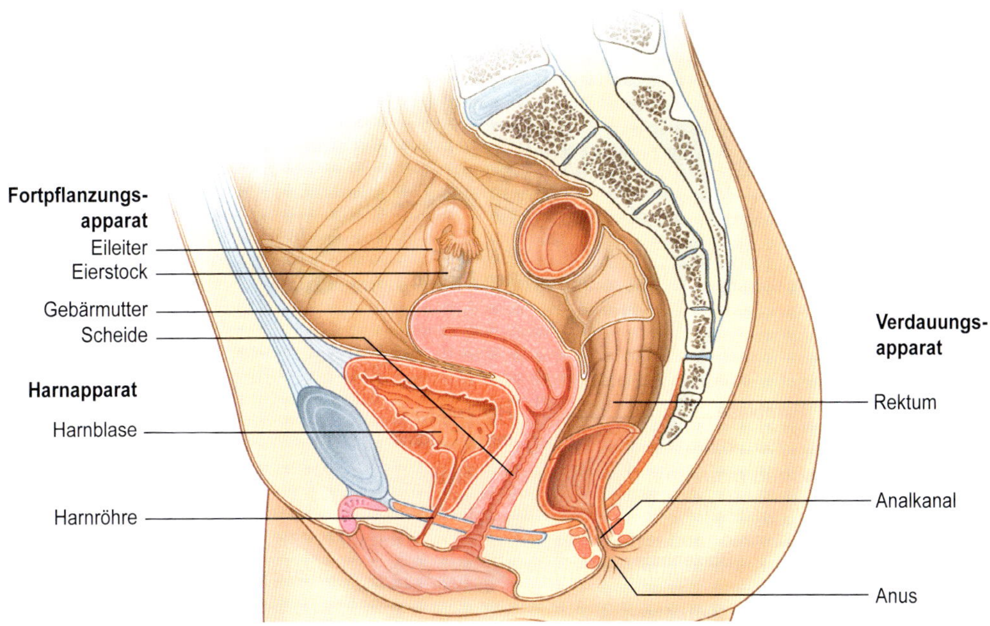

Abb. 5.1 Lage der Harnblase

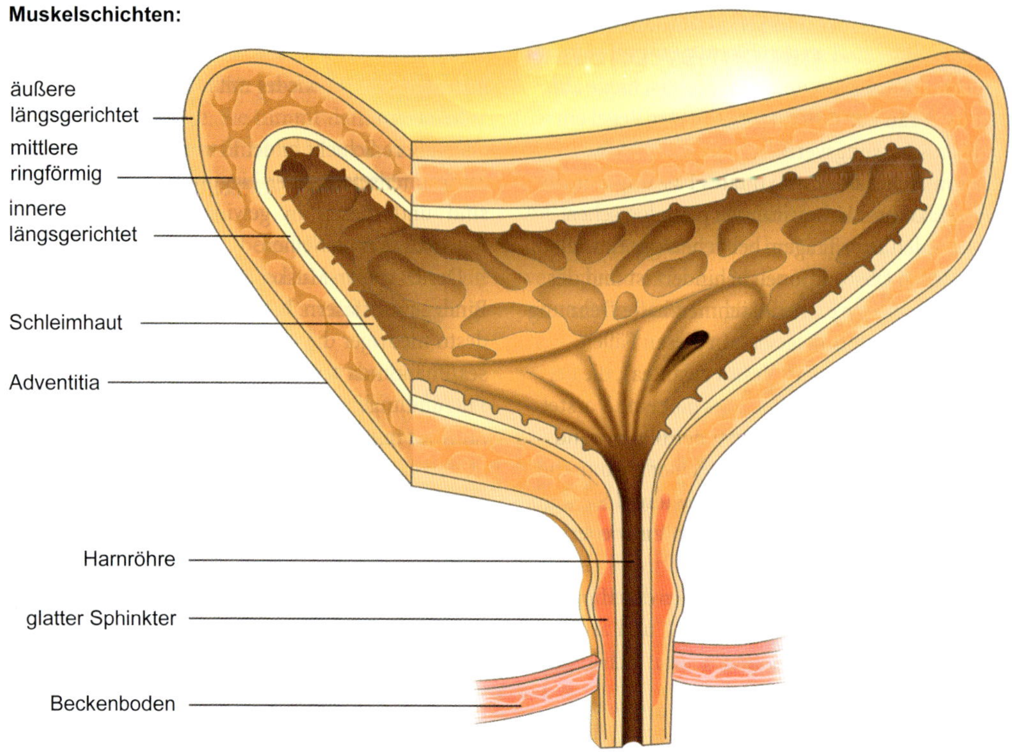

Abb. 5.3 Aufbau der Harnblase

Dehnungssystem

Das Dehnungssystem besteht aus längsgerichteten Fasern der inneren und äußeren Schicht des Detrusors, die sich auf den Blasenhals erweitern. Ihre Kontraktion bewirkt ein Öffnen der Einlassöffnung zur Harnröhre.

Es ist faszinierend zu beobachten, dass ein und derselbe Muskel sowohl ein System enthält, das die Miktion unterstützt, als auch eines, das sie unterbindet.

5.5 Innere Gestaltung

Die Innenwand der Harnblase ist von einer recht dicken Schleimhaut überzogen, die mit zunehmendem Alter immer mehr Falten bildet.

Am Blasengrund befinden sich drei Öffnungen an zwei durch eine Schleimfalte getrennte Regionen:

- der untere, dreieckige Anteil bildet das **Trigonum vesicae;**
- oberhalb dieses Dreiecks bildet die **Fossa retrotrigonalis** den **Blasengrund** (Fundus vesicae).

5.5.1 Trigonum vesicae (Harnblasendreieck)

Das Trigonum vesicae bildet den am tiefsten gelegenen Bereich der Harnblase und wird durch drei Öffnungen begrenzt:

- der Abgang der Harnröhre (Urethra); er befindet sich auf der Mittellinie in Höhe des Blasenhalses;
- die ovalförmigen Einmündungen der Harnleiter (Ureter); sie liegen 2 bis 3 cm auseinander. Man beachte, dass die Harnleiter in einem sehr spitzen Winkel in die Blase einmünden. Dies geschieht mithilfe einer Schleimhautfalte, die ein Zurückfließen des Urins in die Harnleiter verhindert (vesikoureteraler Reflux).

In Höhe des Trigonum vesicae befindet sich der **M. trigonalis.** Dieser dreieckförmige Muskel entstammt dem Detrusor und verbindet Fasern aus den Harnleitern und der Harnröhre. Er spielt eine Rolle bei der Harnkontinenz. Seine Funktion wird häufig durch Prozesse gestört, die die Harnblase reizen (z. B. Infektionen, Entzündungen, mechanische Überbeanspruchungen).

Anmerkung: Es gibt embryologische Fehlbildungen in Form von Fehlansiedlungen der Harnleiter in der Blase. Sie können einen vesikoureteralen Reflux mit katastrophalen Folgen für die Nieren verursachen (z. B. Hydronephrose, Pyelonephritiden). Es kommt beim Kleinkind zu einem intrarenalen Überdruck und zu häufig rezidivierenden Harnwegsinfektionen. Als Osteopathen sind wir hier machtlos, denn solche Fehlbildungen erfordern den Einsatz erfahrener Chirurgen. Unsere Behandlungen können sich jedoch positiv auf die Folgen eines vesikoureteralen Refluxes auswirken.

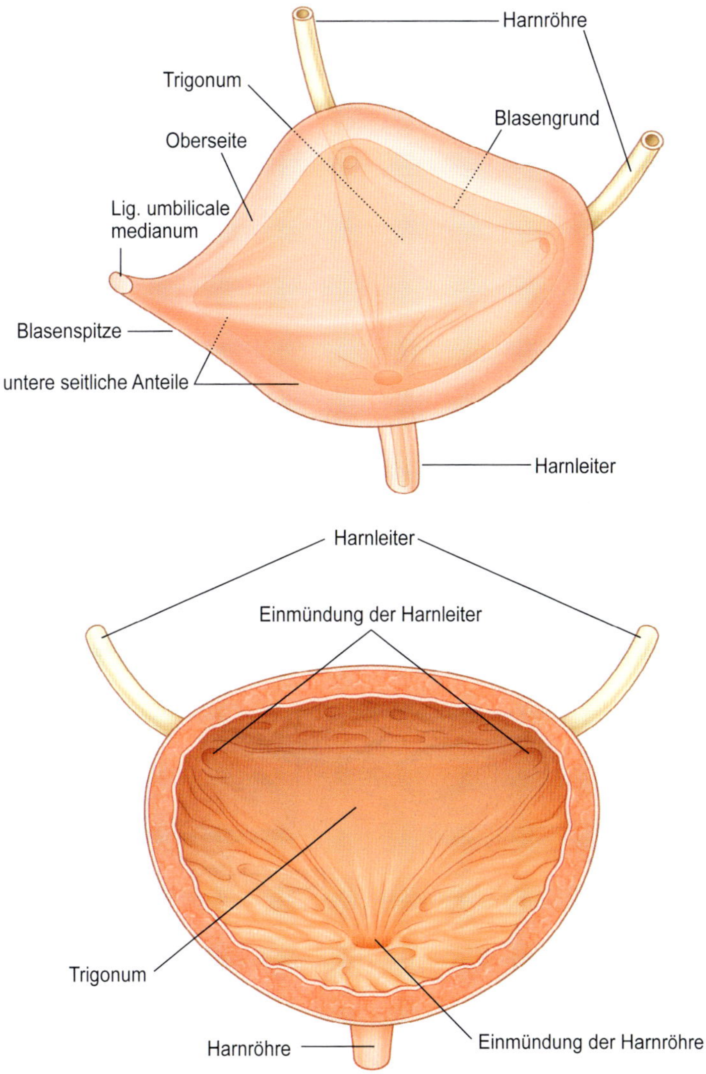

Abb. 5.4 Trigonum vesicae

5.5.2 Fossa retrotrigonalis

Die **Fossa retrotrigonalis** liegt hinter der Plica ureterica (Ureterenleiste), der Schleimhautfalte, die die Einmündungen der beiden Harnleiter miteinander verbindet. Es handelt sich bei dieser Grube um eine Ausbuchtung, die sich bei gefüllter Blase in dorso-kaudale Richtung ausbildet. Im Falle einer Restharnbildung sammeln sich die Rückstände an dieser Stelle.

Chronische Reizungen dieser Region führen zu Spasmen der Harnblase und zu Spannungen an der Ureterenleiste, wodurch die Fossa retrotrigonalis zusätzlich vertieft wird. Mit zunehmendem Alter gewinnt die Fossa ebenfalls an Tiefe.

Zahlreiche Erkrankungen der Harnblase, die mit klarem Urin einhergehen, sind in Wahrheit Reizungen der Blase, die eigentlich den Namen „Zystalgie" verdienen. Es handelt sich hierbei um die Folgen einer Reizung oder einer Elastizitätsminderung im Bereich des extrem reflexogenen Trigonum vesicae. Diese Erkrankungen reagieren hervorragend auf osteopathische Behandlungen (➤ Abb. 5.4).

Osteopathische Bedeutung

Das Trigonum vesicae ist außerordentlich reich an Mechanorezeptoren und stellt daher einen Schlüsselpunkt für die Manipulationen der Harnblase dar.

5.6 Vaskularisation und Innervation

5.6.1 Arterien

Die Harnblase erhält ihre gesamte arterielle Versorgung aus der **A. iliaca interna,** und zwar aus drei Ästen:

- oberer Ast, gebildet durch die A. vesicalis superior (v. a. aus der A. umbilicalis und der A. obturatoria);
- vorderer Ast, gebildet durch die A. vesicalis anterior (aus der A. pudenda);
- unterer bzw. hinterer unterer Ast, gebildet durch die A. vesicalis inferior (entsendet die A. vesicovaginalis).

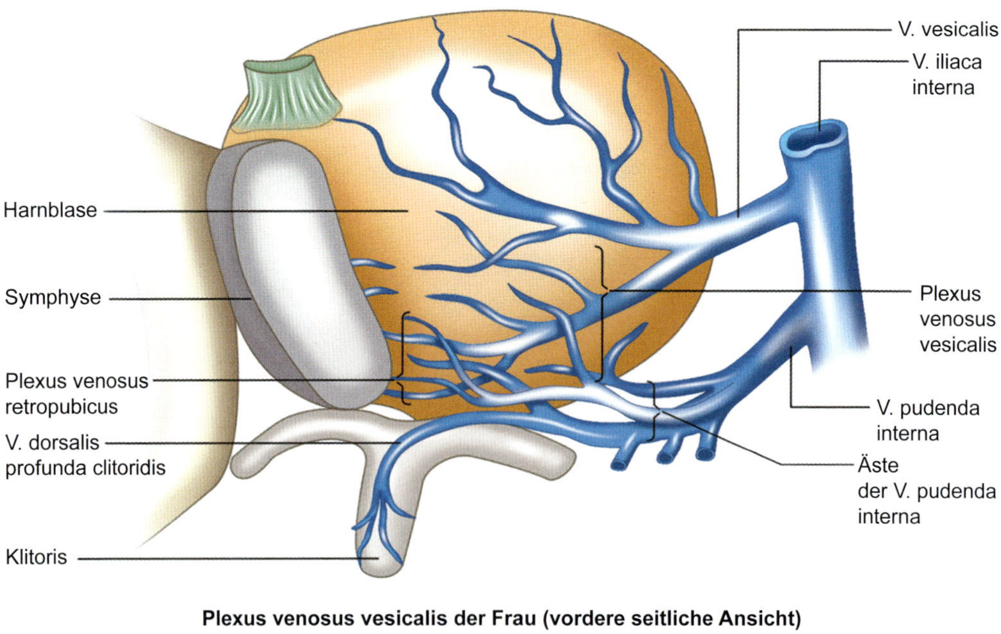

Abb. 5.5 Venöse Ableitung der Harnblase

Die A. rectalis media (aus der A. mesenterica inferior) entsendet ebenfalls häufig weitere Äste zur Harnblase.

5.6.2 Venen

Die Harnblase ist von einem weit ausgedehnten Venengeflecht, dem Plexus venosus vesicalis, umgeben. Seine zahlreichen Äste münden in die V. pudenda und die Vv. vesicales.

Von dort aus wird das Blut weiter in die V. iliaca interna geleitet (➤ Abb. 5.5).

Osteopathische Bedeutung

Im Beckenraum sind vaskuläre Manipulationen aufgrund der zahlreichen Anastomosen unter den Gefäßen der verschiedenen Organe von großer Bedeutung.

5.6.3 Lymphbahnen

Die Lymphbahnen münden vorrangig in die äußeren iliakalen und die obturatorischen Lymphknoten.

5.6.4 Innervation

Alle vesikalen Nerven entstammen dem Plexus hypogastricus und seinen sympathischen und parasympathischen Fasern aus der lumbalen und sakralen Wirbelsäule. Die Harnblase wird hauptsächlich durch den N. pudendus innerviert. Er leitet die Sensibilität und steuert den äußeren Harnröhrensphinkter (➤ Abb. 5.6).

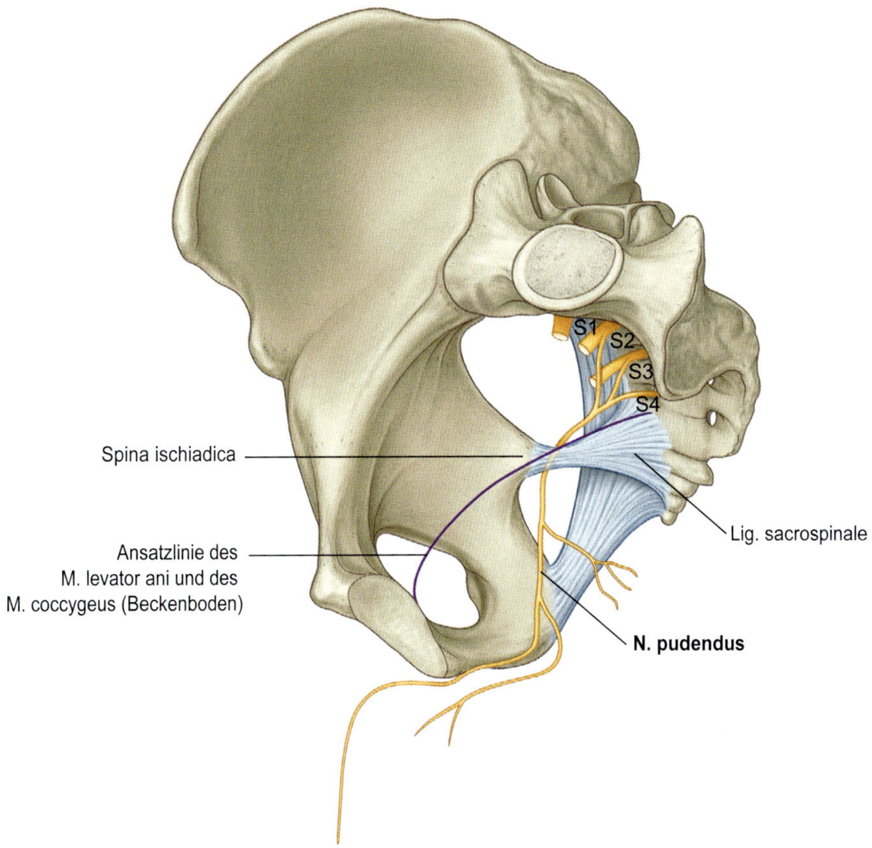

Abb. 5.6 Innervation der Harnblase

KAPITEL

6 Stabilisierung der Harnblase

Prinzipiell verfügt die Harnblase über einen soliden Halteapparat. Nur ihre Oberseite ist frei und kann sich ausdehnen.

Die Harnblase befindet sich vollständig in einem fibroserösen Raum, der Blasenloge. Die Wände der Loge sind:

- kranial: Peritoneum urogenitale;
- ventro-lateral: Aponeurosis umbilico-praevesicalis;
- dorso-kaudal: Fascia vesicovaginalis (Halban'sche Faszie);
- lateral: die Laminae sacro-recto-genito-pubicae.

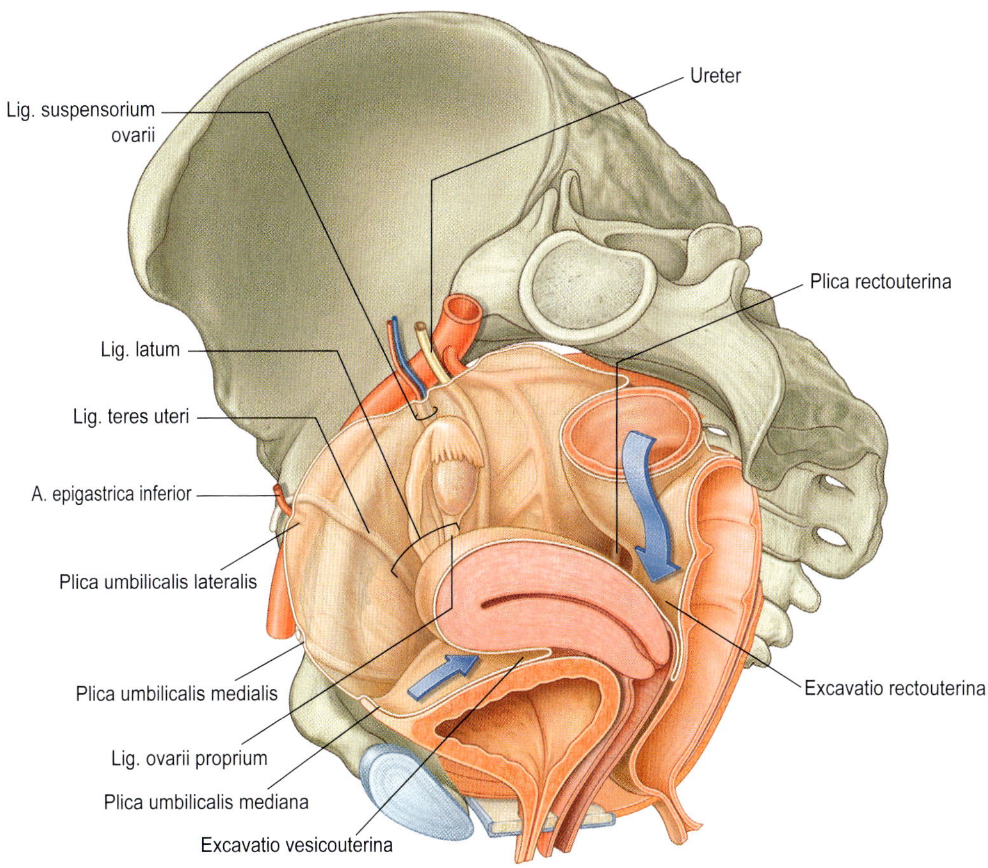

Abb. 6.1 Peritonealverhältnisse im kleinen Becken

6.1 Peritoneum urogenitale

Das Peritoneum urogenitale bildet den Boden des Bauchfells zwischen dem Peritoneum parietale anterior und dem Peritoneum parietale posterior. Es legt sich wie ein Schleier auf die Beckenorgane und haftet an der Oberseite der Harnblase.

Bei der Frau liegen Vagina und Uterus zwischen Harnblase und Rektum. Es entstehen zwei mit Bauchfell überzogene Zwischenräume:

- die Excavatio vesicouterina,
- die Excavatio rectouterina (Douglas-Raum).

Zwischen der vorderen Bauchwand und der Blasenspitze entsteht bei gefüllter Blase ein weiterer Raum, das **Spatium retropubicum.** Dieser Raum wächst mit zunehmender Füllung der Blase und umgekehrt.

Das Peritoneum lässt sich zwar nicht zu den Haltestrukturen zählen, kann aber im Falle einer Fixierung die Achse der Harnblase verändern und ihre Physiologie behindern (➤ Abb. 6.1).

Osteopathische Bedeutung

Der Bezug zum Bauchfell macht deutlich, dass wir bei unseren Patientinnen eventuelle Verklebungen in den verschiedenen Bauchbereichen systematisch diagnostizieren und lösen müssen.

6.2 Aponeurosis umbilico-praevesicalis

Sie bildet eine Art Hängematte für die Harnblase, in Form eines halbierten, nach oben konkaven Hörnchens:

- die Ligg. umbilicales mediales bilden die Aufhänger der Hängematte. Sie sind Überreste der fetalen Aa. umbilicales. Beim Erwachsenen sind die distalen Anteile obliteriert, während die proximalen Anteile durchgängig bleiben und die Aa. vesicales superiores entsenden;

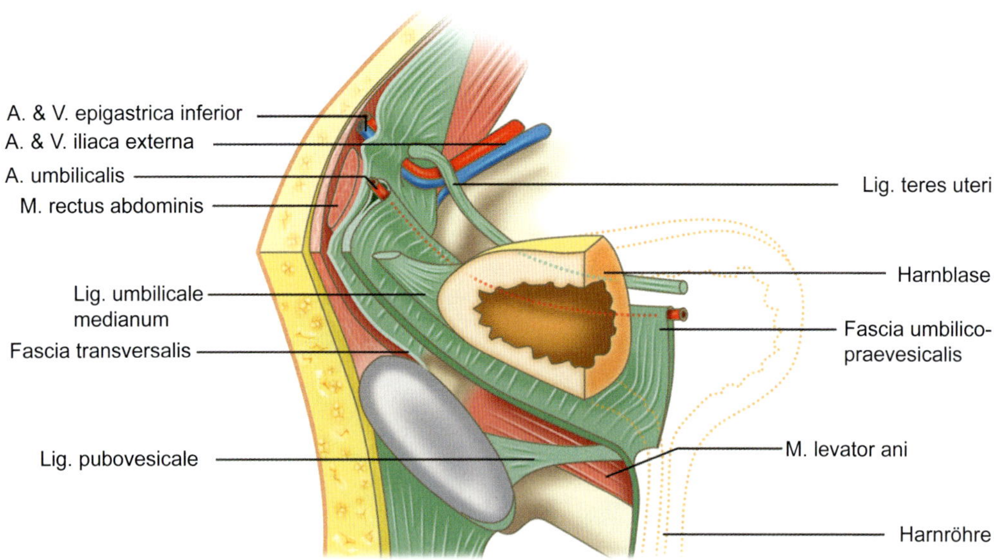

Abb. 6.2 Aponeurosis umbilico-praevesicalis

- zwischen den Ligg. umbilicales mediales ist die Aponeurose gespannt, die die unteren Seitenwände der Harnblase trägt;
- die Aponeurosis umbilico-praevesicalis geht anschließend in die obere Faszie des Diaphragma urogenitale über (➤ Abb. 6.2).

6.3 Fascia retrovesicalis

Die Fascia retrovesicalis ist ein dünnes Septum aus Bindegewebe und glatter Muskulatur. Sie ist zwischen der Excavatio vesicouterina und dem Centrum tendineum perinei ausgespannt und verschließt die Blasenloge in dorsokaudaler Richtung. Sie wird auch als Fascia vesicovaginalis oder Halban'sche Faszie bezeichnet. Sie führt die Harnleiter zur Einmündung in die Harnblase.

6.4 Laminae sacro-recto-genito-pubicae

Diese Bindegewebssepten sind zwischen dem Kreuzbein und der Symphyse ausgespannt. Sie enthalten den Plexus hypogastricus und verschließen die Blasenloge nach lateral.

Anmerkung: Die Laminae sacro-recto-genito-pubicae bilden eine Verkettung dreier Gewebestrukturen. Von dorsal nach ventral sind dies die

- Ligg. sacrouterina,
- Ligg. vesicouterina,
- Ligg. pubovesicales (➤ Abb. 6.3).

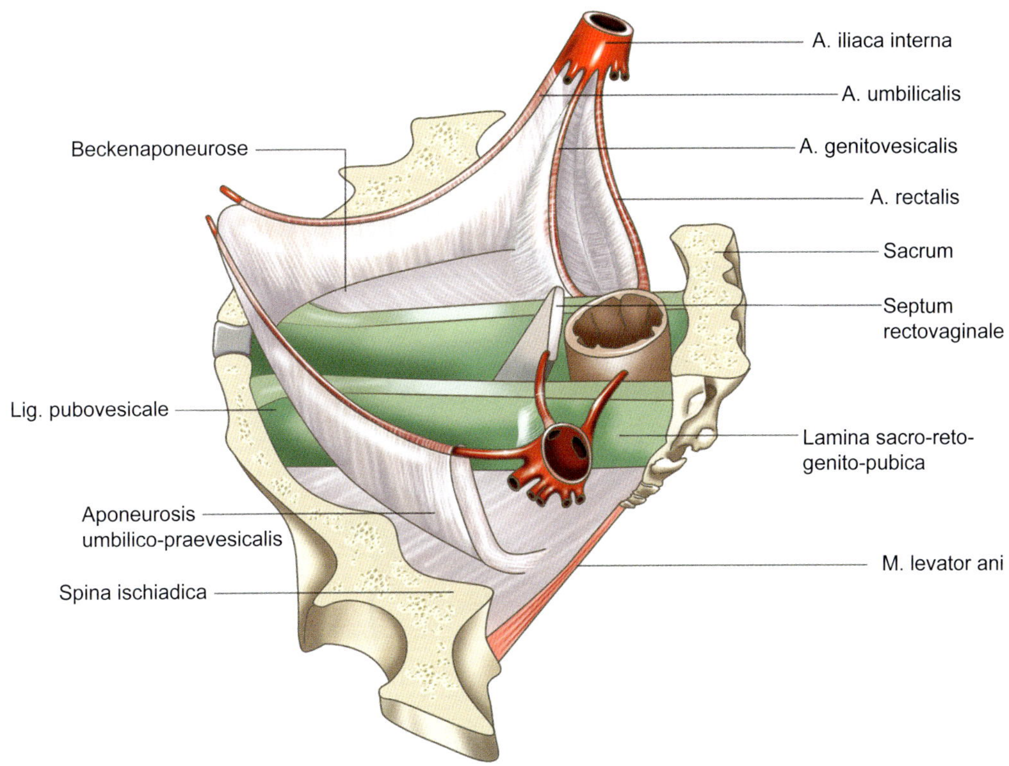

Abb. 6.3 Laminae sacro-recto-genito-pubicae

6.5 Ligamente

6.5.1 Urachus oder Lig. umbilicale medianum

Die Harnblase entwickelt sich während der Embryogenese aus der Allantois und hat eine Verbindung zum Bauchnabel:
- am Ende der Embryogenese verliert die Allantois ihre Funktion als embryonale Leitungsbahn und wandelt sich zu einem Urinbehälter;
- ab der 6. SSW verlieren die embryonalen Leitungsbahnen der Allantois allmählich an Volumen. Ihr oberer Anteil trocknet aus, obliteriert und wird zu einem Bindegewebsstrang, der zwischen der Harnblasenspitze und dem Bauchnabel ausgespannt ist, dem Lig. umbilicale medianum oder **Urachus.**
- bei der Geburt bleibt der Urachus als embryonales Relikt zwischen der Blasenspitze und dem Bauchnabelring erhalten.

Der Urachus ist ein ca. 2 mm dicker und 12 cm langer Bindegewebsstrang. Er verbindet die Harnblasenspitze mit dem Bauchnabel und enthält zahlreiche glatte Muskelfasern.

Osteopathische Bedeutung

Das Lig. teres hepatis setzt ebenfalls am Nabelring an. Wir können hier also von einer „hepatovesikalen Kette" sprechen, gebildet durch das Lig. teres hepatis, den Anulus umbilicalis und den Urachus.

6.5.2 Ligamenta pubovesicales

Es gibt ein rechtes und ein linkes Lig. pubovesicale. Sie entspringen an der Rückseite des Schambeins, in der Nähe der Symphyse, ziehen in dorsomediale Richtung und setzen am Blasenhals an.

Als Erweiterungen des Detrusors besitzen sie zahlreiche kontraktile Fasern.

Die beiden Bänder werden jeweils von der V. dorsalis clitoridis profunda perforiert; dies ermöglicht

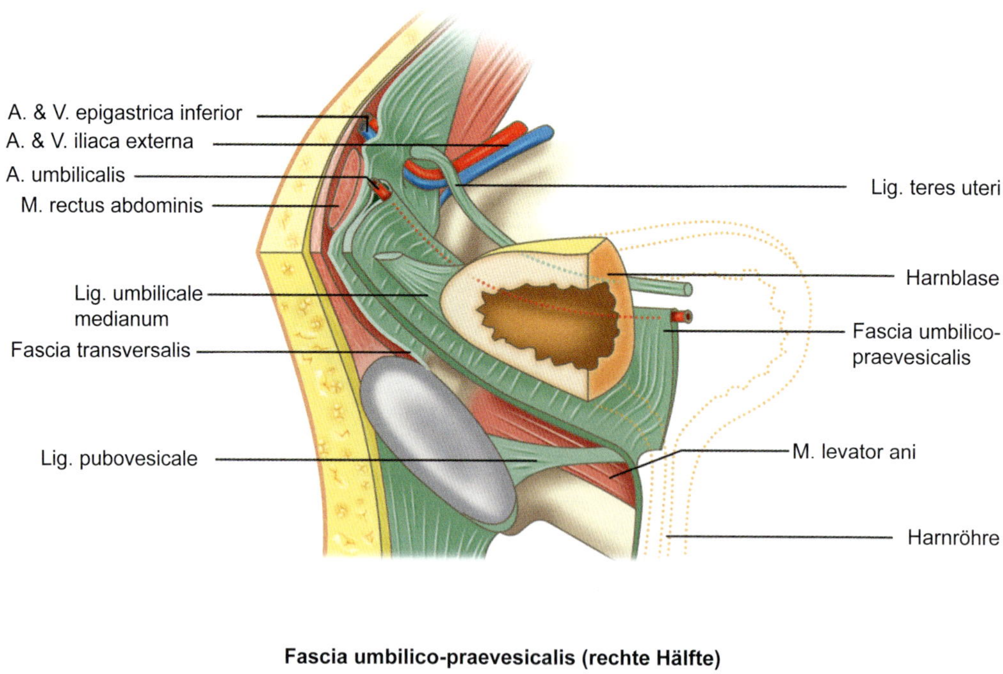

Abb. 6.4 Bänder der Harnblase

einen Rückschluss über mögliche mechanische Wechselwirkungen zwischen der Harnblasenstatik und den erektilen Funktionen (➤ Abb. 6.4).

6.5.3 Ligamenta vesicouterina

Die Ligg. vesicouterina verbinden die Harnblase mit dem Gebärmutterhals. Sie entspringen am Blasengrund und setzen vorne seitlich am supravaginalen Anteil der Zervix uteri an.

Sie spielen eine Rolle in der pelvinen Biomechanik, indem sie in gewissem Maße einen Zusammenhalt zwischen Harnblase und Gebärmutter bewirken. Dies erklärt, warum es bei einem Gebärmuttervorfall in den meisten Fällen ebenfalls zu einem Harnblasenvorfall (Zystozele) kommt.

6.5.4 Ligamenta vesicae laterales

Die Ligg. vesicae laterales besitzen nur eine schwache mechanische Wirkung. Es handelt sich um Bauchfellduplikaturen, die die Aa. vesicales superiores führen.

Osteopathische Bedeutung

Die Bänder der Harnblase sind mit zahlreichen Mechanorezeptoren und Muskelfasern ausgestattet. Dies verleiht ihnen eine wichtige Rolle bei der Tonusregulierung und der Stabilisierung der Harnblase.

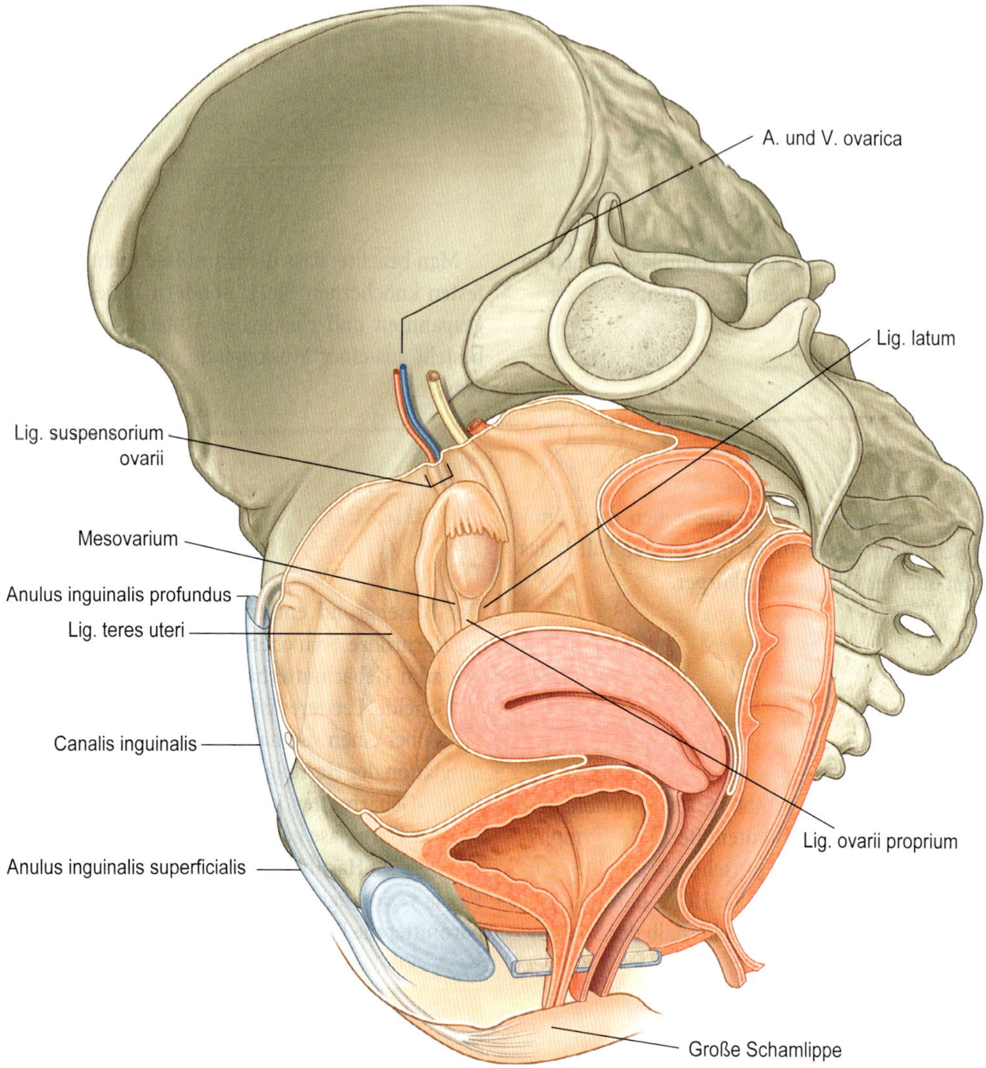

Abb. 7.1 Lagebeziehungen der Harnblase im Becken

KAPITEL

8 Biomechanik der Harnblase

Um ihre Funktion der kontinenten Harnableitung zu erfüllen, benötigt die Harnblase ein tonisches und elastisches Aufhänge- und Stützsystem.

8.1 Aufhängesystem

Wir möchten an dieser Stelle einige Korrekturen der Darstellungen vornehmen, die in zahlreichen Werken über die Physiologie der Harnblase beschrieben werden.

Nach dem neuesten Stand der Forschung wurde die Bedeutung bestimmter Strukturen für die Aufhängung der Harnblase bislang überbewertet.

Wir konnten unsere Erfahrungen mit denen von Urologie-Chirurgen vergleichen. Diese haben uns versichert, dass die Strukturen, die klassischerweise als Aufhängeapparat der Harnblase beschrieben werden (z. B. Urachus, Ligg. umbilicales mediales), in dieser Hinsicht nur eine untergeordnete Rolle spielen. Ihre Resektion beim Leichnam bewirkt keinesfalls ein Zusammensinken der Harnblase.

Diese Bänder sind vielmehr als ein vertikales Stabilisierungssystem zu betrachten, das im Verbund mit anderen Strukturen dazu dient, Beanspruchungen zu lindern, denen die Harnblase ausgesetzt ist. Fixierungen dieser Bänder beeinträchtigen allerdings in hohem Maße die Harnblase in ihrer Mobilität und Motilität.

Das Aufhängesystem muss zwei Aufgaben erfüllen:

- einerseits die Harnblase und ihre Sphinkter in die pelvinen Druckverhältnisse integrieren und einen effizienten Verschluss der Harnröhre gewährleisten;
- andererseits eine geschmeidige Aufhängung und Stabilisierung der Harnblase sicherstellen, um die absteigenden Kräfte der darüberliegenden Organe (z. B. Dünndarm, Gebärmutter) bei intraabdominalen Drucksteigerungen effizient aufzufangen und zu verteilen.

Aus mechanischer Sicht lässt sich die Harnblase mit einem (mit Wasser gefüllten) Luftballon vergleichen, dessen oberes Ende an einem Gummi aufgehängt ist und dadurch die Kräfte der abdominalen Drucksteigerungen ableitet.

Diese Drucksteigerungen ergeben sich aus den Aktivitäten des täglichen Lebens und den damit verbundenen Auswirkungen auf den Körper.

Verliert dieses Aufhängesystem seine Elastizität (durch Fibrosierung, Narben o. Ä.), treffen diese mechanischen Kräfte ungebremst auf die Blasenwände.

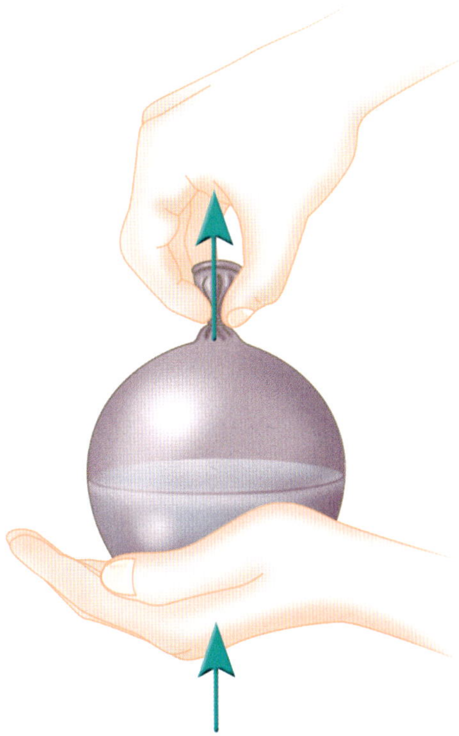

Abb. 8.1 Stabilisierung der Harnblase (schematische Darstellung)

Der Innendruck der Harnblase steigt und beeinträchtigt ihre Kontinenz (➤ Abb. 8.1).

8.2 Stützsystem Beckenboden

Im ➤ Kapitel 1.1.1 unter „Besonderheiten im Beckenbereich" haben wir bereits kurz über den Beckenboden gesprochen.

Im Folgenden sollen einige anatomische Gegebenheiten wiederholt werden, die für das Verständnis der Harnblasenphysiologie notwendig sind.

8.2.1 Allgemeines

Der Beckenboden ist ein Zusammenschluss von Muskeln, Faszien und Aponeurosen, die die untere Öffnung der Beckenhöhle verschließen.

Der Einfachheit halber spricht man im Allgemeinen vom Beckenboden. Anatomisch gesehen besteht dieser jedoch aus drei Schichten. Diese sind von innen nach außen:

- tiefe Schicht: **Diaphragma pelvis;**
- mittlere Schicht: **Diaphragma urogenitale;**
- äußere Schicht: **Perineum** (mit den oberflächlichen perinealen Muskeln).

8.2.2 Aufgaben

Der Beckenboden agiert wie eine Hängematte für alle urogenitalen Organe und verschließt die untere Beckenöffnung. Er trägt das gesamte Gewicht des Beckeninhalts und widersteht den abdominalen Druckkräften.

Wir haben bereits die beiden Eigenschaften erwähnt, die für ihn unverzichtbar sind: **Kontraktilität** und **Elastizität.**

Auch wenn es sich scheinbar um Gegensätze handelt, ergänzen sich diese Eigenschaften in ihrer Funktion. Um die Beckenorgane effizient abzustützen, braucht der Beckenboden gleichzeitig **Tonus** und **Elastizität.**

Die Dynamik der urogenitalen Organe hängt stark von den mechanischen Eigenschaften des Beckenbodens ab.

8.2.3 Dysfunktionen

Die Beckenregion ist der Sitz zahlreicher Dysfunktionen, zum Beispiel:

- venöse oder lymphatische Stauungsphänomene, verursacht durch hormonelles Ungleichgewicht. Störungen dieser Art werden durch einen Mangel an Elastizität des Beckenbodens verstärkt. Dieser ist nicht mehr in der Lage, die absteigenden Kräfte der weiter oben liegenden Organe abzufangen und überträgt zu viel Druck auf die Harnblase.
- Ptosen der Beckenorgane durch Tonusminderung des Beckenbodens.

Diese Dysfunktionen können isoliert auftreten oder sich gegenseitig verstärken.

8.2.4 Allgemeiner Aufbau des Beckenbodens

Form

Der Beckenboden hat die Form einer Raute, die nach der kleinen Diagonale gefaltet wurde. Man unterscheidet ein vorderes und ein hinteres Dreieck, die sich an die Linie zwischen den beiden Sitzbeinhöckern anlehnen:

- Das vordere Dreieck (vorderes Perineum) entspricht der Regio urogenitalis.
- Das hintere Dreieck (hinteres Perineum) entspricht der Regio analis (➤ Abb. 8.2).

Aufbau nach Schichten

Wie schon erwähnt, besteht der Beckenboden aus drei Muskelschichten:

Die tiefe Schicht, das **Diaphragma pelvis,** kleidet die gesamte Oberfläche der Raute aus und besteht aus zwei Muskeln:

- **M. levator ani;**
- **M. coccygeus.**

8

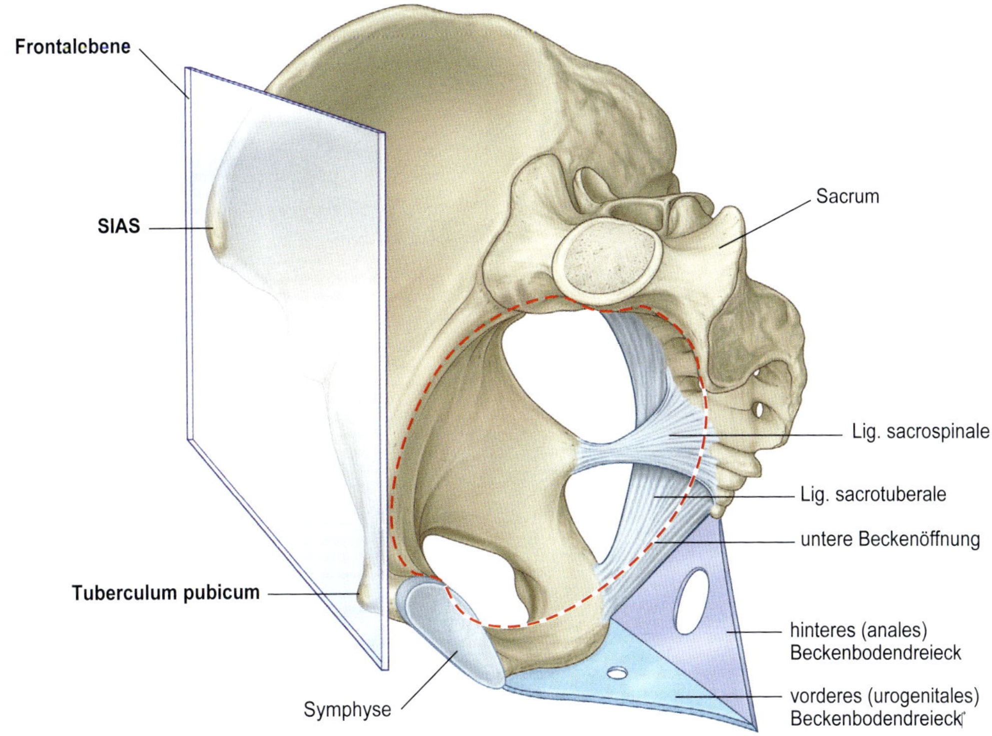

Abb. 8.2 Form des Beckenbodens

Diese beiden Muskeln bilden die tiefste Schicht des Beckenbodens, d. h. die Schicht, die das gesamte Gewicht der pelvinen und der darüberliegenden Organe auffängt. Das Diaphragma pelvis enthält eine Öffnung für den Durchtritt verschiedener Organe, den **Hiatus levatorius** (➤ Abb. 8.3).

Die mittlere Schicht, das **Diaphragma urogenitale,** entspricht dem vorderen Abschnitt des Beckenbodens. Sie besteht aus zwei Muskeln, die die Schwachstelle der tiefen Schicht bedecken:

- **M. transversus perinei profundus** (bildet den Hauptanteil);
- **M. sphincter urethrae externus** (kleinerer Anteil).

Die oberflächliche Schicht, das **Perineum,** besteht aus einem vorderen und einem hinteren Anteil:

- vorderer Anteil: **oberflächliche perineale Muskeln** und **Schwellkörper:**
  - **M. transversus perinei superficialis,**
  - **M. bulbospongiosus,**
  - **M. ischiocavernosus,**
  - **M. constrictor vulvae;**
- hinterer Anteil: **M. sphincter ani externus.**

Die drei Schichten zusammen werden unter der allgemeinen Bezeichnung „Beckenboden“ zusammengefasst und in einen vorderen Abschnitt, die Regio urogenitalis, und einen hinteren Abschnitt, die Regio analis, unterteilt.

Osteopathische Bedeutung

Dieses Stützsystem hält die Harnblase in dem pelvinen Druckbehälter und unterstützt die Schließfunktion der Sphinkter. Aus diesem Grunde ist es unerlässlich, Dysfunktionen zu normalisieren, die die Dynamik des Beckenbodens beeinträchtigen.

Ansätze

Die Ansätze des Beckenbodens liegen nur zum Teil direkt an bestimmten Stellen der Knochenoberfläche (Steißbein, Schambein, Sitzbeinstachel), vor allem setzt er an weiten aponeurotischen und ligamentären Flächen an.

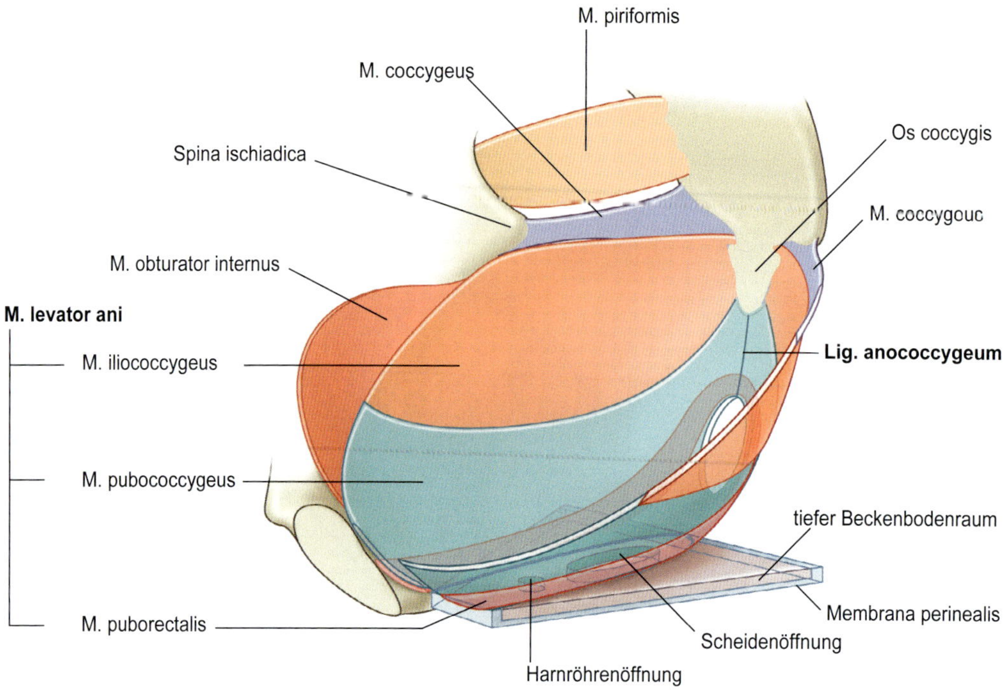

Abb. 8.3 Organisation des Beckenbodens

Tab. 8.1 Organisation des Beckenbodens nach Schichten

Ebene	Vorderer Abschnitt	Hinterer Abschnitt	
tief	Das **Diaphragma pelvis** ist über die gesamte Fläche der Raute ausgebreitet: • M. levator ani • M. coccygeus		
mittel	**Diaphragma urogenitale:** • M. sphincter urethrae • M. transversus perinei profundus		Beckenboden
oberflächlich	Schwellkörper und **perineale Muskeln:** • M. bulbospongiosus • M. ischiocavernosus • M. transversus perinei superficialis	**M. sphincter ani externus**	

Auf diese Weise reduzieren die Muskeln und Bänder, die das Becken auskleiden, den Bezug zu den Knochen. Zusammen bilden sie einen osteofibrösen Rahmen für die Aufnahme des Beckenbodens.

Aponeurotische Ansätze

Die Innenwand des Beckens wird hauptsächlich durch zwei Muskeln ausgekleidet, deren Aponeurosen dem Beckenboden als Ansatz dienen:

- **M. obturator internus:** Er bedeckt praktisch die gesamte ischiopubische Region und bietet eine wichtige Ansatzfläche für den M. levator ani.
- **M. piriformis:** Er bedeckt die Incisura ischiadica major und beteiligt sich am Verschluss der unteren Beckenöffnung.

Ligamentäre Ansätze

Neben den Muskeln dienen zwei Bandstrukturen dem Beckenboden als Ansatzfläche:

- Lig. sacrotuberale,
- Lig. sacrospinale (> Abb. 8.4).

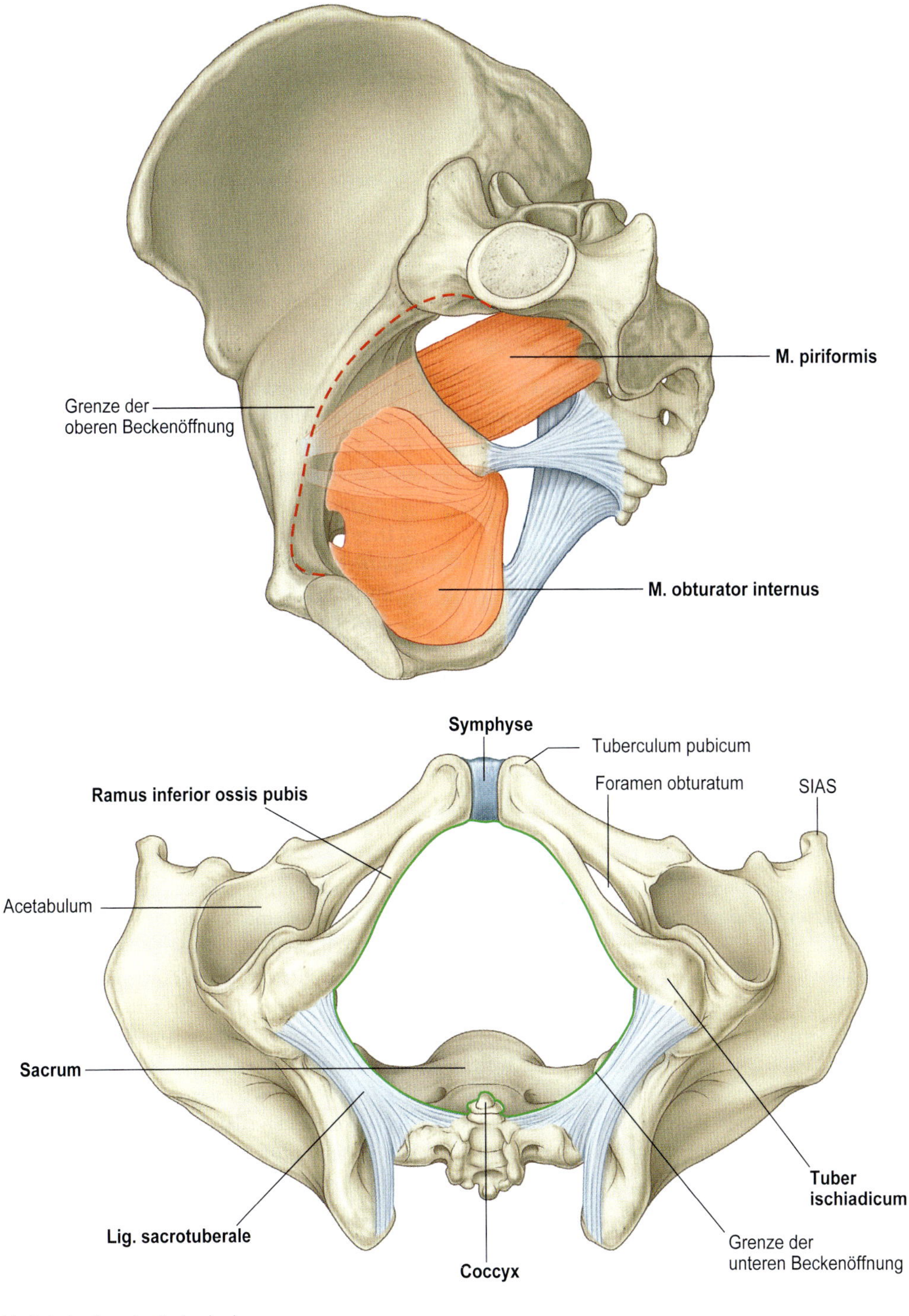

Abb. 8.4 Ansätze des Beckenbodens

8.2.5 Vaskularisation des Beckenbodens

Die arterielle Versorgung stammt hauptsächlich aus der **A. pudenda,** der **A. vesicalis inferior** und der **A. obturatoria.**

Der M. coccygeus wird durch die A. sacralis lateralis versorgt.

8.2.6 Innervation des Beckenbodens

Innervation des Diaphragma pelvis

- M. levator ani: vorrangig Fasern aus **S3,** ergänzend aus S2 oder S4
- M. coccygeus: Fasern aus S4

Innervation des Perineum

Die Innervation des Perineum erfolgt hauptsächlich durch Fasern aus S2, **S3** und S4.

Sämtliche Nervenfasern werden durch den **N. pudendus** im **Alcock-Kanal** (**Canalis pudendalis**) an die Muskeln geleitet. Dieser Kanal befindet sich unter dem M. levator ani in Höhe der Ansatzaponeurose des M. obturator internus.

Der N. pudendus wird in diesem Kanal von der gleichnamigen Arterie und Vene begleitet.

Der M. sphincter ani externus wird durch den **N. rectalis inferior** innerviert, dessen Fasern vorrangig aus den Wurzeln aus **S4** (mit Zuflüssen aus S3 und S5) stammen (➤ Abb. 8.5).

8.2.7 Diaphragma pelvis

Das Diaphragma pelvis lässt sich mit dem Boden einer Schale oder einer quergespannten Hängematte aus Muskeln und Sehnen vergleichen. Es trennt das kleine Becken in eine (obere) **pelvine Etage** und eine (untere) **perineale Etage.**

Zwei Öffnungen

Das Diaphragma pelvis enthält zwei Durchtrittsstellen:

- ventral: der **Hiatus urogenitalis,** eine große Öffnung für die Passage der Harnröhre und der Scheide. Im Gegensatz zum Mann, bei dem die Prostata diese Öffnung bedeckt, wird sie bei der Frau durch die Scheide offengehalten. Dies ist einerseits notwendig für den Gebärvorgang, begünstigt andererseits aber ein Absinken der Beckenorgane;
- dorsal: der **Hiatus analis,** eine runde Öffnung und zweite Schwachstelle des Diaphragma pelvis.

Zwischen diesen beiden Öffnungen befindet sich das **Centrum tendineum perinei** (➤ Abb. 8.6).

Zum Ausgleich dieser Schwachstellen und zur Sicherung der Kontinenz kommt unterstützend eine Muskelschicht hinzu. Diese besteht (ventral) aus dem **Diaphragma urogenitale** und (dorsal) aus dem **M. sphincter ani externus.** Durch ein Wechselspiel aus Anspannung und Entspannung ermöglichen diese Muskeln dem Beckenboden, sowohl die Kontinenz als auch die Entleerung der Organe sicherzustellen.

Zwei Muskeln

M. levator ani

Der **M. levator ani** besteht aus einem 3 mm dicken Blatt. Er setzt an einer aponeurotischen Bogenlinie an, die durch eine Verdickung der Aponeurose des M. obturator internus gebildet wird. Er zieht vom Schambein zum Sitzbeinstachel und von dort weiter in die anokokzygeale Region. Diese Ansatzlinie bildet die **mittlere Beckenenge.**

Der Großteil seiner Fasern verläuft schräg nach kaudal, dorsal und medial.

Zusammen mit dem M. coccygeus bildet der M. levator ani eine Muskelplatte, die in die retroanale Region absteigt. Er umrandet das Rektum, entsendet ihm dabei einige Fasern und endet auf dem Lig. anococcygeum und der Spitze des Steißbeins.

Morphologisch und funktionell betrachtet besteht der M. levator ani aus zwei Bündeln: dem M. iliococcygeus (Ursprung am Darmbein) und dem M. pubococcygeus (Ursprung am Schambein).

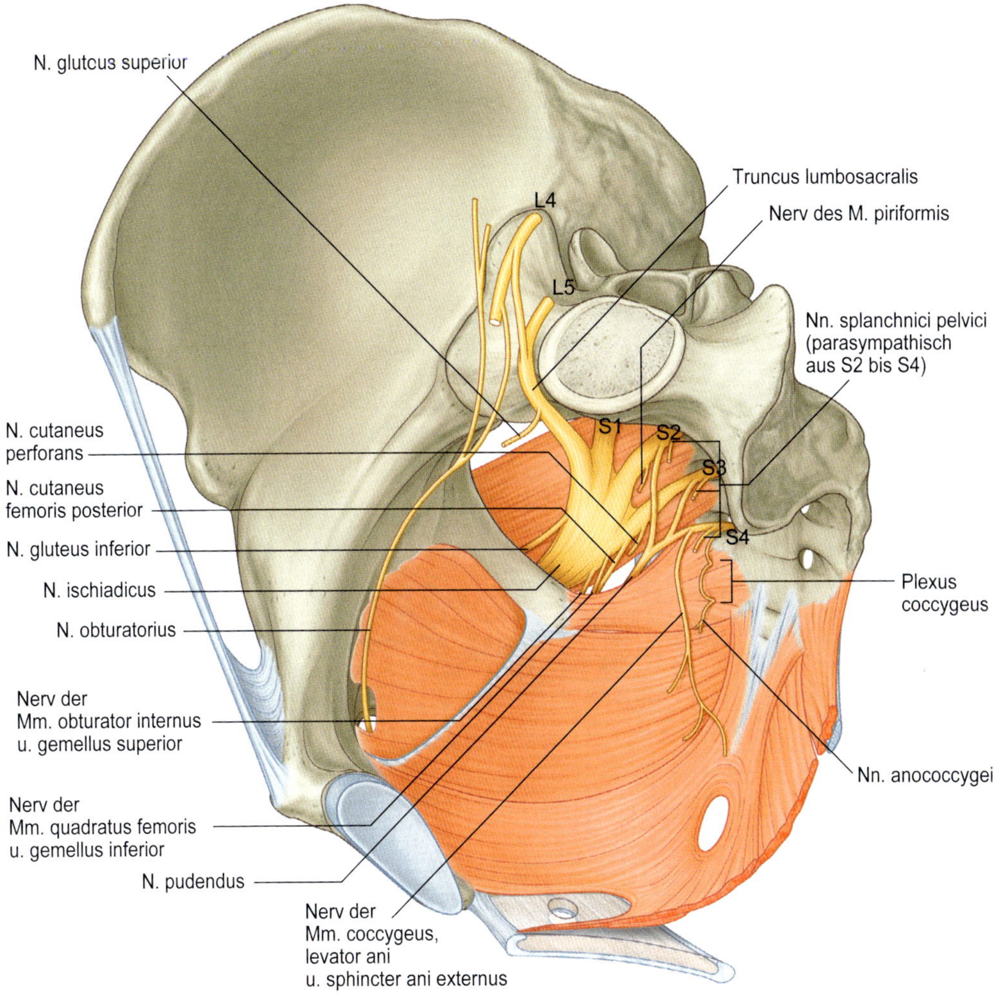

Abb. 8.5 Innervation des Beckenbodens

M. iliococcygeus

Der M. iliococcygeus bildet den seitlichen Anteil des M. levator ani.

Er erstreckt sich von der Rückseite des Schambeins zur Innenseite des Sitzbeinstachels. Er bildet einen Sehnenbogen für den Ansatz des M. levator ani und setzt an einer Verdickung der Aponeurose des M. obturator internus an.

Sein dünner Muskelbauch ist nach medio-dorsal geneigt und endet an der Außenseite des Steißbeins und am Lig. anococcygeum.

Dieser Anteil des M. levator ani ist dünner. Seine Aufgabe besteht in der statischen longitudinalen Verspannung des Beckenbodens und in der Abstützung der Beckenorgane.

Osteopathische Bedeutung

Der Sitzbeinstachel (Spina ischiadica) ist aufgrund seiner zahlreichen muskulären Ansätze ein unumgänglicher Bezugspunkt für sämtliche Behandlungen des Beckenbodens.

M. pubococcygeus

Der M. pubococcygeus bildet den medialen Anteil des M. levator ani und gleichzeitig die Ränder des Hiatus levatorius.

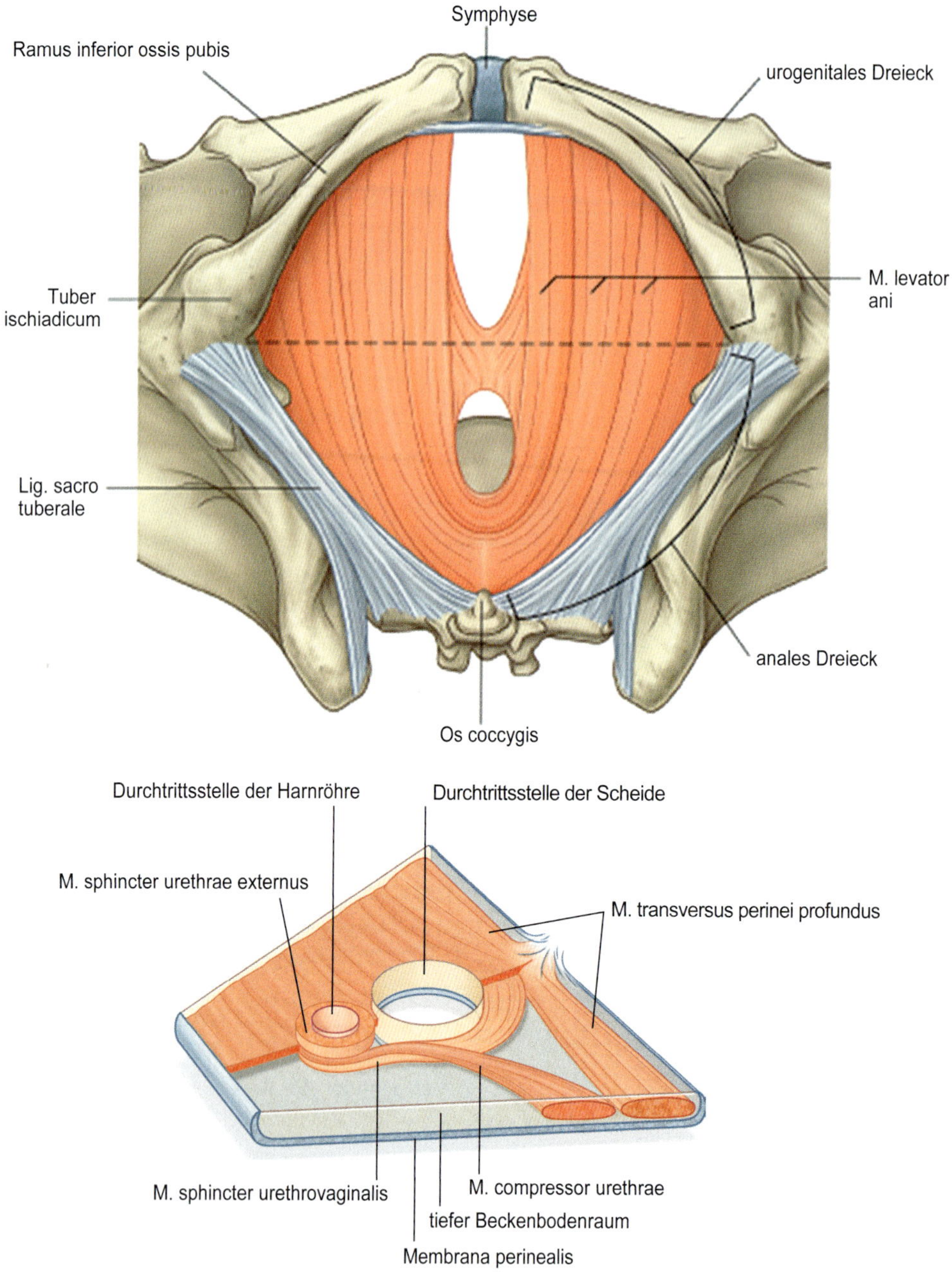

Abb. 8.6 Durchtrittsstellen des Beckenbodens

Dieser engere und dickere Anteil des Muskels ist an der Schließfunktion beteiligt.

Der M. pubococcygeus inseriert ausschließlich an der Rückseite des Schambeins, in der Nähe der Symphyse, und zieht von dort mit seinem dicken, kräftigen Muskelbauch in sagittaler Richtung nach kaudal und dorsal.

Er endet in zwei Bündeln direkt oberhalb des M. iliococcygeus:

- Die medialen Fasern bilden den **M. pubovaginalis.** Seine rechten und linken Anteile umranden zusammen die Rückseite der Scheide und enden am Centrum tendineum perinei.
- Die lateralen Fasern bilden den **M. puborectalis,** der auf den Seitenflächen des Kreuzbeins endet. Seine rechten und linken Fasern verbinden sich miteinander und entsenden Erweiterungen zum M. sphincter ani externus und zum Lig. anococcygeum. Der M. puborectalis hat eine wichtige Schließfunktion.

Einige Fasern des M. levator ani vermischen sich mit denen des inneren und des äußeren Afterschließmuskels (M. sphincter ani internus und externus). Zusätzlich steigen zahlreiche Erweiterungen in der Rektumwand hinab bis zur Höhe der Perinealfaszie und des Anusrandes.

Obwohl der M. levator ani kein Schließmuskel ist, unterstützt er den inneren und äußeren Afterschließmuskel wirksam in ihrer Funktion. Während diese unter normalen physiologischen Umständen durchaus in der Lage sind, eine rektale Kontinenz zu gewährleisten, sind sie bei abdominalen Drucksteigerungen damit überfordert. Physiologen gehen davon aus, dass die Stuhlkontinenz zu gleichen Teilen dem Sphinktersystem und dem M. levator ani zu verdanken sind.

M. coccygeus

Der M. coccygeus ist ein Hilfsmuskel, der den M. levator ani von dorsal unterstützt.

Er hat eine dreieckige Form und setzt am Lig. sacrospinale an.

Sein Ursprung befindet sich an der Innenseite des Sitzbeinstachels.

Sein fächerförmiger Muskelbauch endet an den Außenseiten des Steißbeins und am 4. und 5. Sakralwirbel.

Lagebeziehungen des Diaphragma pelvis

Oberseite

Die Oberseite ist durch die Fascia diaphragmatis urogenitalis superior bedeckt.

Diese entspricht dem extraperitonealen Beckenraum.

Unterseite

Die Unterseite ist konvex und perineal, sie wird durch die Fascia diaphragmatis urogenitalis inferior bedeckt.

Im vorderen Abschnitt entspricht sie dem Diaphragma urogenitale, im hinteren Abschnitt der Fossa ischiorectalis (➤ Abb. 8.7).

8.2.8 Perineum

Das Perineum bildet den äußersten, oberflächlichen Teil des Beckenbodens. Es hat die Form einer Raute mit einer großen sagittalen Achse.

Seine vier Winkel werden gebildet durch:

- ventral: Unterrand der Schambeinfuge;
- lateral: rechter und linker Sitzbeinhöcker;
- dorsal: Steißbein.

Auf der Höhe der Linie zwischen den beiden Sitzbeinhöckern teilt sich das Perineum in einen vorderen (**Perineum urogenitale**) und einen hinteren Abschnitt (**Perineum anale**).

Zwischen diesen beiden Abschnitten befindet sich auf der Mittellinie das **Centrum tendineum perinei.**

Die Unterseite des Perineum wird durch **kutanes Gewebe** und die **äußeren Geschlechtsorgane** bedeckt, nämlich die Klitoris und die Bartholinischen Drüsen (große Vorhofdrüsen oder Glandulae vestibulares majores).

Perineum urogenitale

Das Perineum urogenitale wird durch die Harnröhre und die Scheide durchquert. Es besteht aus zwei Schichten.

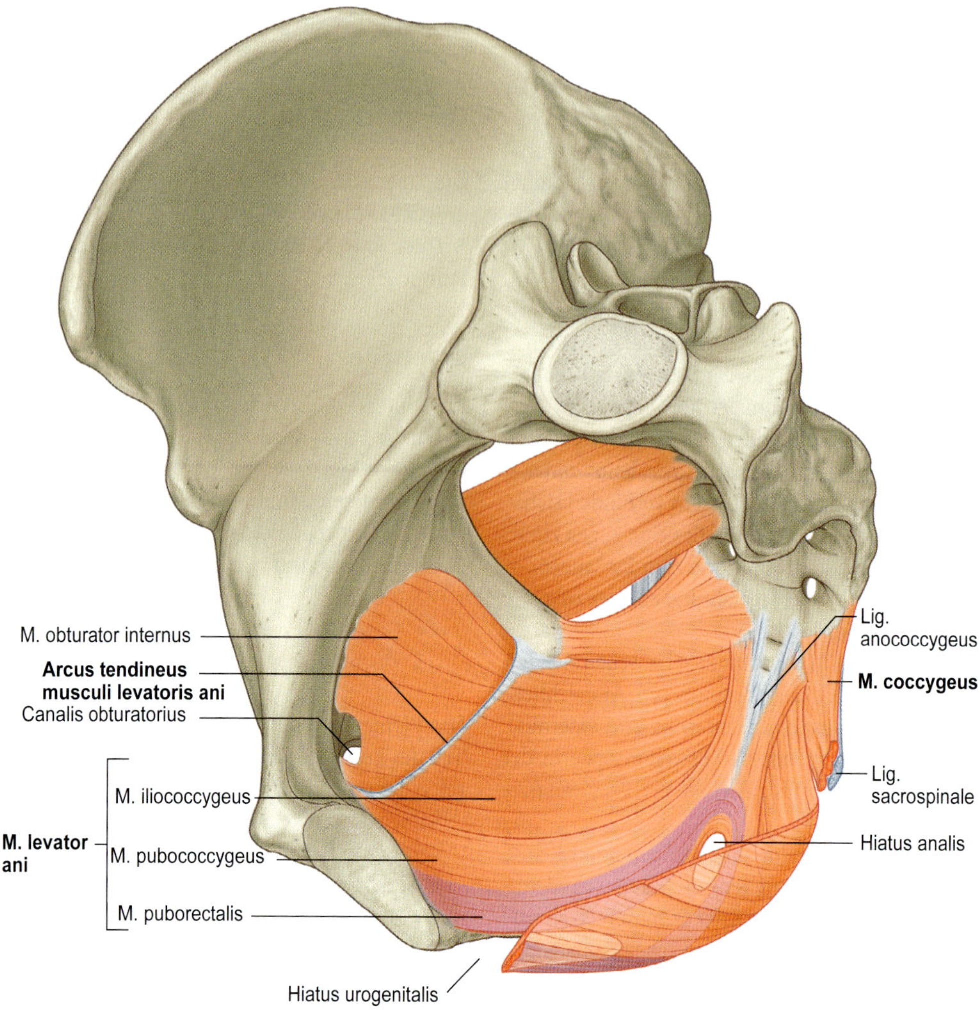

8

Abb. 8.7 Diaphragma pelvis

Tiefe Schicht: Diaphragma urogenitale

Das Diaphragma urogenitale unterstützt die Muskulatur des Diaphragma pelvis in Höhe der natürlichen Schwachstelle, dem Hiatus urogenitalis. Es besteht aus zwei Muskeln, von denen der M. transversus perinei profundus auf der Ober- und Unterseite durch die **Fascia diaphragmatis urogenitalis superior** und **inferior** bedeckt ist.

Seine Innervierung erfolgt durch den N. pudendus.

M. transversus perinei profundus

Der größere der beiden, der M. transversus perinei profundus, ist ein flacher, dreieckförmiger Muskel. Sein Ansatz verteilt sich über die gesamte Länge des unteren Schambeinastes.

Zusammen mit dem M. transversus perinei superficialis bedeckt er den ganzen vorderen Anteil des Perineums. Der Großteil seiner Fasern endet am Centrum tendineum perinei und an den Seitenwänden der Scheide.

M. sphincter urethrae externus

Der äußere Blasenschließmuskel ist ein quergestreifter Muskel, der sich wie eine Manschette über eine Länge von 2,5 cm um die Harnröhre legt. Bei der Frau umschließt er die Harnröhre nur im mittleren

Drittel vollständig. Sein ventraler Anteil ist stärker ausgebildet als der dorsale Anteil, der im Alter fibrosiert.

Der M. sphincter urethrae externus besteht aus zwei Anteilen, dem M. urethrovaginalis und dem M. compressor urethrae.

Seine Fasern stehen in Verbindung mit den Rändern des Hiatus urogenitalis und der vorderen Scheidenwand.

Zusammen mit den glatten Muskelfasern des M. sphincter urethrae internus und den Venengeflechten trägt er zum Erhalt des intraurethralen Drucks bei.

Er wirkt sowohl tonisch beim Verschließen der Harnröhre als auch phasisch beim Austreiben der letzten Urintropfen (> Abb. 8.8).

Oberflächliche Schicht: oberflächliche Perinealmuskeln

Es handelt sich um vier paarige Muskeln, die in Verbindung zu den Schwellkörpern und der Öffnung der Vulva stehen.

M. ischiocavernosus

Er hat die Form eines halben Hörnchens und bedeckt die Wurzel des Schwellkörpers.

Von seinem Ansatz am unteren Schambeinast zieht er nach ventral, kranial und medial und umgibt den Schwellkörper der Klitoris.

Seine Kontraktion bewirkt die Erektion der Klitoris, indem sie die V. dorsalis clitoridis komprimiert und den Schwellkörper anschwellen lässt.

M. bulbospongiosus

Sein Ansatz befindet sich an der Raphe perinei in Höhe des Centrum tendineum.

Von dort zieht er am Scheideneingang entlang, umschließt die Vorhofschwellkörper (Bulbi vestibulares) sowie die Bartholinischen Drüsen und endet an der Klitoris.

Seine Kontraktion bewirkt eine Verengung des Scheideneingangs sowie ein Absinken und eine dorsale Kompression der Klitoris.

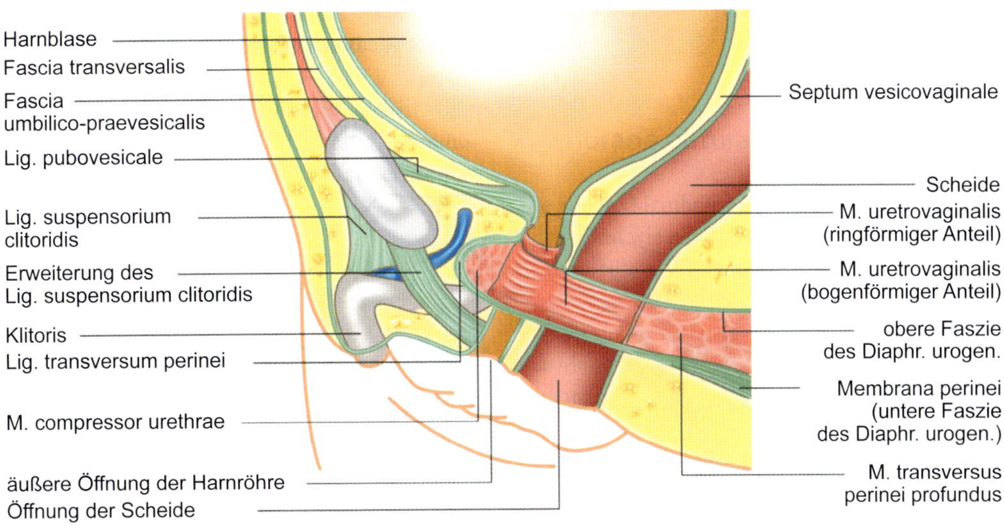

Abb. 8.8 Verschlusssystem der Harnblase

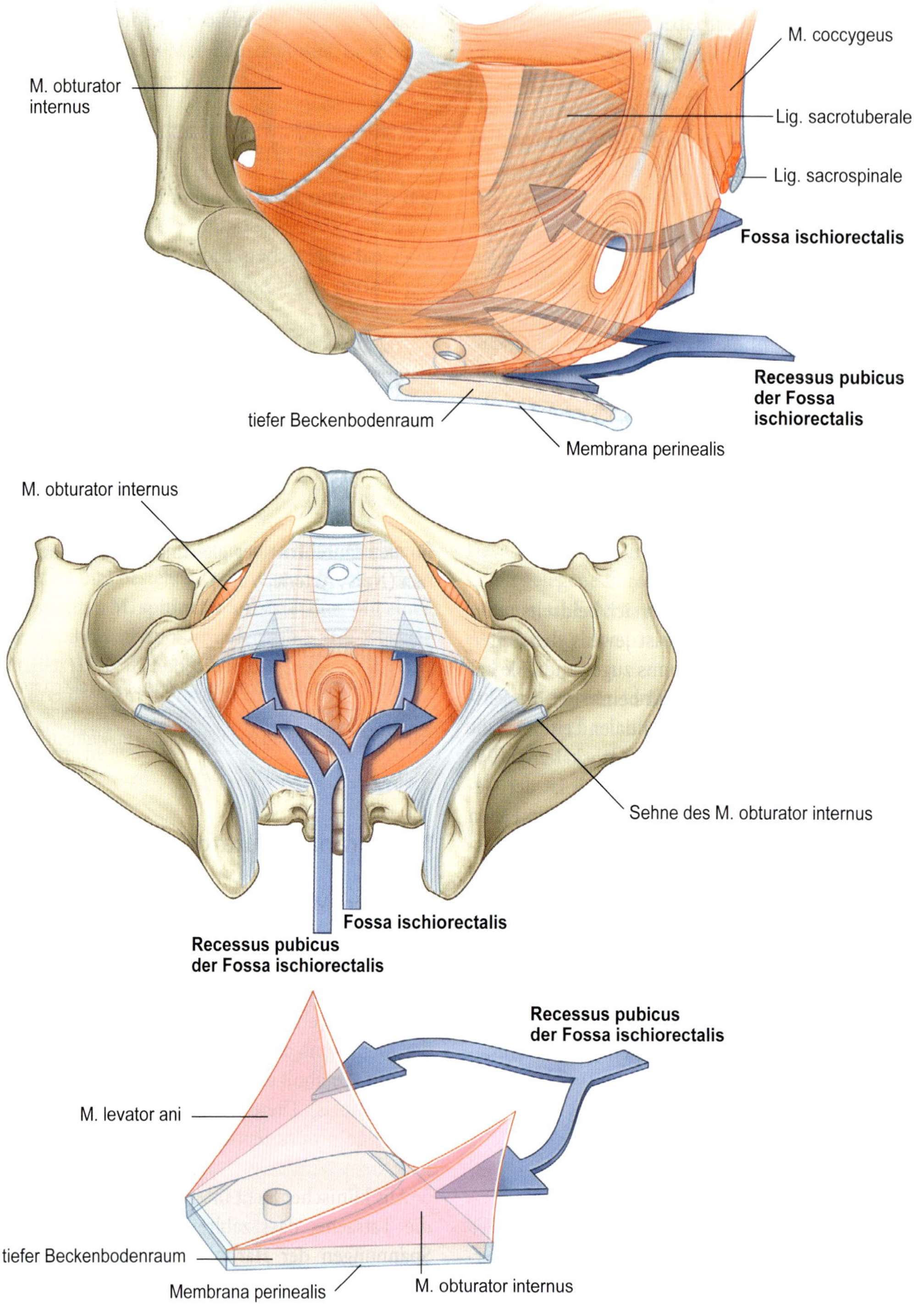

Abb. 8.11 Fossa ischiorectalis

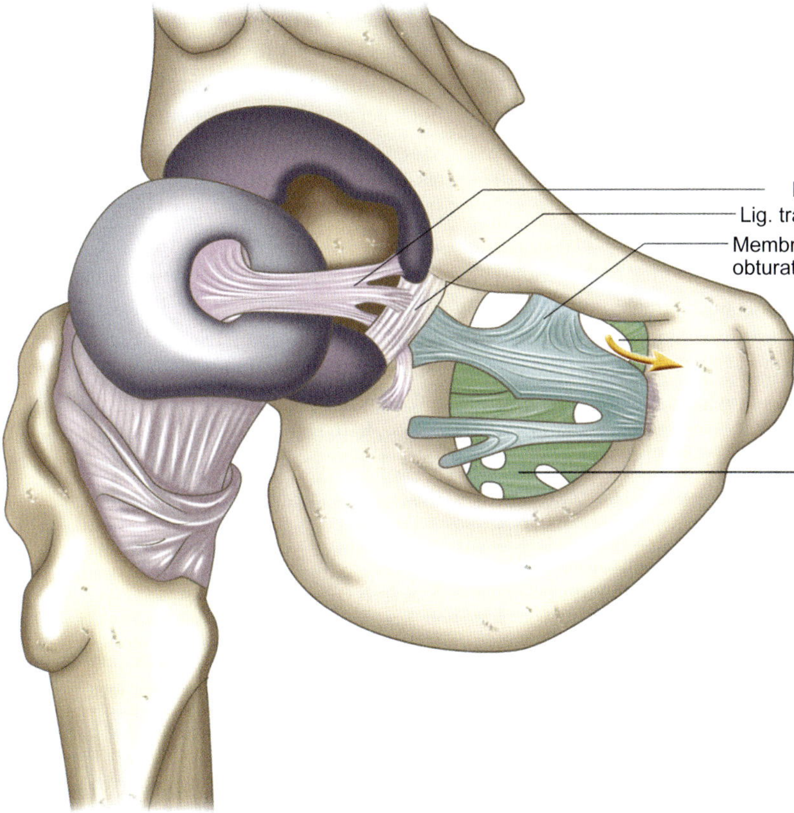

Abb. 8.12 Membrana obturatoria

8.3 Gleitflächen

Die Gleitflächen sind von großer Bedeutung, denn sie sind einer der Hauptansatzpunkte für osteopathische Techniken. Unsere Behandlungen müssen sich auf die Bereiche konzentrieren, in denen die Harnblase in Bezug zu den anderen Organen steht.

Die Harnblase steht über das Bauchfell oder Aponeurosen mit folgenden Organen gelenkig in Verbindung:

- kranial: Gebärmutter (medial), Dünndarm und Dickdarm (lateral);
- ventral: Peritoneum parietale anterior, Spatium praevesicale (retropubicum), Ligg. pubovesicales;
- dorsal: der Blasengrund und die trigonale Region (über die Fascia vesicovaginalis) mit dem Bereich der Zervix und des Isthmus uteri und weiter kaudal mit der Scheide;
- lateral und kaudal: Fascia vesicalis, unterer Anteil des Lig. latum und der Parametrien, perineale Muskeln, Harnröhre.

Wie wir später sehen werden, wird die Harnblase vor allem in ihren Lagebeziehungen durch Einschränkungen der Gleitflächen gestört. Dies hat jedoch geringere Konsequenzen als eine Mobilitätsstörung der darüberliegenden Organe.

8.4 Bewegungen der Harnblase

Die Bewegungen der Harnblase beim Pressen oder Einhalten während des Miktionsvorgangs wurden mithilfe von Kolpozystografien untersucht.

Bildgebende Verfahren zeigten die Mobilität der Harnblase:

- bei verschiedenen Aktionen: tiefe Zwerchfellatmung, Husten, Anspannung der Beckenbodenmuskulatur, der Abduktoren oder Adduktoren u. Ä.;
- in verschiedenen Positionen: Liegen, Stehen usw.

Anhand dieser Beobachtungen konnten wir die Wirkung auf die Harnblase unserer Behandlungen objektivieren.

Wir werden an dieser Stelle nicht näher auf die Mobilität der Harnblase eingehen. Das Zwerchfell übt zwar unverkennbar eine Wirkung auf die Harnblase aus, vor allem wenn diese gefüllt ist. Allerdings ist diese Wirkung weitaus geringer als auf den oberen Bauchanteil.

Die häufigsten funktionellen Pathologien der Harnblase werden durch Ptosen verursacht, die eine weitreichende negative Auswirkung auf das Verschlusssystem und die Physiologie des Organs ausüben.

8.5 Physiologie der Harnblase

8

Um ihrer Aufgabe als kontinenter Behälter gerecht zu werden, muss die Harnblase zwei scheinbar gegensätzliche Kriterien erfüllen. Dazu benötigt sie eine perfekt funktionierende Physiologie, sowohl für den Detrusor als auch für die Sphinkter. Je nach Füllzustand der Harnblase müssen diese Muskeln in der Lage sein, sich zu kontrahieren oder zu entspannen.

Dank ihrer Physiologie kann die Harnblase:

- sich füllen, ohne den intravesikalen Druck wesentlich zu erhöhen;
- plötzlichen äußeren Druckerhöhungen standhalten (z. B: Husten, Springen, körperliche Anstrengung);
- mühelos den gesammelten Urin ablassen.

Während der Füllung muss der Innendruck der Harnblase stets niedrig bleiben, um dem Urin das Hineinfließen zu ermöglichen. Läge der intravesikale Druck über dem intrapelvinen, könnte der Urin nicht in den Harnleitern hinabfließen. Eine Hydronephrose wäre die Folge. Glücklicherweise liegt der intravesikale Druck aber in der Regel unter dem intrapelvinen.

Der intraperitoneale Druck variiert je nach Position: bei der liegenden Frau beträgt er 3 cm H_2O Wassersäule. Im Stand erhöht er sich im Douglas-Raum auf 30 cm H_2O, im Epigastrium auf 8 cm H_2O und im subdiaphragmalen Raum auf weniger als 5 cm H_2O. Beim Husten oder Niesen kann der Druck auf 80 cm H_2O oder deutlich mehr ansteigen.

Im Ruhezustand liegt der intravesikale Druck bei 10 cm H_2O und übersteigt in der prämiktionellen Phase nicht 25 cm H_2O.

Wenn bei der Miktion die hemmenden Elemente ausgeschaltet werden und der Detrusor aktiviert wird, kann der Innendruck der Harnblase bis auf 100 cm H_2O steigen.

8.5.1 Kontinenz

Die Harnkontinenz bei der Frau steht in engem Zusammenhang mit der Verschlussleistung der Harnröhre. Sie ist gewährleistet, wenn der urethrale über dem vesikalen Druck liegt.

Der Druck der Harnröhre passt sich während des Miktionszyklus dem der Harnblase an. Er sichert einen kontinenten Verschluss durch die Aufrechterhaltung eines positiven urethro-vesikalen Druckgradienten. Der Steuerung und Anpassung des Harnröhrendrucks unterliegt ein komplexes neurologisches System aus Reflexen und willkürlicher Kontrolle.

Der Urethradruck wird einerseits durch aktive intrinsische und extrinsische Muskeln, andererseits durch passive viskoelastische Strukturen aufrechterhalten. Diese ausgefeilte Kombination ermöglicht den Verschluss der Harnröhre während der Füllung und ihre Entspannung bei der Miktion.

Der Harnröhrendruck variiert je nach Ort und Zeit. Er muss sich an verschiedene Gegebenheiten anpassen:

- zyklische Schwankungen: allmähliche Drucksteigerung während der Füllung und Entspannung während der Entleerung der Harnblase;
- situative Schwankungen: Drucksteigerung beim Husten oder Einhalten.

Die Kontinenz wird durch ein komplexes Sphinktersystem gesichert. Diese anatomische Übereinstimmung und die (muskulären und ligamentären) Scherkräfte, die auf die Harnröhre einwirken, gewährleisten bei körperlicher Anstrengung einen optimalen intraurethralen Druck.

Periurethraler Sphinkterkomplex

Die zahlreichen anatomischen Beschreibungen des periurethralen Sphinktersystems haben in unseren Augen nur bedingte Aussagekraft. Es kommt nicht so sehr auf den Ursprung oder die Ausrichtung der Muskelfasern an, sondern ob diese in der Lage sind, den Harnröhrendruck zu steuern und anzupassen. Das Konzept des „anatomischen“ Sphinkters sollte dem eines „funktionellen“ Sphinkters weichen. Dieser umfasst quergestreifte (äußerer Harnröhrensphinkter) und glatte (innerer Harnröhrensphinkter) Muskelfasern sowie die periurethralen Venengeflechte.

Quergestreifte Muskelfasern

Die verschiedenen Anteile des Beckenbodens sind an der Harnkontinenz beteiligt. Der quergestreifte Harnröhrensphinkter und der periurethrale Anteil des M. levator ani besitzen die Fähigkeit zu langanhaltenden tonischen, aber auch zu kurzen, kräftigen Kontraktionen. So verstärken sie den intraurethralen Druck bei plötzlichen intraabdominalen Drucksteigerungen (z. B. Husten, Niesen, Springen).

Glatte Muskelfasern

Die Annahme, nach der der innere Harnröhrensphinkter aus Erweiterungen glatter Muskelfasern des Detrusors besteht, scheint heutzutage in Frage gestellt. Forschungen auf dem Gebiet der Embryologie und der Histologie scheinen zu dem Schluss zu kommen, dass sich die Fasern des Sphinkters von denen des Detrusors unterscheiden.

Diese Fasern sichern mit ihrem Grundtonus die Kontinenz der Harnblase im Ruhezustand (➤ Abb. 8.13).

Venengeflechte und Stützgewebe

Diese Strukturen haben im Gegensatz zu den Muskelfasern keine direkte sphinkterische Wirkung, da sie ihre Spannung nicht aktiv regulieren können.

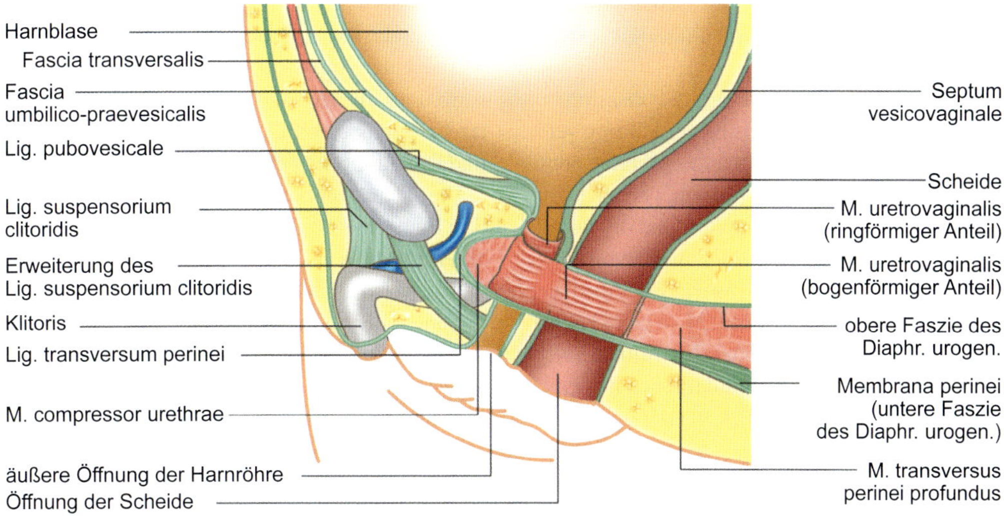

Abb. 8.13 Das komplexe periurethrale Spinktersystem

Dennoch spielen sie eine wichtige Rolle für die Harnkontinenz. Dank ihrer elastischen Beschaffenheit wirken sie wie eine hermetische Dichtung, die auf die Harnröhre einwirkt und sie abdichtet. Sie verstärken also die Wirksamkeit der Sphinktermuskulatur. Ihre Trophik ist abhängig vom Menstruationszyklus, genauer gesagt von der Imprägnierung mit Östrogen (das übrigens den Blutfluss in der Harnröhre ansteigen lässt).

Osteopathische Bedeutung

Die ergänzende Wirkung der Venengeflechte auf das Sphinktersystem erklärt die Bedeutung der Gefäßmanipulationen in dieser Region.

Physiologie des Harnröhrensphinkters

Die Steuerung des Harnröhrensphinkters erfolgt in komplexen neurologischen Prozessen an unterschiedlichen Stellen des zentralen Nervensystems.

Steuerungszentren

Die synergetische Abstimmung zwischen der Harnblase und ihren Sphinktern wird durch bestimmte neurologische Zentren im Gehirn und Rückenmark gesteuert:

- Im Hirnstamm, genauer gesagt im Pons, sind zwei Zentren für die Steuerung der Miktion verantwortlich: Eine Aktivierung des lateralen pontinen Speicherzentrums („L-Region") erzeugt eine starke Kontraktion der Sphinkter und des Beckenbodens, wodurch die Miktion gehemmt wird. Dagegen löst eine Aktivierung des medialen pontinen Miktionszentrums („M-Region") einen Miktionsreflex aus. Ein drittes Zentrum, das sich im Frontallappen befindet und mit den beiden anderen Zentren kommuniziert, erlaubt oder verhindert den Miktionsreflex.
- Die vegetativen Miktionszentren auf medullärer Ebene befinden sich in den Seitensträngen des thorakolumbalen und sakralen Rückenmarks: sympathische Fasern aus Th11 bis L2, parasympathische Fasern aus S2 bis S4:
  - die thorakolumbalen (sympathischen) Fasern ziehen zum Plexus hypogastricus inferior;
  - die sakralen (parasysmpathischen) Fasern bilden die Nn. splanchnici pelvici (Nn. erigentes) und ziehen ebenfalls zum Plexus hypogastricus inferior. Sie sind im Wesentlichen für die sensible und motorische Innervation der Harnblase zuständig;
  - der aus den Vorderwurzeln von S2, S3 und S4 stammende Plexus pudendus entsendet den Ast für den M. levator ani sowie den N. pudendus. Die Äste des N. pudendus sorgen für die sensible und motorische Innervation des Beckenbodens. Seine afferenten und efferenten Fasern bilden die Schaltkreise für die verschiedenen Reflexbögen des Beckenbodens.

Osteopathische Bedeutung

Da die neurovegetativen Fasern der Harnblase der thorakolumbalen und sakralen Region entspringen, ist dieser Wirbelsäulenabschnitt von großer Bedeutung für Behandlung von Dysfunktionen der Harnblase.

Tonusregulierung der Sphinkter

Der Tonus des quergestreiften und glatten Harnröhrensphinkters wird mithilfe zahlreicher Mechanorezeptoren und neuronaler Schaltkreise reguliert. Diese äußerst komplexen Systeme befinden sich in permanenter Anpassung, um den beiden Anforderungen an die Physiologie des Harnblasen-Sphinkter-Verbunds zu erfüllen: Sicherung der Kontinenz und Durchführung der Miktion.

Die Tonusregulierung der Sphinkter ist durch drei Hauptaspekte gekennzeichnet:

- **Grundtonus auf der Grundlage des Urethradrucks** (ca. 60 bis 90 cm H_2O Normwert). Dieser Tonus wird zu relativ gleichen Anteilen durch die quergestreiften und glatten Muskelfasern aufrechterhalten.
- **Langsame Anpassung des Grundtonus an den Miktionszyklus,** d. h. eine Steigerung des Urethradrucks während der Füllung und ein Abfallen während der Miktion. Dieser Anpassungsvorgang scheint auf medullärer und zerebraler Ebene abzulaufen. Er beginnt in den vesikalen Mechanorezeptoren, die mit zunehmender Füllung immer stärker stimuliert werden. Die durch die Dehnung der Harnblasenwand erzeugte Informatio-

nen werden über die Nn. pelvici an das sakrale Rückenmark geleitet. Nach einer Umschaltung in den thorakolumbalen (sympathischen) Zentren gelangen die Signale zu den hypogastrischen Nerven und lösen dort eine Entspannung des Detrusors sowie eine Kontraktion der glatten Muskelfasern der Harnröhre aus.

- **Schnelle Anpassung an plötzliche Druckschwankungen der Harnblase,** d. h. eine unmittelbare urethrale Drucksteigerung beim Husten oder Einhalten. Dies geschieht reflexartig oder willkürlich mithilfe schnell reagierender, also quergestreifter Muskelfasern:
  - *reflexartige Steuerung beim Husten:* normalerweise synchronisieren sich die Bauch- und Beckenbodenmuskeln reflexartig beim Husten;
  - *willkürliche Steuerung beim Einhalten:* eine willkürliche Kontraktion der quergestreiften Muskulatur erfordert den Einsatz der zerebralen Steuerungszentren und der Pyramidenbahn. Vor einer intravesikalen Druckerhöhung beim Einhalten kommt es durch eine vorzeitige Kontraktion der periurethralen und perinealen Muskulatur zu einer Erhöhung des Urethradrucks. So wird ein positiver urethrovesikaler Druckgradient aufrechterhalten. Gleichzeitig erfolgt eine Kontraktionshemmung für den Detrusor sowie eine Aktivierung der glatten Sphinktermuskulatur.

Zusätzlich zu den neuronalen Steuerungszentren spielt die fasziale und muskuläre Umgebung eine wichtige Anpassungsrolle bei der Füllung und Entleerung der Harnblase.

Die Harnblase verfügt über ventrale und dorso-laterale Verankerungsstrukturen:

- **ventrale Verankerung:** Sie besteht aus dem medialen Bündel des M. levator ani und aus Muskel-Bindegewebe, das an der unteren Hälfte der Vagina haftet. Unterstützt wird dieses aktiv-elastische System durch das Centrum tendineum perinei.
- **dorso-laterale Verankerung:** Dieses kräftigere, eher passive System besteht aus den Parametrien und den Ligg. sacrouterina.

Beim Einhalten muss der Blasenhals geschlossen bleiben, d. h. seine beiden Ränder müssen aneinanderhaften. Die vordere Verankerung zieht sich zusammen, während die hintere festbleibt:

- Dadurch erhöhen sich der urethrovesikale und der uterovaginale Winkel.
- Die Harnblase, und mit ihr das Trigonum und die Rückseite des Blasenhalses, werden nach anterior gezogen. Für eine wirksame Kontinenz darf der Blasenhals nicht tiefer als die Schambeinfuge sinken.

Der quergestreifte Sphinkter und die Beckenbodenmuskulatur bewirken gemeinsam einen Verschluss der Harnröhre, die durch die Verlagerung des Blasenhalses nach anterior und nach kranial in die Länge gezogen wird. Dies zusammen ergibt eine mechanische Kompression des Blasenhalses.

Ein mangelhafter Verschluss des Blasenhalses zeugt von einer Insuffizienz des glatten Sphinkters und führt zu einer sog. Vesikalisation der Harnröhre (➤ Abb. 8.14).

8.5.2 Miktion

Der Miktionsreflex geht einher mit einer Entspannung der Sphinkter und einer gleichzeitigen oder vorausgehenden Kontraktion des Detrusors.

Die afferenten und efferenten Signale dazu werden von den Nn. pelvici übermittelt. Beim Erwachsenen wird dieser Reflex, vor allem die Hemmung des quergestreiften Harnröhrensphinkters, durch den Hirnstamm gesteuert.

- Während der Miktion entspannt sich die vordere Verankerung, sodass der urethrovesikale und der uterovaginale Winkel sich auflösen. Der Blasengrund und der Zervix-Isthmus-Bereich der Gebärmutter verlagern sich leicht nach hinten unten und lehnen sich gegen die obere Hälfte der Vagina.
- Befindet sich die Gebärmutter in Anteflexion und Anteverison, verstärkt sich diese Haltung bei willkürlichem Pressen durch den abdominopelvinen Druck. Die Gebärmutter überträgt dadurch diesen Druck auf die Rückseite der Harnblase, die ihrerseits den Druck an die Vorderseite der Vagina weitergibt (➤ Abb. 8.15).

Im Falle einer uterinen Retroversion oder einer Fixierung der Aufhänge- und Stützsysteme der Beckenorgane, gerät diese harmonische Druckverteilung aus dem Gleichgewicht.

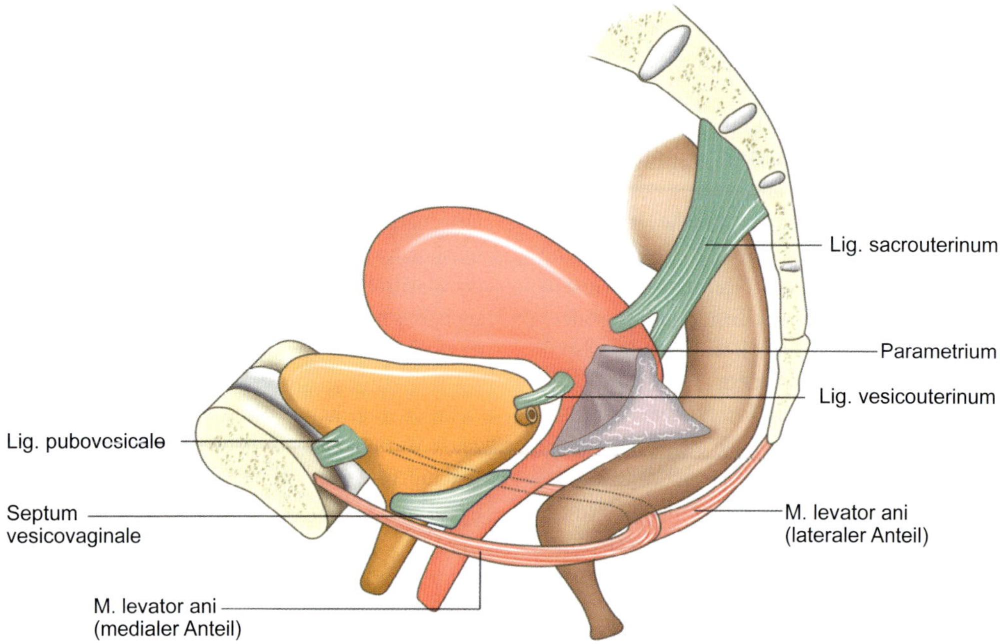

Abb. 8.14 Verschluss des Harnblasen-Harnröhren-Übergangs

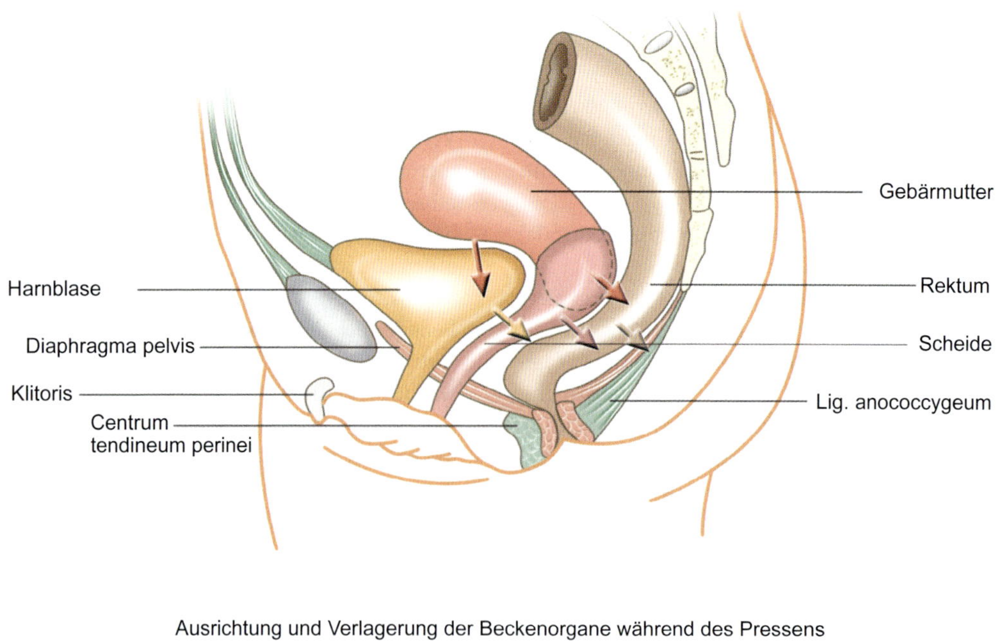

Abb. 8.15 Bewegung der Beckenorgane während des Pressens

All diese Beobachtungen lassen uns zu dem Schluss kommen, dass für eine funktionierende Physiologie der Harnblase folgende Kriterien erfüllt sein müssen:

- harmonische Druckverteilung zwischen Bauch und Harnröhre;
- ausreichender Sphinktertonus;
- elastisch-tonischer Beckenboden;
- normale Lagebeziehungen unter den Organen;
- intaktes Gefäßsystem;
- intaktes neuronales System.

Unsere Erfahrungen zeigen uns immer wieder, dass eine Manipulation der Harnblase sowohl eine unbestreitbare lokale, mechanische als auch eine reflexogene Wirkung hat.

Eine Dehnung der Blasenschleimhaut aktiviert die vesikalen, auf Spannung und Druck reagierenden Mechanorezeptoren. Dank unserer Manipulationen am Detrusor sowie an den quergestreiften und glatten Sphinktern erreichen wir gute Ergebnisse bei der Behandlung von Dysfunktion im Bereich der Harnblase und ihres Verschlusssystems.

8.5.3 Ätiologie der Fixierungen

Im Laufe des weiblichen Geschlechtslebens können bestimmte Ereignisse die Gewebestrukturen aus dem Gleichgewicht bringen. Dazu gehören beispielsweise Schwangerschaften mit ihren beträchtlichen mechanischen Beanspruchungen, aber auch die Menopause und der damit verbundene hormonelle Umbruch.

Aus mechanischer Sicht lassen sich zahlreiche Ursachen für Fixierungen oder Ptosen der Harnblase anführen:

- von kranial: das Gewicht von Dünndarm oder Magen kann die Harnblase nach kaudal verdrängen;
- von dorsal: je nach Position kann die Gebärmutter die Harnblase nach vorne schieben oder nach hinten ziehen;
- von ventral: eine Verkürzung der pubovesikalen Bänder kann eine Ausdehnung der Harnblase nach oben während der Füllung verhindern. Dadurch wird sie nach hinten unten gedrängt;
- von kaudal: eine Erschlaffung des Beckenbodens oder Fixierungen der Membrana obturatoria lassen die Harnblase und ihre Sphinkter nach unten sinken.

webestrukturen infolge der Fibrosierungen und Sklerosierungen, die sich nach Infektionen, Entbindungen oder chirurgischen Eingriffen einstellen. Diese Strukturen sind dann nicht mehr in der Lage, die Druckschwankungen zu dämpfen und physiologisch zu verteilen. Wodurch sie auch immer verursacht wird, letztendlich zählt die fehlerhafte Druckübertragung zwischen Bauch- und Beckenraum (➤ Abb. 9.1).

9.1.11 Störung der Aufhänge- und Stützsysteme

Sind die Aufhänge- und Stützsysteme der Harnblase betroffen, gelangt der glatte Harnröhrensphinkter mit seinen teilweise bogenförmigen Fasern in eine fehlerhafte Ausrichtung und verliert seine Funktionalität.

Hier tragen zwei Hauptursachen zur Inkontinenz bei:

- **Störung der vorderen Verankerung der Harnblase:** Die Vorderwände der Harnblase und Harnröhre sind durch Verklebungen oder Sklerosierungen fixiert, sodass die Harnblase beim Versuch, sich zu bewegen, an der Symphyse haften bleibt. Die Aufhängung des urethrovesikalen Übergangs verliert an Elastizität, die beiden Ränder des Blasenhalses lösen sich voneinander, der Blasenhals öffnet sich. Es kommt zu einer zervikourethralen Vesikalisation, entweder durch einen ungünstigen Druck durch den Hinterrand oder durch einen fixierten Vorderrand des Blasenhalses (➤ Abb. 9.2).

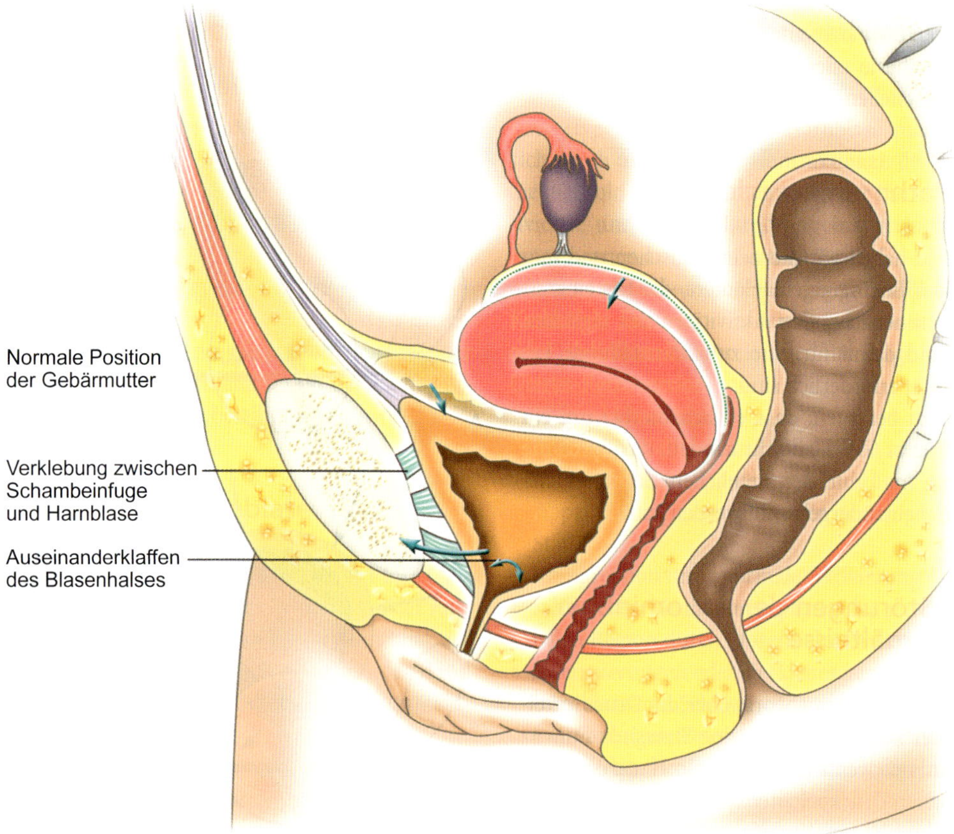

Abb. 9.2 Störung der vorderen Verankerung der Harnblase

- **Störung der hinteren Verankerung der Harnblase:** Das posterolaterale urogenitale Haltesystem (Ligg. sacrouterina, Parametrien) erschlafft, es entsteht Druck auf die Oberseite der Harnblase, die über die Blasenpfeiler und deren Erweiterung seitlich mit der Scheide verbunden ist. Bei Überdehnung oder Ruptur dieser Elemente kommt es zum Absinken zunächst des Blasenhalses (Zervikoptose), später dann der Harnblase (Zystoptose).

Der zervikourethrale Bereich verlässt den abdominalen Druckbehälter, wobei der Hinterrand des Blasenhalses sich zu weit versetzt. Die Drücke werden ungünstig auf die proximale Harnröhre übertragen (➤ Abb. 9.3).

Die Harnblase erhält dadurch zu viel Bewegungsspielraum und wird bei Anstrengung weit nach hinten unten gedrängt. Wenn der Blasenhals den abdominalen Druckbehälter verlässt, drückt die Blase gegen den Hals und den Sphinkter, der normalerweise nur bei dringendem Harndrang oder am Ende der Miktion in Aktion tritt, nicht aber im Ruhezustand.

In bestimmten Fällen können die vordere und die hintere Verankerung gleichzeitig betroffen sein, mit katastrophalen Auswirkungen auf die Kontinenz. Glücklicherweise kommt dies jedoch nicht so häufig vor.

Überraschenderweise erleichtert eine Stressinkontinenz nicht immer die Miktion; bestimmte Prolapse können durch das Auftreten eines Harnröhrenknicks das normale Abfließen des Urins behindern. Das prolabierte Organ setzt sich unter den urethrovesikalen Übergang oder auch unter die Harnröhre und leitet den Überdruck, den das Pressen erzeugt, an die proximale Harnröhre weiter.

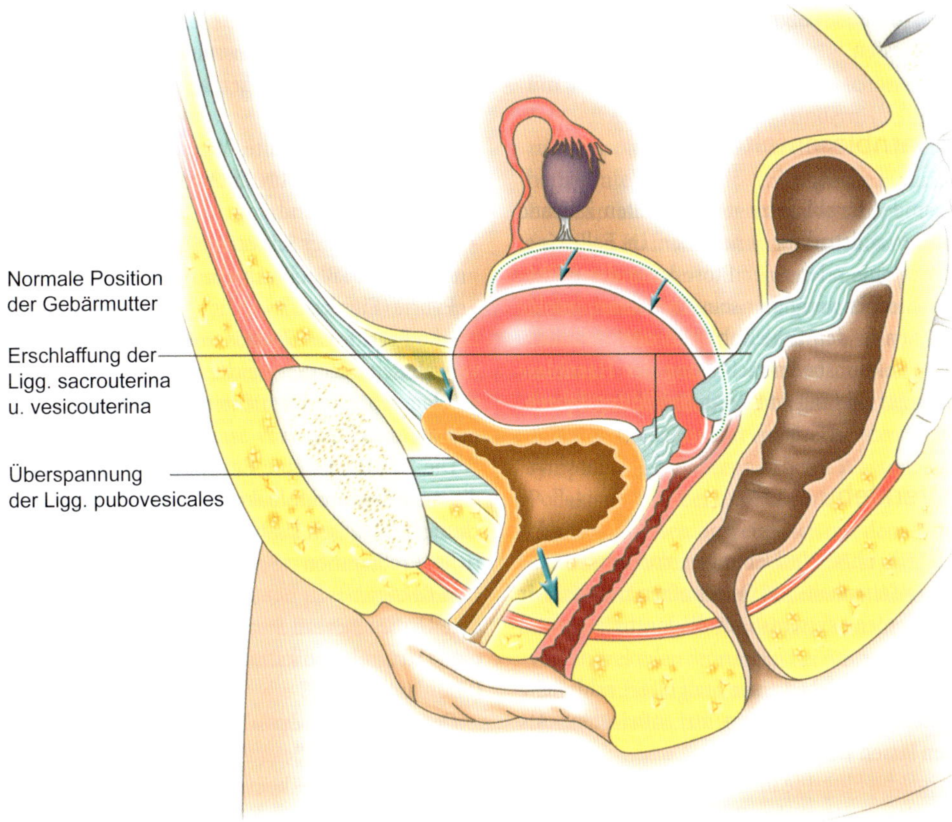

Abb. 9.3 Störung der hinteren Verankerung der Harnblase

Diese Ausdrücke wurden für die Bezeichnung der Motilitätsphasen gewählt, um Verwechslungen mit den Zwerchfellbewegungen (Inspiration und Exspiration) zu vermeiden.

Die Wahrnehmung der Motilität erfordert mehr Zeit und Konzentration als das diagnostische Listening. Die Motilität spiegelt den Gesundheitszustand eines Organs wider, die beiden Phasen sind im Idealfall symmetrisch. Eine Asymmetrie gibt uns Aufschluss über die zu untersuchenden Strukturen.

- Die Patientin befindet sich in Rückenlage, Beine ausgestreckt.
- Legen Sie den Handballen direkt oberhalb der Symphyse auf die Mittellinie, die Finger in Richtung Bauchnabel. Konzentrieren Sie Ihren Kontakt und Ihre Aufmerksamkeit auf diesen Bereich und untersuchen Sie die Motilität der Harnblase in der Inspir- und Expir-Phase.
- Normalerweise zeigt die Harnblase eine sagittal ausgerichtete Motilität. Seitliche Abweichungen stehen für Fixierungen.
- Wenn Sie Schwierigkeiten haben, die Motilität zu spüren, können Sie sich das Kreuzbein als Referenzpunkt zu Hilfe nehmen, um die Wahrnehmung zu verstärken:
  - Legen Sie eine Hand entspannt unter das Kreuzbein und schmiegen Sie die Handfläche gegen die Konvexität des Knochens, Daumen- und Kleinfingerballen auf Höhe der seitlichen unteren Kreuzbeinwinkel, die Finger in Richtung der Basis.
  - Achten Sie darauf, dass Sie gegen die Behandlungsbank lehnen und dass Ihr Unterarm aufliegt, um eine stabile Referenzhand zu haben.
  - Legen Sie die Handfläche der anderen Hand auf den Unterbauch, mit dem Handballen direkt oberhalb der Symphyse, und ertasten Sie die Konsistenz der Harnblase.
  - Visualisieren Sie das suprapubische Dreieck und untersuchen Sie die Bewegungen der Harnblase, des Kreuzbeins und vereinen Sie beide Wahrnehmungen.

11.2.1 Physiologische Bewegung

Inspir-Phase

- Auf der Sagittalebene sollte der Handballen oberhalb der Symphyse eingezogen werden, während die Finger sich im Bauchnabelbereich nach anterior bewegen. Gleichzeitig wird die Harnblase nach kaudal gezogen.
- Auf der Horizontalebene sollten Sie spüren, wie sich die Basis des Dreiecks abflacht.

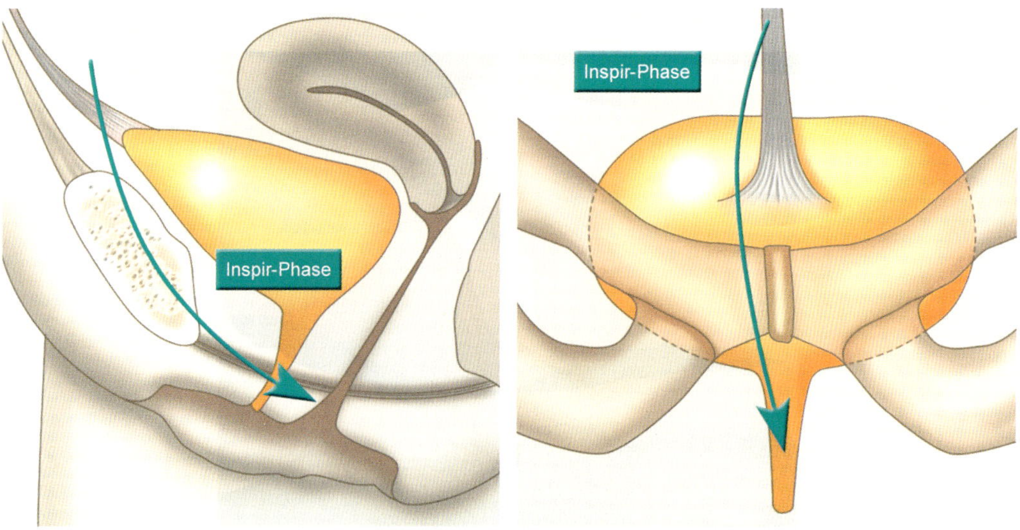

Abb. 11.2 Motilität der Harnblase

Expir-Phase

- Ihre Hand sollte spüren, wie das Blasendreieck leicht über die Symphyse aufsteigt und im Bauchnabelbereich eingezogen wird, während die Basis sich nach anterior bewegt.
- Wenn Sie diese Bewegungen spüren und sie im Gleichgewicht sind, ist die Harnblase frei von Fixierungen (➤ Abb. 11.2).

11.2.2 Einschränkungen der Motilität

Ist die Motilität eingeschränkt, entsteht eine asymmetrische Bewegung; Sie können den Eindruck haben, dass die Harnblase stärker nach unten sinkt als sie wieder nach oben kommt; oder umgekehrt, als ob sie vom Bauchnabel angezogen und sich weigern würde, nach unten zu sinken:

- Im ersten Fall besteht die Fixierung im unteren Teil des Hypogastriums, häufig im Zusammenhang mit einer Ptose der Harnblase; sie ist in Inspir-Dysfunktion.
- Im zweiten Fall könnte es sich um ligamentäre Fixierungen oberhalb der Harnblase handeln (Urachus, Ligg. umbilicales mediales, Lig. teres hepatis); sie ist in Expir-Dysfunktion.

11.3 Palpation

Wir haben bereits darauf hingewiesen, dass die Harnblase leichter im gefüllten Zustand zu palpieren ist. Dies löst bei den Patientinnen in den meisten Fällen allerdings einen Harndrang aus und führt zur Unterbrechung der Behandlung.

Deshalb ist es sinnvoller, die Harnblase in leerem Zustand zu palpieren. In diesem Fall liegt sie größtenteils hinter der Symphyse. Ihre Spitze, d.h. der kraniale Anteil ihrer Vorderseite, ragt jedoch über die Symphyse hinaus und lässt sich ertasten.

Oberhalb der Symphyse folgt die Projektion der Harnblase einem kleinen Dreieck, direkt hinter der Bauchwand gelegen. Die Harnblase hat, unabhängig vom Füllungszustand, konstante Lagebeziehungen mit der Bauchwand.

Die Patientin befindet sich in Rückenlage, Beine ausgestreckt:

- Ertasten Sie den oberen Rand der Schambeinfuge, anschließend den mittleren Rand des Psoasmuskels, der das Hypogastrium seitlich begrenzt.
- Legen Sie nun die beiden Hände übereinander und ertasten Sie den kleinen dreieckigen Bereich oberhalb der Symphyse, der weniger als ein Drittel der Länge zwischen Schambein und Bauchnabel ausmacht.
- Üben Sie sanften Druck auf die Bauchdecke aus und lassen Sie die verschiedenen Gewebeschichten gegen die darunterliegenden Organe gleiten. Achtung: Je stärker Sie drücken, desto weniger werden Sie die verschiedenen Gewebe spüren.
- Wenn Sie die Bauchdecke gegen die Gewebeschichten verschieben, können Sie spüren, dass die Harnblase im Vergleich zum Dünndarm eine gummiartigere Konsistenz aufweist. Die vom Omentum majus bedeckten, weniger harten Dünndarmschlingen lassen sich dagegen leichter eindrücken.
- Ertasten Sie, welche Bereiche dem Dünndarm und welche der Harnblase entsprechen.
- Auf diese Art und Weise können Sie die Harnblase, ihre Tiefe, Form und Begrenzungen ertasten (➤ Abb. 11.3).

11.4 Untersuchung der allgemeinen Mobilität

Die Mobilität der Harnblase lässt sich zunächst im Verhältnis zu den Zwerchfellbewegungen untersuchen.

Wir erinnern daran, dass die Harnblase von der Aponeurosis umbilico-praevesicalis getragen wird, die wie eine Hängematte für das Organ fungiert. Dadurch wird sie während der Zwerchfellatmung in einem kreisförmigen Segment bewegt, als ob sie in der Hängematte gleiten würde:

- Bei der Einatmung gleitet sie nach hinten unten,
- bei der Ausatmung gleitet sie nach vorne oben.

Wenn sich das Aufhängesystem der Hängematte in perfektem Gleichgewicht befindet, gleitet die Harnblase auf einer rein sagittalen Ebene. Bestehen asym-

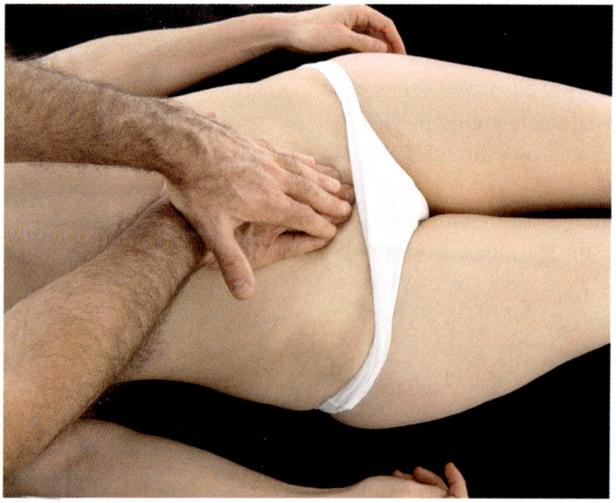

Abb. 11.3 Palpation der Harnblase in Rückenlage

metrische Spannungen, ist die Bewegung unausgeglichen.

Anmerkung: Urachus, Aa. umbilicales bzw. Ligg. umbilicales mediales und Lig. teres hepatis sind im Bauchnabelring mechanisch miteinander verbunden.

Die Mobilitätstests bestehen darin, die Harnblase anzuheben und in den verschiedenen Ebenen zu mobilisieren. Dabei werden die Beweglichkeit und die Elastizität des Haltesystems beurteilt. Die Tests ergänzen die Befragung.

- Die Patientin sitzt mit leicht gespreizten Beinen, um die geraden Bauchmuskeln zu entspannen. In dieser Position spannt die Harnblase mit ihrem gesamten Gewicht ihr Aufhängesystem.
- Legen Sie Ihre Hände auf den suprapubischen Anteil der Harnblase, indem Sie sie auf dem Oberrand der Symphyse positionieren.

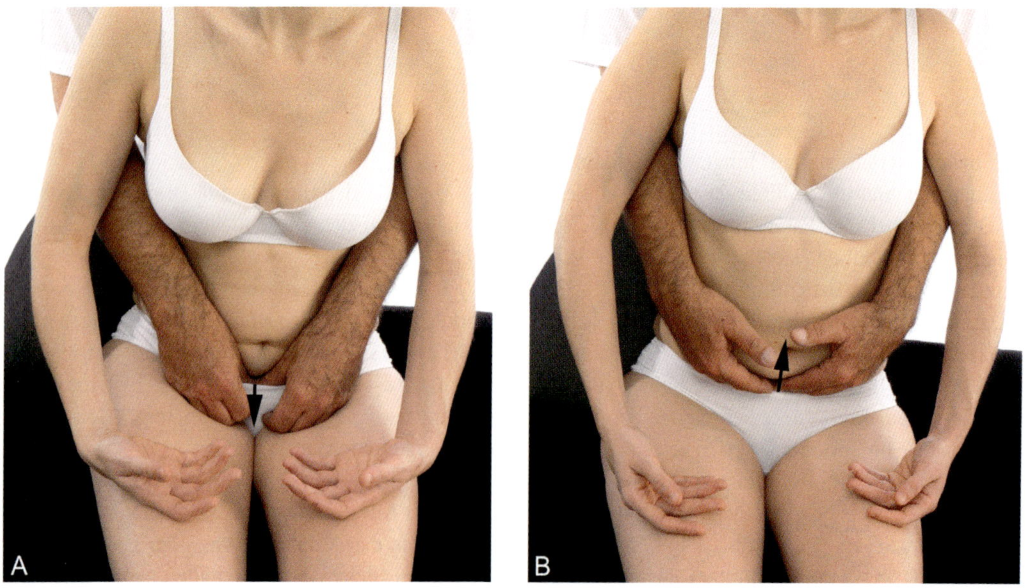

Abb. 11.4 Aggravation/Entlastung der Harnblase

- Testen Sie:
  - die sagittale Beweglichkeit der Harnblase, indem Sie Ihre Finger nach hinten drücken;
  - die vertikale Beweglichkeit der Harnblase, indem Sie sie anheben und Ihre Finger nach oben drücken;
  - die laterale Beweglichkeit der Harnblase, indem Sie Ihre Finger nach rechts und nach links drücken;
- Zur Bestätigung einer Ptose kann ein Aggravations-/Entlastungstest durchgeführt werden:
  - Aggravation: Zur Verstärkung einer Ptose schieben Sie die Harnblase in dieser Position weiter nach unten. Dies löst ein Schweregefühl im tiefen Beckenraum und einen Harndrang aus;
  - Entlastung: Im Falle einer deutlichen Ptose bringt die entgegengesetzte Bewegung, also ein Anheben der Harnblase nach oben, der Patientin ein Gefühl der Erleichterung.

Die Mobilitätstests der Harnblase sind unbedingt durch die Tests für das Steißbein zu ergänzen, die später beschrieben werden. Wir erinnern daran, dass das Steißbein bei sämtlichen Dysfunktionen im urogenitalen Bereich grundsätzlich zu untersuchen ist (➤ Abb. 11.4).

KAPITEL

12 Manuelle Behandlung

Wie immer bei der osteopathischen Arbeit geht es auch im Beckenbereich darum, den eingeschränkten Elementen ihre Bewegungsfreiheit zurückzugeben. Unsere Techniken zielen darauf ab, die Gewebestrukturen zu normalisieren und ihre normale Physiologie wiederherzustellen.

Indem wir die Übertragung und Verteilung der Druckverhältnisse zwischen Bauch- und Beckenraum verbessern, begünstigen wir die arterielle, venöse und lymphatische Zirkulation und erzielen dadurch eine Wirkung auf lokale und zentrale Hormonfunktionen.

Dank unserer Techniken, die auf das lokale, regionale und zentrale Nervensystem einwirken, nehmen wir positiven Einfluss auf das Sphinktersystem und den Tonus der parietalen Elemente.

12.1 Behandlung des Stabilisierungssystems der Harnblase

Die verschiedenen Systeme, die zur Stabilisierung der Harnblase beitragen, können Einschränkungen ihrer Elastizität, Mobilität oder Motilität aufweisen. Diese Einschränkungen können nur teilweise bestehen, im Extremfall aber zum kompletten Stillstand der Organbewegungen führen.

Ein Organ fühlt sich nur dann wohl in seiner Umgebung, wenn die Spannungen seines Haltesystems vollkommen ausgeglichen sind. Der Verlust seines Gelenkspiels oder der Integrität seines Haltesystems wirkt sich auf das gesamte viszerale System aus.

12.1.1 Urachus oder Lig. umbilicale medianum

Ebenso wie die Ligg. umbilicales mediales spielt der Urachus eine Rolle bei der vertikalen Stabilisierung; diese Elemente begrenzen während der Füllung spontane Bewegungen der Harnblase auf der Sagittalebene und verhindern, dass die Blase, die an ihnen „aufgehängt" ist, nach hinten unten sinkt.

Der Urachus trägt zur Dämpfung der Druckkräfte bei, die von kranial an die Harnblase herangeführt werden.

Verliert er seine Elastizität (z. B. durch Mikrorupturen, lokale Entzündungen, Verklebungen), wirken die absteigenden thorakoabdominalen Kräfte ungebremst auf die gesamte Vorderwand der Blase. Dies führt zur Dysurie und bereitet den Weg für eine spätere Instabilität der Harnblase und eine eventuelle Inkontinenz.

Im Falle einer Fixierung des Urachus wird die abdominale Hand des Therapeuten beim lokalen Listening nach kranial und sehr leicht nach anterior gezogen.

Fixierungen der Ligg. umbilicales mediales oder des Urachus treten vor allem als Folgen von chirurgischen Eingriffen im Bauch- oder Beckenbereich in Erscheinung. Wenn bei bestimmten operativen Schnitten diese Bänder durchtrennt werden, kommt es durch die Nähte und Vernarbungen zu Veränderungen der Spannungsverhältnisse.

Test

- Die Patientin befindet sich in Rückenlage, mit ausgestreckten Beinen.
- Nachdem Sie die Harnblase ertastet haben, setzen Sie die Palpation in Richtung Bauchnabel fort.
- Ertasten Sie zunächst den Urachus entlang der Linea alba (er fühlt sich an wie ein dünner Strang von 2 mm Durchmessern); er ist vollkommen rund, im Gegensatz zur Linea alba, die aus flachen Faszienfasern besteht, die die Bauchmuskeln umhüllen.
- Sollte die Palpation des Urachus Schwierigkeiten bereiten, können Sie ihn unter Spannung setzen,

um ihn deutlicher zu spüren. Platzieren Sie dazu Ihre Finger direkt unterhalb des Bauchnabels und üben Sie eine Traktion nach kranial aus.

- Vermeiden Sie, die Finger direkt in den Bauchnabel zu legen, dies ist unangenehm und bringt keinen Nutzen.
- Nachdem Sie die Konsistenz des Urachus ertastet haben, suchen Sie nach Stellen verminderter Elastizität. Diese zeigen sich als kleine eiförmige Zonen, die an ein Reiskorn erinnern (➤ Abb. 12.1).

Behandlung

- Die Patientin sitzt auf der Behandlungsbank.
- Sie stehen hinter ihr und geben ihr Halt mit Ihrem Oberkörper.
- Bitten Sie die Patientin, nicht ihre Hände auf die Knie, sondern vorzugsweise ihre Unterarme in Supination auf die Oberschenkel abzulegen, damit sie sich nicht reflexartig festklammert, wenn Sie sie nach hinten lehnen!
- Erster Schritt: globale Dehnung des Urachus. Platzieren Sie dazu zwei Finger unterhalb des Bauchnabels übereinander und führen Sie eine Traktion nach kranial aus, um den Urachus unter Spannung zu setzen und seine Elastizität wiederherzustellen. Vervollständigen Sie die Dehnung, indem Sie die Patientin auffordern, sich weiter gegen Sie nach hinten zu lehnen und den unteren Rücken zu strecken.
- Zweiter Schritt: spezifische Bearbeitung fixierter Bereiche im Verlauf des Urachus. Versuchen Sie, die Fibrosierungen zu lösen, ohne das Gewebe anzugreifen. Platzieren Sie dazu Ihre Finger auf den betroffenen Bereich und setzen Sie ihn (durch eine Traktion nach kranial wie bei der vorigen Dehnung) unter Vorspannung, um ein Punctum fixum zu kreieren. Bitten Sie die Patientin nun, sich wie vorher nach hinten zu lehnen.
- Folgen Sie dem Listening und kombinieren Sie die Streckung der Wirbelsäule mit Rotations- oder Inklinationsbewegungen des Rumpfes.

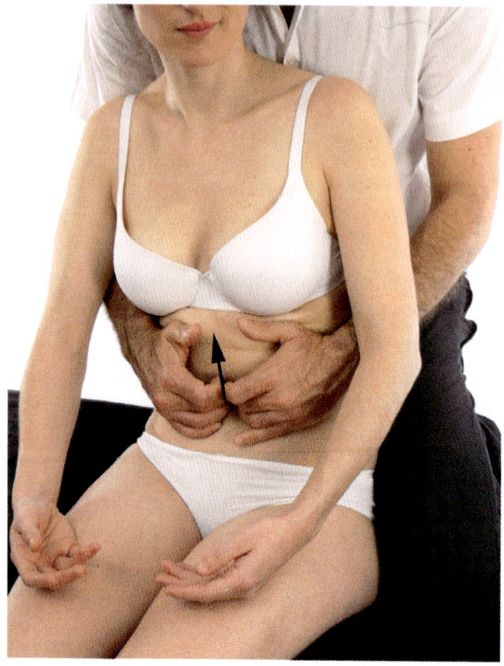

Abb. 12.2 Behandlung des Urachus

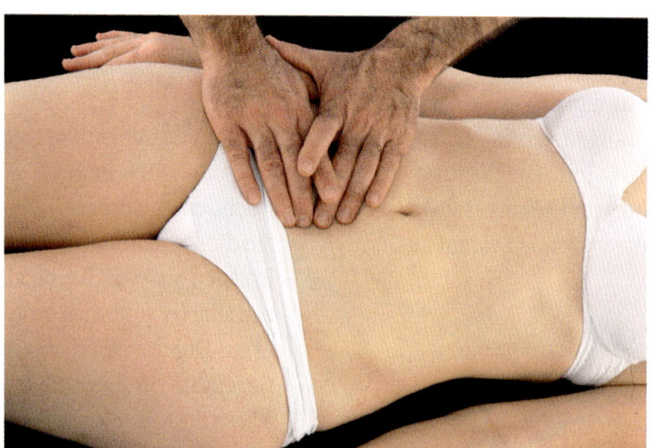

Abb. 12.1 Test des Urachus

- In den meisten Fällen reichen zwei oder drei Bewegungen aus, um das gewünschte Ergebnis zu erreichen (➤ Abb. 12.2).

12.1.2 Ligg. umbilicales mediales

Ertasten

Die Ligg. umbilicales mediales sind ein bisschen schwieriger zu ertasten als der Urachus, denn sie befinden sich im unteren Anteil der geraden Bauchmuskeln.

Sie finden sie seitlich vom Urachus unter Zuhilfenahme eines leicht zu ertastenden Punkts, des Tuberculum pubicum (Schambeinhügel). Das Tuberculum finden Sie, indem Sie dem Leistenband bis zu seinem dortigen (medialen) Ansatz folgen. Die Ligg. umbilicales mediales verlaufen relativ genau auf einer Linie zwischen dem Bauchnabel und dem Schambeinhügel.

Test

- Die Patientin befindet sich in Rückenlage, mit ausgestreckten Beinen.
- Um die Elastizität der Ligg. umbilicales mediales zu testen, platzieren Sie den Daumen oder zwei Finger einer Hand auf dem kaudalen Ansatz der Bänder und üben Sie mit der anderen Hand eine Traktion nach kranial aus. Benutzen Sie den Bauchnabelring, um die Bänder unter Spannung zu setzen. Achten Sie darauf, immer beide Bänder im Seitenvergleich zu testen.
- Wenn die Bänder in gutem Zustand sind, lassen sie sich bis zu einem gewissen Grad dehnen. Sollte dies nicht der Fall sein, suchen Sie, wie zuvor beim Urachus, nach kleinen verdichteten oder verknoteten Bereichen (➤ Abb. 12.3).

Behandlung

- Die Patientin sitzt in der gleichen Position wie bei der Behandlung des Urachus. Ihre Finger treffen sich am kranialen Ansatz des zu behandelnden Bandes, direkt unterhalb des Bauchnabels.
- Führen Sie nun am Bauchnabel eine Traktion in Richtung der gegenüberliegenden Schulter aus. Kombinieren Sie diese Bewegung mit einer Aufrichtung, einer leichten Seitneigung und Rotation des Rumpfes zur Gegenseite. Beispiel für das rechte Lig. umbilicale mediale:
  - Traktion am Bauchnabel in Richtung der linken Schulter;
  - Seitneigung der Patientin nach links;
  - Rotation der Patientin nach links (➤ Abb. 12.4).

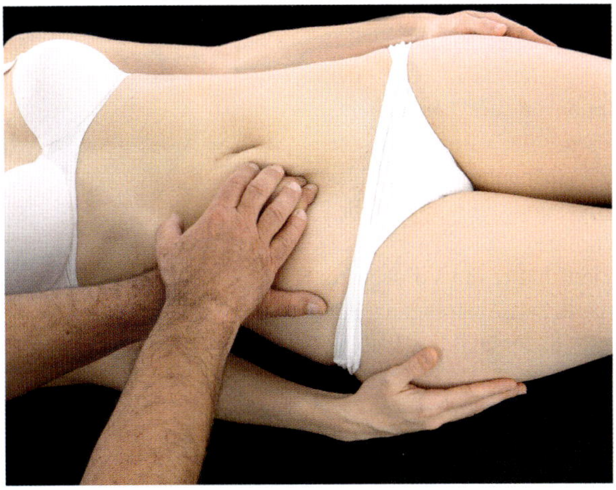

Abb. 12.3 Test der Ligg. umbilicales mediales

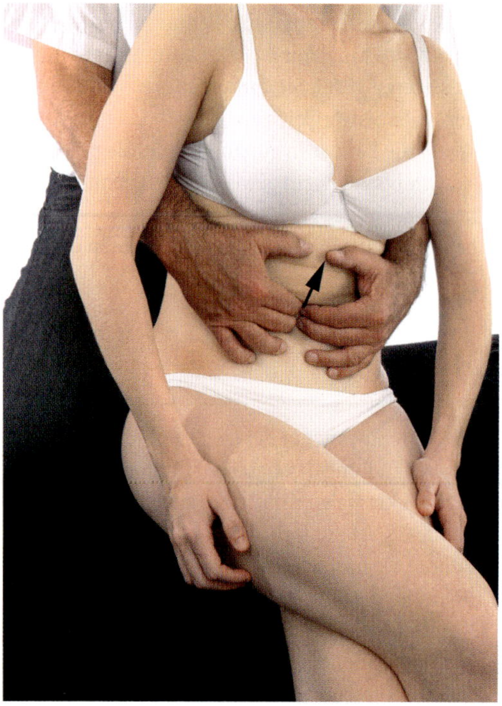

Abb. 12.4 Behandlung der Ligg. umbilicales mediales

12.1.3 Ligg. pubovesicales

Es gibt zahlreiche Ursachen für eine Fixierung der Ligg. pubovesicales. Dazu zählen:

- Entbindungstrauma;
- rezidivierende Entzündungen der Harnblase oder der Harnröhre;
- Vernarbungen;
- Fixierungen der Schambeinfuge;
- Fixierungen der unteren Extremitäten.

Fixierungen der Ligg. pubovesicales können eine Stressinkontinenz auslösen. Sie vermindern die Elastizität der vorderen Aufhängung des Harnblasen-Harnröhren-Übergangs und führen zu einer „Vesikalisation“ der Harnröhre.

Sind diese Bänder fixiert, haftet die Vorderseite der Harnblase bei körperlicher Anstrengung am Schambein und gerät unter Spannung. Der Blasenhals öffnet sich und lässt den Harn durchlaufen, da der Vorderrand des Halses am Schambein haftet, während der Hinterrand nach hinten unten sinkt.

Eine osteopathische Behandlung zur Normalisierung der vorderen Aufhängung der Harnblase führt zu einer deutlichen, dauerhaften Linderung dieser Art von Inkontinenz.

Test

- Der Test kann wahlweise in Rückenlage mit gebeugten Knien (Therapeut am Kopfende) oder im Sitzen (Therapeut stehend hinter der Patientin) durchgeführt werden.
- Um die Ligg. pubovesicales zu testen, legen Sie Ihre Finger hinter die Schambeinfuge.
- Platzieren Sie dazu beide Hände übereinander auf die Linea alba, die Finger in Richtung der Symphyse. Nehmen Sie ein wenig Hautreserve und schieben Sie Ihre Finger nach kaudal.
- Sobald die Finger die Symphyse berühren, bringen Sie die Patientin in eine leichte Rumpfbeugung, um die Finger hinter die Schambeinäste zu schieben. Nähern Sie sich dazu der Symphyse von lateral nach medial.
- Nachdem Sie die Finger hinter die Symphyse gebracht haben, schieben Sie sie noch weiter nach kaudal. Das Ziel besteht darin, mit den Fingern entlang der Symphyse nach kaudal vorzudringen, ohne Schmerzen auszulösen. Die Finger legen dazu einen bajonettförmigen, d. h. einen versetzten Weg zurück.

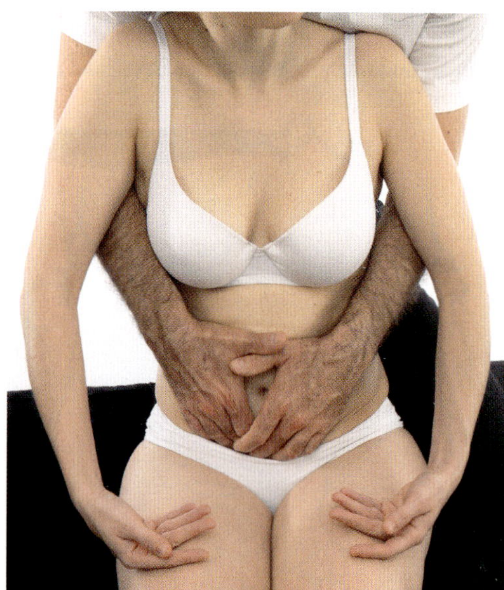

Abb. 12.5 Test der Ligg. pubovesicales im Sitzen (Variante 1)

- Zugegebenermaßen sind die Ligg. pubovesicales bei dieser retrosymphysären Technik in den meisten Fällen nur schwer zugänglich (außer bei besonders laxen Personen). Die Bänder setzen am Blasenhals an und reichen daher weit in die Tiefe. Doch erreichen auch scheinbar oberflächliche Behandlungen bereits ihre Wirkung. Im Falle einer Fixierung verdeutlicht der Gewebswiderstand beim Vordringen der Finger nach kaudal recht deutlich den Spannungszustand der Bänder.
- Wir erinnern daran, dass die Ligg. pubovesicales dank ihrer gemeinsamen Fasern mit dem Detrusor kontraktile Eigenschaften besitzen. Anormale Spannungen dieser Bänder können daher einen Spasmus der Harnblase begünstigen.
- Um beispielsweise die Dehnbarkeit des rechten Lig. pubovesicale zu testen, üben Sie einen Schub gegen die Harnblase nach dorsal und gleichzeitig nach links aus.
- Um das linke zu testen, bringen Sie die Blase entsprechend nach dorsal und nach rechts (> Abb. 12.5 und > Abb. 12.6).

Behandlung

Im Sitzen

- Die Behandlung erfolgt vorzugsweise im Sitzen, die Patientin sitzt entspannt mit leicht gespreizten Beinen. Diese Position bietet zwei Vorteile:
  - Die Schwerkraft wirkt auf die gesamte Organmasse, sodass Sie das Verhalten der Harnblase unter Belastung beurteilen können. Die meisten Stressinkontinenzen zeigen sich entweder bei körperlicher Anstrengung oder bei Erhöhung des Bauchdrucks.
  - Durch die Rumpfbeugung und die daraus resultierende Entspannung der Bauchmuskeln können Ihre Finger bedeutend weiter nach kaudal vordringen als in liegender Position.
- Die Behandlung erfolgt in zwei Schritten:
  - **Erster Schritt:** Ihre Hände liegen paramedian übereinander, in Richtung des fixierten Anteils des zu behandelnden Bandes. Bringen Sie Ihre Finger hinter die Symphyse und nehmen Sie Kontakt mit der Harnblase auf. Mobilisieren Sie die Blase sanft nach medial und nach dorsal, um das Band in Vorspannung zu setzen. Bitten Sie nun die Patientin, das homolaterale Bein des betroffenen Bandes über das andere Bein zu legen. Dadurch fixieren Sie das Schambein, an dem das Lig. pubovesicale ansetzt, das Sie dehnen wollen. Beispiel: Um das rechte Lig. pubovesicale zu bearbeiten, legt die Patientin ihr rechtes Bein über das linke.
  - **Zweiter Schritt:** Bringen Sie den Rumpf der Patientin nach hinten und kombinieren Sie diese Bewegung mit einer Streckung der Hüften, einer homolateralen Rotation und einer kontralateralen Seitneigung des Rumpfes. Suchen Sie dabei für jeden Parameter die Gewe-

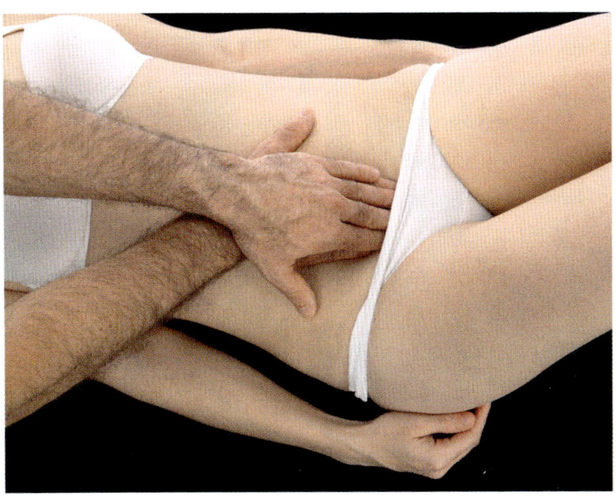

Abb. 12.6 Test der Ligg. pubovesicales in Rückenlage (Variante 2)

bebarriere, wenn Sie das Band unter Spannung setzen. Beachten Sie, dass diese kraftvolle Technik einen Harndrang auslösen kann, der jedoch nach Beenden der Technik wieder erlischt.
- Wiederholen Sie diese Technik drei bis vier Mal und testen Sie anschließend erneut (➤ Abb. 12.7).

In Rückenlage

Diese Position ermöglicht ebenfalls ein tiefes Vordringen in die Region hinter der Symphyse. Wir empfehlen sie bei korpulenteren Patientinnen oder solchen mit abdominalen Ptosen, die einen retrosymphysären Zugang erschweren. Die Grundsätze zur Dehnung bleiben unverändert.

Beispiel: rechtes Lig. pubovesicale:
- Stellen Sie sich rechts von der Behandlungsbank und nehmen Sie mit dem kaudalen Arm die gebeugten Beine der Patientin wie in einer Wiege. Legen Sie die Fingerbeeren der kranialen Hand gegen den Oberrand der Schambeinfuge. Vergessen Sie auch hier nicht, eine Hautreserve zu nehmen, und üben Sie sanften Druck auf die Bauchdecke nach dorsal aus.
- Durch eine Hüftbeugung bringen Sie das Becken in Aufrichtung und können mit Ihren Fingern hinter die Symphyse vordringen.
- Schieben Sie die Harnblase in Richtung der Bank und visieren sie dabei das gegenüberliegende Iliosakralgelenk.
- Halten Sie die Harnblase in dieser Position und bringen Sie die Hüften in Richtung Streckung und das Becken in entgegengesetzte Drehung, bis Sie die Spannung am Lig. pubovesicale spüren.

Der Schambeinast dient hier als Punctum mobile. Wiederholen Sie diese Technik drei bis vier Mal und positionieren Sie Ihre Finger dabei jedes Mal so präzise wie möglich.

Anmerkung: Sollten Sie Schwierigkeiten haben, beide Knie der Patientin zu halten, können Sie diese Technik durchführen, indem Sie nur eine Hüfte in Flexion und Abduktion mobilisieren (➤ Abb. 12.8).

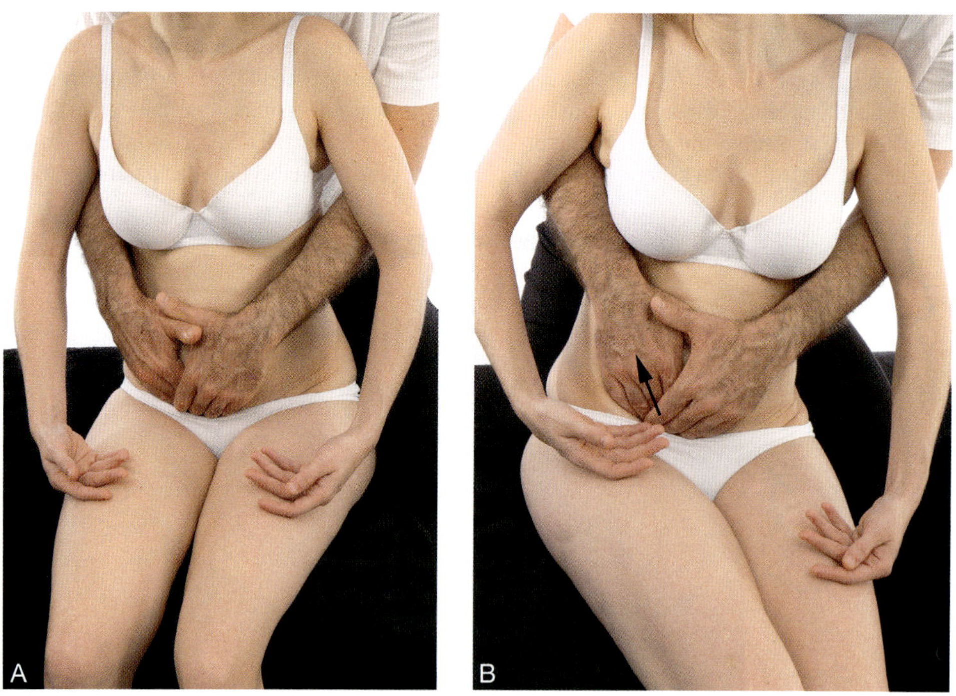

Abb. 12.7 Behandlung der Ligg. pubovesicales im Sitzen (Variante 1)

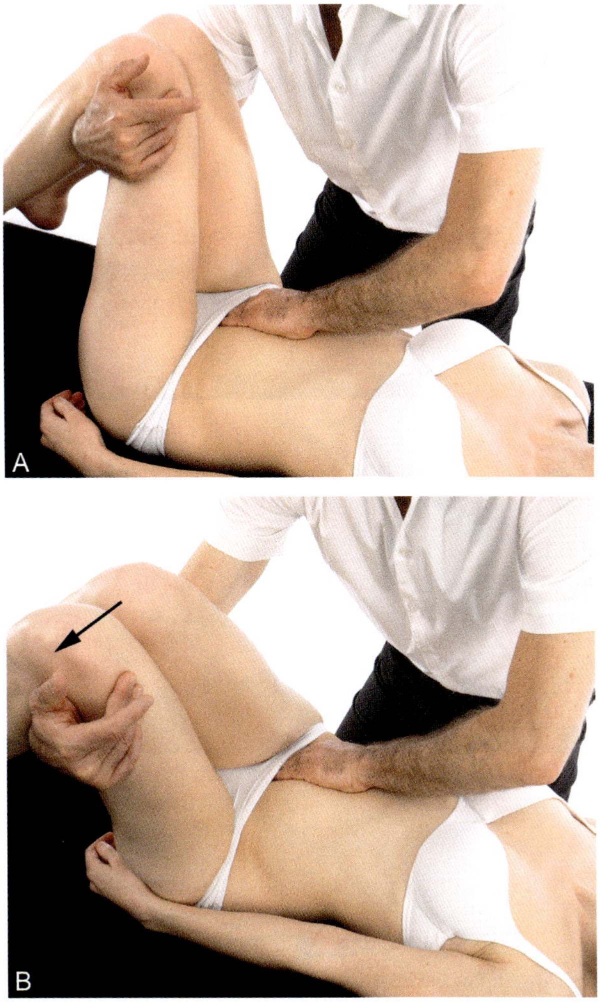

Abb. 12.8 Behandlung der Ligg. pubovesicales in Rückenlage (Variante 2)

Seitenlage

Die Seitenlage ermöglicht einen tiefen Zugang zur Vorderseite der Harnblase hinter der Symphyse und dadurch eine wirksame Dehnung der Ligg. pubovesicales.

- Die Patientin liegt auf der nicht betroffenen Seite, die Hüfte in Flexion und Abduktion.
- Sie stehen hinter der Patientin und kontrollieren ihr Becken mit Ihrem Brustkorb und den proximalen Oberschenkel mit ihren Händen, die sich gegenüberliegen.
- Legen Sie die Zeige- und Mittelfinger beider Hände übereinander und finden den Zugang hinter der Symphyse zur Vorderseite der Harnblase.
- Bitten Sie nun die Patientin, ihr Knie nach vorne zu holen und auf der Bank abzulegen, und begleiten Sie dabei die Bewegung des Beckens mit Ihrem Brustkorb.
- Beenden Sie die Bewegung, indem Sie das Becken in Richtung der Bank einrollen. Dabei spüren Sie vor allem am Ende der Bewegung, wie Ihre Finger in die Tiefe vordringen und die Harnblase unter Ihren Fingern zurückweicht.
- Wiederholen Sie die Bewegung drei Mal.
- Führen Sie diese Technik auf beiden Seiten aus (> Abb. 12.9).

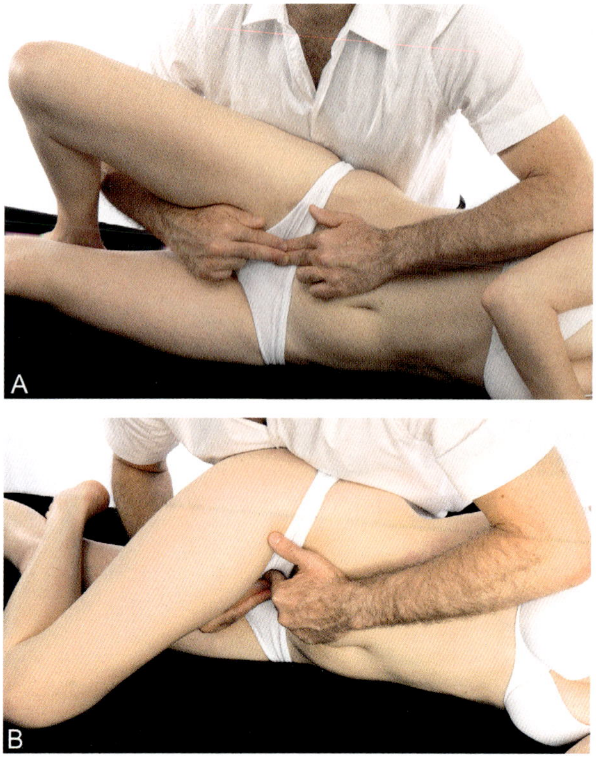

Abb. 12.9 Behandlung der Ligg. pubovesicales in Seitenlage (Variante 3)

12.1.4 Symphysis pubica oder Schambeinfuge

Die Schambeinfuge besteht aus einem Faserknorpel , der je nach Belastung durch die ansetzenden Muskeln (gerade Bauchmuskeln, Adduktoren, Pyramidenmuskel) unter unterschiedlich hohem Druck steht. Bei zu starker Belastung dieses Gelenks kommt es zu einer maximalen Kompression und einem Anschwellen des Faserknorpels. Dies wiederum führt zu einer chronischen Reizung diverser Strukturen:

- einerseits der Sehnenansätze der geraden Bauchmuskeln, der Adduktoren und des Pyramidenmuskels mit der Folge von Pubalgien;
- andererseits der Ligg. pubovesicales, die gemeinsame Fasern mit dem Detrusor besitzen.

Der Tonus des Detrusors und der intravesikale Druck steigen an und führen zu falschem Harndrang.

Die Symphyse muss unbedingt frei von Dysfunktionen sein, da jede Fixierung dieses Gelenks die physiologischen Bewegungen der Harnblase in der Sagittalebene behindert.

Dysfunktionen der Symphyse kommen häufig vor. In den meisten Fällen werden sie durch ein Trauma an der unteren Extremität (z. B. Fehltritt) verursacht, das durch eine aufsteigende Läsionskette vertikale Scherkräfte auf die Symphyse überträgt und zu einem Hochstand eines Schambeinastes führt.

Bei der Frau können Fixierungen der Symphyse auch als Folge von komplizierten oder langen Entbindungen mit Verletzungen der interossären oder anterioren Bänder auftreten.

Mobilitätstest der Symphyse

Für die Symphyse gibt es eine Vielzahl von Tests. Positionelle Tests werden häufig durch eine unterschiedliche Ausprägung der beiden Schambeinäste verfälscht, daher favorisieren wir einen Test, der die

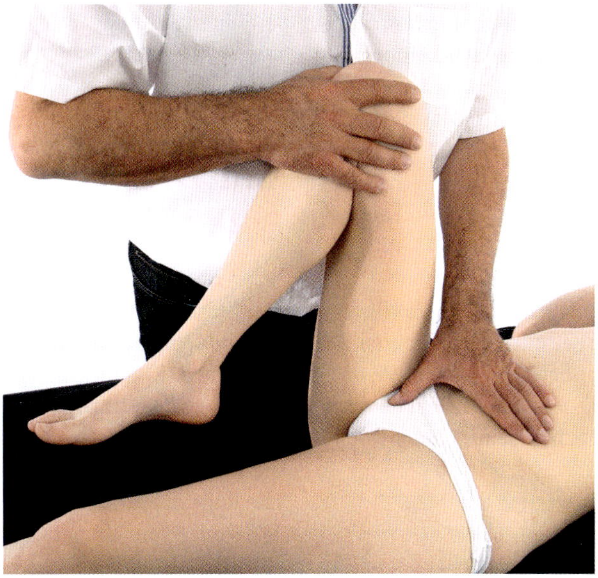

Abb. 12.10 Test der Symphyse

komplexe Mobilität des Gelenks überprüft. Man beachte, dass wir vorzugsweise von Mobilität im Gegensatz zu Fehlstellung sprechen; diejenigen, die an Dissektionen teilgenommen haben, wissen, dass die Symphyse, außer nach schweren Traumata, keine Fehlstellungen entwickelt.

- Die Patientin befindet sich in Rückenlage, das Bein der zu testenden Seite ist gebeugt; Sie stehen auf derselben Seite.
- Platzieren Sie den Daumen so auf dem oberen Schambeinast, dass das Endglied auf dem Gelenkspalt liegt. Mobilisieren Sie die Symphyse passiv mithilfe von Flexions-, Rotations- und Abduktionsbewegungen im Hüftgelenk (➤ Abb. 12.10).

Ist das Gelenk frei von Fixierungen, erhalten Sie folgende Reaktionen:

- Bei einer Adduktion-Innenrotation der Hüfte sollten Sie spüren, wie der obere Schambeinast auf Ihrer Seite zurückweicht und Ihr Daumen sich der Bank nähert.
- Bei einer Abduktion-Außenrotation der Hüfte sollten Sie spüren, wie sich der obere Schambeinast auf Ihrer Seite hebt und Ihren Daumen wegdrückt.

Behandlung

Es gibt zahlreiche Techniken zur Normalisierung der Symphyse:

- Manchen, eher spezifische Techniken benutzen die Kraft bestimmter Muskeln oder einen Thrust an der unteren Extremität, mit einem Gegendruck durch einen Fuß am Schambein.
- Andere Techniken sind allgemeiner und sollen dazu dienen, das Gelenk zu „dekomprimieren". Dabei vollzieht der Patient nacheinander isometrische Kontraktionen der Hüftabduktoren und -adduktoren, indem er, bei gebeugten Hüften die Knie gegen Widerstand auseinander- und wieder zusammendrückt.

Diese Techniken haben uns nie wirklich zufrieden gestellt.

Behandlung in Seitenlage

Diese Technik ist kraftvoll, präzise und dennoch angenehm für die Patientin.

- Die Patientin liegt auf der nicht betroffenen Seite, die Hüfte in Flexion und Abduktion.
- Sie stehen hinter der Patientin und kontrollieren ihr Becken mit Ihrem Brustkorb.

- Legen Sie Ihre Zeige- und Mittelfinger übereinander auf die Vorderseite des oberen Schambeinastes, der sich auf derselben Ebene wie die Behandlungsbank befindet. Vermeiden Sie dabei sorgfältig den Bereich der Vulva.
- Bitten Sie nun die Patientin, ihr Knie nach vorne zu holen und auf der Bank abzulegen und begleiten Sie dabei die Bewegung des Beckens mit Ihrem Brustkorb.
- Beenden Sie die Bewegung, indem Sie das Becken in Richtung der Bank einrollen. Dabei spüren Sie vor allem am Ende der Bewegung, wie die Symphyse unter Spannung gerät. Es entsteht der Eindruck, dass der obere Schambeinast unter Ihren Fingern zurückweicht.
- Wiederholen Sie die Bewegung drei Mal.
- Führen Sie diese Technik auf beiden Seiten aus (➤ Abb. 12.11).

12.2 Behandlung des Stützsystems der Harnblase

Das Stützsystem der Harnblase wird durch den **Beckenboden** und die **Obturatormembranen** gebildet; dieser Komplex ist sicherlich das wirksamste System zur Abstützung der Harnblase. Die Faszien und Muskeln, aus denen es sich zusammensetzt und auf denen die Harnblase ruht, spielen eine wesentliche Rolle dabei. Sind sie eingeschränkt, kann es zu Fixierungen des Organs kommen.

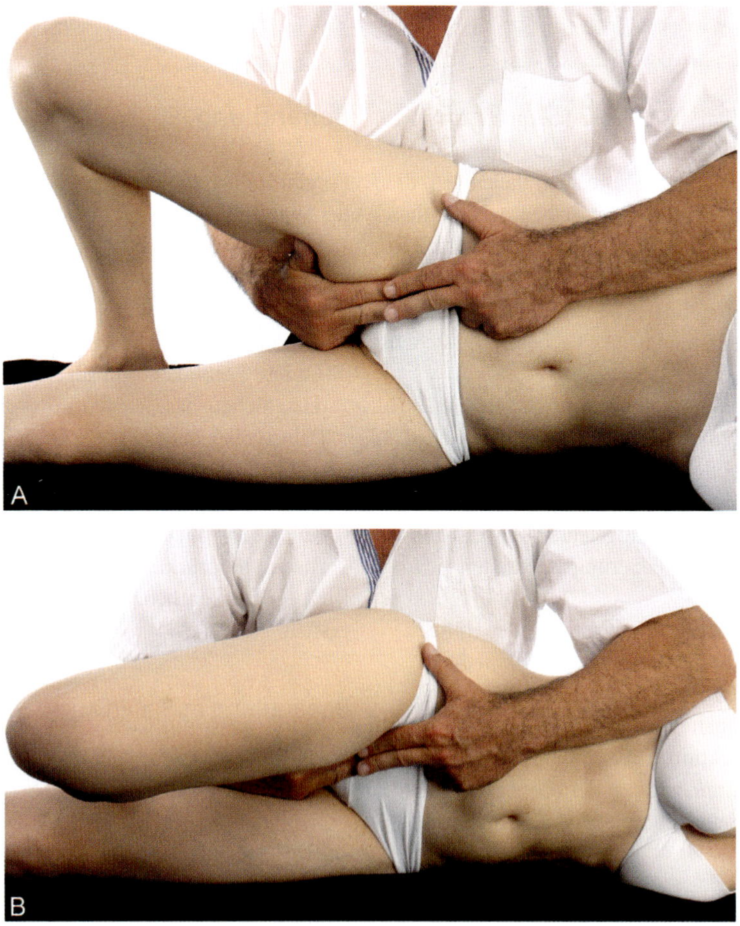

Abb. 12.11 Behandlung der Symphyse

Den wichtigsten Bereich zur Stabilisierung der Harnblase bildet die **zervikotrigonale Region:**

- Lateral wird sie durch subperitoneales, pelvines Zellgewebe und die **Laminae sacro-recto-genito-pubicae** gestützt. Letztere verbinden die Harnblase mit der Gebärmutter, dem Rektum und dem Kreuzbein.
- Kaudal ist sie durch zahlreiche Fasern am Beckenboden verankert.
- Dorsal lehnt sie, getrennt durch ein Bindegewebsblatt (Septum vesicovaginale), gegen die Vorderwand der Scheide.

Beeinträchtigungen an diesem System können durch Fibrosierung oder Erschlaffung entstehen. Läsionen der Muskel-Band-Strukturen betreffen den M. levator ani, die Ligg. sacrouterina, die kokzygealen Muskeln, die Obturatormuskeln, den M. piriformis und den M. transversus perinei. Sie entstehen durch Rupturen am Beckenboden bei Entbindungen oder Traumata oder bei großen Episiotomien.

Beim Pressen sinkt die Harnblase nach hinten unten und lehnt sich gegen den Gebärmutterhals und die Scheide:

- Ist das Stützsystem erschlafft, kollabiert die Harnblase gegen den Gebärmutterhals und die Scheide, die ebenfalls absinken. Die Harnblase ist in der Pressposition blockiert und ebnet den Weg für eine Inkontinenz.
- Ist das Stützsystem hart und fibrotisch, kann die Harnblase nicht nach hinten unten sinken, sondern bleibt in der Hängeposition fixiert. In diesen Fällen kann es zur Bildung von Restharn kommen.

Eine osteopathische Behandlung hat mehr Erfolg bei Fibrosierungen und einer verminderten Elastizität als bei Rupturen und erschlafften Strukturen (die jedoch leider in der Mehrzahl sind).

12.2.1 Laminae sacro-recto-genito-pubicae

Test

- Die Patientin liegt in Bauchlage, die Hüften in Außenrotation, um die dorsalen Iliosakralbänder zu entspannen und eine Bewegung des Kreuzbeins nach anterior zu ermöglichen.
- Stellen Sie sich quer zur Patientin und platzieren Sie die Hände (mit gestreckten Unterarmen) so übereinander, dass der kraniale Handballen auf der Basis und der kaudale Handballen auf der Spitze des Kreuzbeins liegt.
- Achten Sie darauf, den Druck genau rechtwinklig zur Rückseite des Kreuzbeins zu leiten, und üben Sie langsam eine Kompression nach ventral aus. Warten Sie, bis das Gewebe auf Ihren Druck reagiert, dadurch erhalten Sie eine Entspannung der Laminae.
- Untersuchen Sie in dieser Phase das Absinken des Kreuzbeins unter Ihren Händen: Gestaltet sich die Kompression schwierig und ist die Bewegung eingeschränkt, besteht vermutlich eine Dysfunktion des ISG.
- Die Art und Weise, wie das Kreuzbein sich in die Ausgangsposition zurückbewegt, informiert uns über eventuelle Elastizitätsverluste der Laminae. Bei Fixierungen verläuft dieser „Rückweg" langsamer und gefühlt stoßweise wie bei einem Zahnrad.

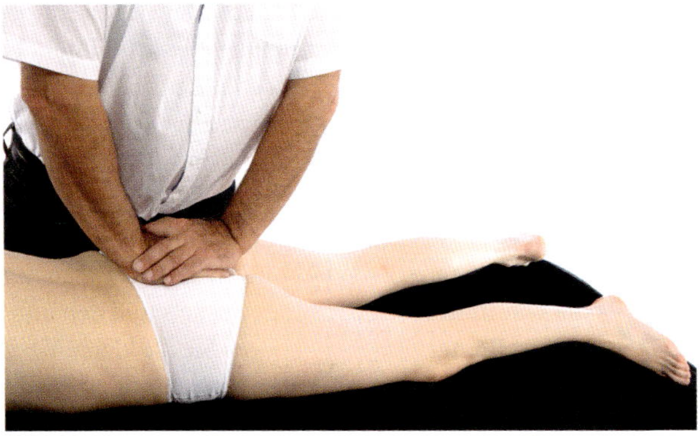

Abb. 12.12 Test der Laminae sacro-recto-genito-pubicae

- Ist die Fixierung einseitig, kommt das Kreuzbein auf der betroffenen Seite später zurück. Es entsteht der Eindruck, dass es sich in Pseudorotation um seine vertikale Achse dreht (➤ Abb. 12.12).

Behandlung

- Legen Sie einen Unterarm bei geschlossener Faust in Supination so unter den Bauch der Patientin, dass die proximalen Interphalangialgelenke direkt oberhalb der Symphyse liegen.
- Platzieren Sie den anderen Unterarm in Supination mit der Rückseite auf das Kreuzbein der Patientin. Verlagern Sie Ihr Gewicht auf Ihren Unterarm, um den Druck zu verstärken und die Laminae zu entspannen.
- Bitten Sie die Patientin, tief auszuatmen und führen Sie eine „Scherbewegung" auf die Laminae aus, indem Sie den Unterarm auf dem Kreuzbein nach kaudal ziehen und die Faust unter dem Bauch der Patientin nach hinten schieben.
- Halten Sie diese Scherspannung eine Zeit lang und lassen Sie locker, wenn die Patientin einatmet.
- Wiederholen Sie diese Technik drei bis vier Mal. Sie darf nicht unangenehm oder schmerzhaft sein.

12.2.2 Obturatormembranen (Membrana obturatoria)

An dieser Stelle soll noch einmal die große Bedeutung unterstrichen werden, die die Obturatormembranen für die Verteilung und Abschwächung der Belastungen der Harnblase einnehmen.

Aufgrund der engen Beziehungen zwischen der Harnblase und den Membranen können wir durch ihre Behandlung eine große Wirkung erzielen.

Es hat sich gezeigt, dass die Obturatorregion bei Problemen der Harnblase grundsätzlich in Mitleidenschaft gezogen wird. Es kommt sehr häufig zu Fibrosierungen, vor allem als Folge von infektiösen Prozessen. In manchen Fällen sind auf Röntgenbildern sogar partielle Kalzifikationen der Foramina zu beobachten, die von der immensen Beanspruchung zeugen, der die Membranen ausgesetzt sind.

Mit bildgebenden Verfahren konnte mehrmals die Wirkung unter Beweis gestellt werden, die wir mit unseren Techniken an den Obturatormembranen erzielen: Im Falle einer Absenkung der Harnblase führte ein manueller Druck gegen die Membran zum Anheben des Organs um ca. 2 cm.

Die Tatsache, dass ein manueller Druck gegen die Membran zu einem Anheben der Harnblase führt, lässt sich durch drei zusammenhängende Phänomene erklären:

- Zurückweichen der Harnblase durch Druckerhöhung im prävesikalen Anteil der Beckenhöhle.
- Kontraktion der Harnblase durch Stimulierung der Blasenwand über die Membrana obturatoria, die Mm. obturator internus und externus und den M. levator ani.
- Tonisierung des Beckenbodens und des lokalen Nervensystems durch Stimulierung des N. obturatorius und des N. genitofemoralis.

Ertasten

Wenn es auf den ersten Blick auch schwierig erscheint, die Daumenbeere auf das Obturatorfenster zu platzieren, ist eine präzise Palpation mit ein wenig Methodik durchaus möglich.

- Die Patientin befindet sich in Rückenlage, der Fuß der zu testenden Seite ist aufgestellt.
- Sie stehen an derselben Seite neben der Bank, in Höhe des Beckens.
- Aufgrund der muskulären Spannung, die wir häufig in dieser Region vorfinden, empfiehlt es sich, nicht direkt den Kontakt zur Membran zu suchen, sondern sich ihr auf indirektem Wege zu nähern. Der Zugang erfolgt über eine kleine Vertiefung, die sich hinter der Sehne des M. adductor magnus eindrücken lässt.
- Ertasten Sie dazu den Sehnenansatz des M. adductor magnus am Schambein.
- Gleiten Sie mit Ihrem Daumen entlang der Sehne bis zum unteren Schambeinast.
- Bringen Sie den Daumen nun zwischen die Sehne des Muskels und den unteren Schambeinast; dort spüren Sie die kleine Vertiefung, in die Sie den Daumen legen können.
- Führen Sie den Daumen in kranio-laterale Richtung, d. h. parallel zum Leistenband, in Richtung

der homolateralen Spina iliaca anterior superior (SIAS) weiter in die Tiefe.

- Um eine Abwehrspannung der Muskulatur zu verhindern und das Gewebe weiter zu entspannen, können Sie die Hüfte mehr oder weniger in Adduktion oder Abduktion bringen. Gehen Sie mit Ihrem Daumen in dieser empfindlichen Gegend behutsam vor.
- Ihr Daumen bleibt zunächst in Abstand zur Obturatorregion, Ihr Unterarm eher in Supinationsstellung.
- Erst wenn Ihr Daumen die maximale Tiefe erreicht hat, drehen Sie den Unterarm in Pronation und nehmen mit der Daumenbeere Kontakt mit der Obturatorregion auf (ohne Schmerzen auszulösen).
- Die flache Knochenstruktur, die hier leicht zu ertasten ist, entspricht der Außenseite des unteren Schambeinastes. Medial des Knochens befindet sich der Beckenboden, lateral davon gelangt Ihr Daumen zum Obturatorfenster.
- Tatsächlich befinden Sie sich auf einer musku-lo-membranösen Struktur, die sich normalerweise eindrücken lässt. Es handelt sich um den M. obturator externus, der an der Membrana obturatoria ansetzt und sich zwischen der Membran und Ihrem Daumen befindet.
- Der Unterschied zwischen dem knöchernen Rand des Foramens und der Membran muss klar zu spüren sein.
- Um sicherzugehen, können Sie die Patientin bitten, zu husten. Beim Husten wölbt sich die Membran normalerweise gegen Ihren Daumen hervor. Ist dies nicht der Fall, könnte eine Fixierung der Membran vorliegen (➤ Abb. 12.13).

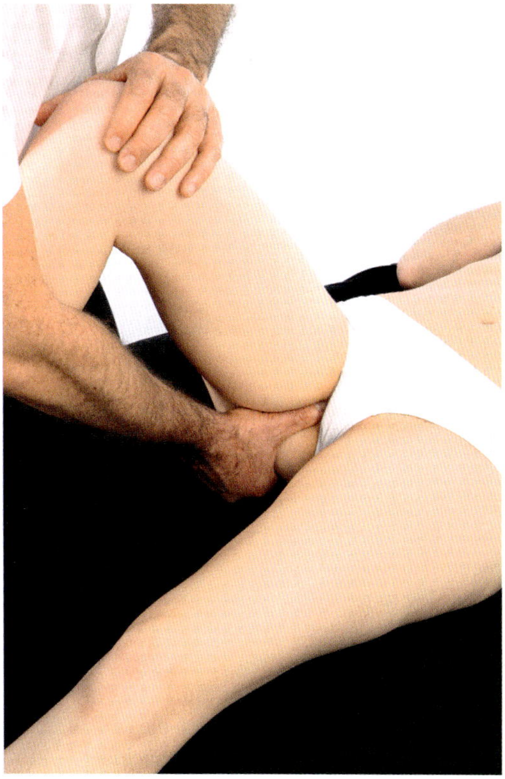

Abb. 12.13 Ertasten der Membrana obturatoria

Test

- Der Test ist im Seitenvergleich durchzuführen.
- Beurteilen Sie die Elastizität und die Reaktion der Strukturen auf manuellen Druck.
- Visualisieren Sie die Elemente, die sich unter Ihrem Daumen befinden; diese sind von außen nach innen:
  - M. obturator externus,
  - Membrana obturatoria,
  - M. obturator internus,
  - M. levator ani.
- Ihr Daumen spürt das Ergebnis der Spannungen dieser vier Strukturen. Liegen keine Fixierungen vor, muss Ihr Daumen die Membran eindrücken und deren Elastizität beim Rückweg spüren können.
- Wie beim Ertasten bitten Sie die Patientin zu husten und prüfen, ob die Membran sich vorwölbt.

Externe Behandlung

Biomechanik der Obturatormembranen

Die innere und die äußere Obturatormembran zeigen gegensätzliche Spannungszustände: Ist die eine gespannt, befindet sich die andere in relativer Entspannung.

Wir können uns dieser wechselseitigen Spannung bedienen, um die innere Membran zu normalisieren. Dazu benutzen wir Stellungen im Hüftgelenk, die die äußere Membran unter Spannung setzen.

Im Hüftgelenk besteht eine reelle anatomische Kontinuität zwischen dem Lig. capitis femoris, dem Lig. transversum acetabuli und der Membrana obturatoria externa.

Gerät das Lig. capitis femoris unter Spannung, übt es einen Zug auf das Lig. transversum acetabuli aus, der sich auf die Membrana obturatoria externa überträgt und diese unter Spannung setzt.

Normalisierung des kaudalen Anteils der Membrana obturatoria

Das Prinzip besteht darin, das Lig. capitis femoris durch Stellungen der Hüfte unter Spannung zu setzen. Je mehr Sie dieses Band spannen, desto mehr gerät die äußere Obturatormembran unter Spannung und desto mehr entspannt sich die innere Membran.

Das Lig. capitis femoris ist größtenteils bei Hüftflexion und -adduktion gespannt. Die Wirkung einer Innen- oder Außenrotation variiert je nach Individuum und Ausprägung der Hüftpfanne.

- Wie beim Ertasten befindet sich die Patientin in Rückenlage, der Fuß der zu behandelnden Seite ist aufgestellt.
- Platzieren Sie Ihre Hand unter das Gesäß der Patientin und Ihre Daumenbeere gegen den unteren Anteil des Foramen obturatum.
- Bevor Sie sich der Membran zuwenden, entspannen Sie den äußeren Obturatormuskel, der sich zwischen der Membran und Ihrem Daumen befindet. Dieser hat einen hohen Tonus und ist in der Regel recht empfindlich:
  - Versuchen Sie, den Muskel einfach durch sanften, allmählich zunehmenden Druck zu entspannen. Wenn der Muskel sich entspannt, lassen sich die Umrisse des Foramens deutlicher ertasten;
  - Sie können diese Region effektiver entspannen, indem Sie das Hüftgelenk mehr oder weniger in Abduktion oder Adduktion bringen. Bewegen Sie dazu Ihren Brustkorb gegen das Knie der Patientin.
- Wenn die Umrisse des Foramens klar zu spüren sind, üben Sie mit Ihrem Daumen Druck auf die Membran aus, als ob sie sie ins Beckeninnere vorwölben wollten. Verschieben Sie dabei Ihren Daumen mehrmals, um eine größtmögliche Fläche des Foramens zu bearbeiten:
  - Bestimmte Bereiche entspannen sich schneller als andere. Nutzen Sie dies, um Ihren Daumen noch weiter in die Tiefe zu bringen.
  - Bringen Sie die Hüfte in Flexion, Adduktion und (Innen- oder Außen-)Rotation, um die Region zu entspannen.

Wie immer, ist auch diese Technik in Induktion durchzuführen.

Mit zwei oder drei Kompressions-/Induktionsvorgängen lässt sich die Spannung der Region grundlegend verändern (> Abb. 12.14).

Variante in Seitenlage

Die Seitenlage ermöglicht einen Zugang lateral des unteren Schambeinastes, nahe der Obturatormembran.

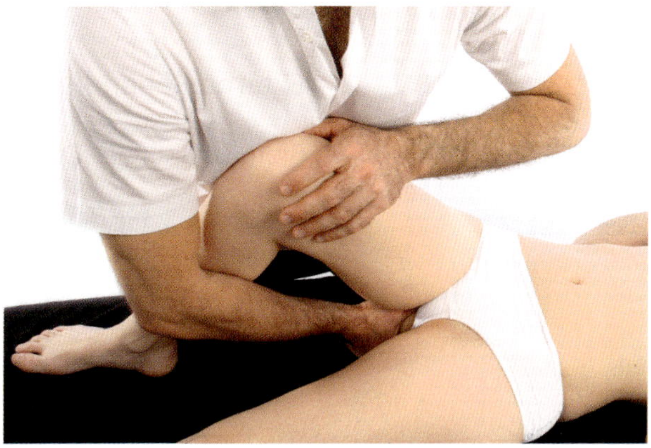

Abb. 12.14 Normalisierung des kaudalen Anteils der Membrana obturatoria

- Die Patientin befindet sich in Seitenlage, die Hüfte der zu behandelnden Seite in Flexion und Abduktion.
- Sie stehen hinter der Patientin und kontrollieren ihr Becken mit Ihrem Brustkorb und den proximalen Oberschenkel mit ihren Händen, die sich gegenüberliegen.
- Legen Sie Ihre Zeige- und Mittelfinger übereinander in Richtung der Vorderseite der Obturatormembran und kontrollieren Sie das Knie der Patientin mit Ihrem Brustkorb.
- Bitten Sie die Patientin, eine Adduktion durchzuführen, indem sie ihr Knie zur Bank bewegt. Begleiten Sie dabei das Becken der Patientin mit Ihrem Brustkorb.
- Beenden Sie die Bewegung, indem Sie das Becken in Richtung der Bank einrollen. Dabei spüren Sie vor allem am Ende der Bewegung, wie Ihre Finger in die Tiefe vordringen und die Membran unter Ihren Fingern in die Tiefe zurückweicht.
- Wiederholen Sie die Bewegung drei Mal (➤ Abb. 12.15).

Normalisierung des kranialen Anteils des Foramen obturatum

Diese Technik richtet sich vor allem an den oberen Anteil der Membrana obturatoria, der die gleichnamigen Leitungsbahnen führt (Arterie, Vene, Nerv).

- Die Patientin befindet sich in Rückenlage, der Fuß der zu behandelnden Seite ist aufgestellt.
- Ertasten Sie mithilfe der Sehne des M. adductor magnus den oberen Anteil des Foramen obturatum.

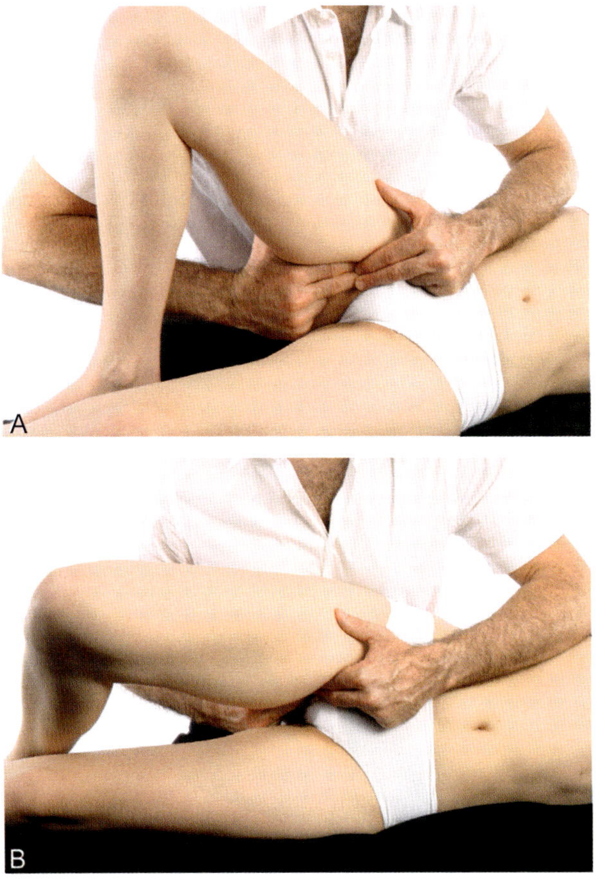

Abb. 12.15 Normalisierung der Membrana obturatoria (Variante 2)

- Legen Sie Ihre kraniale Hand flach auf den Unterbauch und platzieren Sie Ihren Daumen unterhalb des Leistenbandes zwischen (lateral) die Sehne des M. adductor magnus und (medial) die A. femoralis.
- Bringen Sie die Hüfte der Patientin in Flexion. So gelangt Ihr Daumen über das Trigonum femorale in die Tiefe zur Oberschenkelwurzel. Gehen Sie in diesem empfindlichen Bereich stets behutsam vor.
- Bewegen Sie das Hüftgelenk in den verschiedenen Ebenen, damit Ihr Daumen leichter in die Tiefe zum Foramen obturatum vordringen kann.
- Wenn Sie am Foramen angekommen sind, bearbeiten Sie das Gewebe sanft quer zum Faserverlauf.
- Ertasten Sie die Leitungsbahnen. Sie können den Nerv als dünnen Strang und den Puls der Arterie spüren.
- Mobilisieren Sie die Leitungsbahnen sanft in kranio-kaudale Richtung und bearbeiten Sie eventuelle Verklebungen oder Fibrosierungen in transversaler Ebene.
- Wiederholen Sie die Technik zwei bis drei Mal.

Gehen Sie äußerst behutsam vor, denn die betreffenden Strukturen sind extrem reflexogen (➤ Abb. 12.16).

Allgemeine Normalisierung

Nachdem wir nacheinander den unteren und oberen Anteil der Membran behandelt haben, empfiehlt sich eine allgemeine Harmonisierung der gesamten Region. Dazu benutzen wir eine Listening-Induktions-Technik, mit einem Kontakt gleichzeitig am unteren und oberen Anteil.

- Die Patientin ist in der gleichen Position: Rückenlage mit aufgestelltem Fuß. Lehnen Sie zur Entspannung der Adduktoren das Knie der Patientin gegen Ihren Brustkorb.
- Platzieren Sie wie vorher Ihren kaudalen Daumen gegen den unteren und Ihren kranialen Daumen gegen den oberen Anteil des Foramen obturatum.
- Bringen Sie zur weiteren Entspannung die Hüfte in Abduktion oder Adduktion.
- **Erster Schritt:** Versuchen Sie, Ihre beiden Daumen einander näher zu bringen, ohne direkt Kontakt mit der Membran aufnehmen zu wollen.
- **Zweiter Schritt:** Bringen Sie Ihre Daumen weiter in die Tiefe, um die Membran zu spüren. Führen Sie nun mit Ihren Daumen sanfte Bewegungen aus, um die Membran in Spannung zu bringen und in der Längsachse zu dehnen. Normalisieren Sie in Induktion.
- Beachten Sie, dass das Foramen obturatum keine runde, sondern eine ovale Form besitzt, deren Hauptachse nach lateral, kaudal und dorsal verläuft. Visualisieren Sie die Achse zwischen Ihren Daumen (➤ Abb. 12.17).

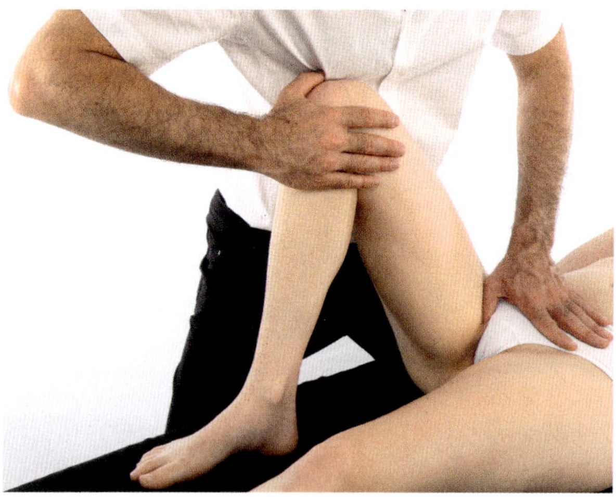

Abb. 12.16 Normalisierung des kranialen Anteils der Membrana obturatoria

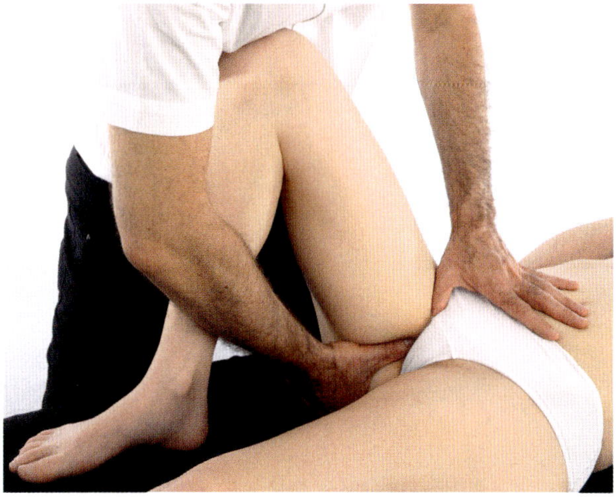

Abb. 12.17 Globale Normalisierung der Membrana obturatoria

Interne Behandlung

Führen Sie Ihren Zeigefinger in die Scheide der Patientin ein und visieren Sie dabei die homolaterale Obturatortasche der zu behandelnden Membran. Richten Sie den Zeigefinger nun in Richtung der homolateralen SIAS und platzieren Sie die Fingerbeere gegen die Beckenwand, genauer gesagt gegen die Obturatorregion. Zwischen Ihrem Finger und der Membran befinden sich verschiedene Elemente. Ihr Finger spürt in folgender Reihenfolge:

- Scheidenwand,
- M. levator ani,
- Beckenfaszie,
- M. obturator internus,
- Membrana obturatoria.

Die Technik erfolgt durch sanfte, allmählich stärker werdende und tiefer gehende Friktionen oder induktive Dehnungen. Jedes dieser Elemente hat seinen eigenen Widerstand und seine eigene Reaktionszeit. Um durch die verschiedenen Gewebsschichten durchzudringen, muss sich eine Schicht nach der anderen entspannen.

Wenn Sie dies erreicht haben, können Sie mit Ihrem Zeigefinger den knöchernen Umriss des Foramens abtasten. Zur Normalisierung der Membran können Sie mit der Fingerbeere strahlenförmig sanften, langsam stärker werdenden Druck gegen die Membran ausüben, um sie nach außen vorzuwölben (➤ Abb. 12.18).

12.2.3 Beckenboden

Ertasten des Beckenbodens

- Die Patientin befindet sich in Rückenlage mit aufgestellten Füßen.
- Das Centrum tendineum perinei liegt auf einer Linie zwischen beiden Sitzbeinhöckern.
- Ertasten Sie mit Ihren Daumen die beiden Sitzbeinhöcker und in der Mitte dazwischen das Centrum tendineum perinei. Hinter dem Centrum befindet sich der **Analrand,** vor dem Centrum die **hintere Kommissur** (Commissura labiorum posterior).
- Folgen Sie von den Sitzbeinhöckern aus den unteren Schambeinästen nach ventral bis zur Symphyse.
- Folgen Sie anschließend von den Sitzbeinhöckern aus den Ligg. sacrotuberales nach dorsal bis zu ihrem Ansatz an den unteren seitlichen Kreuzbeinwinkeln.

Bei dieser Vorgehensweise spüren Sie, dass der Beckenboden aus einem vorderen und einem hinteren Dreieck besteht, die sich an ihrer Basis treffen und zusammen eine Raute bilden.

Achten Sie bei dieser Palpation immer darauf, das Gewebe leicht von lateral nach medial zu schieben, um ein Öffnen der Vulva zu vermeiden.

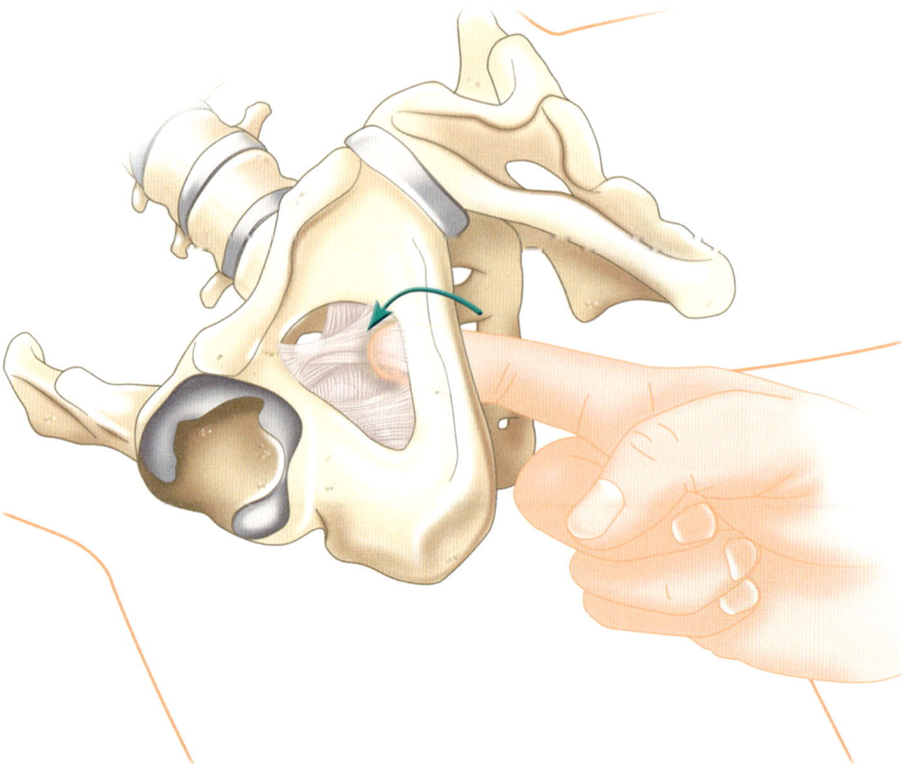

Abb. 12.18 Interne Normalisierung der Membrana obturatoria

Test des Beckenbodens

Alle Tests beginnen am Centrum tendineum perinei, da es in zentraler Position liegt und mit den verschiedenen Etagen und Muskeln des Beckenbodens verbunden ist. Wir erinnern daran, dass die verschiedenen Muskelschichten durch Faszien voneinander getrennt sind und so einen gewissen Bewegungsspielraum untereinander haben.

Bei diesen Tests lassen sich der vordere und der hintere Anteil des Beckenbodens getrennt voneinander beurteilen. Der vordere Anteil spiegelt eher den Zustand des Diaphragma urogenitale wider, der hintere Anteil eher den des Diaphragma pelvis (➤ Abb. 12.19).

Untersuchung der Elastizität

Die Elastizität des Beckenbodens lässt sich allgemein oder segmental untersuchen.

Allgemeine Untersuchung

Üben Sie mit Ihrer Daumenbeere einen Schub auf das Centrum tendineum perinei in endopelvine Richtung, d. h. nach kranial, aus. Normalerweise lässt sich das Centrum tendineum perinei 2 bis 3 cm eindrücken, bevor die Bewegung gebremst wird. Beurteilen Sie die Leichtigkeit oder den Widerstand beim Eindrücken des Gewebes.

Achten Sie bei diesem Test ebenfalls auf seitliche Abweichungen des Centrum tendineum perinei. In der Regel weicht das Gewebe zur weniger elastischen Seite ab.

Segmentale Untersuchung

Wenn Sie eine verminderte Elastizität festgestellt haben, versuchen Sie den betreffenden Bereich auszumachen. Untersuchen Sie dazu Schritt für Schritt die Gewebequalität der einzelnen Quadranten des Beckenbodens.

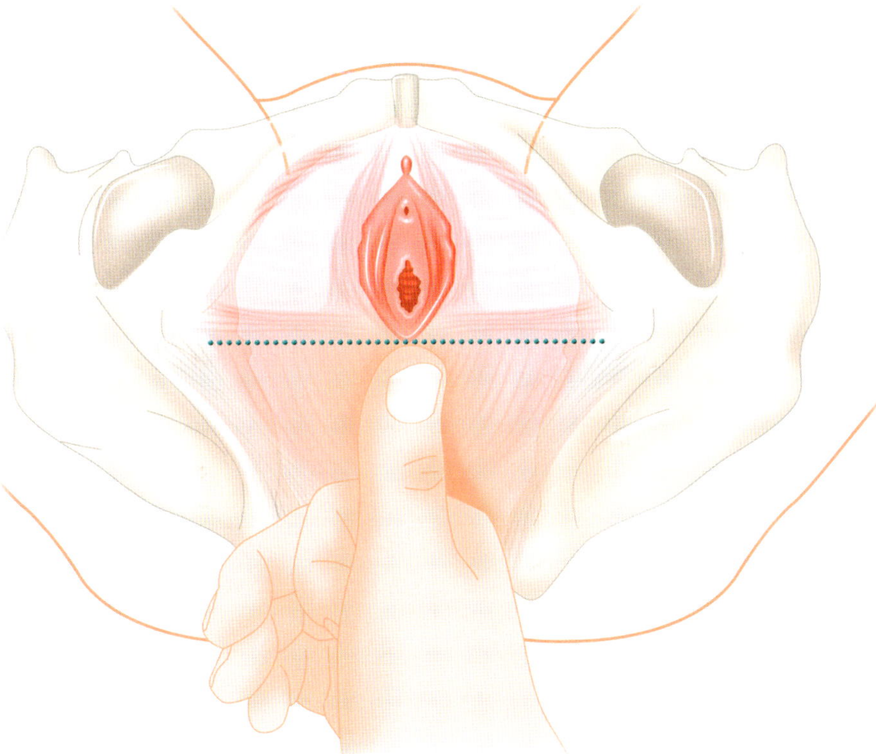

Abb. 12.19 Test des Beckenbodens

Kontaktieren Sie mit Ihrem Daumen das Centrum tendineum perinei, ohne zu fest zu drücken, um seine Bewegungen nicht einzuschränken. Visualisieren Sie das Centrum als einen Schwimmer, den Sie in vier verschiedene Richtungen schieben (anterior, posterior, links, rechts). Verschieben Sie es tangential zum Beckenboden bis zum Erreichen der maximalen Elastizität und beurteilen Sie den Rückweg:

- Beim Verschieben in Richtung Symphyse testen Sie die Elastizität des hinteren Anteils des Beckenbodens.
- Beim Verschieben in Richtung Steißbein testen Sie die Elastizität des vorderen Anteils.
- Untersuchen Sie auch die Qualität der seitlichen Anteile.

Auf diese Weise bestimmen Sie den Quadranten mit der geringsten Elastizität.

Untersuchung der Tonizität

Legen Sie die Daumenbeere auf das Centrum tendineum perinei und „verankern" Sie sich in seiner Tiefe. Wir untersuchen die Tonizität und die Kontraktilität des Beckenbodens anhand zweier verschiedener Kontraktionsarten.

Willkürliche Kontraktion

Bitten Sie die Patientin, so zu tun, als ob sie Urin einhalten wollte. Bei einem Beckenboden in gutem Zustand müssen Sie spüren, wie das Centrum tendineum perinei Ihren Daumen ins Beckeninnere und zur Symphyse hinbewegt.

Sollte es bei diesem Test zu seitlichen Abweichungen kommen, bedeutet dies, dass eine seitliche Hälfte des Beckenbodens eine verminderte Kontraktionskraft besitzt. Beispiel: Wird Ihr Daumen nach links gezogen, besteht die Schwäche auf der rechten Seite.

Reflexartige Kontraktion

Wir benutzen diese Technik, falls die Patientin Schwierigkeiten hat, eine willkürliche Kontraktion durchzuführen.

Legen Sie Ihren Daumen wie zuvor auf das Centrum tendineum perinei und bitten Sie die Patientin zu husten. Normalerweise müssen Sie spüren, wie Ihr Daumen in Richtung der Symphyse gezogen wird. Bleibt diese Bewegung aus oder wölbt sich der Beckenboden stattdessen sogar nach außen hervor, ist die Spannkraft des Beckenbodens herabgesetzt.

Behandlung des Beckenbodens

Verminderte Spannkraft

Im Leben einer Frau treten zahlreiche Ereignisse auf, die die Elastizität ihres Beckenbodens mehr oder weniger stark oder dauerhaft beeinträchtigen können. Dazu zählen vor allem Entbindungen mit ihren diversen möglichen Komplikationen.

Je nachdem, was Sie beim Test vorgefunden haben, müssen Sie die Elastizität des am stärksten betroffenen Quadranten wiederherstellen. Für einen vorderen Quadranten müssen Sie die **Fossa perinealis** behandeln; für einen hinteren Quadranten die **Fossa ischiorectalis** (➤ Abb. 12.20).

Behandlung der Fossa perinealis

Die Fossa perinealis ist der Bereich zwischen dem unteren Schambeinast und dem Hiatus urogenitalis. Sie bildet eine kleine, leicht zu palpierende Vertiefung, in der der M. transversus perinei profundus zu ertasten ist.

- Die Patientin befindet sich in Rückenlage mit aufgestellten Füßen.
- Sie stehen auf der zu behandelnden Seite und legen Ihre Finger unter den Sitzbeinhöcker, Ihren Daumen in Richtung der Symphyse.
- Folgen Sie vom Sitzbeinhöcker aus dem Kamm des unteren Schambeinastes bis zur Symphyse. Achten Sie wie vorher darauf, das Gewebe leicht von lateral nach medial zu schieben, um ein Öffnen der Vulva zu vermeiden. Dazu reicht es, Ihren Daumen gegen den unteren Schambeinast zu halten und die Hand in leichte Pronation zu bringen.

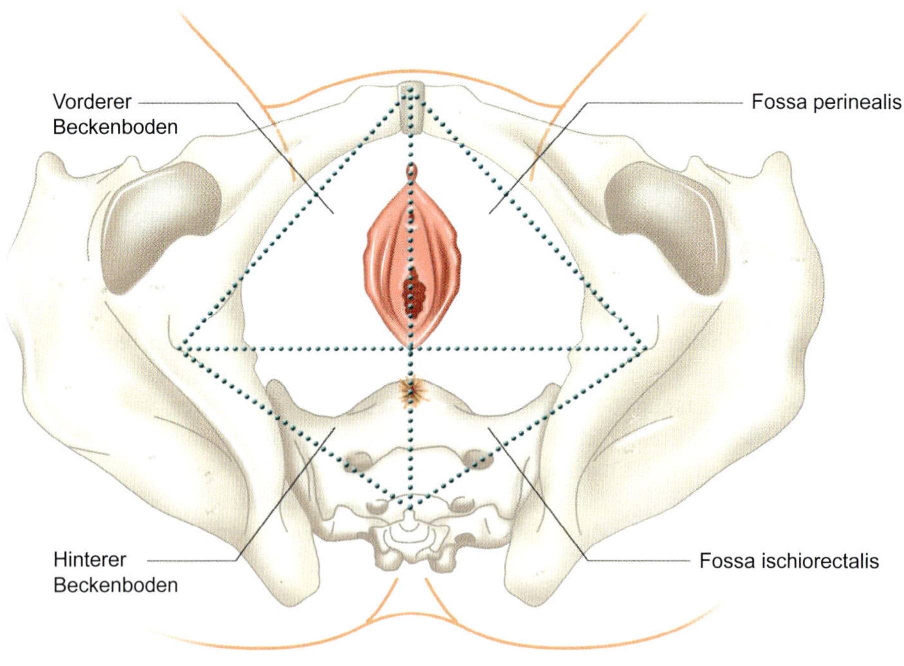

Abb. 12.20 Behandlungsquadranten des Beckenbodens

- Üben Sie nun leichten Druck auf die Fossa perinealis aus. Wenn Sie die Elastizitätsgrenze erreicht haben, verstärken Sie die Pronation und führen Sie eine postero-mediale Traktion/Induktion aus. Die Dehnung muss tangential zum Beckenboden verlaufen, ohne die Vertiefung der Fossa perinealis zu verstärken.
- Halten Sie diese Dehnung einige Sekunden, bis Sie spüren, dass das Gewebe unter Ihrem Daumen „schmilzt".
- Wiederholen Sie die Technik drei bis vier Mal (➤ Abb. 12.21).

Behandlung der Fossa ischiorectalis

Diese Technik betrifft den hinteren Anteil des Beckenbodens. Sie dient zur Entspannung des perirektalen Gewebes der Fossa ischiorectalis zwischen der Innenseite des Sitzbeinhöckers und der Außenseite des Rektum.

- Die Patientin sitzt auf der Behandlungsbank, die Arme über die Schultern gekreuzt:
- Neigen Sie den Rumpf der Patientin zur Gegenseite und legen Sie eine Hand unter die Glutealregion der zu behandelnden Seite. Ertasten Sie den Sitzbeinhöcker und das Lig. sacrotuberale und platzieren Sie Ihre Finger ventral vom Ligamentum und medial vom Sitzbeinhöcker. Ihre Finger befinden sich jetzt in der Fossa ischiorectalis.
- Führen Sie nun Zirkumduktionsbewegungen der Patientin über Ihren Fingern aus. Lassen Sie die Bewegungen allmählich größer werden, sodass Sie weiter in die Tiefe der Fossa vordringen können.
- Das perirektale Gewebe entspannt sich nach und nach, ohne dass Ihre Finger Kraft anwenden müssen.

Da sich der Plexus hypogastricus in dieser Region befindet, hat diese Technik Auswirkungen auf das neurovegetative Nervensystem. Häufig berichten die Patientinnen von Wärmegefühl in der Glutealregion (➤ Abb. 12.22 und ➤ Abb. 12.23).

Allgemeine Normalisierung

Diese Technik dient zur Wiederherstellung des allgemeinen Gleichgewichts im Beckenboden, nachdem Sie mit den vorigen Techniken dem Gewebe seine Elastizität zurückgegeben haben.

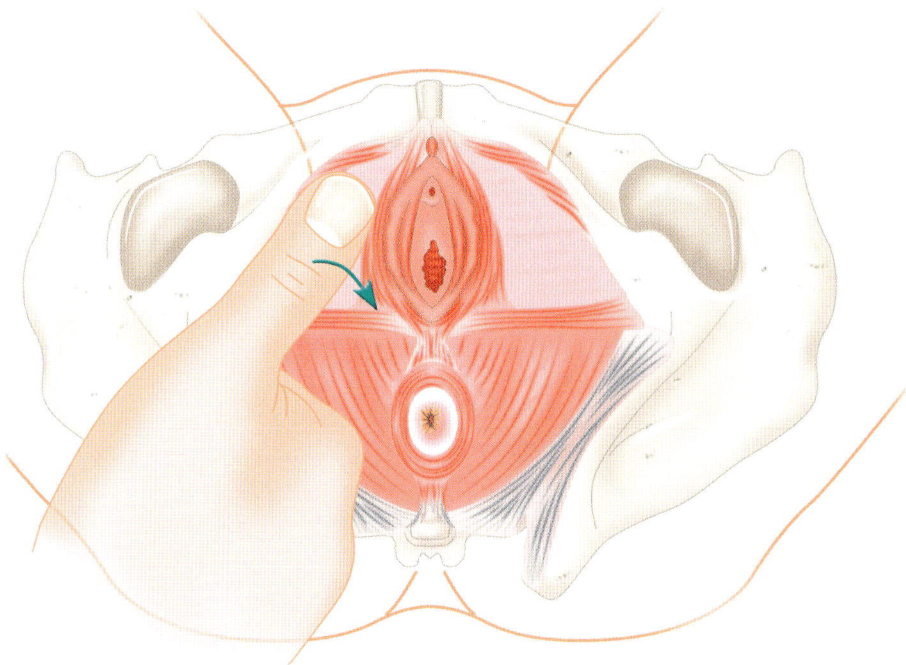

Abb. 12.21 Behandlung der Fossa perinealis

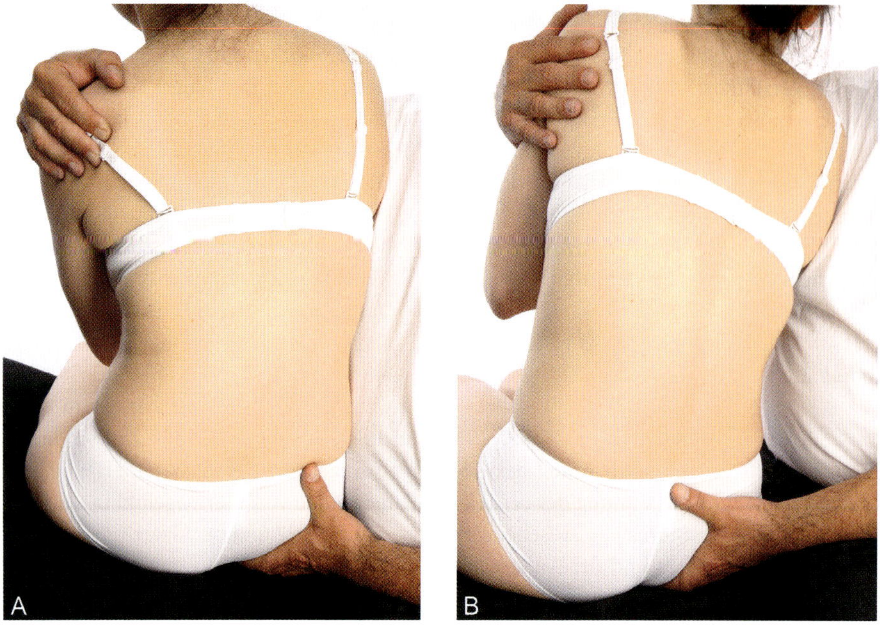

Abb. 12.22 Normalisierung der Fossa ischiorectalis

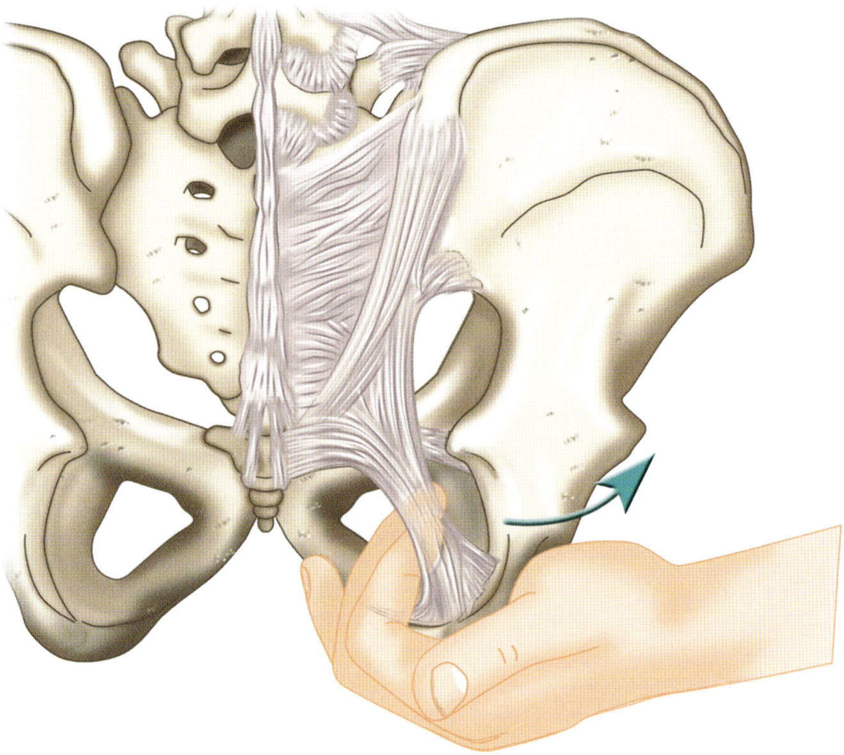

Abb. 12.23 Behandlung der Fossa ischiorectalis

- Die Patientin liegt in Bauchlage, die Stirn auf den Handrücken abgelegt.
- Sie stehen auf Höhe der Unterschenkel und legen Ihre Daumen medial der Sitzbeinhöcker auf. Bitten Sie die Patientin, tief ein- und auszuatmen. Sie werden feststellen, dass sich die Sitzbeinhöcker während der Einatmung auseinanderbewegen und während der Ausatmung wieder annähern.
- Begleiten Sie mit Ihren Daumen das Auseinandergehen der Sitzbeinhöcker während der Einatmung und halten Sie den gewonnenen Abstand während der Ausatmung (über vier bis fünf Atemzyklen).
- Häufig kommt es während des Auseinandergehens der Sitzbeinhöcker zu Schwingungsbewegungen des Beckenbodens in verschiedene Richtungen (z. B. im Uhrzeigersinn, gegen den Uhrzeigersinn, laterale Gleitbewegungen). Begleiten Sie diese Bewegungen und versuchen Sie, sie so wenig wie möglich zu behindern. Nach einigen Momenten lässt der Zug nach, das Gewebe findet zu einer Balance und stabilisiert sich.
- Beenden Sie die Technik mit einem erweiterten Abstand zwischen den Sitzbeinhöckern. Bitten Sie dazu die Patientin, die Hüften in Innenrotation zu bringen, indem sie ihre Fersen nach außen dreht.
- Wiederholen Sie die Technik zwei bis drei Mal und entfernen Sie Ihren Kontakt während einer Ausatmung, wenn der maximale Abstand zwischen den Sitzbeinhöckern erreicht ist (➤ Abb. 12.24).

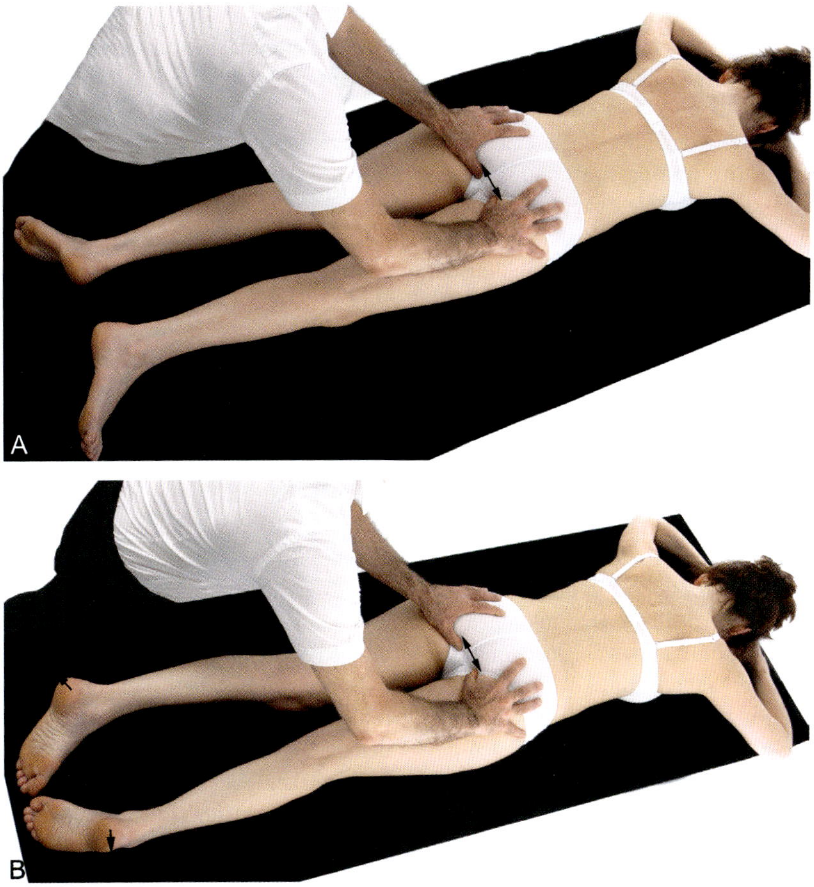

Abb. 12.24 Globale Normalisierung des Beckenbodens

Verminderte Spannkraft

Das Hauptziel, das Physiotherapeuten und Hebammen durch Beckenbodentraining bei ihren Patientinnen erreichen wollen, ist die Wiederherstellung der Spannkraft des Beckenbodens. Die tonisierenden Übungen bestehen aus Kontraktionen der Gesäß-, Bauch- und pelvitrochanteren Muskeln, als ob man Stuhl oder Urin einhalten wollte.

Mit solch einem Training lassen sich sehr gute Ergebnisse erzielen, wenn der Beckenboden an Tonus und Kontraktilität eingebüßt hat. Es kommt zum Einsatz nach Entbindungstraumata oder bei einem bewegungsarmen Lebensstil, wenn sich zur Erschlaffung des Gewebes noch ein allgemeiner Tonusabfall gesellt.

Nachdem wir die mechanischen Probleme im Becken unserer Patientinnen behoben haben, sollten wir ihnen ein Beckenbodentraining empfehlen.

Leider berichten uns unserer Patientinnen häufig, dass mit dem Training alleine trotz der anfänglich großen Fortschritte ihre Probleme nicht verschwinden.

Bei der Betrachtung der Physiologie einer Muskelkontraktion (aktive und passive kontraktile Insuffizienz) wird klar, dass die Spannkraft des Beckenbodens in hohem Maße vom Zustand des knöchernen Rahmens abhängt. Jede Einschränkung der Beweglichkeit des Beckenrings bzw. seiner Gelenke (Iliosakralgelenk, Sakrokokzygealgelenk, Symphyse) kann eine Veränderung des Durchmessers der unteren Beckenenge nach sich ziehen und eine aktive oder passive Insuffizienz der dort ansetzenden Muskeln bewirken.

Wie wir wissen, verliert ein verkürzter Muskel an Kontraktionsfähigkeit. Daher muss beim Verlust der Spannkraft des Beckenbodens zunächst die gelenkige Mobilität des Beckens überprüft und wiederhergestellt werden. Gelenkbedingte Dysfunktionen beeinträchtigen die Kontraktionsfähigkeit und die Dehnbarkeit der Beckenbodenmuskulatur.

Unsere Erfahrung zeigt immer wieder, dass das Steißbein unter den knöchernen Bestandteilen des kleinen Beckens die größten Auswirkungen auf die Mechanik des Beckenbodens ausübt. Leider wird dieses wichtige Element zu häufig außer Acht gelassen.

12.2.4 Steißbein

Das Steißbein hat die Form einer Pyramide und misst in der Höhe und Breite jeweils vier bis 5 cm.

Es besteht aus folgenden Bestandteilen:

- **eine Basis,** nach kranial gerichtet, gelenkig verbunden mit der Spitze des Kreuzbeins;
- **zwei kleine vertikale Hörner** (**Cornuae coccygea**), die den oberen Gelenkfortsätzen des ersten Steißbeinwirbels entsprechen;
- **zwei seitliche Hörner** (Überbleibsel der Querfortsätze des ersten Steißbeinwirbels);
- **eine Spitze,** nach kaudal gerichtet, dient als Ansatz für den M. levator ani und das Lig. anococcygeum;
- **eine Vorderseite,** konkav, dient als Ansatzfläche für die Mm. ischiococcygeus und levator ani;
- **eine Rückseite,** konvex, dient auf beiden Seiten als Ansatzfläche für den M. glutaeus maximus und das Lig. anococcygeum;
- **zwei Seitenflächen,** an deren oberer Hälfte jeweils die Ligg. sacrospinale und sacrotuberale ansetzen (➤ Abb. 12.25).

Das Steißbein ist mit dem Kreuzbein über eine rudimentäre Amphiarthrose verbunden, die nach dem Modell der Intervertebralgelenke ausgebildet ist. Die Gelenkfläche des Steißbeins ist konkav, die der Kreuzbeinspitze konvex. Beide sind elliptisch geformt, die Hauptachse des Gelenks verläuft transversal.

Verknöcherung des Steißbeins

Das Steißbein verknöchert im Alter zwischen zwei und zehn Jahren. Vorher besteht es aus vier bis fünf Wirbeln, deren Ossifikationszentren durch Synchondrosen voneinander getrennt sind.

Dies erklärt, warum das Steißbein vor allem im Kleinkindalter relativ verletzlich ist und unfallbedingte Fehlstellungen entwickeln kann.

Es kann zu Knorpelrissen kommen, die dazu führen, dass sich die Synchondrosen als Gelenke ausbilden und das Steißbein aus mehreren Teilen besteht.

In solchen Fällen entsteht bei Erwachsenen den Eindruck, dass innerhalb des Steißbeins mehrere Gelenke bestehen. Bei der Behandlung eines fixierten Steißbeins dürfen diese nicht mit dem Kreuzbein-Steißbein-Gelenk verwechselt werden.

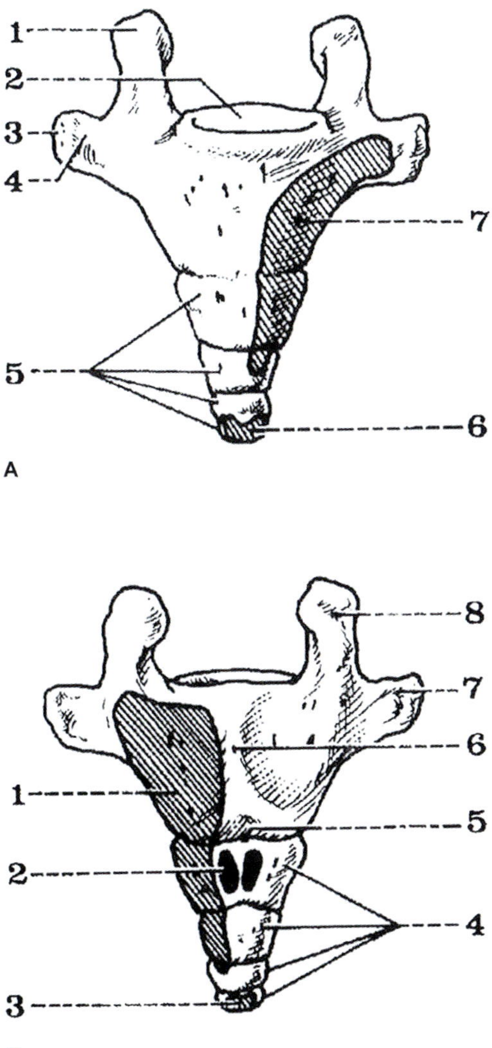

Abb. 12.25 Os coccygis
A. vordere Ansicht des Steißbeins
1. Cornu superius
2. Gelenkfläche (Art. sacrococcygea)
3. u. 4. Cornu laterale
5. kaudaler Anteil, bestehend aus vier verschmolzenen Wirbeln
6. M. levator ani
7. M. ischiococcygeus
B. hintere Ansicht des Steißbeins
1. M. glutaeus maximus
2. dorsales Lig. sacrococcygeus
3. Lig. anococcygeum
4. kaudaler Anteil
5. Interkokzygeales Gelenk
6. Crista coccygealis mediana
7. Cornu laterale
8. Cornu superius

Tatsächlich findet man zahlreiche anatomische Varianten bei der Ausbildung des Steißbeins. Am häufigsten nimmt der Knochen die Form eines Angelhakens an.

Kreuzbein-Steißbein-Gelenk

Das Kreuzbein-Steißbein-Gelenk (Art. sacrococcygea) ist als Amphiarthrose in drei Ebenen beweglich.

Es verfügt über einen kräftigen Bandapparat, der sich aus einem interossären Band (Überbleibsel der Zwischenwirbelscheibe) sowie aus ventralen, dorsalen und lateralen sakrokokzygealen Bändern zusammensetzt.

- **Lig. sacrococcygeum anterius:** Fortsetzung des Lig. longitudinale anterius, trennt sich in zwei Stränge und bildet ein „V";
- **Lig. sacrococcygeum posterius:** setzt an den sakralen Hörnern an und begrenzt die Ränder des Sakralkanals; endet in der Regel auf dem zweiten Steißbeinwirbel. Das Ende der sakralen Hörner dient als palpatorischer Bezugspunkt, da sie den Gelenkspalt zwischen Kreuz- und Steißbein markieren;
- **Lig. sacrococcygeum laterale:** verbindet die unteren seitlichen Kreuzbeinwinkel mit den Seitenflächen des Steißbeins; besteht aus einem lateralen, einem medialen und einem mittleren Strang.

Ein weiteres (interkokzygeales) Band, das **Lig. coccygeum laterale,** verbindet den ersten Steißbeinwirbel mit der Außenseite des zweiten Steißbeinwirbels.

Das Kreuzbein-Steißbein-Gelenk wird indirekt durch weitere Bänder verstärkt: **Die Ligg. sacrospinale** und **sacrotuberale** setzen ebenfalls an den Seitenflächen des Steißbeins an.

All diese Bänder sind Überreste der Schwanzmuskeln, die der Mensch im Laufe der Evolution verloren hat. Aufgrund ihrer Historie besitzen sie daher ein hohes propriozeptives Potenzial und verdienen unsere ganze Aufmerksamkeit.

Jede anormale Spannung dieses Bandsystems kann sich negativ auf unsere posturalen Reflexe auswirken (posturales, statisches und orthostatisches Gleichgewicht).

Das Kreuzbein-Steißbein-Gelenk kann ab einem bestimmten Alter verknöchern, daher kommt es bei manchen Patientinnen ab 50 Jahren klinisch gesehen zu Synostosen dieses Gelenks. Ein gewisses Maß an knöcherner Elastizität sollte jedoch erhalten bleiben (➤ Abb. 12.26).

Filum terminale

Das Steißbein dient als Ansatzpunkt für das Filum terminale und die spinale Dura mater.

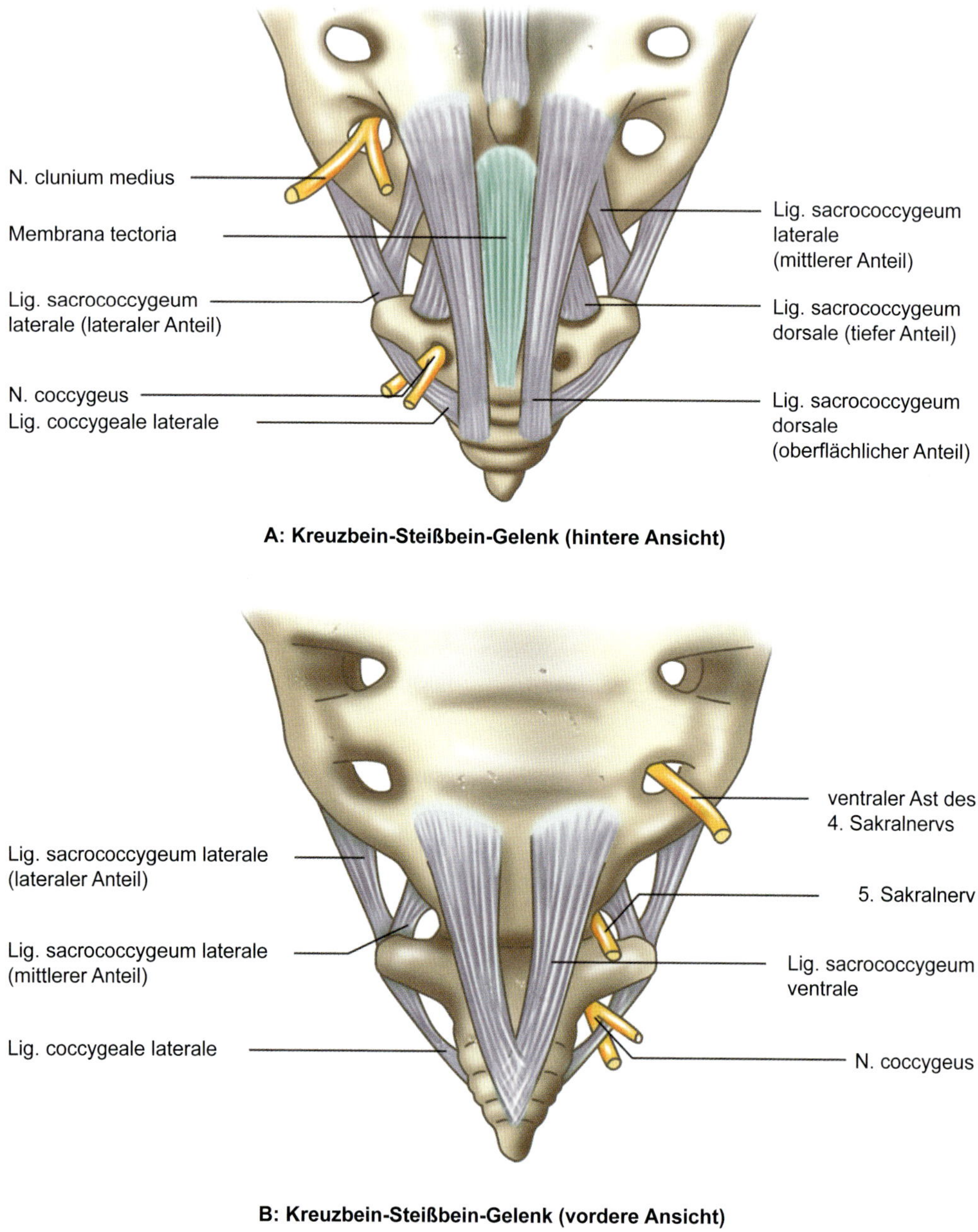

Abb. 12.26 Ventrale Bänder des Kreuzbein-Steißbein-Gelenks

Das Filum terminale ist ein dünner Bindegewebsstrang mit Nervenfasern aus den untersten Spinalnervenwurzeln, der Cauda equina.

Es ist umhüllt vom Lig. durococcygeum. Diese Einheit aus Nerven- und Dura-mater-Gewebe setzt an der Außenseite des zweiten Steißbeinwirbels an. An seinem Austritt aus dem Sakralkanal ist das Filum terminale leicht zu palpieren.

Das Steißbein dient also als kaudale Verankerung der Dura mater und des zentralen Nervensystems. Dies ist eine Erklärungsmöglichkeit für die bisweilen weit entfernt liegenden Auswirkungen einer Fixierung des Steißbeins auf das durale oder medulläre System. Die duralen Spannungen können vom Steißbein bis zur hinteren Schädelgrube übertragen werden.

Ertasten des Steißbeins

Bevor wir das Steißbein testen, sollten wir es sicher ertasten können. Die Palpation dieser Region erfordert ein Vorgehen ohne Voreingenommenheit oder falsche Scham, aber mit großer Präzision.

Für das Ertasten des Steißbeins empfiehlt sich anfangs eine gewisse Methodik. Wenn man nicht achtsam vorgeht, lassen sich die seitlichen unteren Kreuzbeinwinkel leicht mit den seitlichen Hörnern des Steißbeins verwechseln.

- **Ertasten des sakrokokzygealen Gelenkspalts:** Verschieben Sie mit Ihren Fingern das Gewebe auf der Rückseite des Kreuzbeins, genauer gesagt, über dem Bereich, in dem sich die Kreuzbeinhörner befinden, und ertasten Sie den Sakralkanal. Die Ränder des Kanals lassen sich anhand der Bifurkation der Crista sacralis palpieren. An dieser Stelle können Sie unter Ihren Fingern häufig zwei kleine kreisförmige Flächen spüren. Der Gelenkspalt zwischen Kreuz- und Steißbein befindet

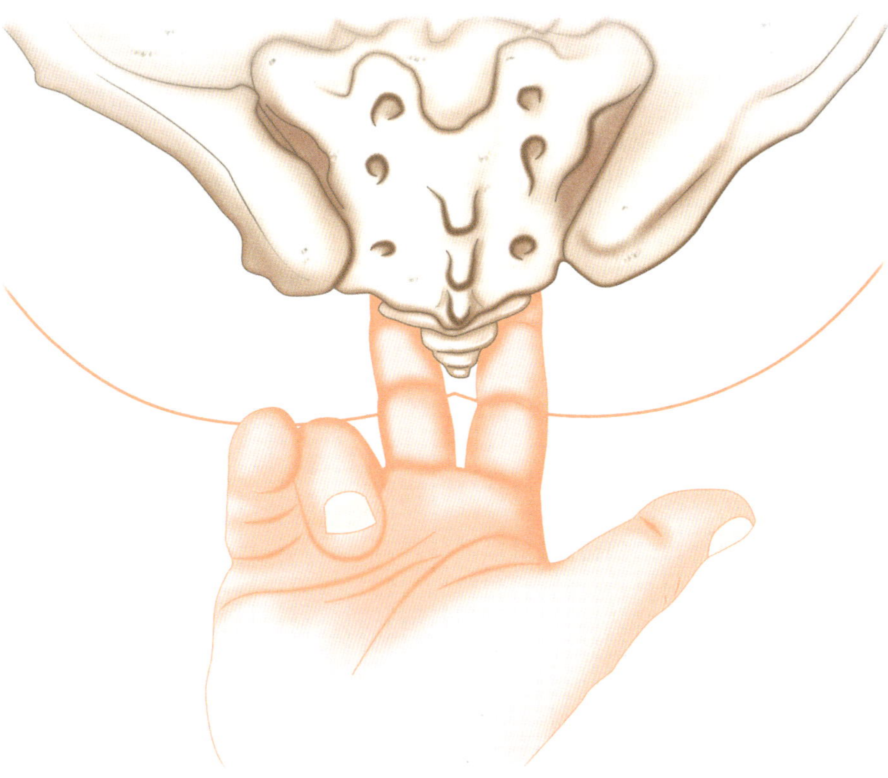

Abb. 12.27 Test des Steißbeins

sich direkt unterhalb der Kreuzbeinhörner. Wenn Sie das Steißbein unterhalb dieser Linie mobilisieren, spüren Sie die Bewegung im Gelenk.

- **Ertasten der Steißbeinspitze:** Die Steißbeinspitze lässt sich leicht als kleine kugelförmige Struktur palpieren, wenn Sie Ihre Finger weit genug nach ventral bringen.

Mobilitätstest des Steißbeins

Das Ertasten erfolgt in Bauchlage, für den Test bevorzugen wir allerdings die sitzende Position, da dadurch die seitlichen Strukturen unter Spannung gesetzt werden.

- Die Patientin sitzt auf der Bank, die Beine leicht gespreizt, den Rücken entspannt, ud die Arme überkreuzt und die Hände auf die Schultern gelegt.
- Bringen Sie die Patientin mithilfe Ihres Unterarms in eine Rumpfbeugung, um ihren Schwerpunkt vor die Sitzbeinhöcker zu verlagern. Legen Sie zwei Finger Ihrer freien Hand in die Gesäßfalte und bringen Sie sie weiter in Richtung Analmündung, tangential zum Beckenboden. Bewahren Sie den Kontakt zur knöchernen Struktur und folgen Sie der genauen Form des Steißbeins, bis Sie zu seinem Ende gelangen. Bringen Sie die Patientin wieder nach hinten, sodass ihr Schwerpunkt auf ihren Sitzbeinhöckern und Ihren Fingern liegt.
- Mobilisieren Sie nun den Rumpf der Patientin mithilfe Ihres Unterarms und halten Sie dabei das Steißbein zwischen Ihren beiden Fingern. Untersuchen Sie die **Mobilität** und die **Sensibilität** des Kreuzbein-Steißbein-Gelenks wie folgt:
  - **Flexion:** Schieben Sie die Steißbeinspitze sanft nach vorne oben;
  - **Seitneigung:** Umgreifen Sie die Steißbeinspitze mit beiden Fingern. Bringen Sie den Rumpf der Patientin zu einer Seite und versuchen Sie, die Steißbeinspitze gleichzeitig zur anderen Seite hin zu bewegen. Beispiel: Bei einer Seitneigung des Rumpfes nach links bewegen Sie die Steißbeinspitze nach rechts und umgekehrt;
  - **Sakrokokzygeale Kompression:** Üben Sie eine Kompression in der vertikalen Achse des Steißbeins aus, um die Elastizität des Faserknorpels des Kreuzbein-Steißbein-Gelenks zu testen (> Abb. 12.27 und > Abb. 12.28).

Das Steißbein ist durch interne Techniken zu behandeln, wenn es beim Flexions- und Seitneigungstest schmerzhaft und fixiert reagiert.

Bedeutung der Behandlung des Steißbeins

Die Behandlung des Steißbeins hat bekanntermaßen großen Einfluss auf die tonischen Qualitäten des Beckenbodens. Es sollte allerdings nicht vergessen

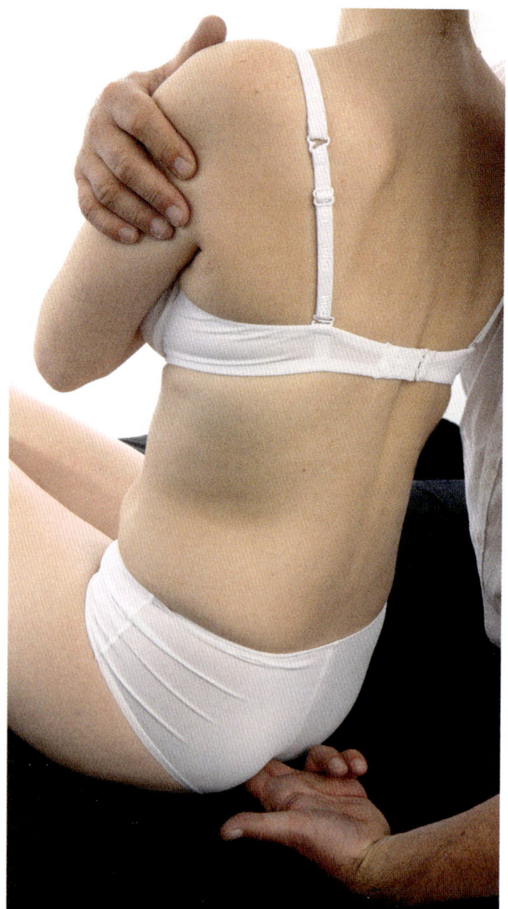

Abb. 12.28 Test des Steißbeins im Sitzen

werden, dass das Steißbein darüber hinaus häufig an anderen, weit entfernt liegenden Symptomatiken beteiligt ist.

Wie bereits erwähnt, wirkt sich jede Fixierung des Steißbeins auf den Spannungszustand der Dura-mater-Achse bis zur hinteren Schädelgrube aus. Denken Sie nur an das Filum terminale, das, vom Lig. durococcygeum umhüllt, am Ausgang des Sakralkanals ansetzt! Die erzeugten Spannungen können sich als Migräne oder schwere chronische Kopfschmerzen manifestieren oder erst Jahre nach einem Trauma am Steißbein zu rezidivierenden Wurzelneuralgien führen.

Die Wirkung einer Steißbeinbehandlung zeigt sich durch eine Verbesserung der lokalen Situation, aber auch in allgemeiner Hinsicht, dank ihres großen Einflusses auf das Gleichgewicht des Rückenmarks und der Cauda equina.

Externe Behandlung des Steißbeins

Direkte Behandlung in Seitenlage

Die externe Technik in Seitenlage ist sehr effektiv und hat den großen Vorteil, dass wir sie anwenden können, wenn interne Techniken nicht möglich sind.

- Die Patientin liegt auf der nicht zu behandelnden Seite, die obere Hüfte gebeugt, der obere Fuß liegt hinter dem unteren Bein auf der Bank.
- Sie stehen der Patientin gegenüber und kontrollieren ihr Becken mit Ihrem Brustkorb.
- Legen Sie den Daumen Ihrer kaudalen Hand auf die Seitenfläche des Steißbeins, gegen den unteren seitlichen Kreuzbeinwinkel, nahe am Gelenkspalt. Verstärken Sie den Kontakt mit dem Daumen der kranialen Hand.

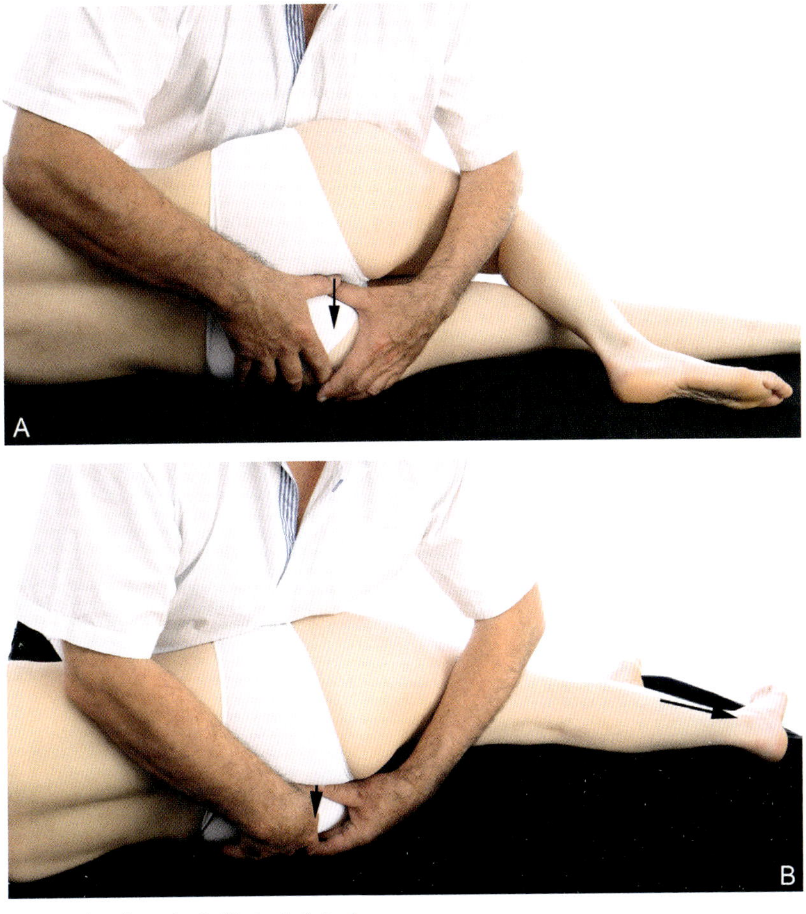

Abb. 12.29 Externe Behandlung des Steißbeins in Seitenlage

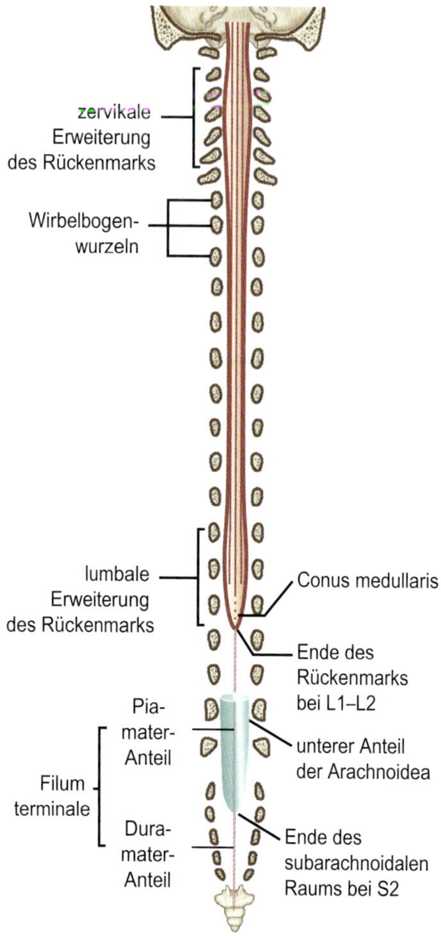

Abb. 12.30 Filum terminale

- Schieben Sie das Steißbein mit Ihren übereinanderliegenden Daumen nach medial. Bitten Sie die Patientin, ihre Hüfte in Extension zu bringen, indem sie ihr Bein streckt, ohne es von der Bank abzuheben.
- Begleiten Sie die Bewegung, indem Sie mit Ihrem Brustkorb die Beckenrückseite der Patientin zur Bank hindrehen.
- Wiederholen Sie diese Bewegung mehrere Male.
- Führen Sie die Technik auf beiden Seiten aus (> Abb. 12.29).

Entspannung des Filum terminale

Im Folgenden präsentieren wir eine von unserem Freund und Kollegen Alain Croibier hoch geschätzte Technik. Sie besteht in der Palpation und Behandlung des Filum terminale am Ausgang des Sakralkanals. Das Filum terminale ist als sehr dünner, länglicher, in manchen Fällen empfindlicher Strang zu spüren. Wir erinnern daran, dass er am zweiten Steißbeinwirbel ansetzt (> Abb. 12.30).

- Die Patientin liegt in Seitenlage, mit gebeugten Hüften.
- Sie stehen ihr gegenüber und kontrollieren ihr Becken mit Ihrem Brustkorb.
- Entspannen Sie das Filum durch sanfte Querbewegungen mit Ihrer Zeigefinger- oder Daumenbeere. Sie können das Filum stärker unter Spannung setzen, indem Sie zusätzlich das Becken in die Aufrichtung bringen.

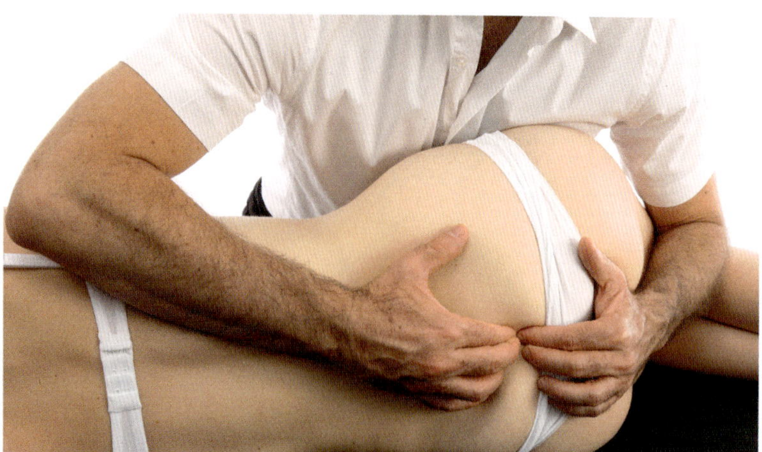

Abb. 12.31 Behandlung des Filum terminale

Gehen Sie sanft und behutsam vor, um keine Schmerzen auszulösen (➤ Abb. 12.31).

Indirekte Behandlung über die Ligg. sacrospinale und sacrotuberale

Die Ligg. sacrospinale und sacrotuberale stehen in enger Verbindung zum Kreuzbein-Steißbein-Gelenk und müssen daher frei von Fixierungen sein.

Bei Blockaden des Kreuzbein-Steißbein-Gelenks sind diese Bänder in fast allen Fällen fixiert. In Zusammenarbeit mit den ischiokruralen Muskeln bilden sie Verbindung zwischen dem Becken und der unteren Extremität.

Sie haben große reflexogene Wirkung auf fast alle Organe des kleinen Beckens.

Bei Fixierungen dieser Bänder finden sich in den meisten Fällen viszerale Dysfunktionen:

- **auf der linken Seite:** Sigmoid, Rektum, Colon descendens, linke Niere, Prostata;
- **auf der rechten Seite:** rechte Niere, Caecum, Colon ascendens.

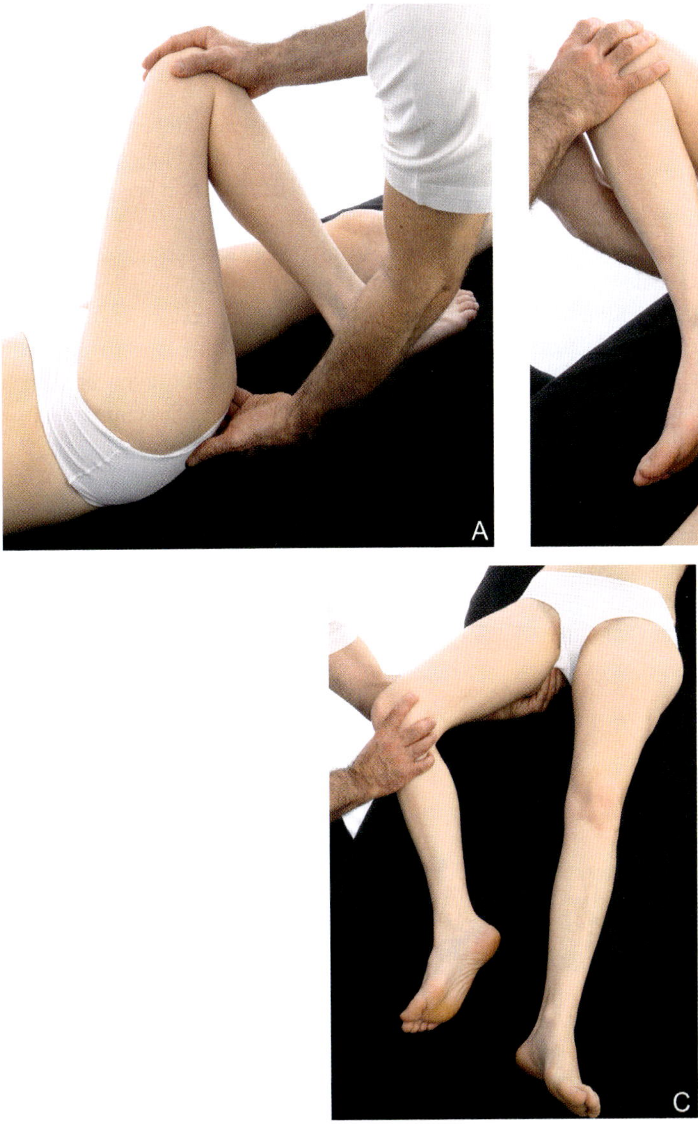

Abb. 12.32 Behandlung der Ligg. sacrospinale und sacrotuberale in Rückenlage

Es scheint, dass das Lig. sacrospinale die größte reflexogene Wirkung ausübt und dass es am stärksten auf unsere Techniken reagiert. Die Fasern der beiden Bänder sind allerdings derart miteinander verworren, dass ihre Mechanik und ihre Wirkung nicht immer einfach zu trennen sind.

Die Spina ischiadica (Sitzbeinstachel) ist die strategisch wichtigste Stelle, die zu behandeln ist, um eine Wirkung auf die zahlreichen Bänder und Muskeln auszuüben, die mit der Harnblase in direkter oder indirekter Verbindung stehen. Sie dient dem Lig. sacrospinale als Ansatzfläche und ist der Konvergenzpunkt aller wichtiger muskulären und aponeurotischen Elemente des kleinen Beckens: M. levator ani, M. coccygeus, M. piriformis, Mm. gemelli, M. obturator internus.

Behandlung in Rückenlage

- Die Patientin befindet sich in Rückenlage, der Fuß der zu behandelnden Seite ist aufgestellt. Sie stehen auf derselben Seite, Ihre kaudale Hand hält die Vorderseite des Knies der Patientin. Sie legen die Zeige- und Mittelfinger Ihrer kranialen Hand gegen die Spina ischiadica.
- Um an den Sitzbeinstachel zu gelangen, ertasten Sie zunächst den Sitzbeinhöcker. Bewegen Sie Ihre Finger von dort in kraniale und leicht mediale Richtung, bis sie auf das Relief des Sitzbeinstachels stoßen. Dieser liegt ungefähr drei Querfinger vom Sitzbeinhöcker entfernt.
- Erster Schritt: Bringen Sie mit der kaudalen Hand das Knie stärker in Flexion-Abduktion, um mit der kranialen Hand den medialen Anteil des Sitzbeinstachels besser greifen zu können.
- Zweiter Schritt: Bringen Sie das Knie in Extension-Abduktion-Außenrotation, während Sie gleichzeitig den Sitzbeinstachel nach lateral ziehen. Am Ende der Extension bitten Sie die Patientin, das Bein nach innen zu drehen, ohne den Zug am Sitzbeinstachel zu lösen.

Hinweis: In der Osteopathie geht es nicht um einen Stretching-Effekt, sondern vielmehr um die propriozeptive Wirkung der Techniken (➤ Abb. 12.32).

Behandlung in Seitenlage

- Die Patientin liegt auf der nicht zu behandelnden Seite.
- Sie stehen ihr gegenüber und legen das Knie Ihres kaudalen Beins auf die Behandlungsbank. Knie und Oberschenkel der Patientin liegen auf Ihrem Oberschenkel.
- Ertasten Sie mit Ihren Fingerbeeren zunächst den Sitzbeinhöcker der Patientin. Sie spüren ihn als große knöcherne Struktur in der Tiefe der Gesäßmuskulatur. Bewegen Sie Ihre Finger vom Sitzbeinhöcker aus ungefähr drei Querfinger nach kranial und leicht medial, bis Sie zum Sitzbeinstachel gelangen.
- Haken Sie den Sitzbeinhöcker an, ziehen Sie ihn mit übereinander gelegten Händen nach lateral und rollen Sie dabei das Becken nach vorne ein. Versuchen Sie, sehr konkret vorzugehen und die verspannten Fasern dieser voluminösen Bänder präzise zu lokalisieren.

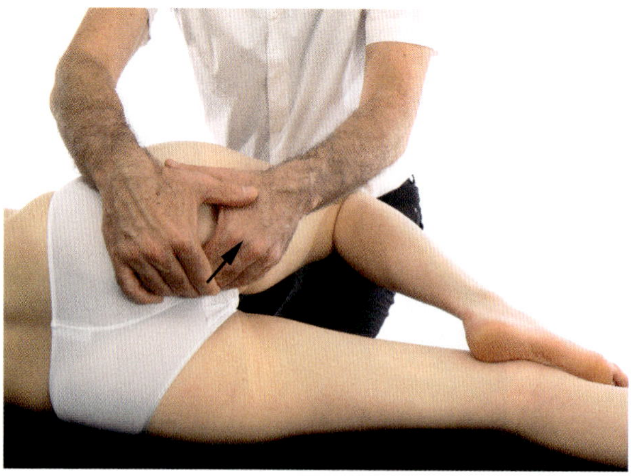

Abb. 12.33 Behandlung der Ligg. sacrospinale und sacrotuberale in Seitenlage

- Verstärken Sie die Parameter der Vorspannung und führen Sie eine Dehnung aus, kombiniert mit einer Induktion. Sie können die Dehnung der Bänder erhöhen, indem Sie die Hüfte weiter in Flexion bringen. Wiederholen Sie die Technik drei oder vier Mal (➤ Abb. 12.33).

Interne Behandlung des Steißbeins

Selbst wenn die externen Techniken sehr effizient sind, reichen sie nicht immer aus, um die Mobilität des Kreuzbein-Steißbein-Gelenks wiederherzustellen. Vor allem bei starken Fixierungen des Gelenks in Flexion muss auf interne Techniken zurückgegriffen werden.

Allgemeine Prinzipien

Im Kapitel über den manuellen Ansatz zur Behandlung des weiblichen Beckens haben wir bereits über Vorsichtsmaßnahmen und grundlegende Prinzipien für interne Techniken gesprochen. Eines ist äußerst wichtig: Sie müssen klar und deutlich erklären, was Sie vorhaben.

Erklären Sie ohne Umschweife und mit nüchternen Worten, denn umständliche Beschreibungen offenbaren nur Ihre eigenen Vorbehalte. Die Patientin wird dies sofort merken und ihr Vertrauen verlieren. Wir wiederholen: Das Schamgefühl geht vom Therapeuten aus und nicht vom Patienten.

Position der Patientin

Die Patientin befindet sich in Bauchlage, mit leicht gespreizten Beinen. Vermeiden Sie Positionen, die die Patientin in Verlegenheit bringen könnten, zum Beispiel den Vierfüßlerstand. Benutzen Sie einen Handschuh mit etwas Gleitmittel auf dem Zeigefinger.

Platzierung des intrarektalen Zeigefingers

- Legen Sie Ihre externe Hand auf das Kreuzbein der Patientin und erhöhen Sie allmählich den Druck, um die Aufmerksamkeit der Patientin auf ihr Kreuzbein zu lenken. Platzieren Sie anschließend die Fingerbeeren Ihres Zeigefingers auf den Analrand und führen Sie ihn ganz leicht ein.
- Dringen Sie mit Ihrem Zeigefinger sanft weiter vor. Sollte der Widerstand zu hoch sein, warten Sie einen Moment ab, ohne den Zeigefinger jedoch herauszuziehen. Bitten Sie die Patientin, ihren Schließmuskel anzuspannen und wieder zu entspannen. Nutzen Sie die Phase der Entspannung, um Ihren Finger weiter einzuführen. Wenn das Endglied des Zeigefingers die Barriere des Schließmuskels überwunden hat, folgt der Rest des Fingers ohne Probleme.
- Schieben Sie den Zeigefinger zunächst von hinten nach vorne und richten Sie ihn anschließend in einem Winkel von ca. 40 Grad zur Körperachse von vorne nach hinten. Ihr Unterarm bewegt sich dabei in Supination, sodass die Fingerbeere Ihres Zeigefingers der Vorderseite des Kreuzbeins zugewendet ist. Wenn der Zeigefinger vollständig eingeführt ist, liegt er palmarseitig gegen das Steißbein-Kreuzbein-Gelenk.

Tests

- Halten Sie das Steißbein im Zangengriff zwischen dem (internen) Zeigefinger und dem (externen) Daumen auf der Rückseite des Knochens, um das Gelenk präzise prüfen zu können.
- Durch sanfte Flexions-Extensions-Bewegungen ertasten Sie den Gelenkspalt und prüfen, ob Sie an der richtigen Stelle sind.
- Testen Sie nun die verschiedenen Parameter: Flexion, Extension, Seitneigung sowie die Nebenbewegung der axialen Rotation. In der Regel enthält eine Fixierung immer eine Rotationskomponente.

Korrektur

- Vor der Korrektur des eigentlichen Kreuzbein-Steißbein-Gelenks müssen die beteiligten Bänder entspannt werden (Lig. sacrococcygeum, Lig. sacrospinale, Lig. sacrotuberale). Bewegen Sie dazu Ihren Zeigefinger seitlich vom Steißbein, ertasten Sie die verspannten Fasern dieser Bänder und bearbeiten Sie sie durch Dehnungen und Induktion. Diese Vorbereitung dient der schmerzfreien Reduzierung der Fixierungen des Steißbeins.
- Erster Schritt: Begleiten Sie das Steißbein in seine freie Bewegungsrichtung und führen Sie dabei eine Traktion in seiner Achse aus, um das Gelenk zu dekomprimieren.

- Zweiter Schritt: Mobilisieren Sie das Steißbein, indem Sie für einige Sekunden eine Traktion in Richtung der direkten Korrektur (d. h. nach dorsal) halten. Begleiten Sie anschließend den Rückweg mit einer Induktion. So können Sie nach und nach die Amplitude vergrößern, ohne Schmerzen auszulösen.
- Wiederholen Sie diese Dehnung drei oder vier Mal (> Abb. 12.34).

Versuchen Sie bei dieser Technik nicht, etwas „wieder an Ort und Stelle zu setzen“, sondern versuchen Sie vielmehr, die fibrosierten Bereiche zu normalisieren. Bisweilen ist bei der Korrektur ein charakteristisches Knistern zu vernehmen.

Statistisch gesehen kommt es häufiger zu anterioren und lateralen Fixierungen des Steißbeins. Die daraus resultierende Erschlaffung des gesamten hinteren Halteapparates des vesikouterinen Komplexes beeinträchtigt in hohem Maße die Funktionalität des Stütz- und Verschlusssystems der Harnblase.

Intrarektale Behandlungen lösen häufig einen Stuhldrang aus. Beruhigen Sie die Patientin und erklären Sie ihr, dass dies völlig normal ist und kein Stuhlentweichen zu befürchten ist. Beim Herausziehen des Zeigefingers ist allerdings Achtsamkeit geboten. Um einen Sogeffekt zu vermeiden, darf der Finger nicht zu schnell herausgezogen werden. Bitten Sie die Patientin, ihre Gesäßmuskeln anzuspannen, um den Zeigefinger etwas einzuklemmen, und ziehen Sie ihn langsam heraus. So ersparen Sie der Patientin etwaige Unannehmlichkeiten. Denken Sie immer daran, dass die Entspannung der Patientin und der Erfolg der Technik von der Einstellung des Therapeuten abhängt.

Anmerkungen

- Bei der Untersuchung kommt es häufig vor, dass der Zeigefinger im Rektum gegen kleine Substanzen stößt. In den meisten Fällen handelt es sich um Stuhl, den wir sanft nach oben schieben können.
- Beim Ertasten der Vorderseite des Kreuzbeins trifft der Zeigefinger bisweilen gegen Strukturen, die einen leichten Widerstand bieten (und sich in etwa wie nasse Haare anfühlen). Hierbei handelt es sich häufig um Hämorrhoiden. Prüfen Sie in diesem Fall, ob eine Kompression gegen das Kreuzbein oder eine Dehnung nach ventral

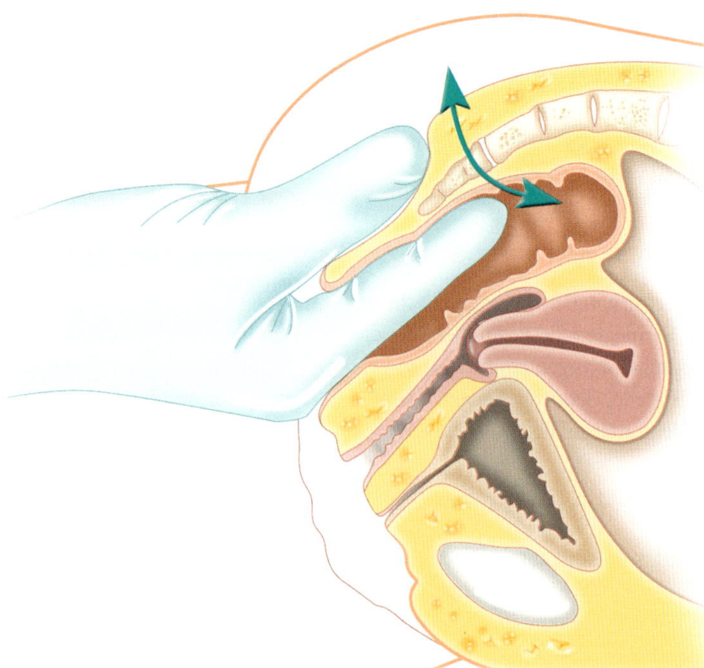

Abb. 12.34 Interne Behandlung des Steißbeins

Schmerzen auslöst. Diese untereinander verworrenen Filamente zeigen bisweilen variköse Mikroverhärtungen.

- Nutzen Sie die Gelegenheit, um den Gebärmutterhals zu testen. Dieser befindet sich im Lot mit dem Kreuzbein-Steißbein-Gelenk. Um herauszufinden, ob eine Retroversion mit oder ohne Retroflexion besteht, drehen Sie Ihren Zeigefinger nach ventral, krümmen Sie ihn in Richtung der Vulva und suchen Sie nach einer Struktur, die eventuell der Vorderseite des Rektum entgegenragt. Bei einer starken Retroversion spüren Sie die Gebärmutter sofort unter Ihrem Zeigefinger (trotz der Bauchlage, die das Organ eher in Richtung Anteversion bringt). Schieben Sie die Gebärmutter nach ventral und begleiten Sie den Rückweg mit einer Induktion.

Kokzygeale Hyperalgesie

Zur Korrektur einer besonders schmerzhaften und starken Fixierung des Steißbeins können wir uns der Bewegungen bedienen, die das Kreuzbein-Steißbein-Gelenk bei tiefen Ein- und Ausatmungen in der Bauchlage ausführt:

- Während der Einatmung verringert sich die vordere Konkavität des Gelenks, der sakrokokzygeale Komplex flacht ab;
- während der Ausatmung vergrößert sich die vordere Konkavität des Gelenks, die Steißbeinspitze bewegt sich nach ventral.

Nutzen Sie diese Bewegungen, indem Sie sie während der Behandlung verstärken:

- Halten Sie zwischen Daumen und Zeigefinger eine Traktion am Steißbein nach kaudal und bitten Sie die Patientin, tief einzuatmen. Begleiten Sie die Extension des Steißbeins während der Einatmung.
- Die Korrektur erfolgt während der Ausatmung. Wenn die Patientin ausatmet, halten Sie das Steißbein in Extension und verhindern, dass es sich wieder nach ventral bewegt.
- Wiederholen Sie die Technik mehrere Male.

Vorsichtsmaßnahmen

Es kann vorkommen, dass wir durch die Rektumwand Substanzen ertasten, bei denen es sich um sakrokokzygeale Zysten, Polypen oder sogar Tumore handeln kann! Beim geringsten Zweifel ist die Patientin an einen Spezialisten zu verweisen.

Vorsicht ist ebenfalls bei Kokzygodynien (Steißbeinschmerzen) ohne echte Fixierung des Kreuzbein-Steißbein-Gelenks geboten. In den meisten Fällen werden sie durch Reizungen des N. pudendus verursacht.

Eigendehnung

Bei schweren Fixierungen des Kreuzbein-Steißbein-Gelenks empfehlen wir den Patientinnen, Eigendehnungen im Sitzen vorzunehmen. Die Patientin bringt ihre Knie eins nach dem anderen in Richtung der gegenüberliegenden Schulter. Im Sitzen sind die lateralen Bandstrukturen des Steißbeins schon vorgedehnt. Durch eine Flexion-Adduktion im Hüftgelenk entfernen sich die beiden Sitzbeinhöcker voneinander und bewirken so eine kräftige Dehnung der ischiokokzygealen Fasern.

Weitere interne Techniken

Lig. sacro-spino-tuberale

Test

Bewegen Sie den intrarektalen Zeigefinger nach kaudal und lateral, ohne direkt nach dorsal gehen zu wollen.

Wenn Sie den Finger heben, spüren Sie einen flachen, harten Strang: das Lig. sacrospinale. Bewegen Sie nun den externen Daumen auf den intrarektalen Finger zu, um die Dehnbarkeit des Bands zu testen. Vergleichen Sie immer beide Seiten. Eine Fixierung zeigt sich durch Fibrosierungen und eine verminderte Dehnbarkeit.

Ist das Lig. sacrospinale in seiner Mobilität eingeschränkt, zeigt grundsätzlich auch das Lig. sacrotuberale Fixierungen, vor allem in seinem unteren Bereich.

Das Lig. sacrospinale setzt am Sitzbeinstachel an, einer strategisch wichtigen Stelle für das pelvine Muskel-Band-System. Nutzen Sie die Testung, um andere Strukturen zu testen, die hier ansetzen oder sich in der Nähe befinden, zum Beispiel die Mm. piriformis, coccygeus oder obturator internus.

Behandlung

Der interne Finger ertastet das Lig. sacrospinale, während der externe Daumen ihm gegenüberliegt.

Beide Finger arbeiten zusammen in Induktion; im Allgemeinen reichen vier bis fünf Wiederholungen. Dabei ist es wichtig, eine verbesserte Dehnbarkeit zu spüren. Da dieses Band einige Muskelfasern besitzt, reagiert es sehr gut auf induktive Techniken. Die Entspannung des Lig. sacrospinale bewirkt ein Entspannen des Lig. sacrotuberale (➤ Abb. 12.35).

Sakraler Periost

Bei manchen Stürzen auf das Steiß- oder Kreuzbein kommt es zu intrakartilaginösen oder intraossären Läsionen. Sie zeigen sich durch kleine, empfindliche, transversal verlaufende Periostfalten auf der Vorderseite des Kreuzbeins. Sie können auf den natürlichen Transversallinien des Kreuzbeins liegen, wenn sie den früheren Gelenken zwischen den fünf Kreuzbeinwirbeln entsprechen.

Diese empfindlichen Falten können im Becken durch ihre große reflexogene Wirkung Viszerospasmen oder Durchblutungsstörungen verursachen.

Behandlung

Ertasten Sie mit dem internen Zeigefinger die Falte oder die empfindliche Linie und üben Sie eine Kompression aus. Folgen Sie dem Listening und behandeln Sie in Induktion.

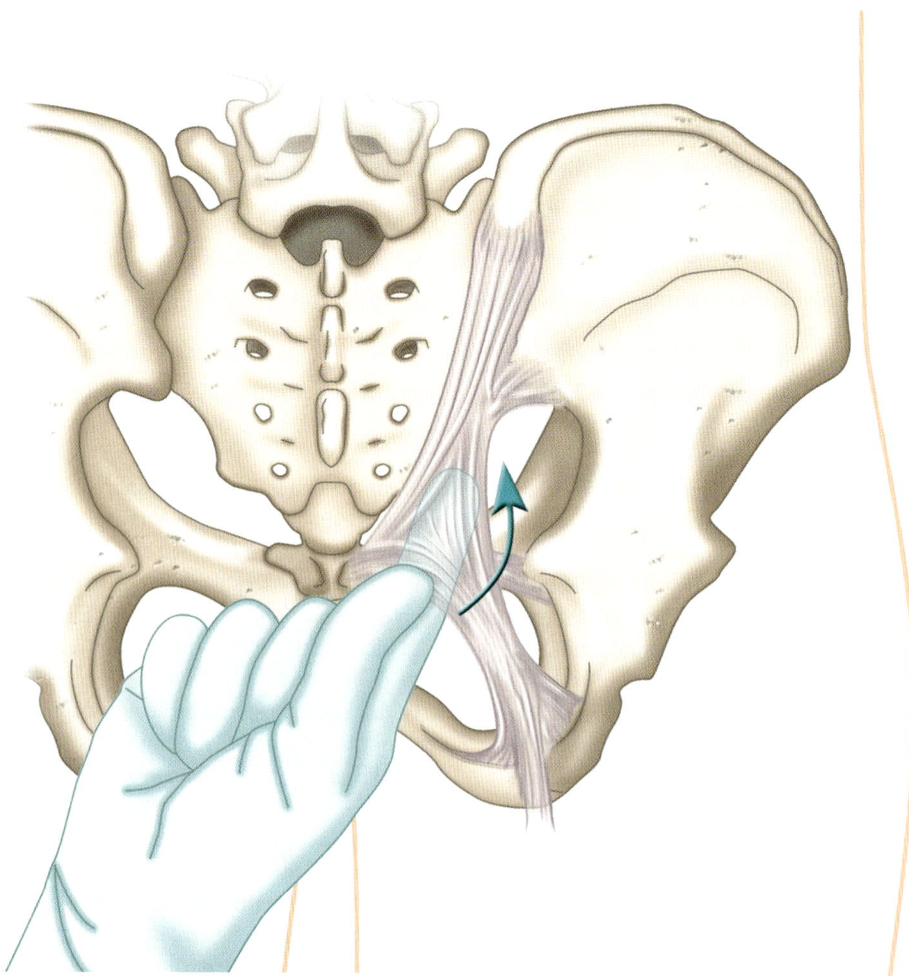

Abb. 12.35 Interne Behandlung der Ligg. sacrospinale und sacrotuberale

Diese Induktion beläuft sich in der Regel auf wenige Millimeter. Wiederholen Sie die Technik mehrmals und erhöhen Sie dabei allmählich die Kompression, bis die Empfindlichkeit nachlässt. Mit dieser Technik erzielen wir interessante und dauerhafte Ergebnisse.

12.3 Intravaginale Behandlung der Harnblase

Wie für das Steißbein muss auch bei Dysfunktionen der Harnblase nicht immer auf interne Techniken zurückgegriffen werden. Wenn bei der externen Untersuchung der Harnblase allerdings große Fixierungen zum Vorschein gekommen sind, erscheint eine interne Diagnostik notwendig. Interne Techniken helfen uns, die vermuteten Fixierungen genauer zu bestimmten und adäquat zu lösen.

Mit intravaginalen Techniken lassen sich, über die vordere Scheidenwand und das Septum vesicovaginale, die zervikotrigonale und die pubourethrale Region behandeln.

Dazu verwenden wir bimanuelle Techniken, mit einer abdominalen und einem oder zwei intravaginalen Fingern. Die abdominale Hand schiebt das Gewebe auf die internen Finger zu und sucht nach Fixierungen, indem sie die verschiedenen Schichten gegeneinander bewegt.

Es ist unerlässlich, jede Schicht genau zu untersuchen, denn eine Fixierung kann selbst dann unentdeckt bleiben, wenn die Finger mit ihr in Kontakt sind. Zu Beginn gleiten die abdominalen Finger zwischen die Symphyse und den Gebärmutterfundus (sofern die Position der Gebärmutter es ermöglicht). Von dort bewegen sie sich anschließend nach kaudal und dorsal.

Anmerkung: Wenn Ihre Finger an Ort und Stelle sind, ertasten Sie Position und Tonus des Gebärmutterhalses sowie den Zustand der Parametrien. Wir erinnern daran, dass wir ein Organ nicht isoliert von seiner Umgebung behandeln können, und verweisen auf ➤ Kapitel 17 über uterine Dysfunktionen.

12.3.1 Behandlung des M. levator ani

Test

Der M. levator ani ist intravaginal auf beiden Seiten als fast vertikaler, direkt hinter den großen Schamlippen angeordneter, muskulärer Strang zu ertasten. Um ihn besser zu spüren, können Sie die Patientin bitten, so zu tun, als ob sie einhalten wollte. Nachdem Sie die Ränder des Muskels ertastet haben, untersuchen Sie die Qualität seiner Fasern und suchen Sie nach eventuellen Unregelmäßigkeiten oder Dehiszenzen. Hierbei handelt es sich häufig um Muskelfaserrisse.

Behandlung

Üben Sie auf die auseinanderweichenden Stellen eine Reihe von Kompression-Dekompressionen aus und behandeln Sie sie anschließend induktiv. Unsere Erfahrung zeigt, dass induktive Techniken weitaus wirksamer sind als „defibrosierende" (➤ Abb. 12.36).

12.3.2 Behandlung der Harnröhre

Die Harnröhre ist durch die vordere Scheidenwand leicht zu palpieren. Sie zeigt sich als Strang von ca. 3 cm Länge und 6 mm Durchmesser, der sich gegen die Rückwand der Symphyse rollen lässt.

Wie jedes Rohrorgan muss auch die Harnröhre ein gewisses Maß an Dehnbarkeit bewahren, um ihre Funktion auszuüben. Außerdem muss das periurethrale Gewebe die abdominopelvinen Druckverhältnisse zuverlässig an die lokalen Mechanorezeptoren übertragen.

Test

- Untersuchen Sie die Konsistenz der Harnröhre und suchen Sie nach eventuellen Erhebungen oder Erweiterungen; die Harnröhre kann regelrechte Hohlräume mit Ansammlungen von Mikroben entwickeln, die zur Harnblase oder zu den Nieren wandern können.
- Untersuchen Sie die longitudinale Dehnbarkeit der Harnröhre. Sie kann als Folge von infektiösen

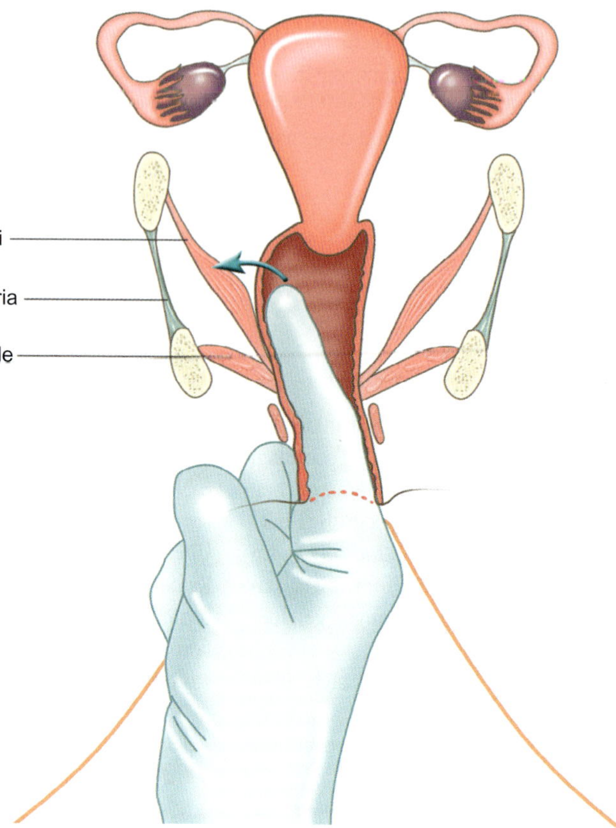

Abb. 12.36 Behandlung des M. levator ani

Prozessen abnehmen. In diesem Fall bleibt die Harnröhre an der zervikovaginalen Wand oder an den Ligg. pubovesicales haften.

Der Test wird als positiv bewertet, wenn er Schmerzen auslöst oder die longitudinale Dehnbarkeit vermindert ist.

Behandlung

- Platzieren Sie Ihren Zeigefinger direkt unterhalb der trigonalen Region, halten Sie die Harnröhre gegen die Symphyse und schieben Sie sie zum Blasenkorpus hin. Mit dieser Technik lassen sich pubourethrale oder urehtrovaginale Verklebungen lösen. Die Verlängerung des Rohrorgans bewirkt zusätzlich eine Tonussteigerung der Harnröhrenwand.
- Bearbeiten Sie die verhärteten Stellen nacheinander mit Kompression-Dekompression und Induktion. Nachdem Sie die fixierten Bereiche spezifisch entspannt haben, führen Sie eine induktive Dehnung der Harnröhre nach kranial aus (> Abb. 12.37).

12.3.3 Behandlung des Trigonum vesicae

Die zervikotrigonale Region ruht auf der Scheidenvorderwand und ist im Beckenboden verankert. Sie wird durch folgende Strukturen zweifach stabilisiert:

- ventral-kranial durch ein elastisches aktives Element, den medialen Strang des M. levator ani (M. puborectalis);
- dorsal-lateral durch ein kräftiges passives Element, die Parametrien und die Ligg. sacrouterina.

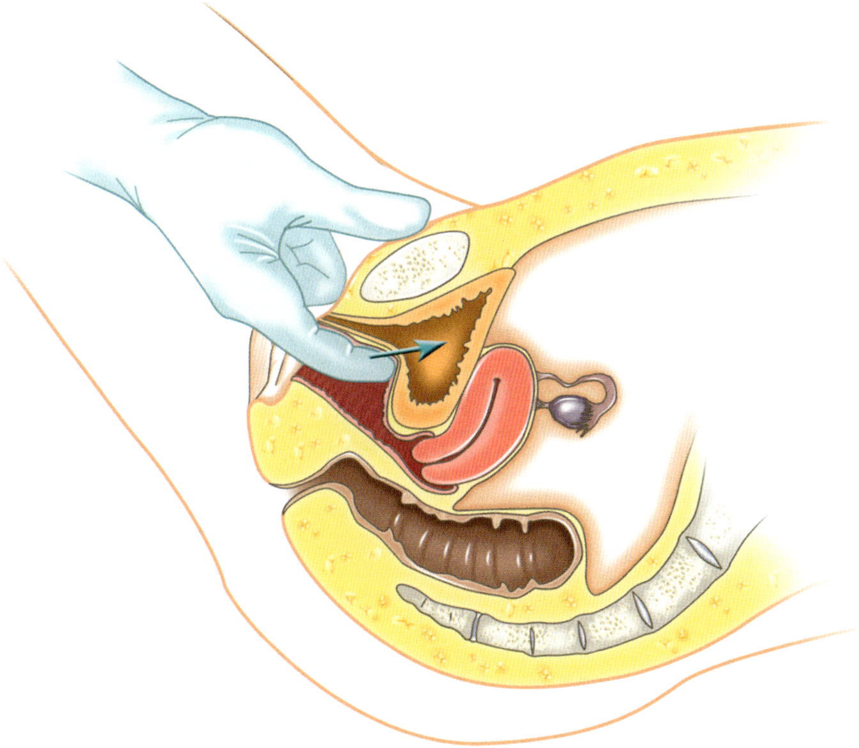

Abb. 12.37 Behandlung der Harnröhre

Test

Um die zervikotrigonale Region zu testen, ist es nicht notwendig, den Zeigefinger ganz in die Vagina einzuführen. In der Regel reichen das End- und Mittelglied aus, um das Trigonum zu ertasten.

Platzieren Sie Ihren Zeigefinger palmarseitig gegen die Scheidenvorderwand und schieben Sie diese in Richtung des Unterrands der Symphyse. Die Fingerbeere des Zeigefingers befindet sich jetzt unter der zervikotrigonalen Region (zu spüren als leicht dickerer und festerer Bereich). Falls sie sofort zu spüren ist, bedeutet dies, dass eine Störung vorliegt. Untersuchen Sie, ob sich das Trigonum nach dorsal gegen die Scheidewand vorwölbt, ob sie tief liegt und ob sie leicht zu mobilisieren ist.

- Im Falle einer starken Fixierung kann die Mobilisierung Schmerzen, Harndrang oder unter Umständen auch einen leichten Urinabgang auslösen.
- Im Falle einer zervikotrigonalen Ptose und einer Störung des vorderen Verankerungssystems kann der Eindruck entstehen, eine regelrechte Auftreibung zu spüren. Dieses Problem entsteht häufig postpartal und führt zu einer typischen Dyspareunie beim Geschlechtsverkehr in Bauchlage. Die zervikotrigonale Region reizt in dieser Position die hochempfindliche Fascia vesicovaginalis (➤ Abb. 12.38).

Wenn das Trigonum fixiert oder nach hinten unten abgesunken ist, bitten Sie die Patientin, einzuhalten oder zu pressen, um ihre Tests zu verfeinern.

Test beim Einhalten

Beim Einhalten spannt sich die vordere Verankerung an, während die hintere dagegenhält. Der urethrovesikale Winkel verkleinert sich, sodass die gespannte zervikotrigonale Region nicht mehr am Finger zu spüren ist. Falls Sie die zervikotrigonale Region beim Einhalten weiterhin am Finger spüren, ist entweder die vordere Verankerung erschlafft oder sogar rupturiert oder die hintere Verankerung fixiert.

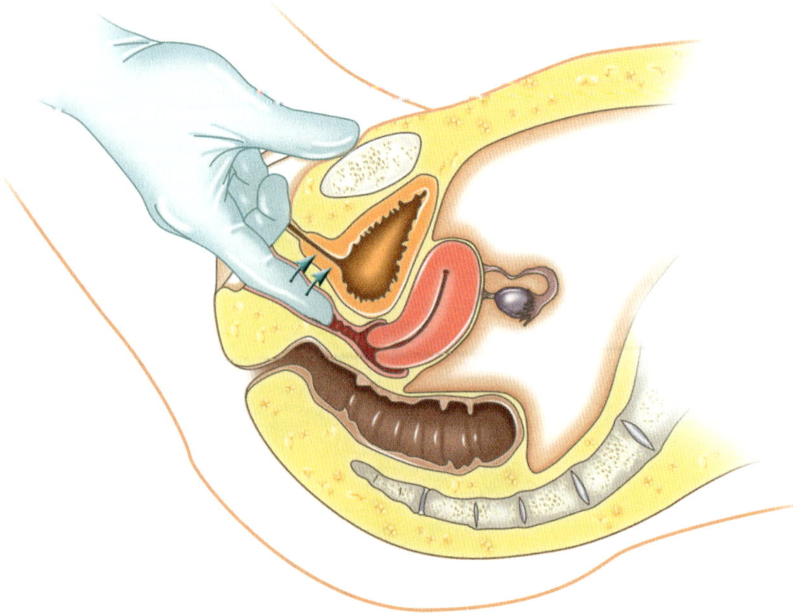

Abb. 12.38 Test des Trigonum vesicae

Test beim Pressen

Beim Pressen entspannt sich die vordere Verankerung, sodass sich der urethrovesikale Winkel vergrößert. Die zervikotrigonale Region verlagert sich nach hinten und drückt gegen Ihren Zeigefinger.

Falls dies nicht passiert, ist die vordere Verankerung fixiert. Falls der Rückweg nur langsam oder mühsam stattfindet, kann eine teilweise Fixierung der hinteren Verankerung vorliegen.

Schlussfolgerung

Falls die zervikotrigonale Region bei den Tests in jeder Modalität spürbar ist, handelt es sich um eine Erschlaffung der vorderen und/oder eine starke Fixierung der hinteren Verankerung.

Falls die Region beim Pressen nicht deutlicher am Finger zu spüren ist, ist die vordere Verankerung fixiert. In diesem Fall bestehen größere Chancen auf Erfolg (➤ Abb. 12.39).

Behandlung

Im Falle eines Absinkens nach dorsal oder einer Reizung des Harnblasenhalses müssen die Verankerungen bearbeitet werden, um die Mobilität der zervikotrigonalen Region zu verbessern.

Schieben Sie das Trigonum nach ventral und lösen Sie den Druck, gefolgt von einer Induktion. Wiederholen Sie diese Technik fünf oder sechs Mal. Platzieren Sie Ihren Zeigefinger anschließend direkt unterhalb des Trigonum und schieben Sie es induktiv nach kranial.

- Im Falle einer Fixierung der zervikotrigonalen Region: Sie können die Wirksamkeit der Technik erhöhen, indem Sie die Patientin bitten, am Anfang der Technik zu pressen. Dadurch können Sie das Trigonum besser wahrnehmen. Wenn Sie die Patientin anschließend bitten, einzuhalten, hilft Ihnen dies dabei, das Trigonum nach ventral-kranial zu bewegen.
- Im Falle einer vesikozervikalen Ptose: Platzieren Sie den (oder die) internen Finger in das vordere Scheidengewölbe (sofern vorhanden) bzw. gegen den oberen Anteil der vorderen Scheidewand. Die abdominalen Finger liegen hinter der Schambein-

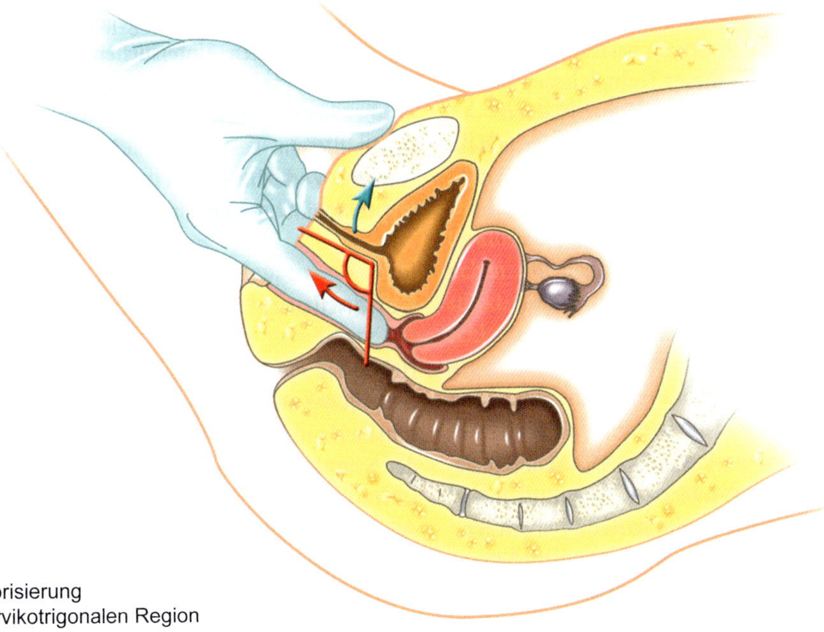

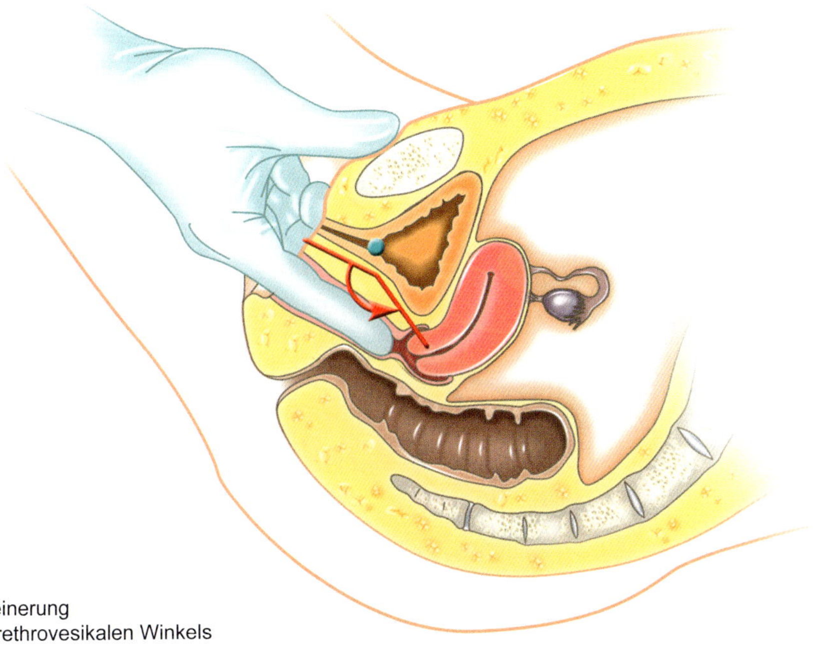

Abb. 12.39 A. Test des Trigonum vesicae beim Einhalten. B. Test des Trigonum vesicae beim Pressen

vor allem aber die Aponeurose des M. obturator internus, die in direkter Verbindung zu den Obturatorfenstern steht.

Behandlung

Mobilisieren Sie mit Ihrem Zeigefinger auf der fixierten Seite die Seitenfläche der Harnblase gegen die Membrana obturatoria. Wenn eine Fixierung vorliegt, kann der Eindruck entstehen, dass eine Verklebung zwischen der Blase und der Membran besteht.

Gleiten Sie mit Ihrem Finger zwischen die Harnblase und das Obturatorfenster und suchen Sie nach Fixierungen, die Sie anschließend (wie immer) durch eine Reihe von Dehnungen, gefolgt von einer Induktion bearbeiten (➤ Abb. 12.42).

Anmerkung: Die Seitenlage ermöglicht einen leichten Zugang zu den Seitenflächen der Harnblase und das Ertasten ihrer Bewegungen.

12.4 Indirekte Behandlungen

Die indirekten Techniken erfolgen über die Muskeln, die das Becken mit der unteren Extremität verbinden, d. h. die pelvitrochanteren Muskeln. In bildgebenden Verfahren wurde zweifelsfrei nachgewiesen, dass diese Muskeln einen Einfluss auf die Position und den Tonus der Harnblase ausüben.

Die Kontraktion der pelvitrochanteren Muskeln kann durch Übertragung einc Kontraktion der Harnblase bewirken. Diese Muskeln haben einen direkten oder indirekten Ansatz an der Membrana obturatoria. Wir können sie über die Sehne des M. obturator internus, den Sitzbeinhöcker oder den Sitzbeinstachel bearbeiten. Wenn diese Muskeln auch nicht direkt auf die Harnblase einwirken, beeinflussen sie dennoch die intrapelvinen Druckverhältnisse und begünstigen dadurch den Blut- und Lymphfluss.

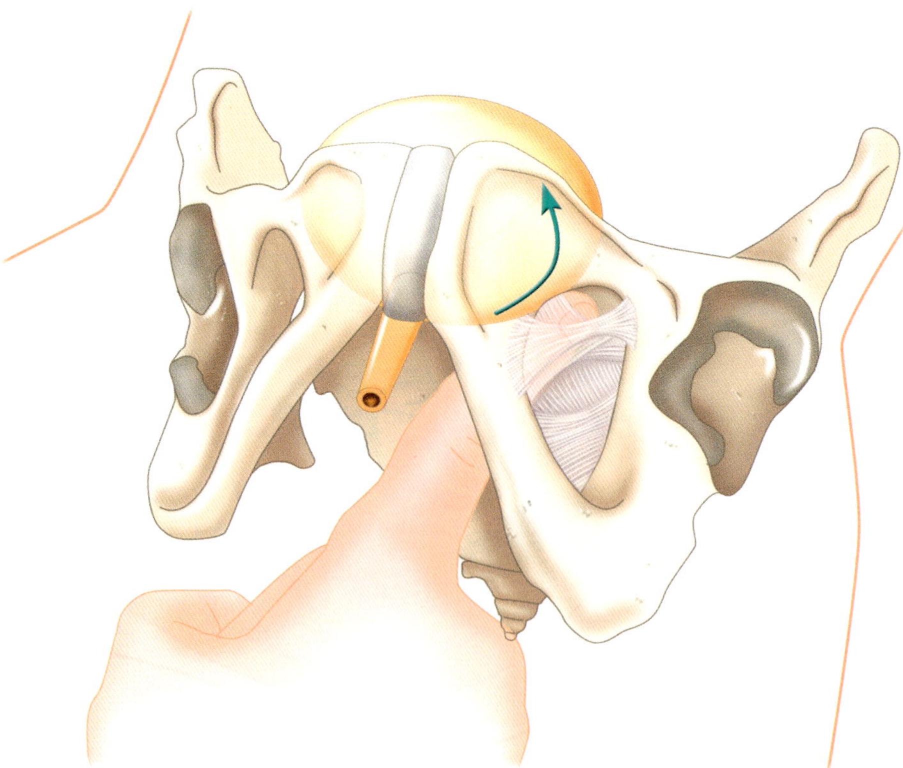

Abb. 12.42 Behandlung der Foramina obturatoria

12.4.1 Behandlung der pelvitrochanteren Muskeln

- Die Patientin befindet sich in Rückenlage, das Bein der zu behandelnden Seite ist gebeugt.
- Sie stehen neben der Patientin auf der Höhe ihres Beckens.
- Platzieren Sie den Zeige- und Mittelfinger der kranialen Hand an die Innenseite des Trochanter major, in Richtung der Fossa digitalis.
- Umgreifen Sie mit der kaudalen Hand das gebeugte Knie und bringen Sie die Hüfte in Flexion. In dieser Position sind die Muskeln und Faszien entspannt, sodass Sie die Finger der kranialen Hand gut am Trochanter major anhaken können. Lassen Sie Ihre Finger dabei dem Listening folgen.
- Mobilisieren Sie mit der kaudalen Hand das Bein zunächst in Abduktion-Außenrotation, anschließend nach und nach in Extension-Adduktion-Innenrotation. Halten Sie während der Bewegung stets die laterale Dehnung am Trochanter major.

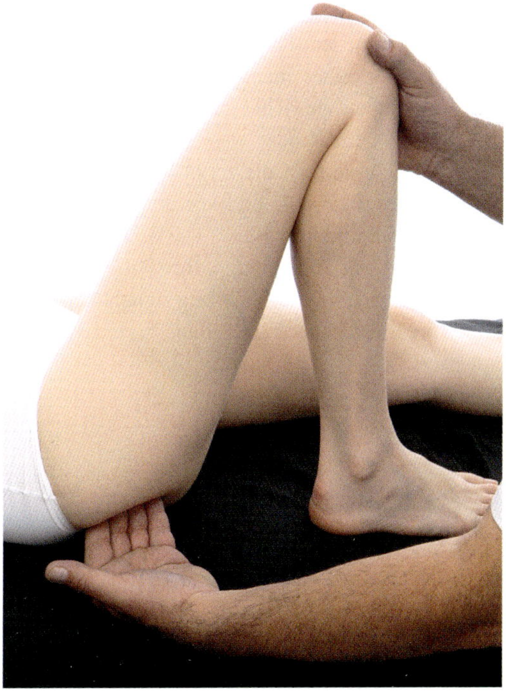

Abb. 12.43 Behandlung der pelvitrochanteren Muskeln

Diese Technik ist kraftvoll und kann zu Beginn Schmerzen auslösen, da die betreffenden Muskeln in der Regel verspannt und verkrampft sind. Durch ihre Mobilisierung wird der gesamte Inhalt des kleinen Beckens gedehnt und aktiviert, zum großen Nutzen der Beckenorgane und der venösen und lymphatischen Zirkulation (➤ Abb. 12.43).

12.5 Wiederherstellung der Motilität

Die Motilität wird dynamisiert, nachdem die Mobilitätsstörungen behoben wurden.

12.5.1 Direkte anteriore Behandlung

Die Patientin befindet sich in Rückenlage. Platzieren Sie Ihre Handinnenfläche auf den Unterbauch in Höhe der Harnblasenspitze. Normalerweise zeigt sich die Motilität der Harnblase in einer anterior-posterioren Kippbewegung, kombiniert mit einer kranialen Gleitbewegung. Dynamisieren Sie die Bewegungen der Blasenspitze, wenn sie abgeschwächt sind.

Die Wahrnehmung der Harnblasenmotilität ist nicht immer einfach und erfordert Erfahrung.

12.5.2 Kombinierte anterior-posteriore Behandlung

Diese Technik lässt sich mit einer Induktion des Kreuzbeins kombinieren, indem sich beide Hände aufeinander abstimmen: Während die vordere Hand sich nach vorne oben bewegt, gleitet die hintere Hand nach vorne unten. Die vordere Hand wirkt auf den Urachus, die Ligg. umbilicales mediales und pubovesicales, die hintere Hand auf die hinteren und distalen Elemente (z. B. Mm. levator ani, rectovesicalis, transversus profundus perinei, Laminae sacro-recto-genito-pubicae ➤ Abb. 12.44).

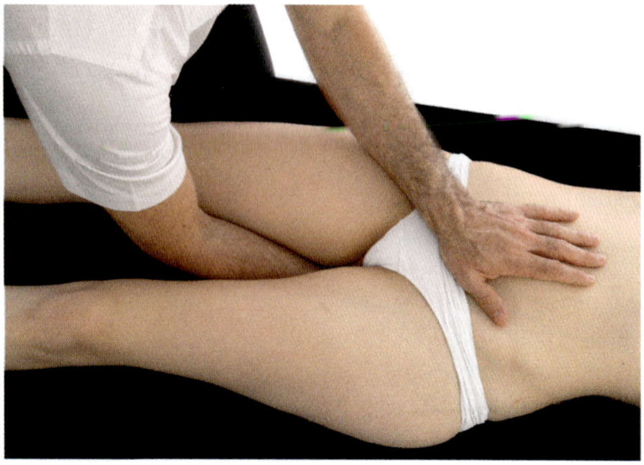

Abb. 12.44 Wiederherstellung der Motilität der Harnblase

12.6 Auswirkungen der Behandlung der Harnblase

Unsere Behandlungen zeigen eine dauerhafte Wirkung auf die Stressinkontinenz. Von den zahlreichen Patientinnen, die wir behandeln konnten, zeigten mehr als die Hälfte eine Linderung der Beschwerden. Bei einem Drittel konnten die Probleme sogar vollständig behoben werden. Allerdings gab es auch Fälle von Inkontinenz, die keine Verbesserung zeigten.

Bei Zystitiden, Zystalgien und rezidivierenden Infektionen bringen unsere Behandlungen gute Ergebnisse, die in Bezug auf Intensität und Dauer allerdings sehr schwer zu quantifizieren sind. Es scheint, dass der hormonelle Einfluss auf die zervikotrigonale Region unsere Arbeit erschwert, da ein Östrogen-Progesteron-Ungleichgewicht diesen Bereich negativ beeinflusst und die Wirksamkeit unserer Techniken beeinträchtigt.

Die Osteopathie wirkt auf die Struktur und das Terrain, kommt jedoch manchmal nicht gegen die Auswirkungen eines menopausalen Östrogen-Progesteron-Ungleichgewichts und der häufig damit verbundenen, mehr oder weniger starken Depression an. Außerdem ist die zervikotrigonale Region während des Eisprungs und vor der Menstruation empfindlicher und instabiler.

Wenn Sie sich angewöhnen, Ihre Patientinnen in der Woche nach der Regelblutung zu behandeln, erhöhen Sie Ihre Chancen auf Erfolg.

KAPITEL

13 Weitere Strukturen

13.1 Harnleiter (Ureter)

13.1.1 Äußerer Aufbau

Der Harnleiter ist ein muskulo-membranöses, extraperitoneal liegendes Rohrorgan, das die Niere mit der Rückseite der Harnblase verbindet. Er beginnt am Nierenbecken auf der Höhe des Querfortsatzes von L2, ungefähr drei Querfinger von der Mittellinie entfernt. Seine Länge beträgt ca. 25 cm, sein Durchmesser variiert zwischen 4 und 10 mm.

Man unterscheidet einen lumbalen und einen pelvinen Anteil:

- **Der lumbale Anteil** misst ca. 12 cm. Er verläuft fast vertikal und überkreuzt auf seinem Weg die Vorderseite des Psoasmuskels. Auf der Höhe der oberen Beckenenge verläuft er vor dem Iliosakralgelenk. In seinem distalen Abschnitt überkreuzt er die A. und V. iliaca communis, man spricht hier vom iliakalen Harnleiter. Der linke Harnleiter unterkreuzt die zweite Wurzel des Mesosigmoids.
- **Der pelvine Anteil** misst ca. 13 cm. Er beschreibt eine große, nach vorne und nach medial konkave Krümmung. Er schmiegt sich gegen die Beckenwand und verläuft in der Nähe der Spina ischiadica. Anschließend richtet er sich nach vorne und mündet durch eine schräge Öffnung auf der Höhe des Trigonum vesicae in die Rückseite der Harnblase.

Osteopathische Bedeutung

Der terminale Anteil des Harnleiters verläuft nacheinander entlang der Excavatio rectouterina, der Lamina sacro-recto-genito-pubica, unter dem Lig. latum, entlang des lateralen Anteils des Scheidengewölbes, überkreuzt den vorderen Anteil des Scheidengewölbes und mündet schließlich in den Harnblasengrund. Dieser Verlauf ermöglicht einen intravaginalen Zugang zum terminalen Anteil des Harnleiters.

Sein Durchmesser ist über die Gesamtstrecke unregelmäßig: 10 mm im lumbalen, 4 mm im iliakalen und 5 mm im pelvinen Anteil. Außerdem zeigt er drei Engstellen:

- obere Ureterenge: am Ursprung bzw. am Übergang vom Nierenbecken zum Harnleiter;
- mittlere Ureterenge: auf der Höhe der Überkreuzung der A. und V. iliaca communis (kurz vor der Bifurkation in A. und V. iliaca interna und externa);
- untere Ureterenge: an der Einmündung in den Harnblasengrund.

An diesen Engstellen verlangsamt sich der Harnfluss, es kann zu Blockierungen durch Harnsteine und zu extrem heftigen und schmerzhaften Spasmen kommen (Nierenkolik) (➤ Abb. 13.1).

Man beachte

Der linke iliakale Harnleiter ist besonders ungünstig gelegen. Auf dieser Höhe verringert sich bereits sein Durchmesser, außerdem ist er zwischen der A. iliaca communis und der zweiten Wurzel des Mesosigmoids eingeklemmt, die ihn gegen die Beckenwand drückt. Durch Fixierungen oder Überdehnungen des Sigmoids kommt es an dieser Stelle häufig zu Spannungen.

Osteopathische Bedeutung

Die zweite Engstelle wird als mittlerer Ureterpunkt bezeichnet. Seine Hauptprojektion befindet sich am Übergang des lateralen zum mittleren Drittel der Strecke zwischen den beiden SIAS. Zur Erleichterung der Palpation oder der Behandlung dieses Punkts lässt sich der Puls der Iliakalgefäße zu Hilfe nehmen.

13.1.2 Innerer Aufbau

Die Wand des Harnleiters besteht aus drei Schichten:

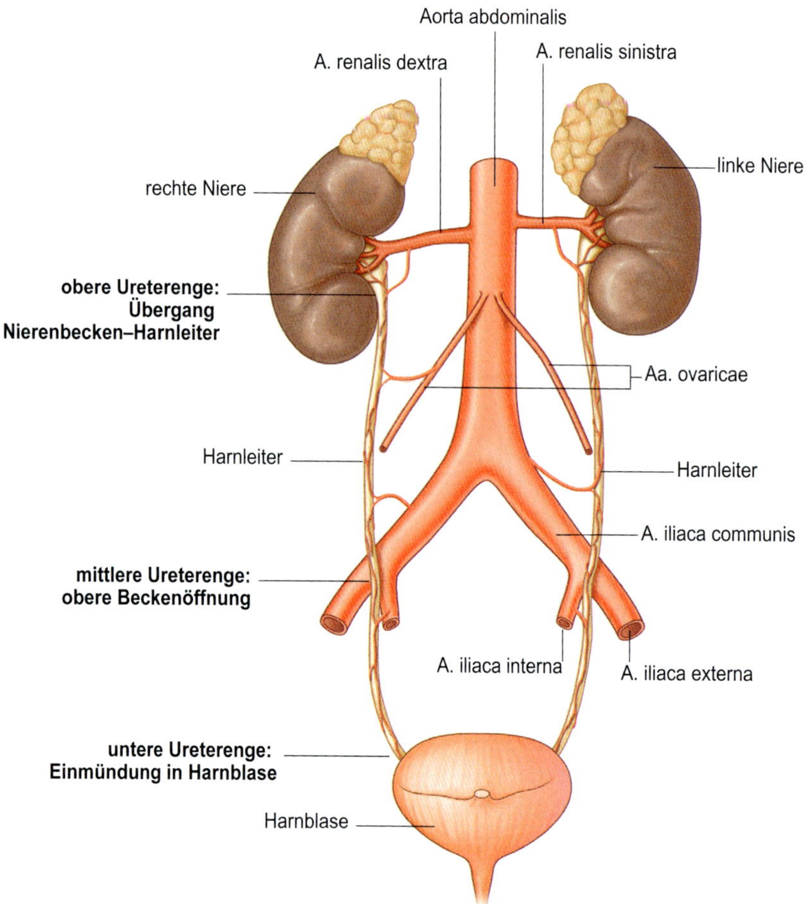

Abb. 13.1 Die Harnleiter

- Die äußere Schicht, die Adventitia, besteht aus lockerem Bindegewebe. Sie bildet die Fortsetzung der Nierenkapsel und geht in die Blasenfaszie über. An der Einmündung in die Harnblase bildet sie eine Art Bindegewebsmanschette, die dem Harnleiter eine gewisse Beweglichkeit ermöglicht. Die Adventitia führt die Gefäße und Nerven des Harnleiters.
- Die mittlere Schicht, die Tunica muscularis, besteht ihrerseits aus zwei Schichten und enthält lockere Bindegewebs- und glatte Muskelfasern. Die innere Schicht enthält ringförmige, die äußere Schicht längsgerichtete Muskelfasern.
- Die innere Schicht, die Tunica mucosa, bildet mit ihren zahlreichen Schleimhautfalten das Lumen des Harnleiters.

Osteopathische Bedeutung

Die unelastische Adventitia setzt sich in kranialer Richtung in der Nierenkapsel, in kaudaler Richtung in der Harnblasenfaszie fort. Durch diese Kontinuität lässt sich eine Wirkung auf den Harnleiter erzielen, indem wir ihn gleichzeitig mit der Niere oder der Harnblase bearbeiten.

Der Harnleiter ist als Rohrorgan mit einer Peristaltik ausgestattet, die von der Niere zur Harnblase verläuft.

Der Harn sinkt nicht nur durch die Schwerkraft nach unten, sondern wird als Harnbolus durch die Peristaltik weitergeleitet. Dadurch lässt sich der Transport des Harns an seine Bildung in der Niere und an die Druckvariationen in der Harnblase anpassen.

Wie wir bei Laparoskopien wiederholt beobachten konnten, kommt es in der Rohrleitung des Harnleiters ca. alle 10 Sekunden zu einer Peristaltikwelle. Dabei kontrahiert der Harnleiter der Länge nach und transportiert den Harnbolus mit einer Geschwindigkeit von 3 bis 6 cm pro Minute.

13.1.3 Ureterostium (Harnleitermündung)

Der Harnleiter durchquert die Harnblasenwand in einem spitzen Winkel und zeigt mit ca. 1,5 cm einen recht langen intramuralen Verlauf. Durch diese Anordnung bildet sich eine Schleimhautfalte auf der Höhe der Einmündung, die als Ventil fungiert und ein Zurückfließen des Urins in den Harnleiter verhindert. Unter physiologischen Bedingungen wird diese Schleimhautfalte durch den intravesikalen Druck gegen die Einmündung gedrückt und bildet so einen Anti-Reflux-Mechanismus.

Außerdem gehen die längsgerichteten Fasern der äußeren Muskelschicht des Harnleiters in das Trigonum vesicae über und bilden dort den M. trigonalis, der ebenfalls einem Zurückfließen entgegenwirkt.

13.1.4 Vaskularisation

Die Gefäße des Harnleiters befinden sich in der Adventitia.

Die arterielle Hauptversorgung geschieht über die Rami ureterici aus benachbarten Arterien, hauptsächlich aus der A. renalis für den proximalen Anteil und der A. iliaca interna für den distalen Anteil.

Darüber hinaus findet man zusätzliche Äste aus der A. ovarica, die nahe am Harnleiter verläuft.

Der Harnleiter verfügt demnach über ein oberes und ein unteres Gefäßsystem, die über longitudinale Anastomosen miteinander verbunden sind.

Die Venen entsprechen den gleichnamigen Arterien.

13.1.5 Innervation

Die Innervation der Harnleiter erfolgt hauptsächlich durch den Plexus hypogastricus superior und inferior.

Die sensiblen viszeralen Fasern entstammen den Metameren aus Th11 bis L2; dementsprechend werden die durch die Überdehnung der Harnleiter provozierten Schmerzen auf die Dermatome von Th11 bis L2 projiziert. Die Hautprojektionen werden gebildet vom Großteil der Lendenwand, den Flanken, der Schamregion, den großen Schamlippen und vom proximalen Anteil der Oberschenkelvorderseite.

13.1.6 Dysfunktionen

Außer den Pathologien, die unsere Kompetenzen überschreiten (z. B: Stenose, Tumor, Ureterozele, Megaureter), zeigen sich häufig klinische Manifestationen, wie zum Beispiel Spasmen, Reizungen oder Entzündungen. Diese werden in der Regel durch Dysfunktionen der Nachbarorgane verursacht, insbesondere der Nieren.

Nierenptose

Im Falle einer Nierenptose krümmt sich nur der proximale Anteil des Harnleiters, während der lumbale Anteil durch einen Bindegewebszug gegen das hintere Peritoneum parietale gedrückt wird. Die so entstandene Krümmung setzt sich der normalen Abflussrichtung entgegen und begünstigt die Vermehrung von Erregern, die in die Harnblase gelangen und dort eine Zystitis verursachen können.

Die Zugspannung am Bauchfell bewirkt einen Spasmus des Dickdarms, was wiederum zu Lumbalgien führt und den Harnabfluss behindert.

Die Längsspannung des Harnleiters ändert sich ebenfalls und vermindert dessen Tonus und Peristaltik. Der daraus entstehende verminderte Harnabfluss scheint ein begünstigender Faktor für die Entwicklung von Harnsteinen zu sein.

Im Falle von Nierensteinen bewirkt die Wanderung des Steins in den meisten Fällen eine Pathologie des Harnleiters, die von einem simplen Unwohlsein bis zur hyperalgetischen Nierenkolik gehen kann. Bisweilen kommt es zu Rupturen der Schleimhaut und reflexartigen Harnleiterspasmen, die die Wanderung des Nierensteins behindern oder sogar stoppen können.

Bei kleinen Steinen sollte es theoretisch zu geringeren Symptomen kommen, doch aufgrund des Harnleiterspasmus kann sich der Stein an einer der Engstellen festsetzen. In solchen Fällen zeigen sich häufig Schmerzen in der Fossa iliaca, Lumbalgien oder Ausstrahlungen in die unteren Extremitäten.

Peritonealspannung

Jede Spannung des Bauchfells oder Dysfunktion eines Nachbarorgans kann sich auf den Harnleiter auswirken. Solche Phänomene bewirken in der Regel Reizsyndrome mit Fixierungen und Elastizitätsverlust der Harnleiter. Auch hier kommt es zu Störungen der Längsspannung und des Tonus (Faktoren, die sich nach den physikalischen Gesetzen von Rohrleitungen gegenseitig bedingen). In diesen Fällen zeigen sich klinisch tiefe Bauchschmerzen und Lumbalgien.

Osteopathische Bedeutung

Wenn wir unsere Erfahrungen vor dem Hintergrund der sensiblen Innervation der Harnleiter betrachten, können wir davon ausgehen, dass viele Lumbalgien, die Dysfunktionen der Wirbelsäule, der Nieren oder des Dickdarms zugeordnet werden, in Wahrheit durch Dysfunktionen der Harnleiter verursacht werden. Diese Beobachtung gilt auch für Ischialgien oder Kruralgien.

13.1.7 Ertasten und Palpation

Das Ertasten der Harnleiter ist alles andere als einfach, da sie sich tief hinter den Verdauungsorganen verbergen.

Die Zuhilfenahme der Hautprojektionen scheint uns zu ungenau.

Um die Lokalisierung zu vereinfachen, bedienen wir uns der Gefäßpunkte, da diese zuverlässiger sind.

Die Stelle, an der der Harnleiter am einfachsten zu ertasten ist, befindet sich an seinem iliakalen Anteil, und zwar dort, wo er die A. iliaca externa überkreuzt (direkt unter der Bifurkation der A. iliaca communis, an der sie sich in Aa. iliaca interna und externa teilt).

- Die Patientin befindet sich in Rückenlage, mit aufgestellten Füßen.
- Sie stehen auf der zu behandelnden Seite in Höhe des Bauchnabels der Patientin.
- Lokalisieren Sie die Aortenbifurkation, an der die Aorta sich in die rechte und linke A. iliaca communis teilt.
- Ertasten Sie dazu mit zwei Fingern einer Hand den Puls der Bauchaorta, in Höhe des Bauchnabels, leicht links davon. Folgen Sie dem Puls in kaudaler Richtung, bis Sie ihn nicht mehr spüren. Ihre Finger befinden sich nun direkt unterhalb der Aortenbifurkation. Wenn Sie nun Ihre Finger ein wenig zurück nach kranial bringen, bis Sie den Puls wieder spüren, befinden Sie sich genau auf der Aortenbifurkation.
- Bringen Sie nun Ihre Finger nach kaudal und lateral, in einem Winkel von 30 bis 40 Grad zur Mittellinie. Normalerweise müssten Sie den Puls der A. iliaca communis spüren. Folgen Sie dem Puls in distale Richtung und visualisieren Sie den Verlauf der Arterie. Nach einer Strecke von ca. 6 cm teilt sie sich auf der Höhe der Bandscheibe zwischen L5 und S1 in die beiden Aa. iliaca interna und externa. Man beachte, dass der Puls der linken A. iliaca communis schwieriger zu ertasten ist, da die Arterie tiefer gelegen ist.
- Platzieren Sie zwei Finger der anderen Hand in der Mitte zwischen Bauchnabel und Symphyse, seitlich der Mittellinie, um den Puls der A. iliaca interna zu ertasten (sie misst ca. 4 cm und verläuft in fast vertikaler Richtung).
- Wenn Sie den Puls der A. iliaca interna ertastet haben, folgen Sie ihm in kranialer Richtung bis zur A. iliaca communis. Falls der Puls der A. iliaca interna schwierig zu ertasten ist, komprimieren Sie die A. iliaca externa vor ihrer Unterkreuzung des Leistenbandes. Dadurch erhöht sich zeitweilig der Durchfluss der A. iliaca interna und macht diese leichter palpierbar.
- Nachdem Sie die Bifurkation der A. iliaca communis lokalisiert haben, können Sie den Harnleiter direkt unterhalb der Bifurkation ertasten. Er lässt sich als kleines weiches, vertikal verlaufendes Röhrchen vom Nachbargewebe abgrenzen. Gehen Sie dabei behutsam vor, denn der Harnleiter reagiert empfindlich auf Kompression (➤ Abb. 13.2).

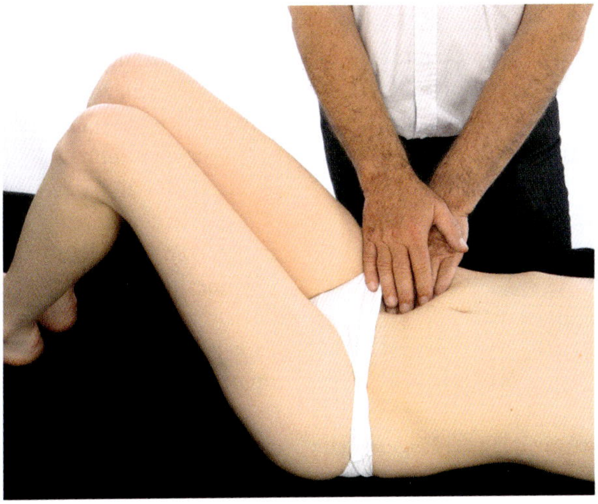

Abb. 13.2 Ertasten des Harnleiters

13.1.8 Test

- Nachdem Sie Kontakt mit dem Harnleiter aufgenommen haben, untersuchen Sie seine Spannung auf vertikale Dehnbarkeit und transversale Verschiebbarkeit.
- Im Falle einer Fixierung können Sie feststellen, dass einer dieser Parameter vermindert ist.
- Falls Ihnen der Harnleiter hart und gespannt vorkommt, liegt ein Spasmus vor.
- Achten Sie beim Test darauf, Ihre Finger flach aufzulegen und so sanft wie möglich vorzugehen, da ein entzündeter oder fixierter Harnleiter extrem schmerzempfindlich sein kann.

13.1.9 Behandlung

Direkte Technik am Harnleiter

- Versuchen Sie, mit Ihren Fingerbeeren die Beweglichkeit des Harnleiters wiederherzustellen. Mobilisieren Sie ihn dazu zunächst in transversale, anschließend in longitudinale Richtung. Wir erinnern daran, dass eine Dehnung in Längsrichtung eines Rohrorgans dessen Tonus und Peristaltik erhöht. Wiederholen Sie diese Technik drei bis vier Mal, bis das Gewebe sich entspannt.
- Falls Sie den Eindruck haben, dass der Harnleiter am Psoasmuskel „klebt", können Sie eine aktive

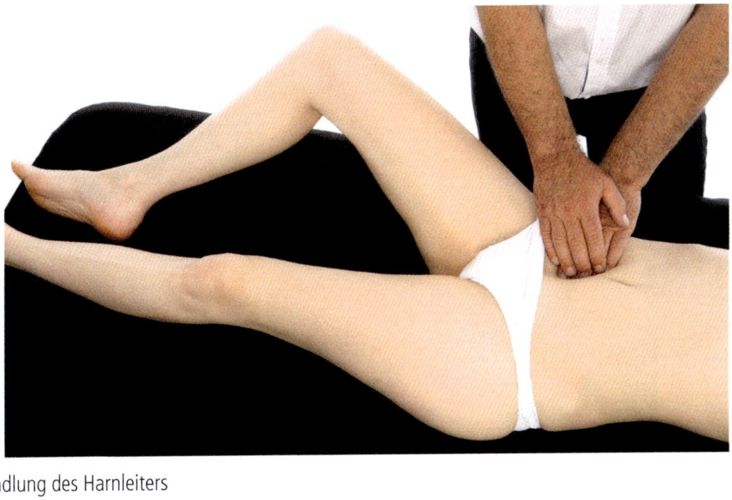

Abb. 13.3 Behandlung des Harnleiters

Technik anwenden. Halten Sie dazu den Harnleiter und bitten Sie die Patientin, ihre Hüfte langsam in Abduktion-Außenrotation zu bringen und anschließend ihren Fuß auf der Unterlage nach unten gleiten zu lassen, um das Bein in Streckung zu bringen. Sollten Schmerzen auftreten, kann die Patientin die Bewegung jederzeit anhalten.
- Beenden Sie die Technik mit einer Induktion (> Abb. 13.3).

Kombinierte Technik Niere-Harnleiter

- Wie zuvor kontrollieren Sie mit zwei Fingern den iliakalen Anteil des Harnleiters.
- Platzieren Sie den Handballen der kranialen Hand auf die abdominale Projektion der Niere und kontaktieren Sie den unteren Nierenpol. Alternativ können Sie die Niere von posterior am Trigonum lumbale superius (Grynfelt-Dreieck) kontaktieren. Diese Stelle wird durch den M. serratus posterior inferior, den lateralen Rand der Rückenstrecker, den M. obliquus internus abdominis und die 12. Rippe begrenzt.
- Üben Sie mit der Hand, die sich auf der Projektion des Harnleiters befindet, eine Traktion nach kaudal aus, während die kraniale Hand die Niere nach kranial schiebt. Sie erreichen so eine Dehnung des Harnleiters zwischen Ihren Händen.
- Wiederholen Sie die Technik zwei bis drei Mal, bis Sie eine Entspannung des Harnleiters spüren.

Um die Technik zu verstärken, können Sie die Patientin bitten, mit ihrem Bein die gleiche Bewegung wie zuvor auszuführen.

Wir erinnern daran, dass die Dehnung eines Rohrorgans den Durchfluss und somit die Ausscheidung erhöht (> Abb. 13.4).

Anmerkung: Die Behandlung der Niere am Grynfelt-Dreieck hat sich als besonders wirksam bei starken Fixierungen erwiesen. Aufgrund der Wirkung auf die Nerven des Plexus lumbalis reicht bisweilen die alleinige Kompression des Dreiecks durch die Finger aus, um die Mobilität der Niere wiederherzustellen (das Nervensystem des subperitonealen Zellgewebes steht in Verbindung mit dem perimuskulären Zellgewebe). Diese Technik sollte drei bis vier Mal wiederholt werden. Wir empfehlen sie besonders bei seit Langem bestehenden, starken Fixierungen der Harnblase.

Kombinierte Technik Harnleiter-Harnblase

- Bei dieser Technik kontrollieren Sie mit der kranialen Hand den iliakalen Anteil des Harnleiters, während die kaudale Hand Kontakt mit der Harnblase aufnimmt.

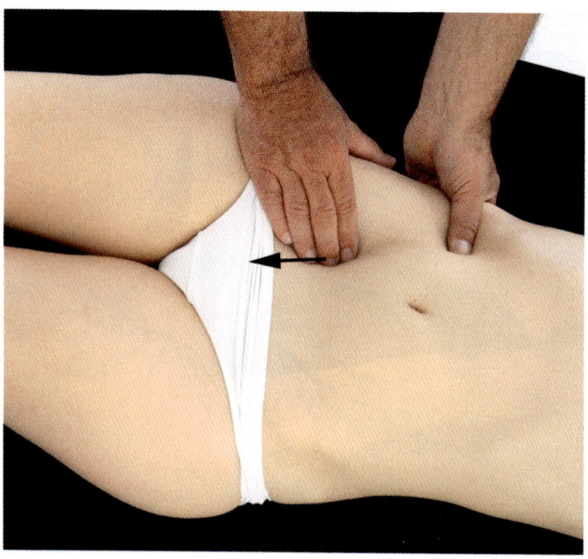

Abb. 13.4 Kombinierte Behandlung Niere-Harnleiter

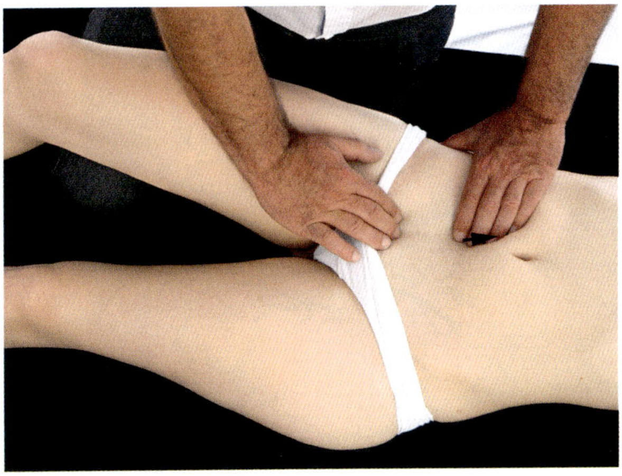

Abb. 13.5 Kombinierte Behandlung Harnleiter-Harnblase

- Platzieren Sie dazu zwei Finger der kaudalen Hand oberhalb der Symphyse und dringen Sie sanft in die Tiefe vor. Bringen Sie Ihre Finger anschließend hinter den oberen Schambeinast und kontaktieren Sie die Vorderseite der Harnblase.
- Schieben Sie mit der kranialen Hand den Harnleiter sanft nach oben, während die kaudale Hand die Harnblase nach unten schiebt. Auf diese Weise führen Sie eine Dehnung des Harnleiters aus, begleitet von einer Induktion.
- Wiederholen Sie die Technik drei bis vier Mal, bis Sie eine Entspannung des Harnleiters spüren.

Bei dieser Technik bringt die Mobilisierung der unteren Extremität zur Einbeziehung des Psoasmuskels keinen Nutzen, da der Harnleiter an dieser Stelle keine Verbindung mehr zum Muskel hat (➤ Abb. 13.5).

Interne Variante: Wenn Sie diese Technik intravaginal ausführen, können Sie den distalen Anteil des pelvinen Harnleiters präzise kontrollieren, entweder am lateralen Scheidengewölbe oder in Höhe seiner Einmündung am Trigonum vesicae. Die Prinzipien für die Durchführung der Technik bleiben die gleichen.

13.2 Dünndarm und Omentum majus

Diese beiden Elemente sind auf eventuelle Ptosen oder Fixierungen zu testen, die die Statik oder die Mobilität der Harnblase beeinflussen könnten.

Aufgrund ihrer Beweglichkeit und ihrer Dehnbarkeit neigen der Dünndarm und das große Bauchnetz (Omentum majus) dazu, ins kleine Becken einzudringen. Bei leerer Harnblase beispielsweise gleiten die Dünndarmschlingen häufig zwischen Harnblase und Gebärmutter in die Excavatio vesicouterina. In seltenen Fällen gerät eine Dünndarmschlinge in den Douglasraum und bildet dort eine Enterozele.

Der Dünndarm liegt physiologisch auf der Harnblase (hinterlässt dort sogar seinen anatomischen Abdruck), muss allerdings in allen Achsen mobil bleiben, um den Bewegungen des Zwerchfells zu folgen.

Als Spätfolge einer Lymphadenitis mesenterica oder eine Ptose können Fixierungen entstehen, die sich in der Regel im unteren Bereich ausbilden und zu viel Druck auf die Harnblase ausüben.

Bei den meisten septischen Pathologien im Dünndarm kommt es zu peritonealen Mikroverklebungen. In solchen Fällen verschiebt jede Atembewegung die enterovesikale Achse, sodass das Bauchfell nicht mehr in der Lage ist, die abdominopelvine Zugspannung am Zwerchfell zu gewährleisten.

Ein zu starker Druck des Dünndarms auf die Harnblase erhöht den intravesikalen Druck und verringert dadurch die sagittale Mobilität der Blase. Dies kann zu einer Fixierung der Harnblase in posterokaudaler Position führen und eine Inkontinenz begünstigen.

Der Dünndarm und das große Bauchnetz lassen sich in Rückenlage mit aufgestellten Beinen testen. Der Test besteht darin, die Dünndarmschlingen in

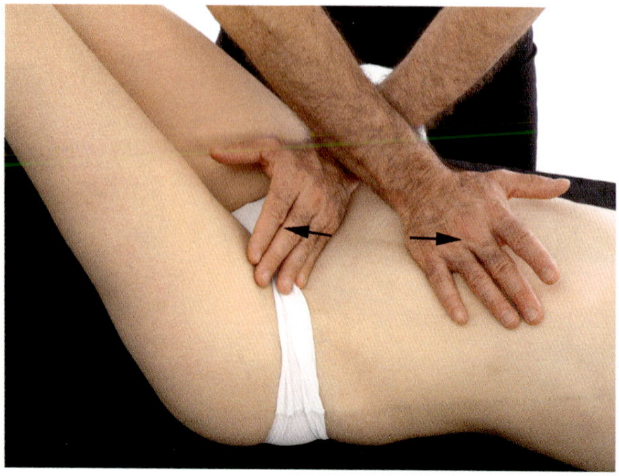

Abb. 13.6 Behandlung des Omentum majus

einem Kreisbogen, zwischen Zäkum und aufsteigendem Dickdarm einerseits und absteigendem Dickdarm und Sigmoid andererseits, nach kranial in Richtung Bauchnabel zu bewegen.

Dabei sind die Finger wie Speichen eines Rads angeordnet und bringen die Elemente zum Bauchnabel hin. Fixierte Bereiche sind schmerzhaft und zeigen mehr Widerstand gegen die Traktion als nicht fixierte.

Bevor wir uns der Harnblase zuwenden, sollten wir also vorher unbedingt den Dünndarm und das große Bauchnetz testen. Nicht zu vergessen das Zäkum, da sich Appendektomien häufig auf die Harnblase auswirken (➤ Abb. 13.6 und ➤ Abb. 13.7).

13.3 Uterus (Gebärmutter)

Wie empfohlen, sollten Sie bei der intravaginalen Untersuchung auch die Position des Gebärmutterhalses prüfen, um Rückschlüsse auf eventuelle uterine Fehlstellungen zu ziehen. Fehlstellungen der Gebärmutter wirken sich auf die Physiologie der Harnblase aus und müssen in die Behandlung einer Inkontinenz einbezogen werden.

Harnblase, Gebärmutter und Rektum bilden eine Einheit. In manchen Fällen liegt einer Inkontinenz, Zystitis oder Zystalgie eine uterine Fehlstellung zugrunde. Es gibt drei Arten von Fehlstellungen:

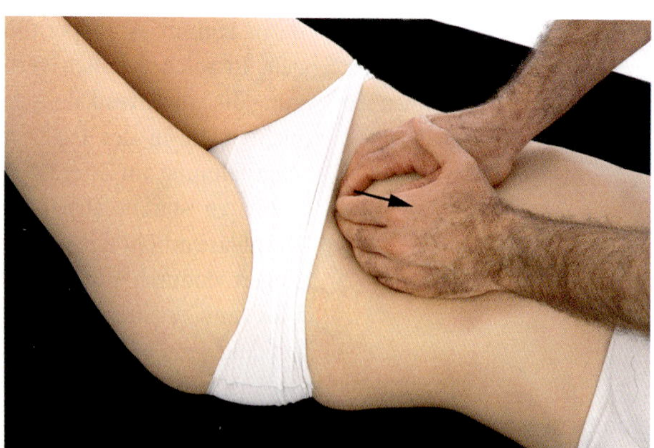

Abb. 13.7 Behandlung des Dünndarms

- Eine Anteversio uteri oder eine Anteflexio uteri bewirkt, dass der Gebärmutterkörper und -hals sich schwer auf die Harnblase legen. Es kommt zur intravesikalen Druckerhöhung und zur Schwächung der Sphinkter.
- Eine Retroversio uteri mit einer starken Retroflexio uteri kann zu Reizungen der zervikotrigonalen Region führen und die Kontinenz der Harnblase beeinträchtigen.
- Ein Uterusprolaps zieht die Harnblase und den Blasenhals mit sich. Jede Beeinträchtigung der Statik im kleinen Becken wirkt sich auf die Harnblase aus. Beispielsweise reicht eine Vertikalisierung der Gebärmutter bereits aus, um den Druck und die Mobilität der Harnblase zu verändern.

Im ➤ Kapitel 17 wenden wir uns den Dysfunktionen der Genitalorgane zu und sprechen über die pathogenen Wechselwirkungen zwischen Harnblase

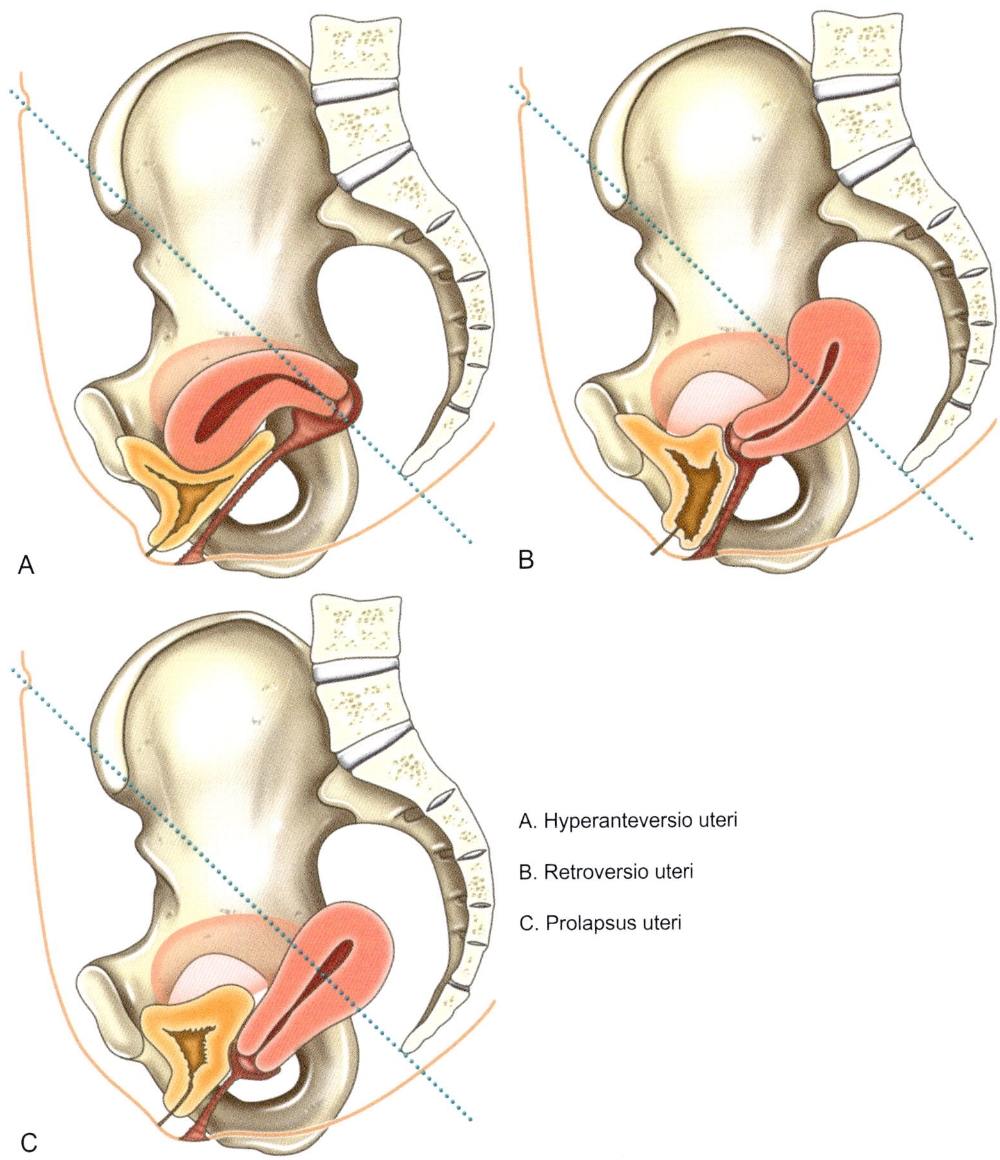

Abb. 13.8 Einfluss der Gebärmutterposition auf die Harnblase

und Gebärmutter. In diesem Zusammenhang gehen wir auch näher auf die Positionen des Gebärmutterhalses ein (➤ Abb. 13.8).

13.4 N. obturatorius

Der N. obturatorius folgt dem oberen Schambeinast drei Querfinger von der Symphyse entfernt und zieht durch den Canalis obturatorius.

Der hintere Ast des Nervs entsendet Fasern an die Mm. obturator externus und adductor magnus. Eine anormale Stimulierung dieser Fasern führt zu einem Hypertonus und einer typischen Stellung der unteren Extremität in Adduktion und Außenrotation.

Eine viszerale Reizung kann bestimmte Äste des N. obturatorius stimulieren, die zur Kniegelenkskapsel und -synovia ziehen. Dadurch lassen sich manche reflexartige Gonalgien erklären, die im Zusammenhang mit vesikouterinen Fixierungen stehen.

Die Behandlung des N. obturatorius erfolgt nach der Normalisierung der Membrana obturatoria. Sie hat Einfluss auf die Trophik der benachbarten Weichteile.

Ertasten Sie den Nerv am vorderen oberen Anteil des Foramen obturatum, dort wo er aus dem Canalis obturatorius austritt. Der Nerv ist das oberste Element der gleichnamigen Leitungsbahnen, er liegt direkt oberhalb der A. obturatoria (ihr Puls ermöglicht eine genaue Lokalisierung). Genauere Informationen zur Membrana obturatoria finden Sie im ➤ Kapitel 12.

Untersuchen Sie die neurale Spannung und das Ausmaß der Fixierung, bevor Sie den Nerv behandeln. Führen Sie fünf bis sechs Mal eine Dehnung, kombiniert mit einer Induktion aus. Gehen Sie dabei äußerst behutsam vor (➤ Abb. 13.9).

13.5 Wirbelsäule

Jedes Trauma und jede Fixierung im Bereich der Wirbelsäule wirkt sich mehr oder weniger direkt auf die Tonizität im Beckenbereich und die Ansteuerung der Sphinkter aus. Manche unserer Behandlungen

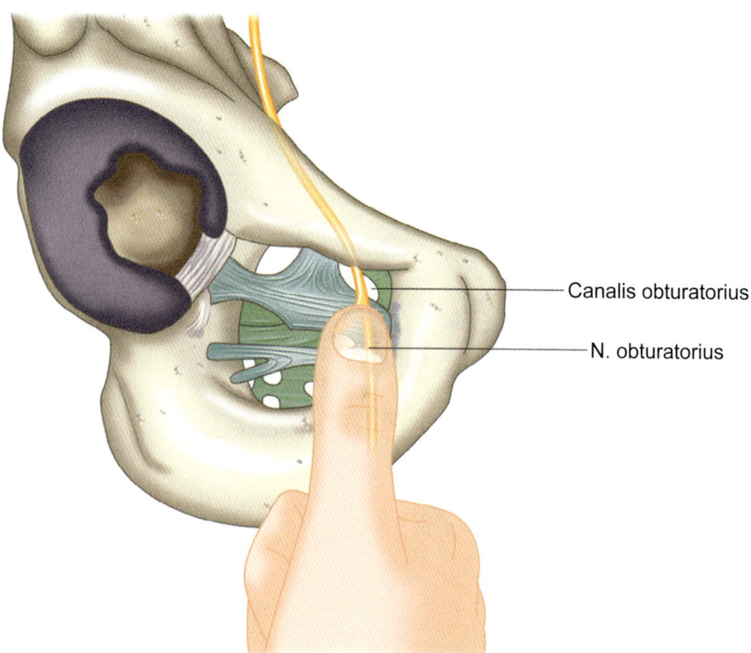

Abb. 13.9 Behandlung des N. obturatorius

führten durch die alleinige Behandlung der Wirbelsäule zum Ziel. Bedenkt man die außerordentliche Komplexität des urogenitalen Nervensystems, ist es nicht verwunderlich, dass der Wirkmechanismus unserer Behandlungen bisweilen im Unklaren bleibt. Die Auswirkungen auf das Muskel- und Sphinktersystem stehen allerdings außer Zweifel.

Statistisch gesehen bestehen die häufigsten vertebralen Fixierungen in der Höhe von Th11, Th12, L1, L2 und dem Kreuzbein-Steißbein-Gelenk. Wir können uns natürlich nicht blind darauf verlassen, denn das Konzept der osteopathischen Läsion kennt keine Patentrezepte. Dennoch haben wir festgestellt, dass wir durch vertebrale Behandlungen in diesem Bereich häufig gute Ergebnisse erzielen konnten.

Bei Problemen der Harnblase finden sich fast immer Fixierungen im Bereich des Kreuzbeins, des Kreuzbein-Steißbein-Gelenks und der Füße. Bei Kindern, die einnässen, sind L2 und L3 die am häufigsten fixierten Wirbel. Wir erinnern noch einmal daran, dass diese häufigen Fixierungen keinen Anlass für eine automatische Indikation zur Behandlung dieser Wirbel geben sollen; darüber muss unser osteopathisches Können entscheiden.

13.6 Schädel

Fixierungen im Urogenitalsystem können sich auf die Schädelsphähre auswirken.

Am häufigsten zu beobachten sind posteriore Fixierungen im Bereich des Kreuz- und/oder Steißbeins, bei denen der kraniosakrale Mechanismus verlangsamt oder sogar blockiert ist. Diese Einschränkung der Mobilität zeigt Fernwirkungen im okzipitalen Bereich, sodass die Spannung des Duralschlauchs über die gesamte Wirbelsäulenachse bis zum Foramen magnum spürbar ist.

Bei Dysfunktionen der Harnblase bzw. des Trigonum vesicae oder der Gebärmutter (man beachte den gemeinsamen embryologischen Ursprung beider Organe) finden sich kraniale Fixierungen vor allem im Bereich des Sphenoids, des vorderen Okziputs und der Sutura coronalis (die für uns die „Königin" der Suturen darstellt).

Fixierungen des Blasenkörpers zeigen geringe Auswirkungen auf die Schädelmechanik. Stattdessen setzen sie mit dem Urachus und den Ligg. umbilicales mediales die vordere Faszienkette unter Spannung.

Diese Aufzählung enthält lediglich einige Beispiele aus unserer täglichen Praxis und ist nicht allgemeingültig, da jeder Fall einzigartig ist.

13.7 Untere Extremität

Dysfunktionen der unteren Extremitäten, sei es osteoartikulärer oder muskulärer Art, haben großen Einfluss auf den Urogenitalbereich.

Die Harnblase liegt seitlich auf dem Foramen obturatum, das vom M. obturator internus und seiner Aponeurose bedeckt ist. Ein Spasmus oder eine Fibrosierung an diesem muskulo-membranösen Komplex führt dazu, dass dieser nicht mehr seine Rolle als Druckdämpfer erfüllt. Die Folge davon ist eine seitliche Kippung der Harnblase mit einer Störung der intrapelvinen Druckverhältnisse.

Eins der deutlichsten Beispiele dafür ist die Destabilisierung der Harnblase mit den entsprechenden Problemen, die nach dem Setzen einer Hüfttotalprothese auftritt (bei dieser Operation wird der M. obturator internus durchtrennt).

Dysfunktionen der Fibula, vor allem des proximalen Tibiofibulargelenks, sind ebenfalls sehr pathogen. Aufgrund seines Ansatzes am Fibulaköpfchen verändert sich die Spannung des M. biceps femoris. An seinem Ansatz am Tuber ischiadicum tauscht dieser Fasern mit dem Lig. sacrotuberale aus, das wiederum gemeinsame Fasern mit der Aponeurose des M. obturator internus besitzt. So kann eine einfache Knöchelverstauchung das empfindliche Gleichgewicht der intrapelvinen Druckverhältnisse durcheinanderbringen.

Auch hier zeigen diese wenigen Beispiele wieder einmal, wie sehr die einzelnen Elemente des Körpers miteinander verbunden sind und dass eine wirksame Behandlung auf einer vollständigen Diagnose beruht, ausgeführt von aufmerksamen und erfahrenen Händen.

KAPITEL

14 Emotionale Verbindungen

Jean-Pierre Barral schreibt in seinem Buch „*Die Botschaften unseres Körpers*" über die Harnblase:

„Die Harnblase spürt die Nachwirkungen der Erziehung in der Kindheit, insbesondere, wenn diese eher ‚dressurmäßig' verlief, also mit Bestrafung und Belohnung. Diese Erziehungsmethode zieht unweigerlich Schuldgefühle und Frustration nach sich. Eine strenge Erziehung, Disziplin, Verbote und veraltete moralische und pädagogische Ansichten haben bei vielen Frauen zu unkontrollierten Ängsten und Schuldgefühlen geführt, wie der Angst vor dem eigenen Körper oder der Angst, nicht sauber zu sein. Solche inneren Spannungen beeinflussen die Harnblase, sie verursachen Entzündungen und andere Probleme.

Da die Harnblase einer ständigen Kontrolle unterliegt, ist sie das Symbol für Kontrolle schlechthin geworden und diktiert uns rigide Verhaltensweisen: ‚Gib nicht auf!', ‚Lass Dich nicht gehen!' oder ‚Behalte alles unter Kontrolle!'. Die Frau vom ‚Harnblasentyp' ist reserviert, zurückgenommen, schüchtern und eher folgsam. Durch ihre Unentschlossenheit hat sie Schwierigkeiten damit, sich auszudrücken. Sie entwickelt leicht Schuldgefühle, denn in der Kindheit wurden ihr von den Eltern ihre Pflichten stärker vermittelt als ihre Rechte. Man hat sie sicherlich dazu erzogen, anderen gegenüber diensteifriger und aufmerksamer zu sein als sich selbst gegenüber. In einigen Fällen fügte die Erziehung mit mehr oder weniger Autorität eine ganze Reihe von Tabus hinzu wie ‚Körperliche Freuden sind suspekt' oder ‚Sexualität ist verwerflich'. Diese Art der Erziehung hat ‚gute' Ehefrauen geformt, die sich ihrem Mann unterworfen haben. Häufig sind diese Frauen aber unzufrieden und gehemmt, sie verbergen ungelöste Schuldgefühle und verdrängen ihre echten Gefühle. Auf der Straße geht der ‚Harnblasentyp' mit kleinen Schritten. In Gesellschaft füllt er seinen Platz schlecht aus, denn er fürchtet stets, die anderen zu stören.

[...]

Die Frau vom ‚Harnblasentyp' hasst Auseinandersetzungen und tut alles, um sie zu vermeiden."[1]

Die Frau vom „Harnblasentyp" ist zeitweise schüchtern, je nachdem, welche Signale sie von ihren Mitmenschen bekommt, aber auch je nachdem, was sie in ihrem eigenen Körper spürt.

Für viele andere Autoren steht die Harnblase außerdem im Zusammenhang mit der Abgrenzung des Territoriums eines Individuums oder dem Gefühl des Eindringens in den persönlichen Bereich.

Sie kann auch in Verbindung mit einer Reaktion oder einer Angst gegenüber einer (elterlichen oder partnerschaftlichen) Autorität gebracht werden.

Heutzutage sprechen Frauen leichter über dieses Thema und machen es immer weniger zu einem Tabu. Sie wissen, dass Beckenbodentraining, Osteopathie und im Extremfall auch die Chirurgie ihnen helfen kann, die Unannehmlichkeiten einer Inkontinenz zu beseitigen und ihnen ein Stück Lebensqualität zurückzugeben.

Zusätzlich zu den therapeutischen Maßnahmen könnte man den Patientinnen empfehlen:

- Therapieansätze zu versuchen, die ihnen helfen, ihren Platz einzunehmen, ihre Schüchternheit und die Angst, sich den Mitmenschen zu stellen, zu bekämpfen. Außer der Psychotherapie sind Tanzen und Singen ausgezeichnete Aktivitäten zur Verbesserung der Haltung. Eine aufrechte Haltung einzunehmen ist der erste Schritt der Therapie. Motivieren Sie ihre Patientinnen, aufrecht zu gehen und die Schultern nach hinten zu ziehen. Wenn sie dies alleine zu Hause geübt haben und es außerhalb anwenden, bleibt nur noch, den Mitmenschen gerade in die Augen zu schauen;

[1] Quelle: Barral, J.-P.: Die Botschaften unseres Körpers, Südwest Verlag, 2006

- zu versuchen, aus dem Schema „Bestrafung-Belohnung" auszubrechen. Die Strenge ihrer Eltern hinter sich zu lassen, die ihnen Schuldgefühle und die Botschaft vermittelt haben, sie müssten stets dienstwillig und gutgelaunt sein. Da sie das Urteil der Mitmenschen in hohem Maße fürchten, sollten sie außerdem an sich selbst arbeiten, um sich nicht für alles verantwortlich zu fühlen, sich Missstimmungen zuzugestehen und aus der Rolle des kleinen Mädchens auszubrechen, das noch immer unter der Herrschaft ihrer Eltern steht.

KAPITEL

15 Ratschläge

Als Osteopathen müssen wir unbedingt den Zyklus unserer Patientinnen kennen. Unsere Behandlungen sind weitaus wirksamer, wenn sie in den ersten Tagen nach der Regelblutung stattfinden. Die prämenstruelle Kongestion des Beckens ist für die Durchführung unserer Techniken hinderlich. Natürlich sollte die Patientin vor der Behandlung ihre Blase entleeren.

Wir empfehlen vielen unserer Patientinnen, sich regelmäßig in die Trendelenburg-Lagerung (Beckenhochlagerung) zu begeben. Dabei sollte das Becken in ausreichender Höhe auf Kissen gelagert und die Beine hochgelagert sein, während die Füße gegen eine Wand lehnen. Anschließend soll die Patientin (ca. 20 Mal) während der Ausatmung ihren Bauchnabel nach kranial ziehen. Die Technik sollte natürlich in angemessenem Abstand zu den Mahlzeiten ausgeführt werden.

Die meisten Patientinnen sind motiviert, an der Lösung ihrer Probleme mitzuarbeiten und freuen sich über Ihre Ratschläge:

- Klären Sie sie über die Nachteile eines eventuellen Übergewichts auf, vor allem, wenn dies am Bauch lokalisiert ist. Die Harnblase wird dadurch in ihrer Bewegung behindert und nach unten gedrückt.
- Raten Sie ihnen davon ab, die Blase zu lange gefüllt zu halten. Andernfalls vergrößern sich die Muskeln der Harnblase und erhöhen den intravesikalen Druck.
- Empfehlen Sie ihnen, oft, aber in kleinen Mengen zu trinken, und zwar natriumarmes Wasser. Ein Wasserüberschuss in der Harnblase lässt ihre Wandspannung und den inneren Druck ansteigen.
- Erklären Sie ihnen, dass sie ihren Salzkonsum und den Genuss von säurehaltigen Getränken und Nahrungsmitteln, rotem Fleisch, Innereien, Aufschnitt und Meeresfrüchten mäßigen sollten.
- Verdeutlichen Sie ihnen, dass Verstopfungen sich ungünstig auf die Harnblase auswirken, da der Dünndarm und das Rektum auf der Blase liegen und dadurch den Druck erhöhen und die Blase nach unten schieben.

III Gebärmutter

Einführung

Häufig ist die Mobilität der Gebärmutter und ihrer Adnexe aufgrund von Verklebungen eingeschränkt. Solche mechanischen Probleme haben verschiedene Ursachen: Infektionen, Entzündungen, chirurgische Eingriffe oder Entbindungen. Dies erklärt die Vielzahl der Fixierungen, die in dieser Region auftreten.

Die Indikationen für eine osteopathische Behandlung sind zahlreich. Welche Frau kann von sich behaupten, noch nie Probleme mit ihrem Zyklus, Regelschmerzen oder ein Stauungsgefühl im Becken gehabt zu haben?

Echte natürliche Geburten, ohne Episiotomie oder Dammriss, ohne operative Hilfsmittel, Zange oder Saugglocke, kommen nur selten vor.

KAPITEL

16 Anatomie

16.1 Anatomie der Gebärmutter

- Die Gebärmutter dient als Organ der Schwangerschaft und der Entbindung.
- Sie ist ein Hohlorgan aus glatter Muskulatur im Zentrum der Beckenhöhle. Aufgrund dieser strategischen Position und ihrer zahlreichen Lagebeziehungen ist sie Ausgangspunkt für viele Dysfunktionen.
- Die Gebärmutter befindet sich:
  - oberhalb der Scheide, deren oberer Anteil am Gebärmutterhals ansetzt;
  - oberhalb und hinter der Harnblase;
  - vor der Rektumampulle (➤ Abb. 16.1).

16.1.1 Morphologie

Die Gebärmutter hat die Form eines von vorne nach hinten abgeflachten Konus, dessen Basis nach oben schaut und dessen abgekappte Spitze mehr oder weniger in die obere Öffnung der Scheide hineinreicht.

Corpus uteri (Gebärmutterkörper)

Der Körper ist kegelförmig und besitzt
- zwei glatte, konvexe Seiten: eine vordere untere und eine hintere obere,
- zwei seitliche Ränder, an denen jeweils das Lig. latum ansetzt,

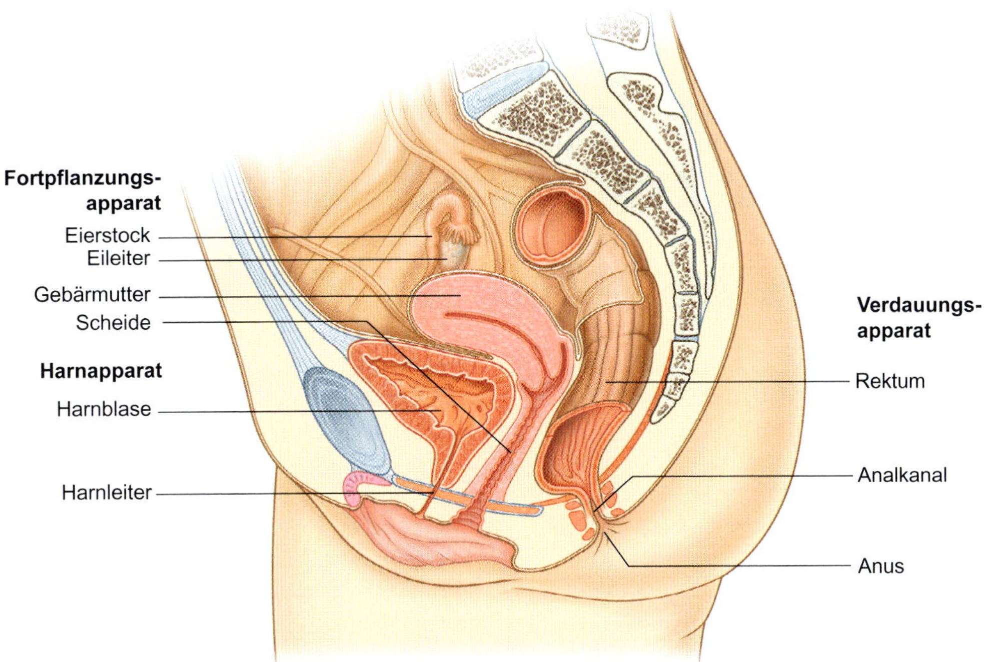

Abb. 16.1 Lage der Gebärmutter

- einen oberen Anteil: den Fundus uteri,
- zwei seitliche Winkel: die Uterushörner, an denen die Eileiter einmünden,
- ein unteres Ende, das den Isthmus enthält.

Isthmus uteri (Gebärmutteristhmus)

Der Isthmus bildet den Übergang zwischen Gebärmutterkörper und -hals. Hier kreuzen sich die sagittalen und transversalen Befestigungselemente. Er stellt das mechanische Zentrum dar und dient als Referenzpunkt für die Positionierung der Gebärmutter in der Beckenhöhle.

Zervix uteri (Gebärmutterhals)

Der Gebärmutterhals hat eine zylindrische Form. An seinem Umfang, ungefähr am Übergang des unteren zum mittleren Drittel, setzt die Scheide an.

Dieser Ansatzbereich wird in drei Segmente unterteilt:

- ein (extravaginales) oberes Segment, das lateral in Verbindung zum medialen Ende des Lig. latum steht;
- ein (vaginales) mittleres, schräg nach vorne unten verlaufendes Segment, an dem die Scheide ansetzt;
- ein (intravaginales, blass rosafarbenes und mit dem Spekulum sichtbares) unteres Segment, das am Ende eine Öffnung aufweist, das Ostium uteri externum (äußerer Muttermund). Wie wir später sehen werden, lässt sich durch diese Öffnung die Ausrichtung der Gebärmutter feststellen (➤ Abb. 16.2).

16.1.2 Abmessungen

Die Größe der Gebärmutter variiert, je nach Zyklusstand und Anzahl der Entbindungen, die die Patientin erlebt hat.

Ihre Länge beträgt ca. 6 bis 8 cm, die sich wie folgt aufteilen: 4 cm für den Corpus, 0,5 cm für den Isthmus und 2,5 cm für die Zervix (bei der Multipara erhöht sich die Länge um 1 cm). Die Breite beträgt 4 cm, die Dicke 2 cm.

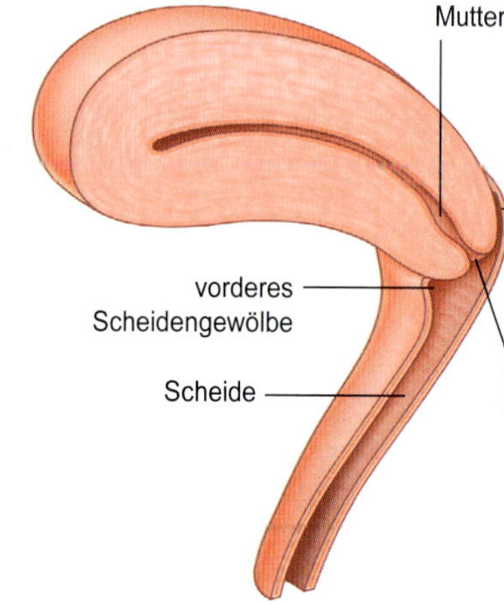

Abb. 16.2 Morphologie der Gebärmutter

Das Gewicht der Gebärmutter beträgt zwischen 50 und 70 gr.

16.1.3 Lage und Ausrichtung

Die Gebärmutter belegt den mittleren Anteil der Beckenhöhle.

Ihre Ausrichtung sowie die Position des Corpus und der Zervix variieren je nach Patientin und je nach Füllung der Harnblase und des Rektums. In aufrechter Position ist die Achse des Corpus nach hinten unten gerichtet:

- Die Achse der Zervix verläuft fast rechtwinklig zur Scheide, sie beschreibt einen nach unten offenen Winkel von ca. 80 Grad.
- Die Hauptachse der Scheide verläuft im Winkel von 70 Grad zur Horizontalen.
- Der Isthmus befindet sich im Zentrum der Beckenhöhle, leicht vor einer Frontalebene zwischen den beiden Sitzbeinstacheln.
- Die Gebärmutter befindet sich oberhalb einer Linie zwischen dem Oberrand der Symphyse und dem Kreuzbein-Steißbein-Gelenk.

Im Normalfall liegt sie in Anteversion und Anteflexion.

- Die **Flexion** bezeichnet den Winkel zwischen Corpus und Zervix (nach vorne offener Anteflexionswinkel von 110 Grad)

- Die **Version** bezeichnet – bei manchen Autoren – den Winkel zwischen der Corpusachse und der Achse der Beckenhöhle (umbilikokokzygeale Achse). Für andere Autoren bezeichnet die Version den Winkel zwischen der Zervix- und der Scheidenachse. Im Verhältnis zur Beckenachse ist der Corpus nach vorne gekippt. In der Versionsbewegung dreht sich der gesamte Uterus um sein mechanisches Zentrum in Höhe des Isthmus. Wenn der Corpus nach vorne kippt, richtet sich die Zervix nach hinten. Die Gebärmutter muss in ihren Versionsbewegungen frei sein, um sich an die jeweiligen Zustände ihrer Nachbarorgane anzupassen: Bei voller Harnblase neigt sie sich nach hinten, bei vollem Rektum nach vorne; sind beide Organe gefüllt, richtet sie sich auf.

Im Falle einer deutlichen Retroversion führt die Gebärmutter eine starke Rotation nach hinten aus, mit zweifacher Auswirkung:

- Der Gebärmutterkörper bedeckt nicht mehr die Oberseite der Harnblase, sodass die Dünndarmschlingen in den frei gewordenen Raum einwandern und sich auf die Harnblase legen.
- Der Gebärmutterhals drückt gegen den Blasenfundus.

Diese beiden Phänomene reizen die Harnblase und erhöhen den intravesikalen Druck.

Es gibt auch eine Ante- oder Retroposition als Lageanomalie. In diesem Fall ist der Isthmus nach vorne bzw. hinten verlagert.

Nach unserer Erfahrung wird eine Retroversion bisweilen sehr gut toleriert, im Gegensatz zu einer Lateroversion, die zu Dysmenorrhoe, Beckenschmerzen, Miktionsstörungen oder Lumbalgien führt (➤ Abb. 16.3).

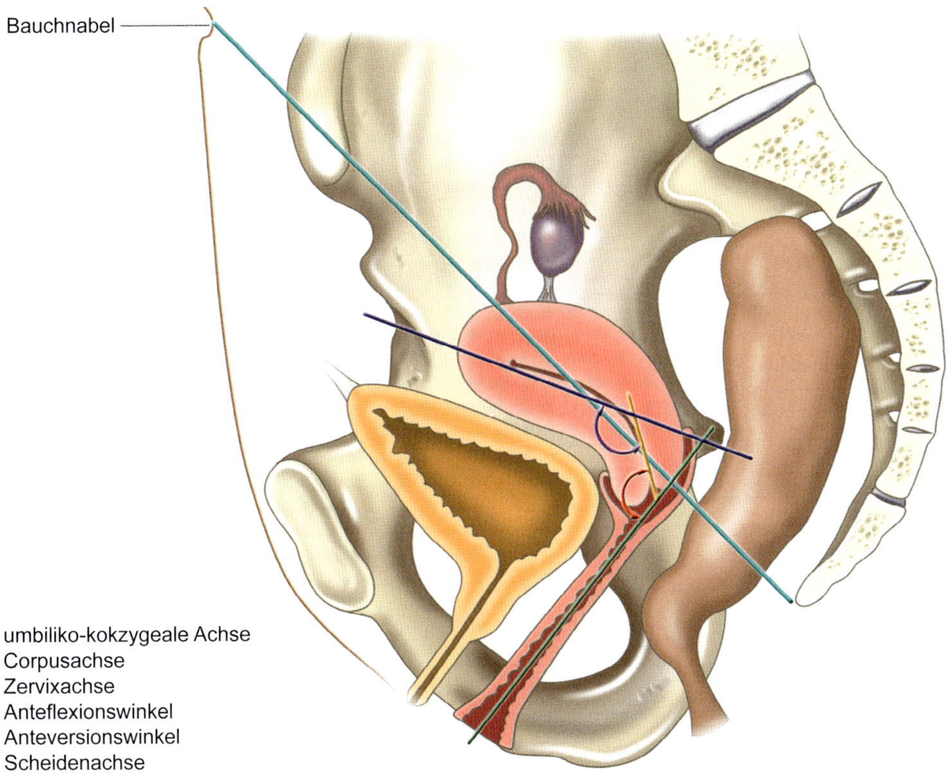

Abb. 16.3 Ausrichtung der Gebärmutter

16.1.4 Innerer Aufbau

Die Gebärmutter ist ein Hohlorgan, bestehend aus zwei Anteilen:

- Corpus uteri: Der Körper ist von vorne nach hinten abgeflacht und enthält den (virtuellen) Gebärmutterhohlraum (Cavum uteri). Dieser hat die Form eines Dreiecks, dessen Spitze nach unten gerichtet und über den inneren Muttermund mit dem Gebärmutterhals verbunden ist. Die seitlichen Winkel kommunizieren über eine Öffnung von 0,6 mm Durchmesser (Ostium uterinum tubae uterinae) mit den Eileitergängen.
- Zervix uteri: Der Gebärmutterhals enthält den spindelförmigen, mit Zervixschleim ausgekleideten Zervixkanal (echter Hohlraum).

Die Gebärmutterwand ist ca. 1 cm dick und besteht aus drei Schichten:

- Perimetrium (Tunica serosa): Peritonealüberzug, kommt nur am Corpus vor, haftet fest am Gebärmutterfundus;
- Myometrium (Tunica muscularis): homogene Struktur aus glatter Muskulatur, Bindegewebe, Abwehrzellen, Nerven und Gefäßen; bildet fast alleine die Wandstärke; besteht aus drei Schichten:
  - äußere Schicht, wiederum unterteilt in zwei Unterschichten:
    - subseröse Schicht: dünne Schicht aus longitudinalen Fasern, die in die Bänder der Gebärmutter übergehen;
    - supravaskuläre Schicht: dünne Schicht aus ringförmigen Fasern;
  - mittlere Schicht: dicke, gefäßführende Schicht aus geflechtartigen Fasern, die die zahlreichen Gefäße umschlingen, bildet zwei Drittel der Wandstärke;
  - submuköse Schicht: dünne Schicht aus ringförmigen Fasern;
- Endometrium (Tunica mucosa): brüchige Schicht, zeigt je nach Zyklusphase eine andere Dicke und histologische Zusammensetzung; endet am Übergang zwischen innerem und äußerem Muttermund (➤ Abb. 16.4).

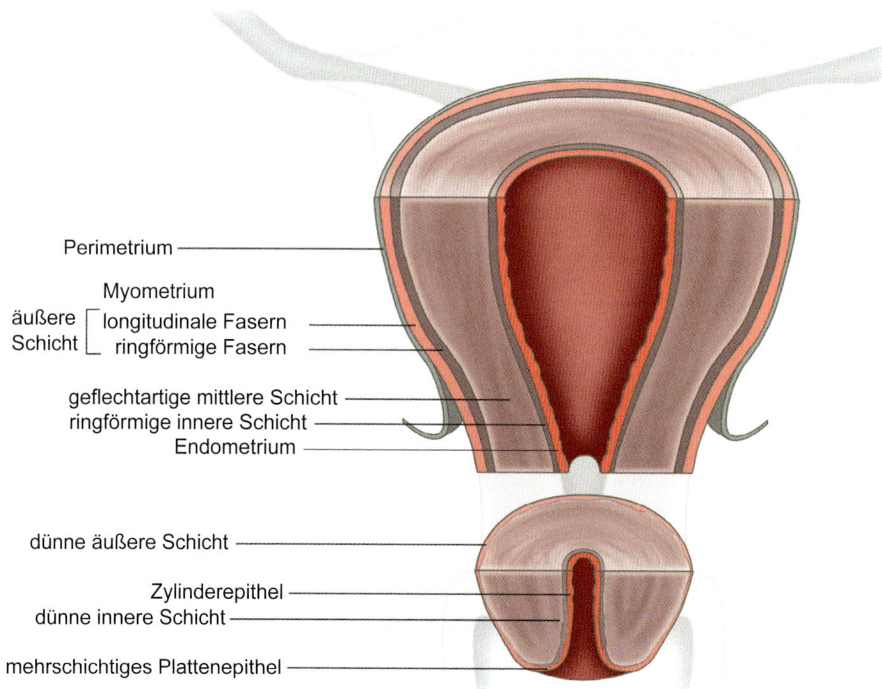

Abb. 16.4 Innerer Aufbau der Gebärmutter

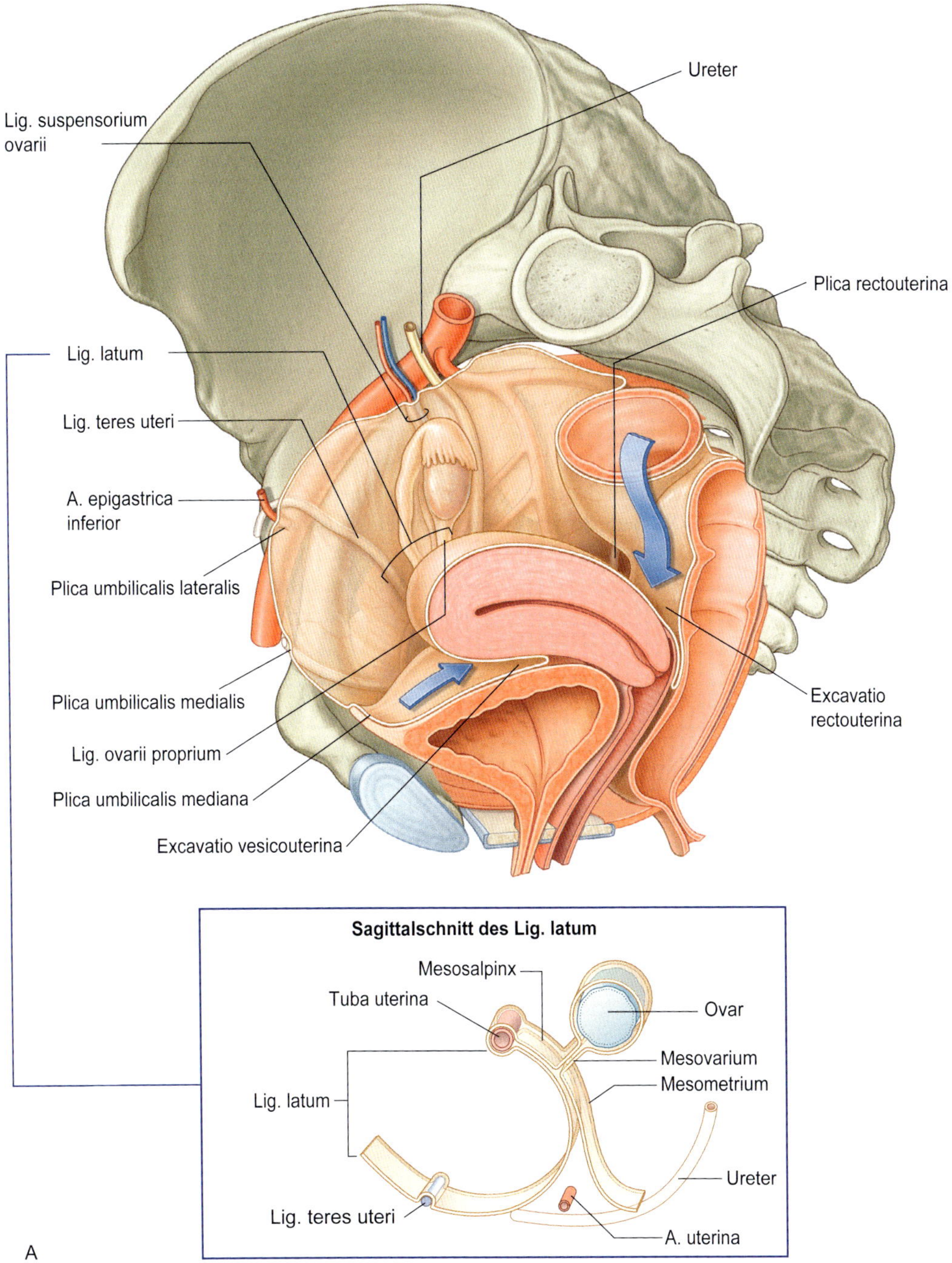

Abb. 16.5 Lagebeziehungen der Gebärmutter und des Bauchfells

16.2 Viszerale Gelenke

Es gibt eine Reihe von Elementen, die zur Verbindung der Gebärmutter mit anderen Strukturen, zur Abstützung und zur Ausrichtung dienen.

16.2.1 Peritoneum

Das Bauchfell liegt wie ein Tuch über der Gebärmutter und bildet Ausbuchtungen und Ansatzstellen für Bänder, die das Organ mit der Beckenwand verbinden.

Es bedeckt vollständig den Corpus, den Isthmus und die Hinterseite des supravaginalen Anteils der Zervix.

- **vorderseitig** schlägt das Bauchfell auf der Höhe des Isthmus in Richtung der Oberseite der Harnblase um und bildet so die Excavatio vesicouterina.
- **rückseitig** steigt das Bauchfell die Rückseite der Scheide hinab, bevor es umschlägt und die Vorderseite des Rektum hochsteigt. Zwischen den beiden Organen bildet es mit dem Douglasraum (Excavatio rectouterina) den tiefsten Punkt der Beckenhöhle.
- **seitlich** setzt sich das Bauchfell im Lig. latum fort (➤ Abb. 16.5).

16.2.2 Bandapparat der Gebärmutter

Die Gebärmutter verfügt über zahlreiche Bänder, von denen einige eher an der Zervix, andere eher am Corpus ansetzen:

- am Corpus: in Höhe der seitlichen Winkel setzen das Lig. teres uteri und dorsal davon das Lig. ovarii proprium an. Das Lig. latum setzt an der gesamten Länge der Seitenränder des Corpus an;
- an der Zervix: hier setzen (dorsal) das Lig. sacrouterinum und (ventral) das Lig. vesicouterinum an (➤ Abb. 16.6).

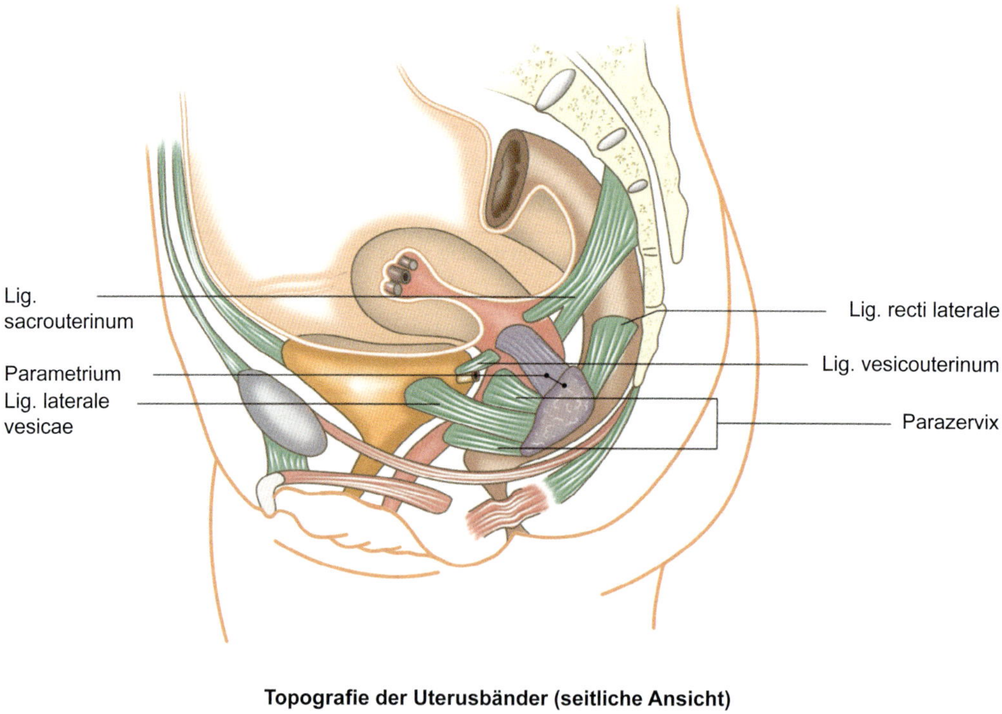

Abb. 16.6 Topografie der Uterusbänder

Lig. latum uteri

- verbindet den Seitenrand des Corpus mit der Seitenwand des kleinen Beckens;
- verbindet Gebärmutter, Eileiter und Eierstöcke untereinander.

Form und Abgrenzungen

Das Lig. latum uteri hat die Form einer dreieckigen Wand, die transversal schräg nach unten hinten außen verläuft. Es verbindet den Seitenrand des Corpus mit der Beckenwand. Es wird gebildet von dem vorderen und dem hinteren Peritonealblatt, die als Verlängerung des Bauchfells die Vorder- und Rückseite der Gebärmutter bedecken.

- Der Oberrand wird durch die Verbindung des vorderen und hinteren Blatts in Höhe der Eileiter gebildet.
- Am Unterrand bzw. an der Basis spreizen sich die beiden Blätter auf, wobei das hintere tiefer als das vordere liegt. Der Unterrand hat einen gewissen Abstand zum Beckenboden (M. levator ani), sodass sich ein Raum bildet, der mit einer Kombination aus Bindegewebe und glatter Muskulatur, den Parametrien, gefüllt ist.
- Der mediale Anteil bedeckt den Corpus und den Isthmus.
- Der laterale Anteil wird durch die Umschlagung der beiden Blätter gegen die Beckenwand begrenzt.

Aufbau

Das Lig. latum uteri wird gebildet durch Bauchfell, das Zellfasergewebe bedeckt, und durch glatte Muskelfasern aus der oberflächlichen Schicht der Gebärmutter. Es wird an bestimmten Stellen durch Bänder angehoben und bildet dort Duplikaturen.

Vorderseite

Die Vorderseite wird durch das Relief des Lig. teres angehoben. Dadurch entsteht die vordere Duplikatur.

Zwischen der vorderen Duplikatur und dem Oberrand des Lig. latum uteri (Relief der Eileiter) befindet sich die Fossa praeovarica.

Rückseite

Die Rückseite wird durch das Lig. ovarii proprium und das Lig. sacrouterinum angehoben und durch das Mesovarium mit dem Eierstock verbunden.

- Das Lig. ovarii proprium verbindet den kaudalen Pol des Eierstocks mit dem seitlichen Winkel des Corpus uteri. Es inseriert an dieser Stelle, unterhalb des Eileiters.
- Das Mesovarium ist ein kurzes Peritonealband in der Fortsetzung des Lig. ovarii proprium. Es setzt am Hilus des Eierstocks an und beschreibt dort eine kurvige Linie, die sog. Farre'sche-Linie, an der das Peritoneum abrupt endet.

Die vom Lig. ovarii proprium und vom Mesovarium angehobene Peritonealfalte bilden die hintere Duplikatur des Lig. latum.

Diese teilt das Lig. latum in zwei Abschnitte: das (obere) Mesosalpinx (verbindet Eileiter und Corpus) und das (untere) Mesometrium (verbindet den Corpus mit der Beckenwand) (➤ Abb. 16.7).

Inhalt des Lig. latum uteri

- Der dünne obere Anteil wird gebildet durch das Mesosalpinx. Es enthält eine Arterienarkade aus den Aa. tubariae medialis und lateralis. Auf dieser Höhe befindet sich das Epoophoron (Rosenmüller-Organ), ein Relikt des Ductus mesonephricus (Wolff-Gang).
- Den unteren Anteil bildet das Mesometrium. Es enthält die A. uterina, die Arterie des Lig. teres, den Plexus venosus uterinus und zahlreiche Lymphbahnen.

Lagebeziehungen des Lig. latum uteri

Das Lig. latum uteri steht in Bezug zu zahlreichen Strukturen:

- vorne: Oberseite der Harnblase;
- hinten oben: pelviner Dickdarm, Zäkum, Dünndarmschlingen, Appendix, Eierstöcke, Lig. appendiculoovaricum, Sigmoid und Eileiter;
- hinten seitlich: seitliche Beckenwand mit den Harnleitern, A. und V. hypogastrica, N. obturatorius und Plexus hypogastricus;
- unten: Parametrien (siehe ➤ Abb. 16.5).

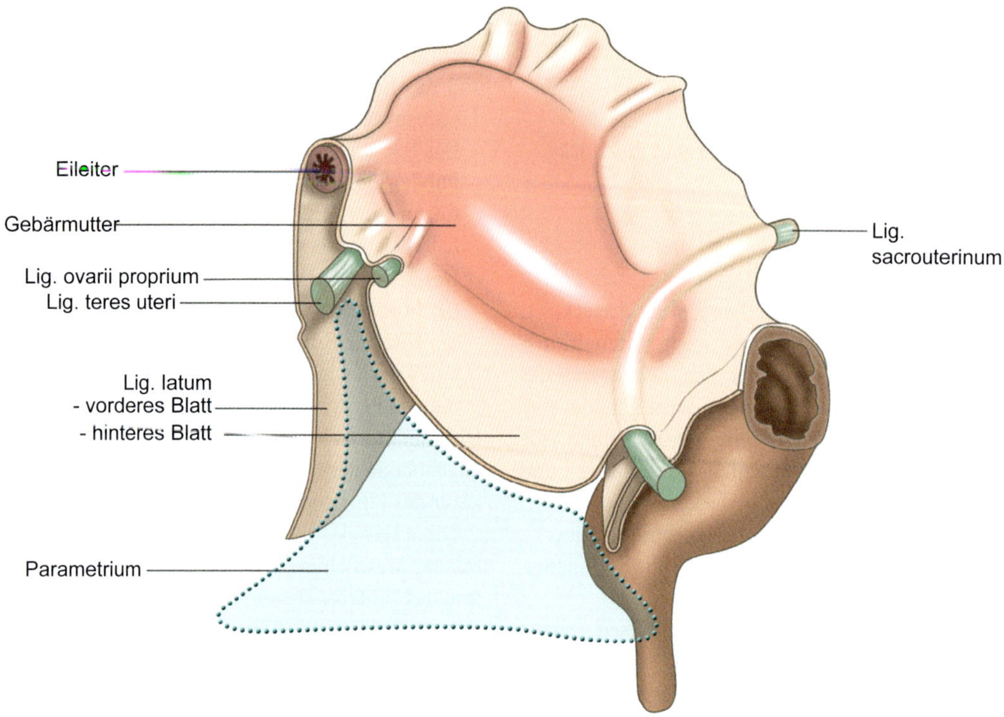

Abb. 16.7 Lig. latum uteri

Lig. teres uteri

Das Lig. teres uteri beginnt am seitlichen Winkel des Corpus, unterhalb und vor dem Eileiter. Von dort verläuft es seitlich nach ventral, zieht durch den Leistenkanal und endet an dessen äußerer Öffnung. Es entsendet Fasern zu den großen Schamlippen und zum Venushügel.

Es hat eine Länge von 10 bis 12 cm, einen Durchmesser von 2 bis 3 mm und einen Dehnungswiderstand von 600 bis 900 gr. Es enthält glatte Muskelfasern aus der oberflächlichen Schicht des Myometriums, daher reagiert es sehr gut auf osteopathische Behandlungen (➤ Abb. 16.8).

Lig. sacrouterinum

Das Lig. sacrouterinum verbindet die Rückseite der Zervix mit dem Kreuzbein. Es bildet den hinteren Anteil der Lamina sacro-recto-genito-pubica. Das Band beginnt in der Nähe des Isthmus an der Rückseite der Zervix und des oberen Anteils des Vaginaldoms und umrundet anschließend die Seitenränder des Rektum.

Weiter zieht es nach hinten oben und endet auf der Vorderseite des Kreuzbeins, medial des 2., 3. und 4. ventralen Foramens. Seine Fasern kreuzen sich mit denen des vorderen Längsbandes und des Pirifomismuskels.

Es hebt eine nach medial konkave Peritonealfalte an, die die Excavation rectouterina seitlich begrenzt und die Rückseite des Lig. latum an dessen tiefem Anteil überkreuzt. Diese Falte ist zum Schutz des Rektum durch ein hufeisenförmiges Band, den Torus uterinus, mit der entsprechenden gegenüberliegenden Falte verbunden.

Osteopathische Bedeutung

Durch seinen Ansatz am 2., 3. und 4. Sakralforamen steht das Lig. sacrouterinum in Beziehung zu den Fasern des M. piriformis und den Nervenwurzeln aus S2, S3 und S4, die den Plexus pudendus bilden.

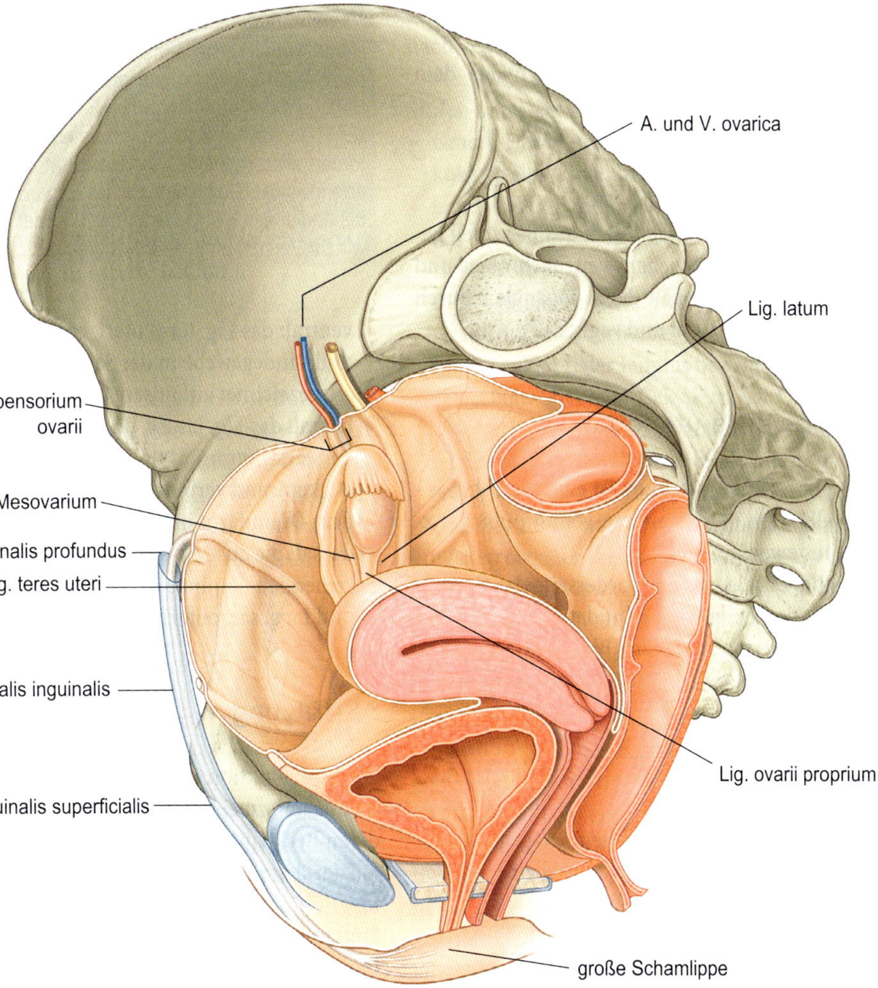

Abb. 16.8 Lig. teres uteri

Das Lig. sacrouterinum besteht (von medial nach lateral) aus vier Ebenen:

Nervale Ebene

Die Nervenfasern entstammen dem Plexus hypogastricus inferior und bestehen aus vegetativen Fasern zur Innervation von Harnblase, Sphinkter und Genitalien. Sie erhalten Äste aus vier verschiedenen Ursprüngen:

- sympathische Fasern aus dem Plexus hypogastricus superior;
- die Nn. erigentes, parasympathische Fasern aus den ventralen Ästen der Sakralnerven aus S2, S3 und S4;
- die sakralen Nn. splanchnici aus dem sakralen Grenzstrang;
- Äste aus dem Plexus mesentericus inferior.

Der Plexus hypogastricus inferior entsendet drei Arten von Ästen:

- vaskuläre Äste für die A. iliaca interna und ihre Abzweigungen;
- peritoneale Äste;
- viszerale Äste für die Urogenitalorgane.

Vaskuläre Ebene

Die vaskuläre Ebene wird von der A. rectalis media gebildet.

16.3.3 Lateroversion

Im Falle einer Lateroversion neigt sich der Corpus der Gebärmutter in der Frontalebene zu einer Seite. Häufig wird dies durch eine übermäßige Spannung des homolateralen Lig. latum verursacht. Paradoxerweise werden bereits geringgradige Lateroversionen schlecht toleriert, während hochgradige Ante- oder Retroversionen häufig symptomfrei bleiben.

16.3.4 Flexion

Als Flexion bezeichnet man den Winkel zwischen Gebärmutterhals und -körper. Ungleiche Spannungsverhältnisse zwischen den ventralen und dorsalen Bandelementen der Gebärmutter können den Flexionswinkel beeinflussen und das Organ in Hyper-Anteflexion oder Retroflexion bringen. Bei der Hyper-Anteflexion sinkt der Wert des Corpus-Zervix-Winkels unter 110 Grad, bei der Retroflexion steigt er auf über 110 Grad.

Osteopathische Bedeutung

Die Pathogenität besteht weniger in der Position der Gebärmutter als im Mangel an Beweglichkeit des Organs. Eine Retroversion, bei der ein gutes Maß an Beweglichkeit erhalten bleibt, verursacht in der Regel geringe Symptome.

Wir haben den Eindruck, dass vor allem die Position der Zervix und eventuelle Fixierungen Probleme bereiten:

- Eine nach ventral fixierte Zervix (Zervix-Anteposition) reizt die zervikotrigonale Region der Harnblase und kann langfristig eine Inkontinenz begünstigen.
- Im Gegensatz dazu drückt eine nach dorsal fixierte Zervix (Zervix-Retroposition) gegen die Excavatio rectouterina und das Rektum. Es kommt zu reflexartiger Obstipation, Tenesmen oder prämenstruellen hämorrhoidalen Schwellungen.

Diese Ausrichtungsvarianten werden als „physiologische Dysfunktionen" bezeichnet. Sie sind während der klinischen Untersuchung zu diagnostizieren und (wie in den folgenden Kapiteln beschrieben) zu behandeln (➤ Abb. 16.9).

16.3.5 Uterine Fehlstellungen

Manche Patientinnen zeigen schlecht tolerierte Fehlstellungen der Gebärmutter. Die häufigsten Symptome sind Beckenschmerzen, Dysmenorrhoe, anormaler Harndrang, Dyspareunie und Hypofertilität.

Der Großteil solcher Fehlstellungen entsteht als Spätfolge von Infektionen der Gebärmutter oder der Adnexe, schwierigen Geburten oder lokoregionalen chirurgischen Eingriffen.

In manchen Fällen liegt die Ursache auch an angeborenen Fehlbildungen, zum Beispiel einem verkürzten Lig. teres uteri oder einem unzureichend ausgebildeten Ductus paramesonephricus (Müller-Gang).

Zysten an den Eierstöcken oder am Lig. latum, eine pelvine Endometriose oder leider auch Neoplasien können ebenfalls die Gebärmutter von ihrer physiologischen Position verdrängen. Wir empfehlen daher, äußerst vorsichtig vorzugehen und die Patientin beim geringsten Zweifel an ihren Arzt zu verweisen.

Laterodeviation

Laterodeviationen entstehen häufig als Folge von entzündlichen Prozessen am Beckengewebe oder Bauchfell. Die Gebärmutter wird dabei zur betroffenen Seite hingezogen. Es kommt im Allgemeinen zu Fibrosierungen und Verklebungen mit Schmerzen im Genitalbereich und verminderter Fruchtbarkeit.

Anteposition

Antepositionen kommen seltener vor, in der Regel als Folge eines Entbindungstraumas oder von Infektionen im Genitalbereich. Die Gebärmutter drückt mit ihrem gesamten Gewicht gegen die Harnblase und verursacht eventuell anormale Kontraktionen der Harnblase (Erethismus).

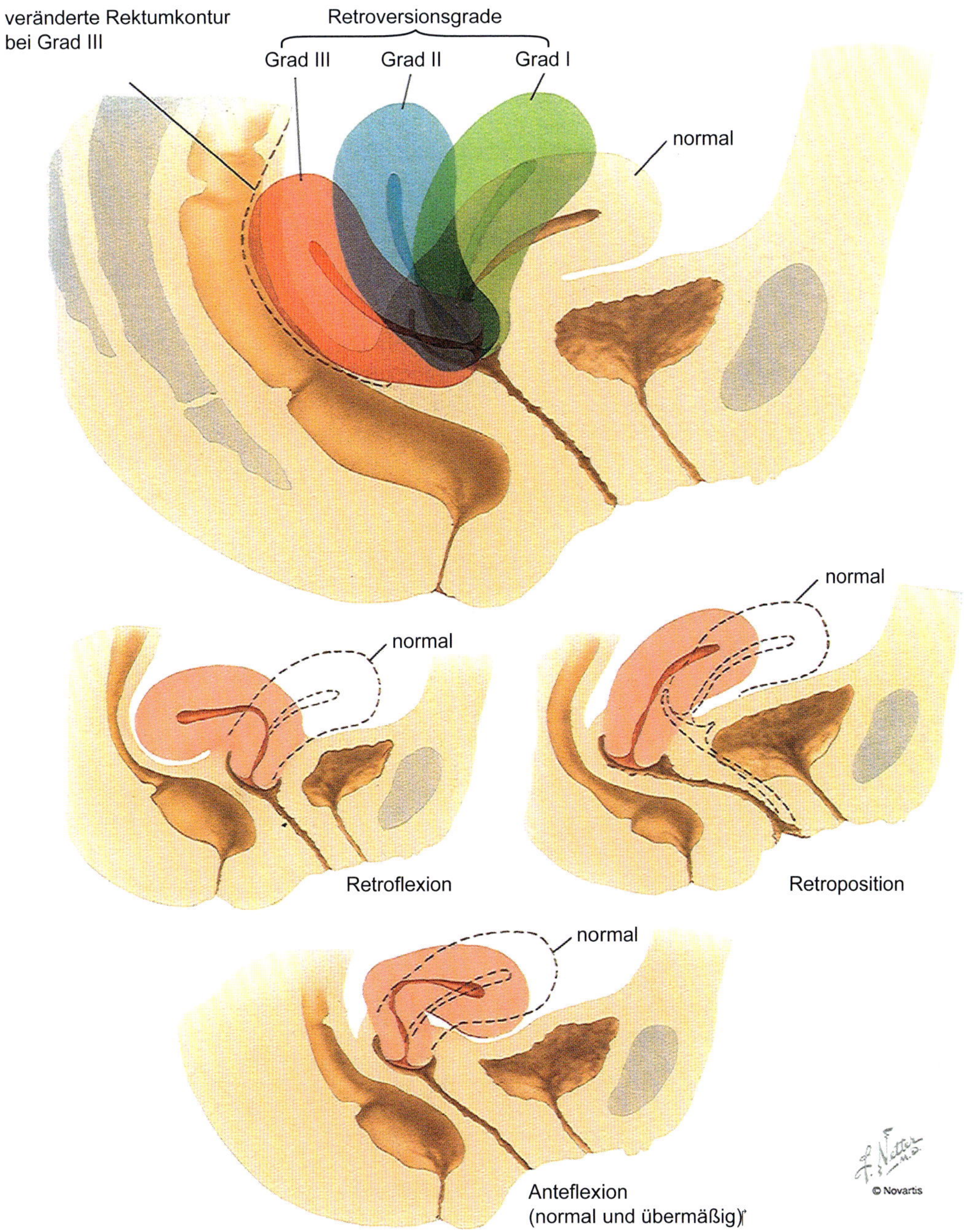

Abb. 16.9 Positionsvarianten der Gebärmutter

Retroposition

Retropositionen werden durch Erschlaffungen des vorderen Verankerungssystems (Hypotonie der Ligg. teres uteri, pubovesicales oder vesicouterina) und des Septum veiscouterinum verursacht.

Ptose und Prolaps

Werden die Aufhänge- und Stützelemente der Gebärmutter insuffizient, verlagert sich das Organ nach kaudal, man spricht von einer Ptose oder einem Prolaps. Am häufigsten geschieht dies als Folge von Entbindungen.

Die Ptose ist das Anfangsstadium des Prolapses. Die Stützelemente sind leicht erschlafft, allerdings hat die Gebärmutter ihre Form beibehalten. Häufig finden sich, je nach Zyklusphase, kaum oder gar keine Symptome.

Der Prolaps wird in drei Stadien unterteilt, je nachdem, wie weit die Gebärmutter in die Scheide gesunken ist. Je nach Stadium sind die Wände der Scheide, der Harnblase, des Rektums oder der Bauchfellausbuchtungen mehr oder weniger betroffen.

- Grad I: Die Zervix befindet sich noch in intravaginaler Position, es kommt zu einer Zystozele (Ausstülpung des unteren Harnblasenanteils in die vordere Scheidenwand). Zusätzlich kann eine Urethrozele bestehen (Ausstülpung der Harnröhre in die vordere Scheidenwand). Eine Zystozele oder Urethrozele verursacht eine Wölbung der vorderen Scheidenwand (vordere Kolpozele).
- Grad II: Die Zervix ist (fast) bis zum Scheideneingang abgesunken. Die Zystozele ist voluminöser und wird begleitet von einer Rektozele (Ausstülpung des unteren Rektumanteils in die hintere Scheidenwand). Eine Rektozele verursacht eine hintere Kolpozele.
- Grad III: Die Gebärmutter ist teilweise oder vollständig nach außen verlagert. Es kommt zu voluminösen Zystozelen und Rektozelen. Zusätzlich kann eine Enterozele entstehen (in das Septum rectovaginale abgesunkene, von Dünndarm-

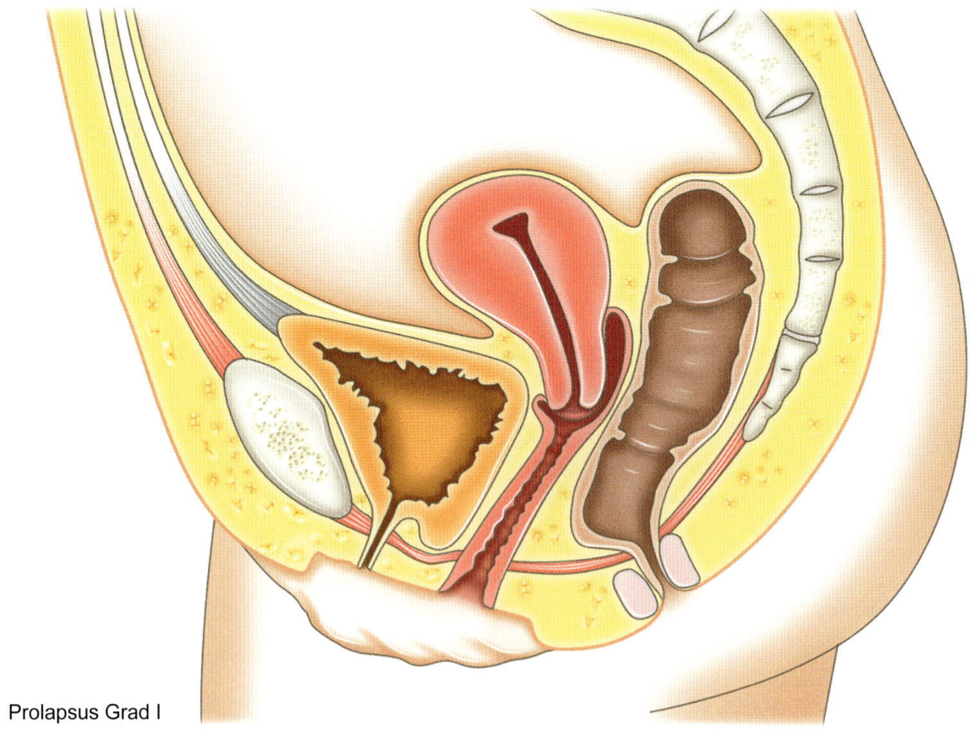

Abb. 16.10a Vesikouteriner Prolaps

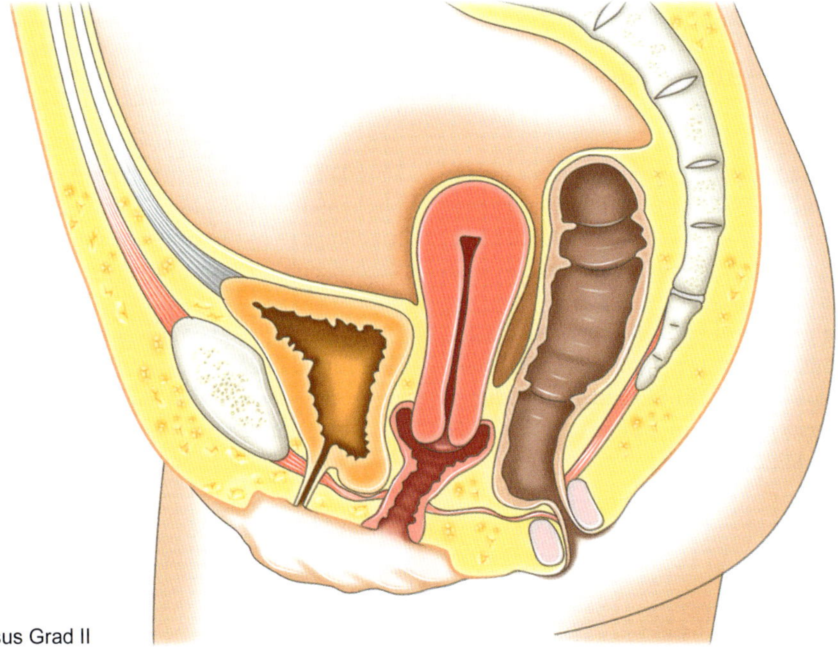

Prolapsus Grad II

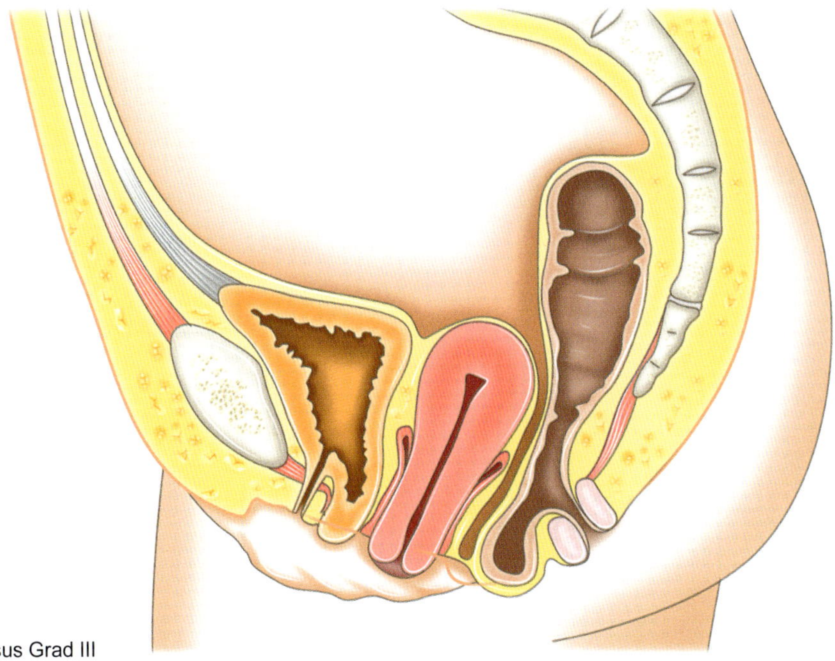

Prolapsus Grad III

Abb. 16.10b Vesikouteriner Prolaps

schlingen eingewanderte Hernie des Douglas-Raums) (➤ Abb. 16.10).

16.4 Mobilität der Gebärmutter

Trotz ihrer kräftigen Haltestrukturen muss die Gebärmutter eine große Bewegungsfreiheit bewahren. Sie muss in der Lage sein, sich dem Füllzustand der Nachbarorgane und den Verhältnissen beim Pressen oder Einhalten anzupassen.

Während des Geschlechtsverkehrs muss die Zervix beim Kontakt mit dem männlichen Glied bei tiefer Penetration zurückweichen können, um Schmerzen zu vermeiden (Näheres dazu im ➤ Kapitel 20 über Dyspareunie).

Außerdem muss sich die Gebärmutter an ihre Größenveränderungen anpassen, vor allem während der Schwangerschaft.

Schließlich unterliegt sie den zyklischen Hormonschwankungen. Wir erinnern daran, dass die Zervix während des Eisprungs um 2 bis 3 mm nach unten sinkt.

Es ist also leicht verständlich, dass die geringste anormale Spannung oder Fixierung diese präzise Mechanik beeinträchtigen kann. Wenn unsere Behandlungen der Gebärmutter ihre vollständige Beweglichkeit zurückgeben können, haben sie vollends ihren Sinn erfüllt.

Wir können nicht oft genug betonen, dass die Erfolge unserer Behandlungen im Beckenbereich darauf zurückzuführen sind, dass der pelvine Bandapparat mit muskulären Fasern und daher reich an Propriozeptoren ausgestattet ist.

KAPITEL

17 Uterine Dysfunktionen: Diagnose

17.1 Globales Listening

Das globale Listening (Global Listening) stellt für uns die Grundlage der osteopathischen Diagnostik dar, denn auf diese Art und Weise zeigt uns der Körper der Patientin die Stelle, an der er unsere Hilfe braucht. So verwirrend es auch dem Anfänger erscheinen mag, geschieht dies unabhängig von den Beschwerden und der Symptomatik der Patientin. Diese Methode erfordert eine vollkommen neutrale Einstellung seitens des Therapeuten.

Im Falle einer Dysfunktion oder Pathologie im Urogenitalbereich zieht der Körper der Patientin im Stand in eine mediane Anteflexion mit einem „Läsionswinkel" auf suprapubischer Höhe. Selbst für einen erfahrenen Therapeuten ist es mitunter schwierig, zwischen einer uterinen und einer vesikalen Dysfunktion zu unterscheiden.

Sie können diesen Test im Sitzen wiederholen, um den Einfluss der unteren Extremitäten auszuschalten. Durch den Druck auf die Sitzbeinhöcker schalten Sie die Informationen aus, die aus den Beinen kommen.

Zögern Sie nicht, einen Inhibitionspunkt auf den diagnostizierten Bereich zu setzen, um das Ergebnis Ihres globalen Listenings zu validieren (➤ Abb. 17.1).

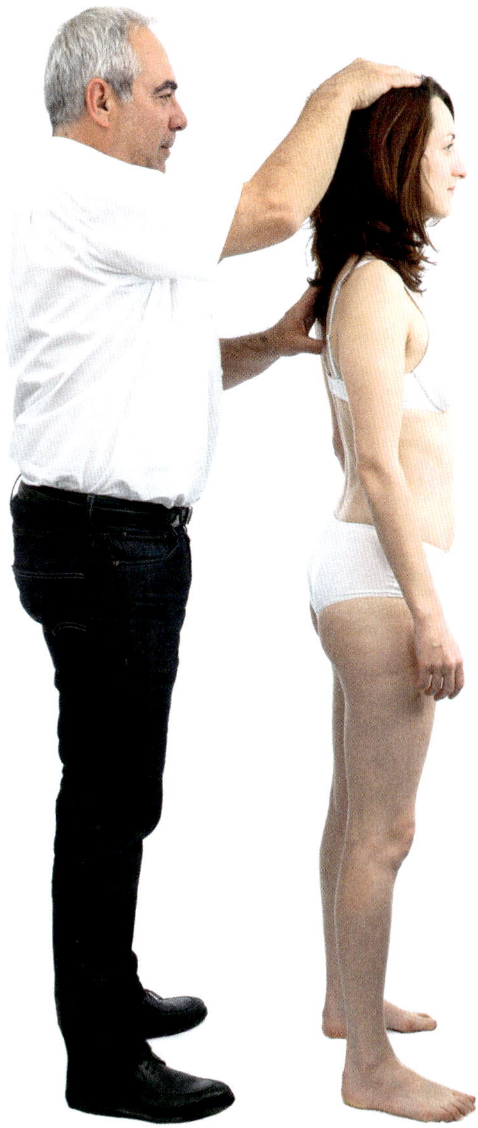

Abb. 17.1 Globales Listening

17.2 Lokales abdominopelvines Listening

Das lokale subumbilikale Listening wird, wie bei der Harnblase, zur Diagnose von genitalen Dysfunktionen eingesetzt.

Dieser präzise Test dient zur Validierung der Diagnose, die im globalen Listening gestellt wurde.

- Die Patientin befindet sich in Rückenlage, die Beine ausgestreckt, die Arme liegen neben dem Körper.
- Sie stehen neben ihr in Höhe des Beckens.
- Platzieren Sie Ihre sensiblere (in der Regel die dominante) Hand flach auf den Unterbauch, die Finger nach kranial gerichtet, den Mittelfinger auf der Mittellinie.
- Versuchen Sie, eine bequeme Position einzunehmen, um Ihre Wahrnehmung zu erhöhen. Lassen Sie alle vorgefassten oder in der Anamnese suggerierten Ideen beiseite und seien Sie so neutral wie möglich.
- Erlauben Sie nun Ihrer Hand, durch das verspannte Gewebe angezogen zu werden. Wenn sie am betroffenen Gebiet angekommen ist, wird die Bewegung spontan innehalten. Vergessen Sie nicht, dass nicht die Finger, sondern die Handfläche das Listening ausführt, indem sie die Wahrnehmung der Gewebespannungen verstärkt.
- Analysieren Sie nun die Wahrnehmungen der Hand:
  - Bleibt die Hand auf der Oberfläche oder wird sie in die Tiefe gezogen?
  - Ist der betroffene Bereich flächig oder punktförmig? Sind die Grenzen klar oder verschwommen?
  - Führt Ihre Handfläche eine Rotation, ulnare oder radiale Inklination aus?
  - Wirkt Ihre Hand wie vom Gewebe abgestoßen?
- Beginnen Sie nun, die Wahrnehmungen zu deuten: In der Regel verhält es sich so, dass die Störung umso mehr in einem Organ oder einer Struktur liegt, je mehr die Hand in eine präzise ulnare oder radiale Rotation gezogen wird. Im Gegensatz dazu handelt es sich eher um eine allgemeine Dysfunktion des Organs, wenn die Hand mit breiter Auflage an der Oberfläche bleibt.

Im Folgenden finden Sie eine (unvollständige) Liste der Situationen, die sich beim subumbilikalen Listening ergeben können:

- **vesikouteriner Komplex:** Bei einer Dysfunktion der Harnblase oder der Gebärmutter taucht der Handballen nach dorsal in das Gewebe ein. Die Hand bleibt auf der Mittellinie und wird nicht zur Symphyse hingezogen.
- **Zervix uteri:** Die Handfläche bewegt sich in Ulnar- oder Radialrotation, das Os pisiforme oder der Daumenballen legt sich seitlich der Mittellinie gegen die Symphyse und dringt weit in die Tiefe. Nach unseren Erfahrungen bewegt sich in 75 Prozent der Fälle das Os pisiforme in Ulnarrotation, was bedeutet, dass eine posteriore Fixierung der Zervix auf der linken Seite vorliegt.
- **Eileiter:** Die Handfläche wird unmittelbar neben die Mittellinie nach lateral zur fixierten Seite gezogen und bewegt sich anschließend in Ulnarrotation (rechter Eileiter) oder Radialrotation (linker Eileiter). Während der Rotation geht die Handfläche unmerklich in die Tiefe. Bei Dysfunktionen der Eileiter wird die Handfläche fast immer, unabhängig von der Art der Störung, zum Übergang zwischen Corpus und Tuba uterina hingezogen.
- **Eierstöcke:** Der Handballen wird nach lateral zur fixierten Seite hingezogen, bis die Bewegung auf halber Distanz zwischen Symphyse und SIAS innehält. Paradoxerweise bleibt der Handballen relativ oberflächlich und bewegt sich in ulnare oder radiale Inklination.
- **Zäkum:** Die Handfläche wird seitlich zur rechten Fossa iliaca hingezogen. Sie bleibt flach und geht kaum in die Tiefe, da das Zäkum relativ oberflächlich liegt.
- **Sigmoid:** Die Handfläche wird seitlich zur linken Fossa iliaca gezogen. Sie bleibt flach und beendet die Bewegung mit einer Ulnarrotation, die ein wenig in die Tiefe geht.
- **Rektum:** Die Handfläche taucht sehr tief in das Gewebe, als ob sie von der Steißbeinregion angezogen würde. Sie bleibt auf der Mittellinie, ohne Rotations- oder Inklinationskomponente.
- **Dünndarm:** Die Handfläche wird zum Bauchnabel gezogen, je nach Lokalisierung der Fixierung entweder mittig oder zur rechten oder linken Seite. Auf jeden Fall bleibt die Hand oberflächlich

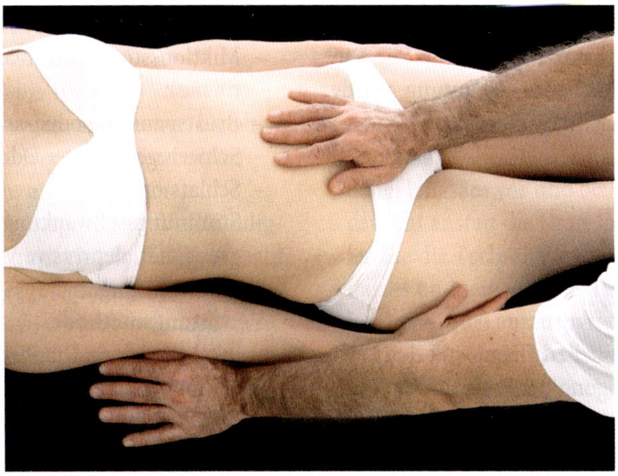

Abb. 17.2 Lokales abdominopelvines Listening

und geht nicht in die Tiefe. Bedenkt man, dass die Dünndarmschlingen mit der Oberseite der Gebärmutter in Verbindung stehen, liegt der Unterschied darin, dass die Hand beim Dünndarm oberflächlich bleibt, während sie beim Corpus uteri in die Tiefe gezogen wird.

Anmerkung: Sollte der Eindruck entstehen, dass die Hand in vertikaler Richtung vom Gewebe abgestoßen wird, handelt es sich häufig um ein Uterusmyom (➤ Abb. 17.2).

Mit zunehmender Erfahrung werden Sie Ihr Listening verfeinern und Ihre Diagnose immer präziser gestalten.

17.3 Lokales Listening mit Inhibitionspunkt

Der Einsatz eines Inhibitionspunktes dient zur Validierung der Diagnose, zu der Sie durch das lokale Listening gelangt sind.

Dazu legen Sie einen Finger fast ohne Druck auf die Stelle, an der Sie die Dysfunktion vermuten, um die „Anziehungskraft" dieser Stelle aufzuheben.

Beispiel: Wenn Ihre Hand beim subumbilikalen Listening nach rechts hingezogen wird und sich auf das Zäkum legt, vermuten Sie eine Dysfunktion des Zäkums. Bringen Sie nun Ihre Hand zurück in die Ausgangsposition und setzen Sie einen Inhibitions-

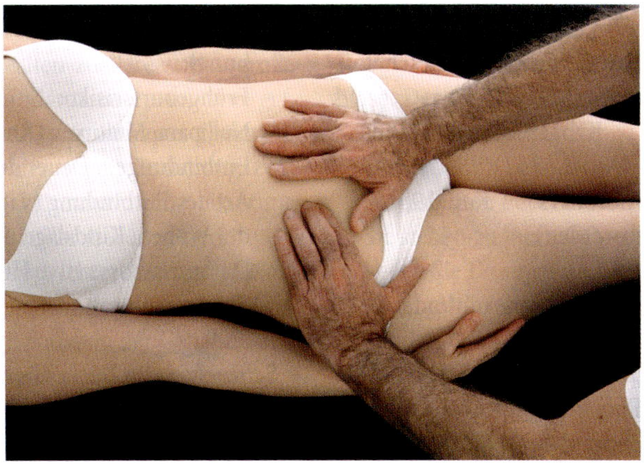

Abb. 17.3 Lokales Listening mit Inhibitionspunkt

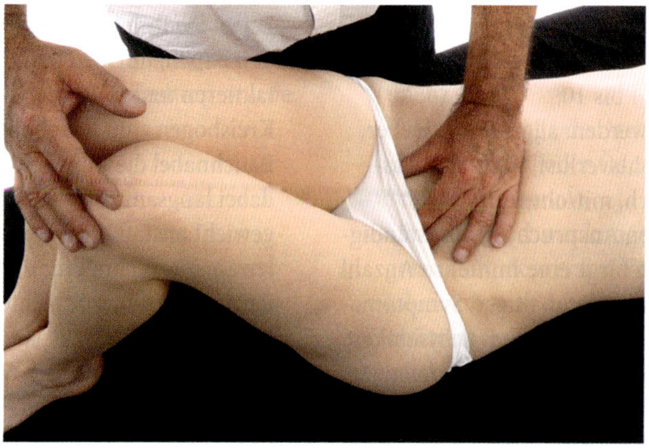

Abb. 17.4 Palpation und Mobilitätstest des Corpus uteri

17

- Falls nötig, benutzen Sie die rechte Hand, um die Beugung der Hüftgelenke zu erhöhen und ein tieferes Vordringen der linken Hand zu ermöglichen. Im Falle einer mehr oder weniger deutlichen Retroversion ist die Gebärmutter auf diese Art nicht zu ertasten. Auf die dazu erforderliche bimanuelle Technik kommen wir später zurück.
- Untersuchen Sie nun die Position, Größe und Mobilität der Gebärmutter. Versuchen Sie dazu, das Organ sanft in seitliche Richtung zu verschieben.

Diese Palpation und die Verschiebbarkeitstests sollten vollkommen schmerzfrei sein.

Im Falle einer eingeschränkten Seitenverschiebbarkeit sollten Sie an eine Fixierung des Lig. latum oder Lig. teres uteri auf der gegenüberliegenden Seite denken (➤ Abb. 17.4).

17.5.4 Lig. latum

- Die Patientin befindet sich in Rückenlage, mit aufgestellten Füßen.
- Sie stehen zu ihrer rechten Seite.
- Platzieren Sie Ihre Finger auf der gegenüberliegenden Seite der Einschränkung zwischen SIAS und Gebärmutterkörper. Schieben Sie sanft die Dünndarmschlingen zur Seite und dringen Sie weiter in die Tiefe vor.

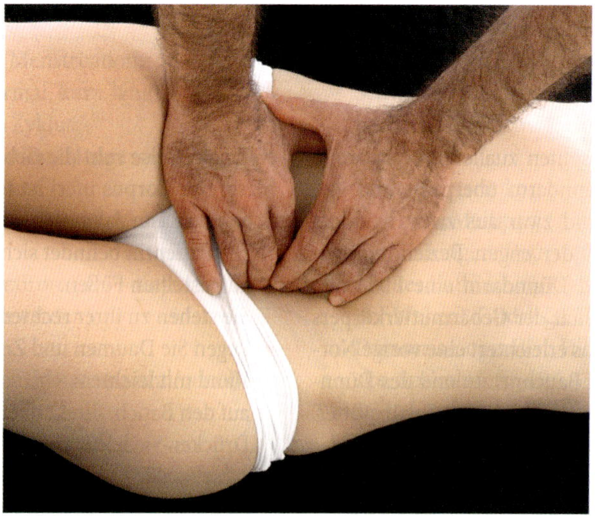

Abb. 17.5 Test des Lig. latum uteri in Rückenlage

Um das Lig. latum zu ertasten, denken Sie daran, dass es sich in der Frontalebene befindet und eine Konkavität nach dorsal aufweist. In der Regel ist es schwer von den umgebenden Strukturen zu unterscheiden und nur wirklich palpierbar, wenn es fixiert ist.

Vergessen Sie nicht, dass eine einseitige Fixierung recht häufig vorkommt und das Organ in eine Laterodeviation zur gleichen Seite zieht.

Eine beidseitige Fixierung tritt nur selten auf und zieht die Gebärmutter in Retroversion (➤ Abb. 17.5).

Das Lig. latum lässt sich auch in Seitenlage auf der fixierten Seite testen:

- Sie stehen hinter der Patientin und platzieren Ihre Finger, wie zuvor beschrieben, zwischen Gebärmutterkörper und SIAS.
- Nehmen Sie Kontakt mit der Seitenfläche des Corpus auf und testen Sie seine Beweglichkeit, indem Sie versuchen, ihn nach medial zu verschieben. Im Falle einer Fixierung weigert der Corpus sich, der Bewegung zu folgen, und Sie spüren einen Widerstand gegen die Mobilisierung (➤ Abb. 17.6).

17.5.5 Lig. teres uteri

Das Lig. teres uteri lässt sich nur schwer vom Lig. latum unterscheiden. Seine Spannung und eventuelle Fixierungen können jedoch an zwei Stellen überprüft werden, und zwar am äußeren Leistenring und am Schambeinhügel.

Wir erinnern daran, dass diese dünnen Stränge aus Muskel- und Bindegewebe gleichsam wie Zügel am Gebärmutterkörper agieren. Eine einseitige Fixierung zieht das Organ in Seitneigung und Rotation, während eine beidseitige Fixierung den Corpus in einer Hyper-Anteversion blockiert. Die Gebärmutter verliert ihre Möglichkeit, sich nach dorsal zu bewegen und wird unfähig, sich unter dem Druck der Harnblase aufzurichten.

- Die Patientin befindet sich in Rückenlage, mit aufgestellten Füßen.
- Sie stehen zu ihrer rechten Seite.
- Platzieren Sie Ihre Zeigefingerbeere auf den äußeren Leistenring (dieser lässt sich direkt oberhalb des Schambeinhügels als kleine Vertiefung ertasten). Denken Sie daran, dass das Band im Leistenkanal von den Rami genitales der Nn. ilioinguinalis, iliohypogastricus und genitofemoralis begleitet wird. Seien Sie also äußerst behutsam bei der Palpation. Natürlich kann sich eine anormale Spannung des Bands auf die Nerven auswirken (➤ Abb. 17.7).
- Legen Sie Ihre Zeigefinger anschließend flach auf die Vorderseite der Symphyse und versuchen Sie, den Verlauf des Bandes zu ertasten, indem Sie es quer zum Verlauf leicht verschieben. Die Symphyse bildet im Vergleich um äußeren Leistenring eine härtere Unterlage, daher ist das Band an dieser Stelle normalerweise leichter zu ertasten. Untersuchen Sie die Konsistenz, die Spannung und die Empfindlichkeit des Bandes. Im Normalfall ist es locker und schmerzfrei (➤ Abb. 17.8).

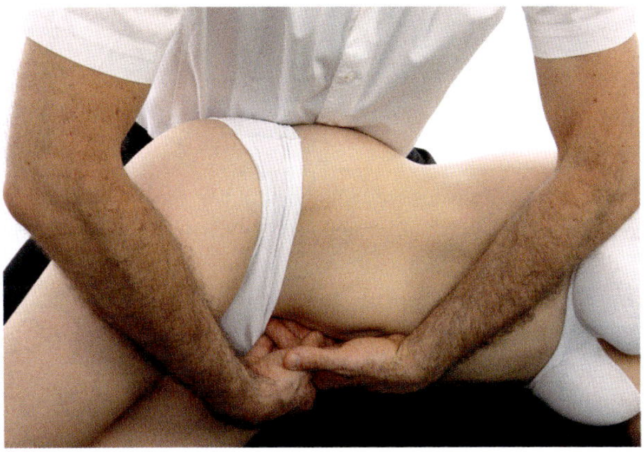

Abb. 17.6 Test des Lig. latum in Seitenlage

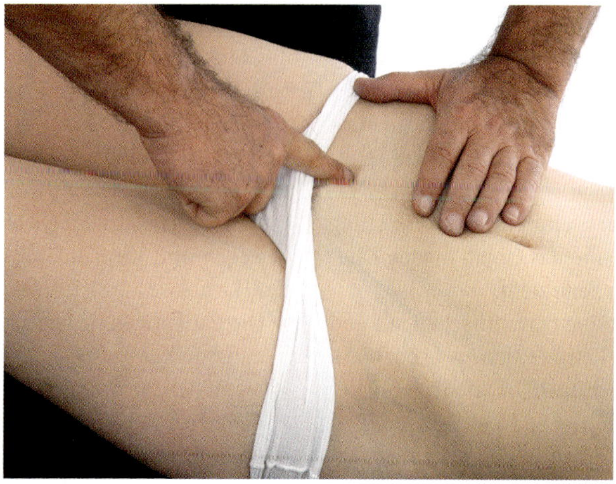

Abb. 17.7 Test des Lig. teres uteri am äußeren Leistenring

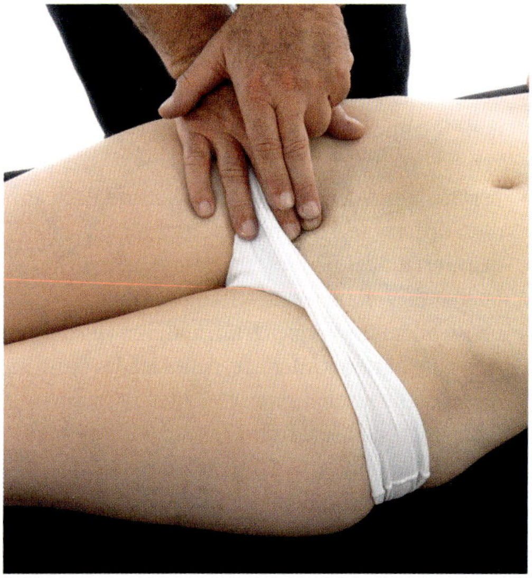

Abb. 17.8 Test des Lig. teres uteri am Schambeinhügel

17.5.6 Ligg. pubovesicales

Die Ligg. pubovesicales sind an der Bildung des vorderen Anteils der Laminae sacro-recto-genito-pubicae beteiligt und setzen sich in den Ligg. vesicouterina fort. Sie müssen elastisch und frei von Fixierungen sein, andernfalls behindern sie die Gleitbewegungen der Beckenorgane bei aktiven oder passiven Bewegungen.

- Die Patientin befindet sich in Rückenlage, die Hüftgelenke sind stark gebeugt.
- Sie stehen in Höhe des Kopfes der Patientin oder rechts neben ihr.
- Platzieren Sie Ihre Fingerbeeren flach auf die Bauchwand, direkt oberhalb der Schambeinäste. Drücken Sie die Bauchwand leicht ein und schieben Sie Ihre Finger sanft hinter die Symphyse. Achten Sie darauf, die Harnblase nicht zu komprimieren, da dies einen unangenehmen Harndrang auslösen könnte.
- Vergleichen Sie beide Seiten und suchen Sie nach Verklebungen oder einer anormalen Spannung. Sie können auch versuchen, die Harnblase behutsam nach dorsal zu schieben und zu spüren, ob eine Seite leichter zurückweicht als die andere. Falls eine Seite Widerstand zeigt, liegt eine Fixierung des homolateralen Lig. pubovesicale vor.

(Test der Ligg. pubovesicales, s. ➢ Kap. 12, ➢ Abb. 12.6)

17.6 Interne Tests

Bevor wir die Techniken erklären, hier noch eine kurze Wiederholung zur Anatomie der Vagina:

17.6.1 Vagina (Scheide): Anatomie

Die Vagina eröffnet den natürlichen Zugang zur Gebärmutter, sie dient dem Geschlechtsverkehr und dem Durchtritt des Fötus bei der Geburt.

Abmessungen und Lage

- Die Scheide verläuft vom Gebärmutterhals zur Vulva. Vor ihr befinden sich die Harnblase und die Harnröhre, hinter ihr das Rektum.
- Ihre Länge beträgt durchschnittlich 8 cm, die Bandbreite der Varianten erstreckt sich allerdings von 4 bis 14 cm. Die Rückwand misst ca. 9 cm, die Vorderwand ca. 7 cm.
- Der vaginale Hohlraum ist virtuell, da die Vorder- und die Rückwand aneinander liegen.
- Zwischen dem Gebärmutterhals und der Scheide entsteht ein Winkel von ca. 80 Grad, der jedoch je nach Füllung der Harnblase variiert.
- Die große Achse der Scheide kreuzt S2, in Rückenlage verläuft sie in einem Winkel von 30 Grad zur Horizontalen.

Lagebeziehungen

Die Scheide besteht aus zwei Segmenten, einem pelvinen und einem perinealen:

- **pelvines Segment:**
  - Die Vorderseite entspricht in ihren oberen drei Vierteln der Harnblase, von der sie durch die Fascia vesicovaginale getrennt wird. Das untere Viertel entspricht der Harnröhre, von der es durch das Septum urethrovaginale getrennt wird.
  - Die Rückseite entspricht dem Rektum, von dem sie im oberen Viertel durch den Douglas-Raum, in den unteren drei Vierteln durch das Septum rectovaginale getrennt wird.
  - Die Seitenwände entsprechen dem subperitonealen Beckenraum, den Parametrien.
- **perineales Segment:**
  - Die Vorderseite entspricht der Harnröhre und ihrem quergestreiften Sphinkter.
  - Die Rückseite ist vom Analkanal räumlich getrennt durch das Spatium rectovaginale, ein dreieckförmiger Raum, der oben durch ein Überbleibsel des M. rectovaginalis, unten durch das Centrum tendineum perinei verschlossen ist.
  - Die Seitenwände sind über gemeinsame Fasern eng mit dem M. levator ani verbunden. Weiter unten entsprechen sie dem Bulbus vestibuli (Venengeflecht), dem M. ischiocavernosus, den Bartholinischen Drüsen und dem M. constrictor vulvae (> Abb. 17.9).

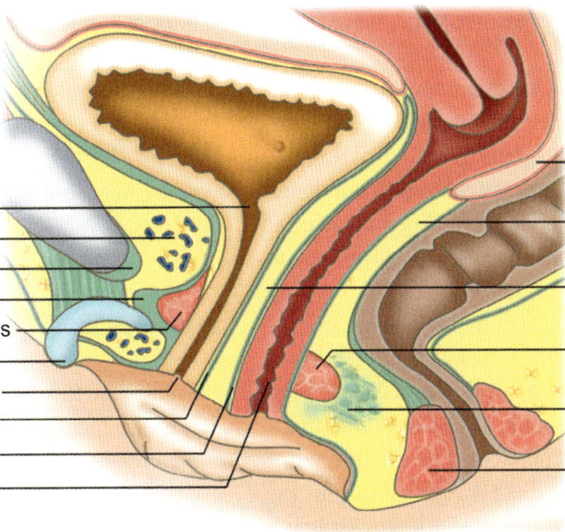

Abb. 17.9 Lagebeziehungen der Vagina

17.6.2 Tests

Wir empfehlen Ihnen, vor der intravaginalen Untersuchung das Centrum tendineum perinei auf seine Elastizität und Tonizität zu testen. Es dient als Konvergenzpunkt für fast alle Beckenbodenmuskeln, daher wäre ein Hypotonus dieser Stelle gleichbedeutend mit einer Schwäche des vesikouterinen Stützsystems. Darunter würden natürlich auch die Statik und Dynamik der Gebärmutter leiden.

Centrum tendineum perinei

- Die Patientin befindet sich in Rückenlage, die Füße sind mit Abstand zueinander aufgestellt.
- Sie stehen in kranialer Richtung neben ihr.
- Platzieren Sie Ihren Daumen oder Zeigefinger auf das Centrum tendineum perinei zwischen Vulva und Anus, auf Höhe der Linie zwischen den Sitzbeinhöckern. Sie können ein Listening auf dem Centrum durchführen, sodass Ihr Finger zum eingeschränkten Bereich hingezogen wird. Oder Sie üben einen Druck auf das Centrum aus und untersuchen den Widerstand und den Tonus (wie im ➤ Kapitel 2 über die Harnblase besprochen). Anschließend können Sie Ihre Diagnose durch eine intravaginale Untersuchung validieren.

Intravaginale Untersuchung

Mithilfe der internen Untersuchung lässt sich die Diagnose bestätigen, die Sie von außen gestellt haben. Die interne Technik ermöglicht, Strukturen zu testen, die von außen unzugänglich sind, und liefert ein genaueres und zuverlässigeres Ergebnis. Nur so lässt sich die genaue Position der Gebärmutter ermitteln.

- Die Patientin befindet sich in Rückenlage, die Füße sind mit Abstand zueinander aufgestellt.
- Sie stehen rechts neben ihr, Ihr rechtes Knie liegt auf der Behandlungsbank, sodass die Patientin ihren rechten Oberschenkel auf Ihrem ablegen kann. Wir empfehlen diese Ausgangsposition, da sie den Vorteil bietet, dass die Patientin ihr Bein entspannen kann und dem Therapeuten eine günstige Ausgangsstellung bietet.

Manche Autoren raten aus Intimitätsgründen von einer visuellen Inspektion der Vulva ab. Wir sind allerdings gerade der Meinung, dass ein kurzer Blick eventuell vorhandene Störungen entdecken kann, wie zum Beispiel einen Vulvaspalt, erythematöse Läsionen, Wunden, Risse oder Ulzerationen, Pigmentierungen, Ödeme oder Ausflüsse. Beim geringsten Zweifel sollte in solchen Fällen eine gynäkologische Untersuchung angefordert werden.

Aus unserer Sicht gibt es noch einen weiteren Grund, der ein Hinsehen rechtfertigt: Eine visuelle Lokalisierung der Scheidenöffnung erspart dem Neuling ein unsicheres Tasten, das von der Patientin zurecht als unangenehm empfunden würde.

Es stellt sich die Frage, ob ein Gleitmittel benutzt werden soll. Einige sind zurecht der Meinung, es sei überflüssig, weil die Vagina von Natur aus ein feuchtes Milieu darstellt. Die Verwendung eines Gleitmittels, wie zum Beispiel KY®- oder Ultraschallgel, kann allerdings die Untersuchung erleichtern.

- Schieben Sie mit Ihrem linken Daumen und Zeigefinger behutsam die großen Schamlippen auseinander, während Sie den rechten Zeige- und Mittelfinger übereinander legen und in der Achse der Scheide vor die Scheidenöffnung halten.

Falls die Patientin angespannt ist, können Sie mit *einem* Finger beginnen und den zweiten hinzunehmen, wenn das Gewebe sich entspannt hat. Äußerungen wie „Entspannen Sie sich" sollten vermieden werden, denn sie bewirken in der Regel das Gegenteil.

- Kontrollieren Sie nun, wie bei der externen Technik, mit dem linken Daumen und Zeigefinger den Gebärmutterkörper.

> **Man beachte**
>
> Bei zu großer Spannung des Beckenbodens ist die Untersuchung mit *einem* Finger angenehmer für die Patientin.

Vorderer Bandapparat

- Führen Sie Ihre Finger langsam und behutsam so weit wie möglich in die Scheide ein, ohne Schmerzen auszulösen. Ihre Fingerspitzen befinden sich nun im vorderen Scheidengewölbe, das bei einem Uterus in Anteversion normalerweise offen ist. In der Tiefe des Gewölbes können Sie die Vorderseite des Gebärmutterkörpers spüren.

- Im Falle einer Retroversion lässt sich die Vorderseite des Gebärmutterkörpers nicht ertasten. Das vordere Scheidengewölbe ist, je nach Grad der Retroversion, mehr oder weniger verschlossen.
- Normalerweise misst die Vorderseite der Scheide durchschnittlich 7 cm. Falls sie kürzer erscheint, handelt es sich entweder um eine kurze Vagina oder einen Uterusprolaps.
- Wenn Ihre Hand sich in Supination befindet, können Sie mit der Nagelseite Ihres Fingers eine kleine, feste und dichte Masse ertasten. Dies ist die Vorderseite des Gebärmutterhalses.
- Wenn Sie nun mit beiden Fingern einen sanften, kontinuierlichen Druck nach dorsal ausüben, testen Sie die Ligg. pubo-vesico-uterina. Der Gebärmutterhals sollte mit einem elastischen Widerstand unter Ihrem Druck zurückweichen, während Sie mit Ihren abdominalen Fingern spüren sollten, wie der Corpus sich nach vorne bewegt:
  - wenn die Zervix unter Ihrem Druck kollabiert und nicht in die Ausgangsposition zurückkehrt, sind die Bänder überdehnt;
  - wenn die Zervix aber nur schwer nach hinten zu verschieben ist, und Sie einen Widerstand von vorne spüren, sind die Bänder fibrosiert oder verkürzt.
- Sie können das linke und rechte Ligg. pubo-vesico-uterinum einzeln testen, indem Sie Ihren Zeigefinger und Ihren Mittelfinger nacheinander gegen die Zervix schieben (➤ Abb. 17.10).

Lig. latum uteri

- Spreizen Sie nun Ihre Finger auseinander und führen Sie sie leicht nach dorsal, so dass sich die Zervix zwischen Ihren Fingern befindet. Ihre Finger liegen nun im seitlichen Scheidengewölbe.
- Führen Sie nun mit einem Finger nach dem anderen einen seitlichen Schub aus, um die Elastizität des Lig. latum uteri zu testen. Der abdominale Daumen und Zeigefinger sollten spüren, wie sich der Corpus zur jeweils entgegengesetzten Richtung neigt.

17

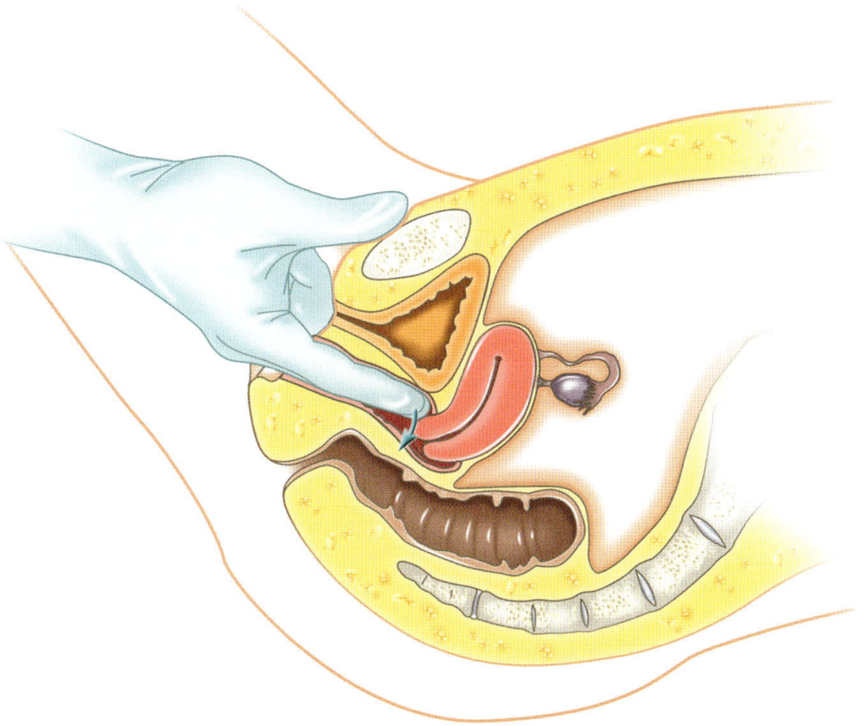

Abb. 17.10 Test des vorderen Bandsystems

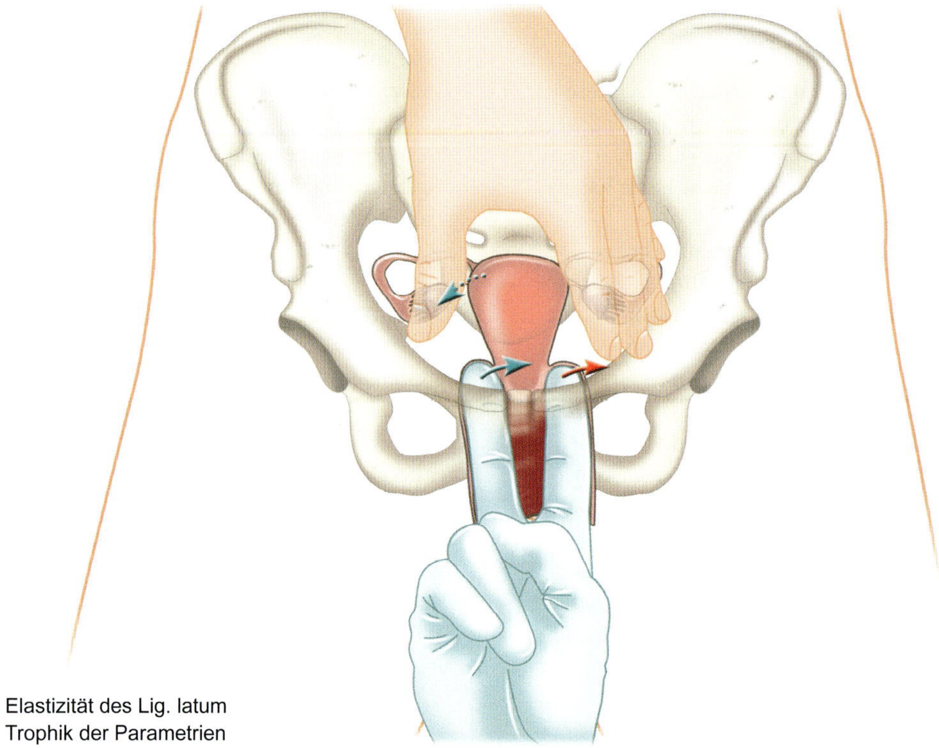

Abb. 17.11 Test des Lig. latum uteri

- Die äußere Seite Ihrer Finger ist, getrennt durch die Scheidenwand, in Kontakt zum Parametrium. Durch einen leichten Schub nach lateral können Sie die Trophik der Parametrien testen, die mit zahlreichen Nervenendigungen ausgestattet sind (➤ Abb. 17.11).

Hinterer Bandapparat

- Führen Sie Ihre Finger weiter nach dorsal und bringen Sie sie näher zueinander. Sie befinden sich nun im hinteren Scheidengewölbe, das bei einem Uterus in Retroversion relativ verschlossen ist.
- Es kann vorkommen, dass Sie Ihre Finger nur schwerlich in das hintere Scheidengewölbe positionieren können, da das hintere höher liegt als das vordere. In diesem Fall können Sie sich behelfen, indem Sie die Hüften der Patientin stärker in Beugung bringen oder mit den abdominalen Fingern den Uterus weiter nach kaudal schieben, um die internen Finger besser platzieren zu können.
- Schieben Sie nun mit Ihren internen Fingern die Zervix von dorsal nach ventral, um die Elastizität der Ligg. sacrouterina zu testen. Dabei sollte sich die Zervix unter Ihrem Druck nach vorne bewegen, während der Corpus unter den abdominalen Fingern zurückweicht:
  - Wenn die Zervix sich nicht oder nur schwer nach vorne bewegt, sind die Ligg. sacrouterina fibrosiert oder verkürzt;
  - wenn die Zervix auf einer Seite unter dem Druck kollabiert und eine Rotation zur Gegenseite ausführt, bestehen zwei Möglichkeiten: Das Band auf der kollabierten Seite ist gerissen, oder das Band auf der Seite, zu der die Zervix rotiert, ist verkürzt;
  - wenn sich die Zervix zu leicht mobilisieren lässt und (fast) nicht in die Ausgangsposition zurückkehrt, handelt es sich um eine beidseitige Erschlaffung oder Ruptur.

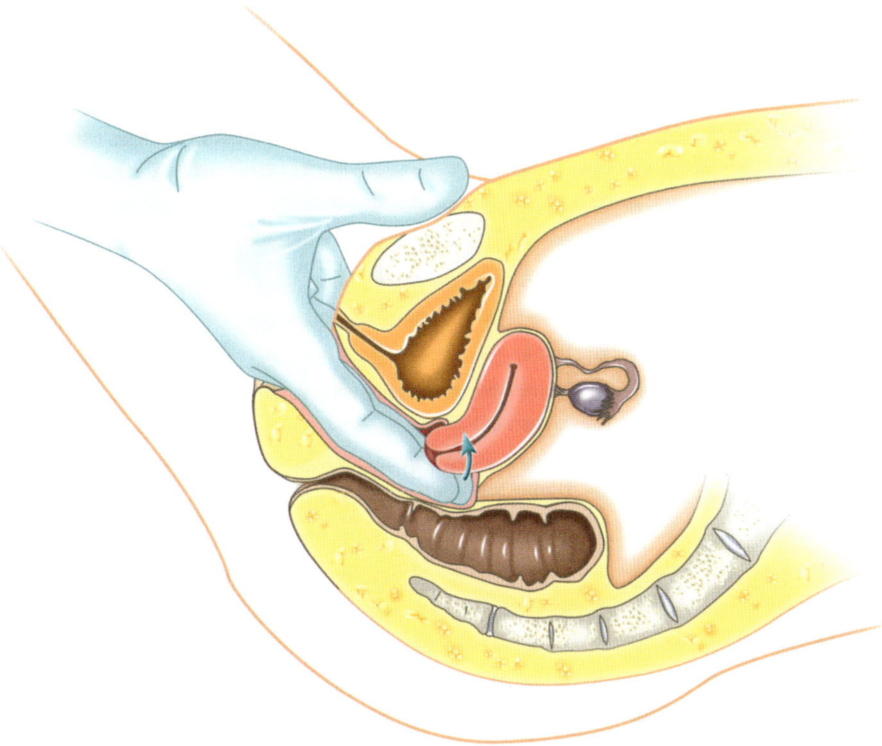

Abb. 17.12 Test des hinteren Bandsystems

17

Diese Technik sollte normalerweise schmerzfrei sein. Sollten dennoch Schmerzen auftreten, steht dies für eine übermäßige Spannung oder eine Ruptur der Ligg. sacrouterina. Fixierungen dieser Bänder führen häufig zu Schmerzen bei tiefer Penetration während des Geschlechtsverkehrs. Darüber sprechen wir im ➤ Kapitel 20 über Dyspareunien (➤ Abb. 17.12).

Zervix uteri

- Palpieren Sie nun die Zervix uteri und untersuchen Sie ihre Länge, Rundheit und Konsistenz. Hat die Zervix bei der Nullipara normalerweise eine feste Konsistenz, vergleichbar mit der des Nasenläppchens, wird sie nach Schwangerschaften weicher und hat bei der Multipara etwa die Konsistenz der Zunge. Die Festigkeit der Zervix variiert allerdings auch je nach Zyklusstand.
- Die Zervix kann bei manchen Patientinnen vergrößert, ödematös oder sklerotisch sein und an der Oberfläche kleine, pfefferkörnerartige Reliefs aufweisen. Dabei handelt es sich um Ovula Nabothi, harmlose kleine Schleimhautzysten, die durch Obliteration der Drüsengänge der Zervix entstehen.
- Im Gegensatz dazu können Unregelmäßigkeiten an der Oberfläche bedeuten, dass tumoröse Prozesse im Gang sind. Im Zweifelsfalle sollte dies natürlich ärztlich abgeklärt werden.
- Richten Sie Ihre Finger nun auf die Spitze der Zervix, um sie zu untersuchen und die äußere Öffnung (Ostium uteri externum) zu lokalisieren. Im Normalfall ist sie bei einem Uterus in Anteversion nach dorsal gerichtet.
- Das Ostium uteri externum hat normalerweise die Form einer runden oder ovalen Vertiefung von 3 bis 4 mm, bei der Nullipara mit klar definierten, weichen Rändern. Im Lauf der Entbindungen verändert sich seine Form, sodass die Öffnung weniger rund, sondern länger und breiter wird. Seine Ränder (Labia) werden dicker, bekommen Risse und Unregelmäßigkeiten.

Diagnostik der uterinen Fehlstellungen

Dank ihrer gynäkologischen Betreuung kennen die meisten Frauen die Position ihrer Gebärmutter, und zwar seit der Jugend. Es scheint uns wichtig, sie dazu zu befragen, um festzustellen, ob die Gebärmutter ihre Position geändert hat. Versuchen Sie herauszufinden, ob die jeweilige Position „angeboren" oder durch verschiedene Faktoren (z. B. Schwangerschaften, Entbindungen, Infektionen, chirurgische Eingriffe, Stürze auf Kreuz- oder Steißbein) „erworben" ist.

Eine angeborene Retroversion korrigieren zu wollen, erscheint uns riskant. Vergessen Sie nicht, dass die Pathogenität nicht so sehr in der Position, sondern vielmehr in der eingeschränkten Beweglichkeit des Organs liegt.

Bei dieser Untersuchung müssen beide Hände unbedingt zusammenarbeiten. Die internen Finger prüfen die Position und Ausrichtung der Zervix, die abdominale Hand die Lage des Corpus.

Anteversio uteri

Bei einem Uterus in Anteversion ist der Corpus mit den suprapubischen Fingern leicht zu palpieren. Das vordere Scheidengewölbe ist geöffnet, sodass die internen Finger von dort aus den Corpus ertasten können. Die Zervix ist nach dorsal verlagert und bisweilen schwer zugänglich. Das Ostium externum schaut in Richtung Sacrum, das hintere Scheidengewölbe ist verschlossen.

Im Falle einer Hyper-Anteversion sind die palpatorischen Parameter verstärkt. Der Corpus drückt gegen die Harnblase und erhöht deren Innendruck. Diese Situation entsteht häufig durch eine übermäßige Spannung der Ligg. sacrouterina und, eventuell zusätzlich, der Ligg. teres uteri.

Retroversio uteri

Bei einem Uterus in Retroversion ist der Corpus mit den abdominalen Fingern in der Regel nur sehr schwer oder gar nicht zu ertasten, vor allem bei einer Retroversion zweiten oder dritten Grades.

Bei der intravaginalen Untersuchung stoßen Ihre Finger frühzeitig gegen die Rückseite der Zervix, die sich nach ventral verlagert hat. Das Ostium externum schaut nach vorne, das vordere Scheidengewölbe ist, je nach Schweregrad der Retroversion, mehr oder weniger verschlossen. Es kann vorkommen, dass die Zervix durch die Scheidenwand gegen die trigonale Region der Harnblase drückt und dort Reizungen verursacht, die zu häufigem Harndrang oder sogar zu Inkontinenz führen. Das hintere Scheidengewölbe ist geöffnet, so dass die internen Finger den Abstand zwischen der Zervix und der Scheidenrückwand feststellen können.

Eine Retroversion wird häufig durch eine übermäßige Spannung der Ligg. pubo-vesico-uterina und einer gleichzeitigen Erschlaffung oder, mehr oder weniger vollständigen, Ruptur der Ligg. sacrouterina verursacht.

Lateroversio uteri

- Zur Untersuchung einer Lateroversion kontrolliert die suprapubische Hand den Corpus zwischen Daumen und Zeigefinger, während der interne Zeige- und Mittelfinger den seitlichen Anteil der Zervix kontaktieren.
- Mit der abdominalen Hand spüren Sie, dass der Corpus zu einer Seite geneigt ist. Gleichzeitig stellt der interne Finger der gegenüberliegenden Seite fest, dass das kontralaterale Scheidengewölbe verschlossen ist.
- Der Versuch, die Gebärmutter zur anderen Seite hin zu mobilisieren, löst oft Schmerzen aus.
- Eine Lateroversion ist das Ergebnis einer bilateralen Fixierung, die wie ein Kräftepaar eine Drehung der Gebärmutter in der Frontalebene bewirkt:
  - Die untere Fixierung besteht in einer Retraktion des Parametriums, das an der Zervix zieht und das seitliche Scheidengewölbe verschließt;
  - Die obere Fixierung ist die Folge einer anormalen Spannung des Lig. latum und/oder des kontralateralen Lig. teres uteri (➤ Abb. 17.13).

Eine Ante- oder Retroflexion ist schwieriger zu untersuchen. Für manche Autoren (Bernard, Contamin, Ferrieux) entstehen diese Varianten aufgrund der Durchblutungsverhältnisse der Isthmusregion. Vereinfacht können wir zusammenfassen: Lässt sich, bei normaler Position und Ausrichtung der Zervix, der Corpus sehr leicht im vorderen Scheidengewölbe palpieren, bildet die Gebärmutter die Form eines umgestülpten „U", was für eine Hyper-

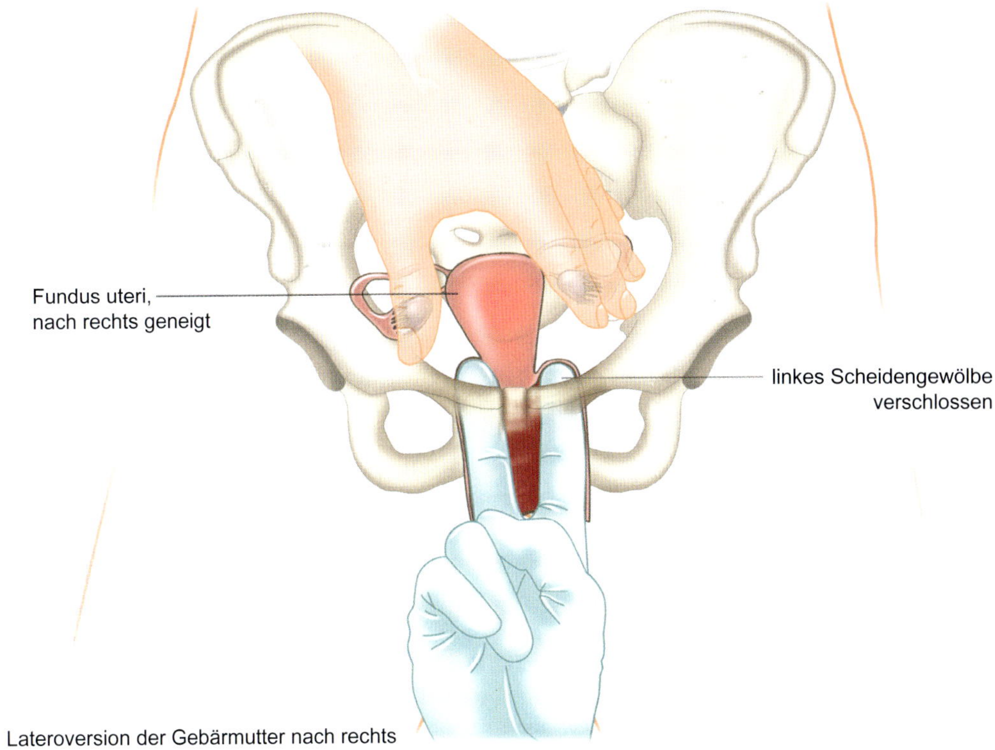

Abb. 17.13 Test der Lateroversion

Anteflexion spricht. In diesem Fall drückt der Corpus übermäßig gegen die Harnblase. Lässt sich der Corpus im Gegensatz dazu nicht im vorderen Scheidengewölbe ertasten, spricht diese für eine Retroflexion.

Uterusprolaps

Um einen Prolaps der Gebärmutter festzustellen, bedarf es nicht unbedingt einer intravaginalen Untersuchung, da die Zervix sich in vielen Fällen bereits in der Nähe oder sogar außerhalb der Vulva befindet.

In solchen Fällen dient die interne Diagnostik eher dazu, die Mobilität des Organs und den Zustand des Bandapparats zu testen.

Bei diesem Test untersuchen wir die Beweglichkeit der Gebärmutter gleichzeitig von abdominal und intravaginal, mit zwei möglichen Ergebnissen:

- Der Uterus ist hypermobil, er erscheint wie „luxiert". In diesem Fall liegt eine vollständige Ruptur des Bandapparates vor;
- Der Uterus ist zwar beweglicher als normal. Doch wenn Sie das Organ nach kaudal schieben, spüren Sie, wie bestimmte Strukturen unter Spannung geraten und sich dem Absinken des Organs entgegensetzen. Dies steht für eine teilweise Ruptur oder Erschlaffung des Bandapparats. Je nach Lokalisation des erspürten Widerstands ist das Lig. latum oder (häufiger) die Ligg. sacrouterina betroffen.

Beckenboden

Bevor Sie die internen Tests beenden, vergessen Sie nicht, den Tonus und die Kontraktionsfähigkeit des Beckenbodens zu untersuchen. Dieser hat die Funktion, die Elemente des Urogenitalsystems zu tragen, und hat einen großen Einfluss auf die Gebärmutter. Eine Erschlaffung kann einen mehr oder weniger starken Prolaps verursachen.

Ziehen Sie dazu Ihre Finger leicht aus der Scheidenhöhle zurück, sodass sich die Fingerendglieder in Höhe der tiefen Schicht befinden (entspricht dem M. levator ani). Die Mittelglieder sind in Höhe der oberflächlichen Schicht (entspricht in etwa den Schwellkörpermuskeln).

- Erster Schritt: Untersuchen Sie die Tonizität des M. levator ani im Seitenvergleich, sowie den Widerstand gegen einen Schub nach kaudal des Centrum tendineum perinei und des Lig. anococcygeum.
- Zweiter Schritt: Bitten Sie die Patientin, mehrere Male tief zu atmen und untersuchen Sie dabei, ob sich das Diaphragma pelvis bei der Einatmung nach unten, bei der Ausatmung nach oben bewegt.
- Dritter Schritt: Bitten Sie die Patientin, den Beckenboden zu kontrahieren, ohne die Gesäßmuskeln anzuspannen. Die Kontraktion sollte symmetrisch und wie folgt an Ihren Fingern zu spüren sein: Die Mittelglieder spüren die Kontraktion der Schwellkörpermuskeln, die Endglieder die des M. levator ani.

Falls die Kontraktion asymmetrisch ist oder die Kontraktionsfähigkeit des Beckenbodens Ihnen zu schwach erscheint, überprüfen Sie, ob nicht eventuell weiter entfernt liegende Fixierungen einen negativen Einfluss auf den Beckenboden haben, bevor Sie voreilig eine Beckenbodenschwäche diagnostizieren.

Dazu empfehlen wir Ihnen eine Vorgehensweise, bei der Sie die vordere Faszienkette der umbilikoprävesikalen Aponeurose und des Lig. teres hepatis einbeziehen:

- Üben Sie zunächst mit der externen Hand einen Zug nach kranial am Urachus aus, anschließend bitten Sie die Patientin, erneut ihren Beckenboden anzuspannen.
- Zwei Ergebnisse sind möglich: Entweder ändert sich nichts, oder die Kontraktion wird stärker. In diesem Fall liegt eine Fixierung eines der Elemente der umbilikoprävesikalen Aponeurose vor.
- Testen Sie nun die beiden Ligg. umbilicales mediales nach der gleichen Methode, um festzustellen, ob eines der beiden Bänder die Kontraktion des Beckenboden verbessert (➤ Abb. 17.14).
- Falls die Vorspannung an einem der beiden Ligg. umbilicales mediales die Kontraktion verbessert, ist dieses zu behandeln. Falls dies keine Verbesserung am Beckenboden bewirkt, behandeln Sie den Urachus, denn in diesem Falle ist sicherlich seine Fixierung ursächlich für die Störung.
- Sollte es zu keiner Verbesserung kommen, testen Sie den Beckenboden auf die gleiche Weise mit einer Vorspannung am Lig. teres hepatis. Falls der Beckenboden besser reagiert, normalisieren Sie das Lig. teres hepatis über den gesamten Verlauf. Testen Sie ebenfalls die Leber, da sich ein Mangel an Mobilität auf das Lig. teres hepatis auswirken könnte (➤ Abb. 17.15).

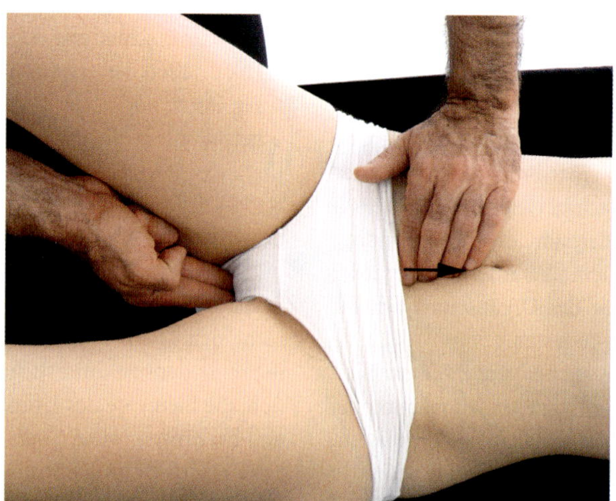

Abb. 17.14 Test des Beckenbodens mit Vorspannung am Urachus

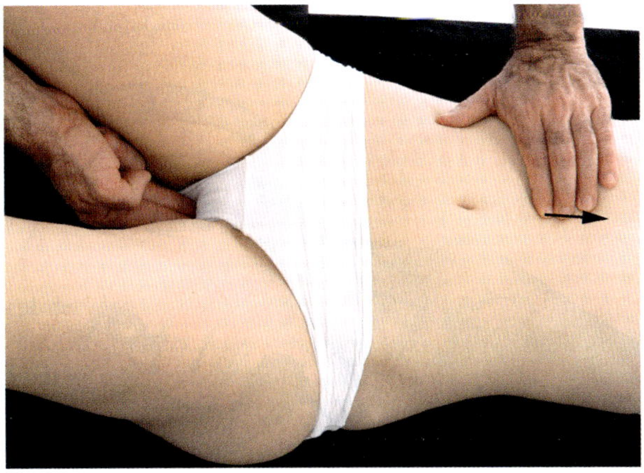

Abb. 17.15 Test des Beckenbodens mit Vorspannung am Lig. teres hepatis

- Sollte der Beckenboden nach diesen Techniken immer noch abgeschwächt reagieren, besteht die große Wahrscheinlichkeit, dass seine Fasern tatsächlich erschlafft sind.
- Zum Abschluss empfehlen wir Ihnen, eventuell vorhandene Narben im Bauch- Beckenbereich zu testen, die einen Einfluss auf den Beckenboden haben könnten (z. B. Appendektomie, Sectio). Setzen Sie dazu mit einem externen Finger einen Inhibitionspunkt auf die Narbe und prüfen Sie, ob sich die Kontraktion des Beckenbodens verbessert. Falls ja, sind die Verklebungen dieser Narbe zu normalisieren.

Intrarektale Untersuchung

Eine intrarektale Behandlung erweist sich für die Normalisierung kokzygealer Dysfunktionen häufig als notwendig. Zusätzlich können wir sie nutzen, um die Position der Gebärmutter festzustellen und das hintere Bandsystem sowie den Douglas-Raum zu testen.

- Wir bevorzugen dazu die Bauchlage.
- Nachdem Sie Ihren Finger platziert haben, üben Sie leichten Druck auf die vordere Rektumwand aus, um den Gebärmutterhals zu ertasten. Aufgrund der Position in Bauchlage ist dieser zwar etwas nach vorne verlagert, bleibt aber leicht palpierbar und sollte in ventrale Richtung beweglich sein.
- Bei einem Uterus in Retroposition oder Hyper-Anteversion ist der Gebärmutterhals leicht durch das Septum rectovaginale zu ertasten. Üben Sie einen Schub nach ventral aus, um seine Beweglichkeit zu prüfen:
  - Im Falle einer Fixierung beider Ligg. sacrouterina bewegt sich die Zervix nur wenig nach vorne. Außerdem löst der Druck einen Schmerz aus.
  - Im Falle einer einseitigen Fixierung bewegt sich die Zervix auf der freien Seite nach vorne und wendet sich zur Seite des fixierten Lig. sacrouterinum.
- Ertasten Sie den Douglas-Raum und prüfen Sie seine Elastizität. Er darf in keinem Fall gefüllt, vorgewölbt oder schmerzhaft sein.
- Eine schmerzhafte Palpation kann durch vorhergegangene Infektionen oder durch eine starke Retroversio oder Retroflexio uteri verursacht werden. In diesem Fall spüren Sie die hintere obere Seite des Corpus uteri durch die vordere Rektumwand.
- Ein akuter, durchdringender Schmerz, der sog. Douglas-Schmerz, kann eine Infektion, ein Hämatoperitoneum, eine Endometriose oder ein Tumorgeschehen bedeuten. Beim leisesten Zweifel verweisen Sie die Patientin an einen Spezialisten (➤ Abb. 17.16).

Rektovaginale Untersuchung

Eine rektovaginale Untersuchung wird in der Osteopathie nur in Ausnahmefällen praktiziert, kann jedoch bei bestimmten Pathologien sinnvoll sein.

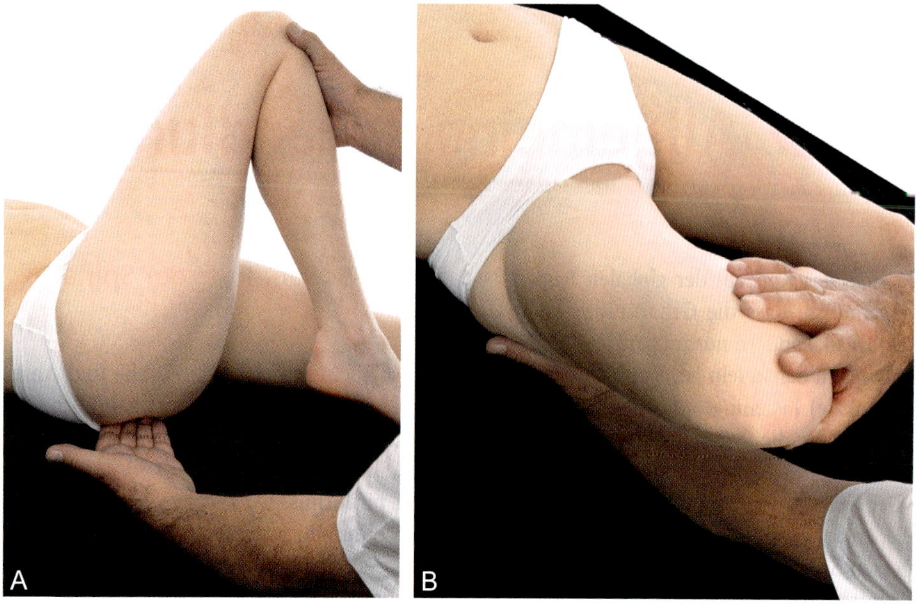

Abb. 18.1 Behandlung der Spina ischiadica

Die Variante in Seitenlage zeigen wir in ➤ Kapitel 20 bei der Behandlung des Lig. sacrospinale.

18.1.2 Behandlung des Corpus uteri

Behandlung in Rückenlage

- Die Patientin befindet sich in Rückenlage mit gebeugten Knien.
- Sie stehen neben ihr auf der rechten Seite.
- Platzieren Sie beide Hände oberhalb der Symphyse und beginnen Sie, die Dünndarmschlingen Schicht für Schicht in Richtung Bauchnabel zu schieben.
- Kontaktieren Sie anschließend den Gebärmutterkörper. Um dies zu erleichtern, können Sie mit der freien Hand die Beugung der Hüftgelenke variieren. Bedenken Sie, dass der Gebärmutterkörper im Falle einer Retroversion nur schwer oder gar nicht zu ertasten ist.
- Kontrollieren Sie den Corpus zwischen Daumen und Zeigefinger der kranialen Hand. Begleiten Sie ihn in die freie Richtung und halten Sie ihn dort einige Sekunden. Bringen Sie ihn danach in die eingeschränkte Richtung, um die Strukturen zu dehnen, die den Corpus fixieren. Gehen Sie dabei behutsam vor und vermeiden Sie, Schmerzen zu provozieren, die eine reflexartige Kontraktion hervorrufen und damit die Behandlung beeinträchtigen würden.

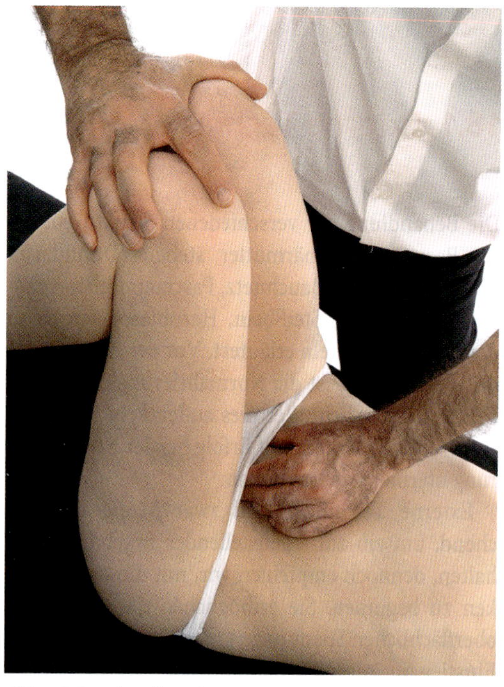

Abb. 18.2 Behandlung des Gebärmutterkörpers in Rückenlage

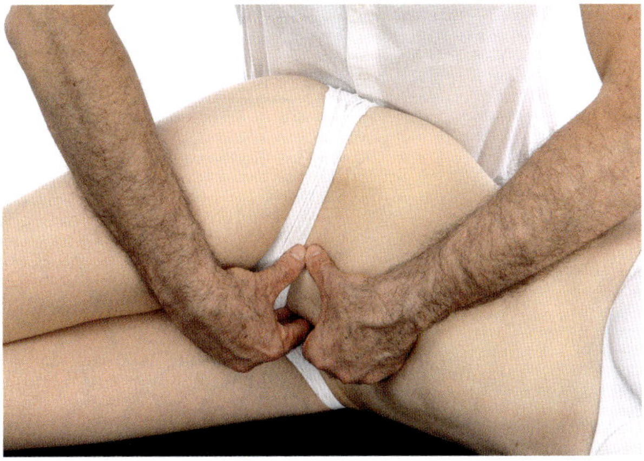

Abb. 18.3 Behandlung des Gebärmutterkörpers in Seitenlage

- Wiederholen Sie diese Technik drei bis vier Mal, bis Sie spüren, dass die Gebärmutter ihre volle Beweglichkeit wiedererlangt hat (➤ Abb. 18.2).

Behandlung in Seitenlage

- Wenn Sie die Technik in Seitenlage durchführen, liegt die Patientin mit gebeugten Beinen auf der Seite der Fixierung.
- Sie stehen hinter der Patientin und platzieren Ihre Hände medial der unten liegenden SIAS. Schieben Sie nach und nach die Dünndarmschlingen zur Seite und kontaktieren Sie die Seite des Gebärmutterkörpers.
- Dehnen Sie sanft die verkürzten Strukturen, indem Sie den Corpus nach medial bewegen.
- Wiederholen Sie diese Technik drei bis vier Mal, bis das Gewebe sich entspannt hat (➤ Abb. 18.3).

18.1.3 Behandlung des Lig. latum uteri

Das Lig. latum ist nur im verkürzten Zustand palpierbar.

Behandlung in Rückenlage

- Die Patientin befindet sich in Rückenlage, mit gebeugten Knien.
- Sie stehen auf ihrer rechten Seite.
- Platzieren Sie beide Hände zwischen Corpus und SIAS. Schieben Sie dazu den Dünndarm beiseite und dringen Sie langsam in die Tiefe vor, bis Sie die Spannung des Lig. latum spüren. Visualisieren Sie das Band und denken Sie daran, dass seine Fasern transversal verlaufen und nach dorsal konkav angeordnet sind.
- Üben Sie eine leichte Traktion aus, um das Band in Vorspannung zu setzen. Folgen Sie ihm anschließend in Induktion.
- Wiederholen Sie diese Technik drei bis vier Mal, bis das Band sich entspannt hat (➤ Abb. 18.4).

Sie können die gleiche Technik in Seitenlage anwenden.

18.1.4 Behandlung des M. pectineus

Wir empfehlen Ihnen wärmstens, vor der Behandlung des Lig. latum diesen Muskel zu bearbeiten. Er steht in enger Beziehung zum Leistenkanal, sodass seine Normalisierung reflexartige Wirkung auf den Inhalt des Leistenkanals hat.

Außerdem verlaufen zwei Nerven an beiden Rändern des M. pectineus:

- entlang des medialen Randes verläuft der äußere Ast des N. genitofemoralis;
- entlang des lateralen Randes verlaufen die femoralen Fasern des genitalen Astes des N. iliohypogastricus (➤ Abb. 18.5).

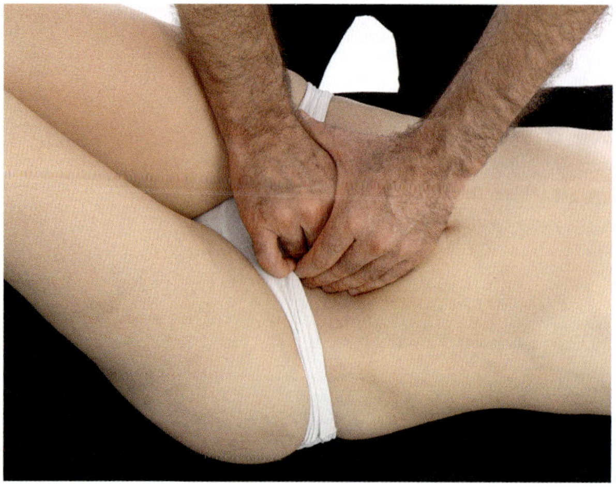

Abb. 18.4 Behandlung des Lig. latum uteri

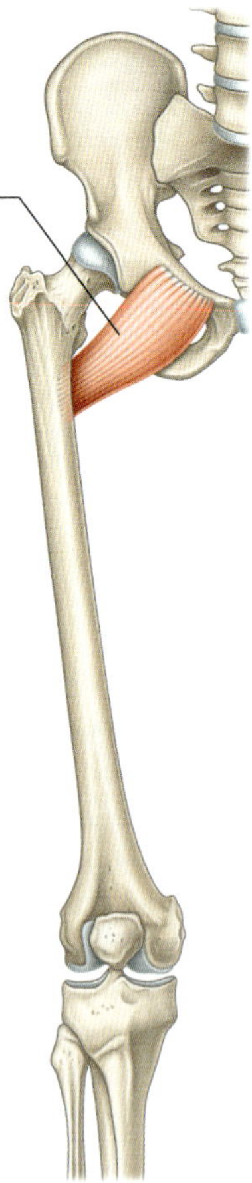

Abb. 18.5 M. pectineus

Behandlung in Rückenlage

- Die Patientin befindet sich in Rückenlage, das Knie der zu behandelnden Seite ist gebeugt.
- Sie stehen neben ihr in Höhe des Beckens, in kranialer Richtung auf der zu behandelnden Seite.
- Platzieren Sie den Daumen Ihrer medialen Hand auf den proximalen Ansatz des M. pectineus, direkt lateral des Tuberculum pubicum, und fixieren Sie den Ansatz.
- Haken Sie mit den Fingern Ihrer lateralen Hand die Rückseite des unteren Anteils des Trochanter major ein, also direkt oberhalb der Linea intertrochanterica.
- Während Sie nun mit den Fingern Ihrer lateralen Hand den Trochanter nach außen ziehen und so den Oberschenkel in Innenrotation bringen, bitten Sie die Patientin, ihr Bein auszustrecken.
- Mit dieser Technik bearbeiten Sie die sagittale Komponente des M. pectineus.
- Wiederholen Sie die Technik drei bis vier Mal (➤ Abb. 18.6).

Variante

- Platzieren Sie den Daumen Ihrer lateralen Hand unterhalb des Tuberculum pubicum, und zwar so, dass er nach kaudal medial gerichtet ist.

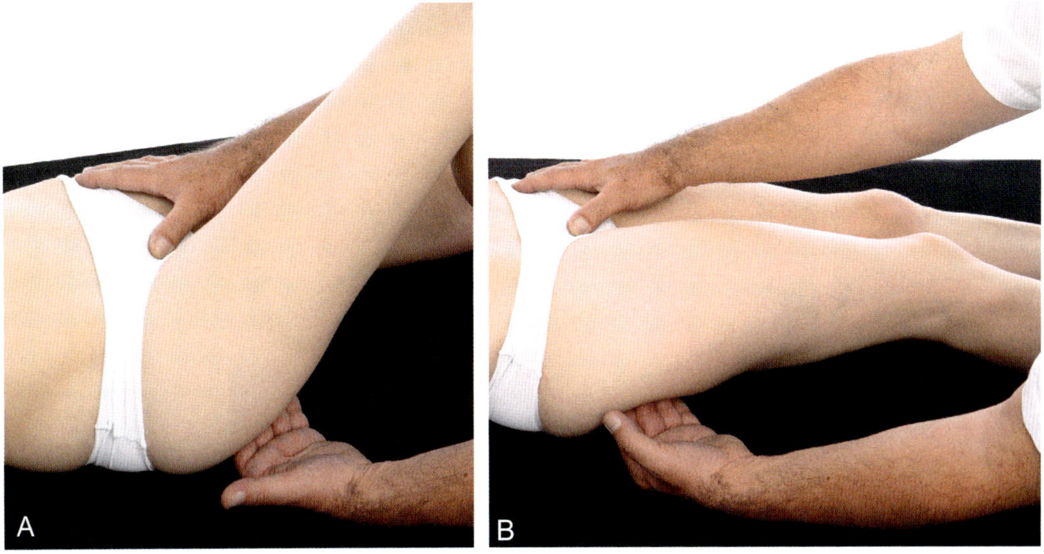

Abb. 18.6 Behandlung des M. pectineus in Rückenlage (Variante 1)

- Legen Sie den Daumen Ihrer medialen Hand in die kleine Vertiefung, die sich zwei Querfinger unterhalb des Tuberculum pubicum befindet, und kontaktieren Sie dort den Bauch den M. pectineus. Richten Sie Ihren medialen Daumen quer zum lateralen, also nach kranial medial.
- Bringen Sie nun den Muskel zwischen Ihren beiden Daumen in Vorspannung und folgen Sie ihm induktiv, bis er sich entspannt (➤ Abb. 18.7).

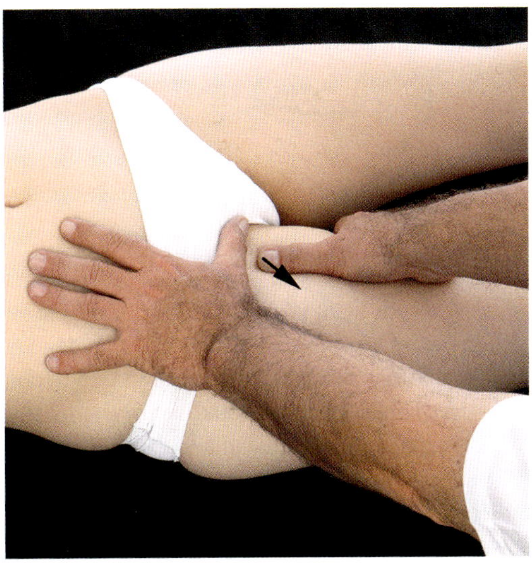

Abb. 18.7 Behandlung des M. pectineus in Rückenlage (Variante 2)

Manche Patientinnen zeigen eine Hypersensibilität der Haut im Bereich des M. pectineus, häufig einseitig. Dies deutet in der Regel auf eine Störung im Genitalbereich hin und steht im Zusammenhang mit dem N. ilihypogastricus.

18.1.5 Behandlung des Lig. teres uteri

Die erste Technik besteht darin, das Lig. teres uteri am äußeren Leistenring zu behandeln.

Behandlung in Rückenlage am äußeren Leistenring

- Die Patientin befindet sich in Rückenlage, das Knie der zu behandelnden Seite ist gebeugt.
- Sie stehen neben ihr in Höhe des Beckens, in kranialer Richtung auf der zu behandelnden Seite.
- Platzieren Sie die Fingerbeere Ihres medialen Zeigefingers flach auf die äußere Öffnung des Leistenkanals, und zwar so, dass Ihr Finger in der Achse des Kanals in Richtung der SIAS zeigt.
- Ihre laterale Hand liegt flach auf der Flanke der Patientin und schiebt deren Bauch zur Symphyse hin, um das Gewebe im Leistenbereich zu entspannen.

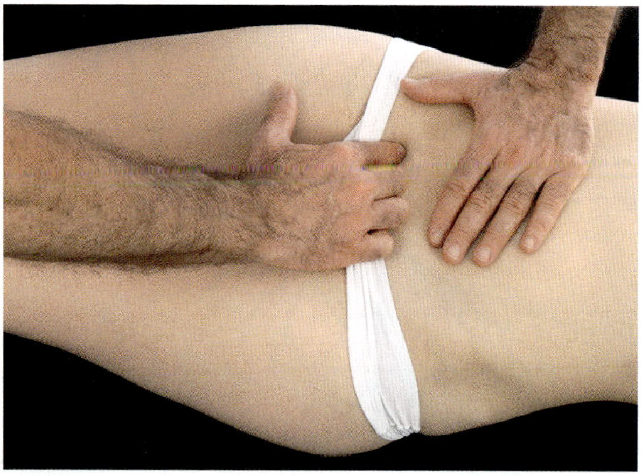

Abb. 18.8 Behandlung des Lig. teres uteri am äußeren Leistenring

- Dringen Sie mit Ihrem Zeigefinger vorsichtig in den Leistenkanal vor, indem Sie dem Listening induktiv folgen.
- Anders als bei männlichen Patienten dringt der Finger hier nur wenig in die Tiefe. Das Band lässt sich jedoch leicht als dünner, runder Strang ertasten.
- Lösen Sie die Verspannungen, die Sie unter Ihrem Finger spüren (➤ Abb. 18.8).

Die zweite Technik besteht darin, das Lig. teres uteri in Höhe des Tuberculum pubicum zu behandeln.

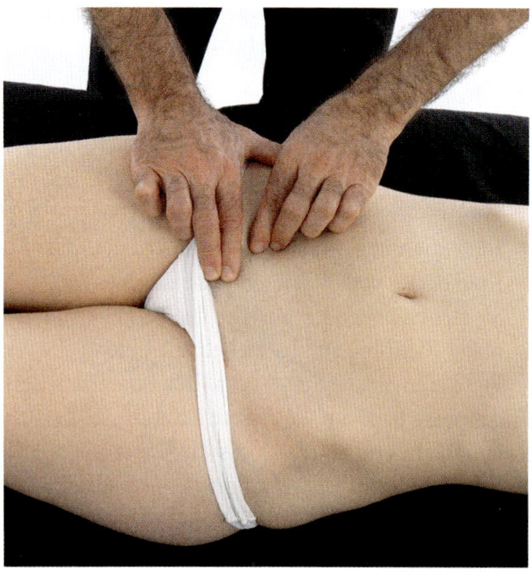

Abb. 18.9 Behandlung des Lig. teres uteri am Schambeinhügel

Behandlung in Rückenlage am Schambein

- Die Patientin befindet sich in Rückenlage, mit ausgestreckten Beinen.
- Sie stehen neben ihr in Höhe des Beckens auf der zu behandelnden Seite.
- Ertasten Sie mit flachen Fingern den Strang des runden Bandes gegen das harte knöcherne Relief des Schambeins. Bei Verspannung reagiert es empfindlich auf die Palpation. Führen Sie mehrmals hintereinander eine Induktion oder eine Querfriktion aus, bis Sie eine Entspannung spüren (➤ Abb. 18.9).

18.2 Interne Techniken

Interne Techniken bieten den Vorteil, präziser und spezifischer zu sein, da die behandelnden Finger sich in der intravaginalen Position näher an den betroffenen Strukturen befinden. Wir erinnern daran, dass die Bänder des vesikouterinen Systems mit Muskelfasern ausgestattet sind und daher über zahlreiche Mechanorezeptoren verfügen. Dies macht sie äußerst reaktiv gegenüber unseren Behandlungen, sowohl auf lokaler als auch auf zentraler Ebene. Aufgrund dieser Reichhaltigkeit an propriozeptiven Elementen geben wir induktiven Techniken den Vorzug gegenüber Dehntechniken, die von den Patientinnen mitunter schlecht toleriert werden. Dabei gebietet sich vor allem hier ein behutsames Vorgehen.

Vergessen Sie nicht, dass das Ziel unserer Behandlungen darin besteht, dem Corpus und der Zervix uteri eine gute Mobilität und Motilität zurückzugeben, und nicht etwa, die Organe „an die richtige Stelle zu rücken".

In den folgenden Abschnitten stellen wir zunächst einige allgemeine Techniken zur Behandlung der Gebärmutter vor. Später folgen spezielle Techniken, die auf bestimmte Pathologien zugeschnitten sind.

Noch ein Hinweis: Stellen Sie sich bei der Behandlung einer uterinen Dysfunktion stets die Frage, ob die jeweilige Position der Gebärmutter durch eine übermäßige Spannung bestimmter Bänder oder ganz im Gegenteil durch eine Erschlaffung oder sogar Ruptur anderer Bänder verursacht wird.

18.2.1 Behandlung einer Hyper-Anteversion

Behandlung in Rückenlage

- Die Patientin befindet sich in Rückenlage, mit gebeugten Knien.
- Sie stehen auf der rechten Seite neben ihr und legen Ihr rechtes Knie auf die Unterlage, sodass die Patientin ihren Oberschenkel darauf ablegen kann.
- Kontaktieren Sie mit Ihrer kranialen Hand den Gebärmutterkörper oberhalb der Symphyse.
- Die Ligg. sacrouterina stehen häufig unter übermäßiger Spannung, daher lösen wir diese Spannung, bevor wir zur Dehnung übergehen. Platzieren Sie dazu Ihre intravaginalen Finger in das vordere Scheidengewölbe und schieben Sie mit der Nagelseite der Finger den Gebärmutterhals nach dorsal, als ob Sie die Anteversion verstärken wollten. Folgen Sie dabei dem Listening.
- Platzieren Sie Ihre Finger anschließend in das hintere Scheidengewölbe und schieben Sie den Gebärmutterhals sanft nach ventral, während die abdominale Hand den Gebärmutterkörper gleichzeitig nach kranial und dorsal führt.
- Wiederholen Sie diese Technik drei bis vier Mal bis zur Entspannung.
- Falls die beiden Ligg. sacrouterina seitenungleich verspannt sind, gehen Sie folgendermaßen vor: Platzieren Sie auf der verspannteren Seite einen Finger gegen die Rückseite der Zervix, während sich der andere Finger gegen die Scheidenrückwand lehnt. Anschließend versuchen Sie, Ihre Finger auseinanderzubewegen.

Bei einer Hyper-Anteversion ist das hintere Scheidengewölbe sehr verschlossen und bisweilen sehr schwierig zu ertasten. In solchen Fällen können Sie versuchen, den Zugang zu erleichtern, indem Sie die Hüften der Patientin stärker in Beugung bringen. Sollte dies nicht ausreichen, bitten Sie die Patientin, sich Ihnen gegenüber auf die Seite zu legen und ihre Hüften noch weiter zu beugen (➤ Abb. 18.10).

Intrarektale Behandlung

Falls Sie von intravaginal keinen Zugang zum hinteren Scheidengewölbe finden, greifen Sie auf die intrarektale Technik zurück. So können Sie die Zervix leichter nach ventral schieben. Die Patientin liegt dazu auf dem Bauch oder Ihnen gegenüber in Seitenlage.

18.2.2 Behandlung einer Retroversion

Behandlung in Rückenlage

- Die Patientin befindet sich in Rückenlage, mit gebeugten Knien.
- Sie stehen auf der rechten Seite neben ihr.
- Häufig sind verspannte Ligg. pubo-vesico-uterina verantwortlich für eine Retroversion. Wir empfehlen hier wieder, die Spannung dieser Bänder zu lösen, bevor Sie zur Dehnung übergehen.
- Platzieren Sie dazu Ihre Finger in das hintere Scheidengewölbe (das in diesem Fall leicht zugänglich ist) und schieben Sie mit den Fingerbeeren den Gebärmutterhals nach ventral. Folgen Sie auch hier dem Listening.
- Legen Sie Ihre Finger anschließend in das vordere Scheidengewölbe und schieben Sie die Zervix sanft nach dorsal, um die Bänder zu dehnen. Warten Sie auf die Reaktion der Bänder und wiederholen Sie die Technik so oft wie nötig. Anfangs

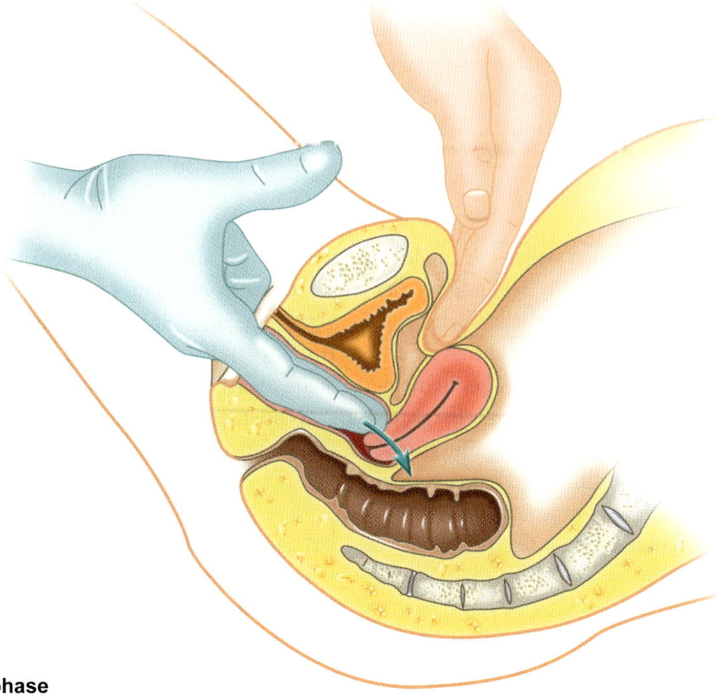

Aggravationsphase

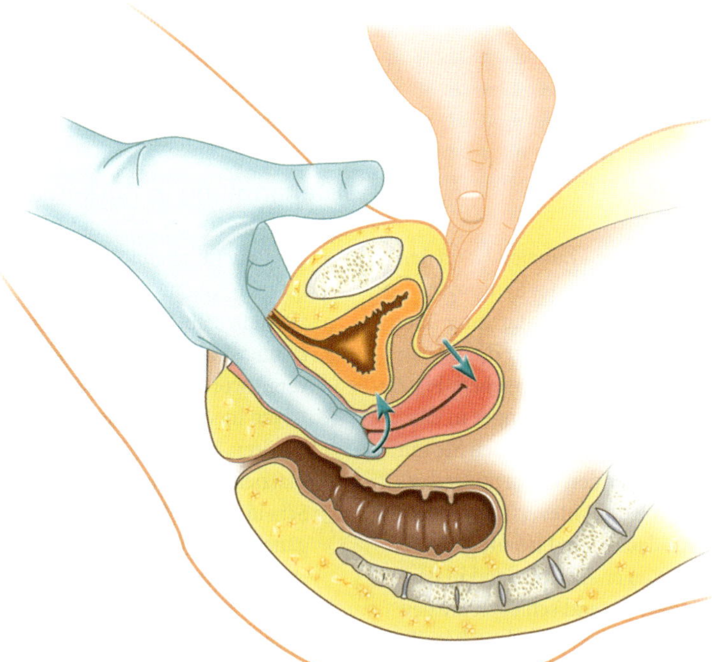

Korrekturphase

Abb. 18.10 Behandlung einer Hyper-Anteversion

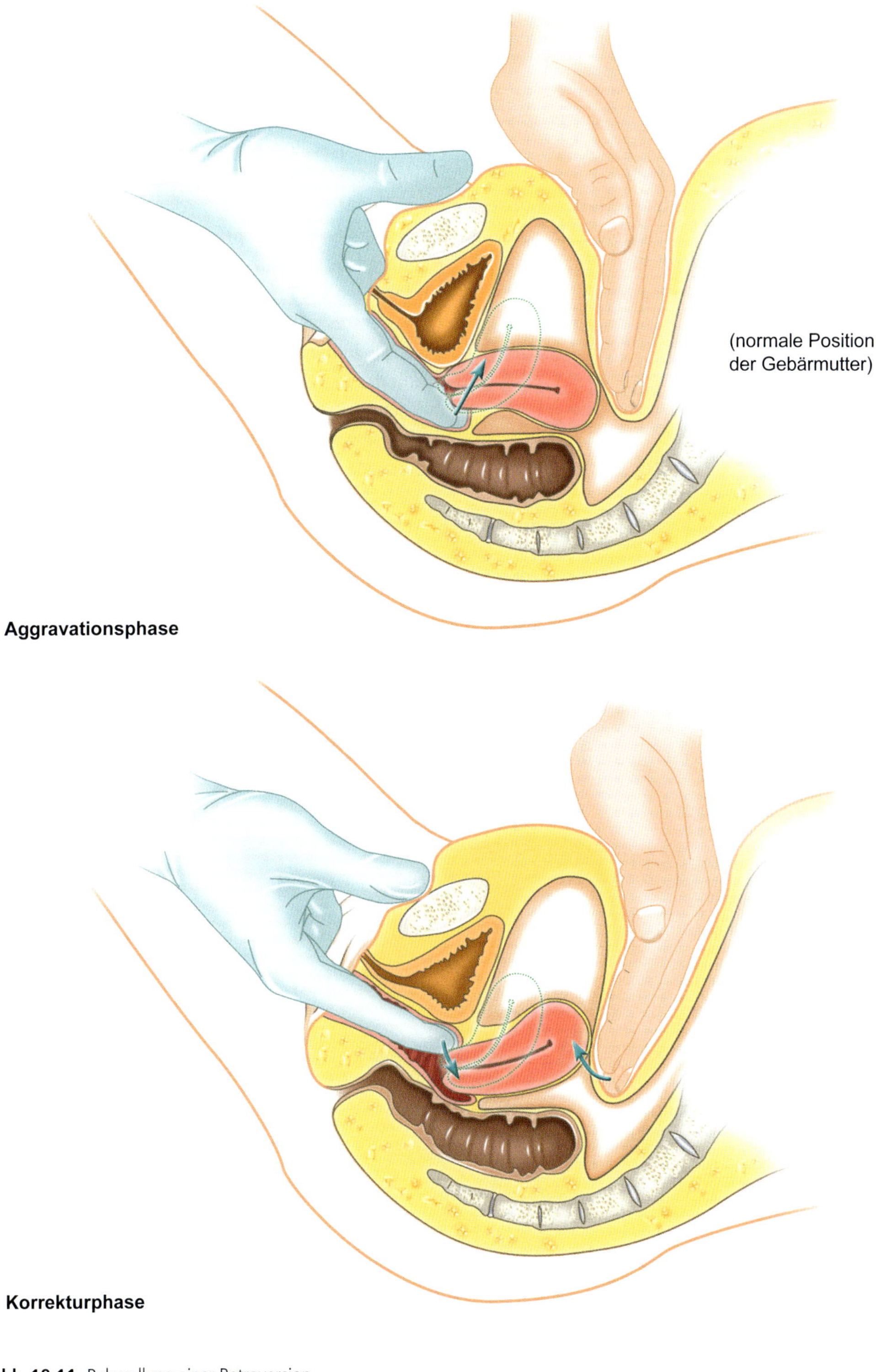

Abb. 18.11 Behandlung einer Retroversion

bleibt der Gebärmutterkörper aufgrund seiner Position noch unerreichbar, daher kommt die abdominale Hand zunächst noch nicht zum Einsatz. Erst am Ende der Technik kann sie helfen, den Gebärmutterkörper nach vorne zu bewegen.

- Falls die Ligg. pubo-vesico-uterina seitenungleich verspannt sind, gehen Sie nach demselben Prinzip wie oben beschrieben vor. Stützen Sie dazu auf der verspannteren Seite einen Finger gegen die vordere Scheidewand, während der andere Finger die Zervix nach dorsal schiebt (➤ Abb. 18.11).

18.2.3 Behandlung einer Lateroversion

Behandlung in Rückenlage

- Die Patientin befindet sich in Rückenlage, mit gebeugten Knien.
- Sie stehen auf der rechten Seite neben ihr.
- Kontrollieren Sie mit der abdominalen Hand den Gebärmutterkörper und platzieren Sie die intravaginalen Finger jeweils seitlich gegen die Zervix.
- Entspannen Sie auch hier zunächst das Gewebe, indem Sie mit der abdominalen Hand den Gebärmutterkörper in Richtung der Dysfunktion bringen, während einer der internen Finger die Zervix in die entgegengesetzte Richtung schiebt. Halten Sie diese Position und folgen Sie dem Listening. So lösen Sie die Verspannungen, vor allem im Bereich des Lig. latum, das häufig für eine Lateroversion verantwortlich ist.
- Führen Sie anschließend mit der abdominalen Hand den Gebärmutterkörper in Richtung der Korrektur, während der andere interne Finger die Zervix in die entgegengesetzte Richtung schiebt, um das Lig. latum zu dehnen. Wiederholen Sie die Technik drei bis vier Mal, bis Sie spüren, dass sich das Gewebe entspannt und die Gebärmutter ihre normale Position wiedergefunden hat.
- Falls das Lig. latum sehr stark fixiert ist, platzieren Sie einen Finger auf der fixierten Seite so tief wie möglich im seitlichen Scheidengewölbe gegen die seitliche Scheidenwand. Ihr Finger befindet sich nun in Kontakt zum Lig. latum, sodass sie zwei bis drei Induktionen ausführen können, um das Band zu entspannen (➤ Abb. 18.12).

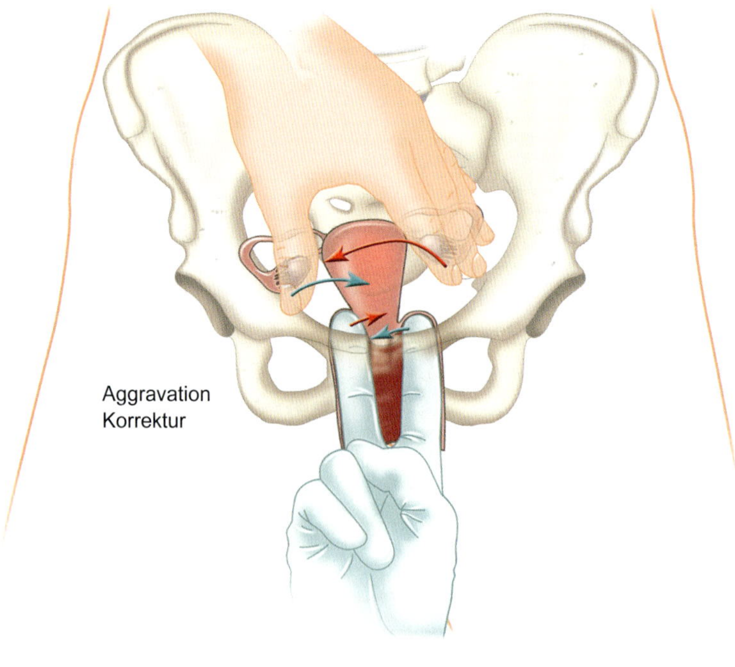

Abb. 18.12 Behandlung einer Lateroversion

Dysfunktionen in Lateroversion sind nicht zu vernachlässigen, denn ein paar Grad können bereits ausreichen, um die Mechanik zwischen Corpus und Tuba uterina durcheinander zu bringen. Wie wir später sehen werden, kann es infolgedessen zu Beeinträchtigungen der Fruchtbarkeit kommen.

Außerdem kann ein Gebärmutterkörper in Seitneigung auf unphysiologische Weise Druck gegen die Oberseite der Harnblase erzeugen und die Druckverhältnisse stören. Die Folge kann ein imperativer Harndrang oder eine Inkontinenz sein.

Vergessen Sie am Ende der Sitzung nicht, die Patientin darauf hinzuweisen, dass es zu bestimmten Nachwirkungen kommen kann, wie zum Beispiel muskelkaterähnlichen Schmerzen im Unterbauch, die eventuell in die Becken- oder Lendengegend ausstrahlen. Unter Umständen können auch kleinste Blutungen auftreten, die jedoch rasch wieder aufhören und die Patientin nicht beunruhigen sollten.

In manchen Fällen sind mehrere Sitzungen erforderlich, um das Problem zu beheben. Achten Sie allerdings darauf, sich nicht festzurennen, und wägen Sie ab, zu welchem Zeitpunkt Sie die Behandlung beenden oder abgeben sollten.

Lassen Sie zwischen zwei Sitzungen stets einen oder zwei Zyklen verstreichen. Der günstigste Zeitpunkt für die beste Wirkung unserer Techniken scheint in den Tagen unmittelbar nach der Regelblutung zu liegen.

In diesem Kapitel haben wir Ihnen einige Behandlungstechniken für die häufigsten uterinen Dysfunktionen vorgestellt. Beachten Sie aber, dass alle möglichen Kombinationen denkbar sind. Es liegt an Ihnen, die Techniken herauszufinden, die für die Normalisierung der Dysfunktionen bzw. Fehlstellungen der jeweiligen Patientin am besten geeignet sind.

In den folgenden Kapiteln werden wir eine Reihe von Pathologien besprechen und in diesem Zusammenhang weitere Techniken vorstellen.

KAPITEL

19 Menstruationsstörungen

Im Laufe ihres Geschlechtslebens erlebt eine Frau ungefähr 400 Menstruationen. Diese werden durch ein komplexes Zusammenspiel verschiedener Hormone gesteuert. Zahlreiche Faktoren können dieses empfindliche Gleichgewicht durcheinanderbringen und eine Reihe von Erscheinungen hervorrufen, die als Dysmenorrhoe bezeichnet werden. Dazu gehören unregelmäßige oder ausbleibende Zyklen, Regelschmerzen oder Veränderungen im Blutfluss. Diese Erscheinungen werden bisweilen von verschiedenen Beschwerden begleitet, die der Menstruation vorausgehen und unter dem Begriff Prämenstruelles Syndrom (PMS) zusammengefasst werden.

19.1 Algomenorrhoe

Wir bevorzugen den Begriff der Algomenorrhoe (schmerzhafte Menstruation) gegenüber dem allgemeinen Begriff der Dysmenorrhoe.

Die Algomenorrhoe ist sehr verbreitet, sie betrifft zwischen 50 und 80 Prozent der Frauen im gebärfähigen Alter. 10 bis 15 Prozent der Frauen klagen über lähmende Schmerzen, die sie zwingen, ihre berufliche oder familiäre Aktivität zu unterbrechen und sich in Zwangsruhe zu begeben. Diese Schmerzen halten gewöhnlich zwei bis drei Tage an und sind im Wesentlichen im Unterbauch lokalisiert, mit Ausstrahlungen in die untere Lendengegend.

Seien Sie wachsam, denn diese Schmerzen können auch Symptom einer gynäkologisch-organischen Pathologie sein. Starke Schmerzen, die auch nach der Regelblutung fortdauern, sind eventuell Zeichen einer Endometriose. Raten Sie beim leisesten Zweifel der Patientin, einen Spezialisten aufzusuchen.

Verursacht werden die Schmerzen durch heftige Kontraktionen des Myometriums sowie durch ischämische Prozesse im Gewebe, die wiederum durch arterielle Vasokonstriktionen unter dem Einfluss einer vermehrten Ausschüttung von Prostaglandinen hervorgerufen werden.

Dies erklärt auch bestimmte Begleitsymptome, wie zum Beispiel Übelkeit, Erbrechen oder Kopfschmerzen.

Bei einer Algomenorrhoe sollten Sie zunächst die Beweglichkeit der subumbilikalen Verdauungsorgane testen. Die geringste peritoneale Verklebung kann Schmerzen verursachen, wenn sie durch die Kontraktionen der Gebärmutter unter Spannung gesetzt wird. Weist ein Organ Fixierungen auf, normalisieren Sie es, um seine volle Beweglichkeit wiederherzustellen.

Wenden Sie sich anschließend der Gebärmutter zu und testen Sie mit intravaginalen Techniken ihre Mobilität und Motilität. Lösen Sie eventuelle Fixierungen auf allen Ebenen und suchen Sie präzise nach ligamentären Verspannungen, vor allem bei den Ligg. sacrouterina, die im Falle einer Verkürzung das Kreuzbein fixieren.

Falls das Kreuzbein eine zu hohe Dichte zeigt und sich unzureichend bewegt, empfehlen wir Ihnen, es nicht sofort zu manipulieren, sondern eher auf folgende Techniken zurückzugreifen:

19.1.1 Kompression-Dekompression des Kreuzbeins

Das Ziel dieser Technik besteht in der Entspannung der Laminae sacro-recto-genito-pubicae, insbesondere der Ligg. sacrouterina, die an der Vorderseite des Kreuzbeins in Höhe von S2 bis S4 ansetzen.

Behandlung in Bauchlage

- Die Patientin befindet sich in Bauchlage, mit den Füßen auf der Unterlage; die Beine liegen in

Außenrotation, um die Iliosakralbänder zu entspannen. Eventuell können Sie ein Kissen unter das Becken legen.
- Sie stehen in Höhe des Beckens der Patientin.
- Platzieren Sie beide Hände übereinander flach auf das Kreuzbein und führen Sie eine Reihe von Kompressionen nach ventral aus. Je nach Anteil des Kreuzbeins richten Sie den Druck in eine spezifische Richtung:
  - in Höhe von S1–S2 nach vorne unten;
  - in Höhe von S2–S3 gerade nach vorne;
  - in Höhe von S4–S5 nach vorne oben.
- Halten Sie die Kompression einige Sekunden, lösen Sie den Druck allmählich und spüren Sie, wie das Gewebe im Laufe der Behandlung freier wird. Versuchen Sie, nicht mechanisch vorzugehen, sondern den Bewegungen des Kreuzbeins zu folgen und es in die freie Richtung zu begleiten. Ihre Behandlung wird dadurch umso wirksamer.
- Wenn das Kreuzbein seinen Flexions-Extensions-Rhythmus gefunden hat, begleiten Sie es zunächst für ein paar Zyklen und bremsen dann nach und nach die Bewegung, bis sie vollends zum Stillstand kommt. Halten Sie das Kreuzbein für 60 bis 90 Sekunden in dieser Position und lassen Sie es anschließend seinen Rhythmus wiederfinden. Diese Technik wirkt auf den Plexus sacralis und stimuliert den Parasympathikus. Es kommt zu einer Entspannung des Myometriums und durch die arterielle Vasodilatation zu einer Schmerzlinderung (➤ Abb. 19.1).

19.1.2 Induktion Gebärmutter–Kreuzbein

Beenden Sie die Behandlung mit einer Induktion zwischen Gebärmutter und Kreuzbein.

Behandlung in Rückenlage

- Die Patientin befindet sich in Rückenlage, mit ausgestreckten Beinen.
- Sie stehen neben ihr in Höhe des Beckens.
- Platzieren Sie Ihre mediale Hand unter das Kreuzbein und Ihre laterale flach auf den Unterbauch, in Projektion der Gebärmutter.
- In der Inspir-Phase leitet die abdominale Hand den Gebärmutterkörper nach kaudal-ventral, während die andere Hand das Kreuzbein nach kranial-ventral begleitet. Ihre Hände bilden auf diese Weise ein Kräftepaar zur Wiederherstellung der uterinen Motilität.

Es ist wichtig, Induktionstechniken nicht zu unterschätzen, denn sie können in bestimmten Fällen besonders wirkungsvoll sein (➤ Abb. 19.2).

19.1.3 Induktion Gebärmutter–Lendengegend

Falls die Patientin Schmerzen in der Lendengegend aufweist, raten wir Ihnen, nicht sofort die Lenden-

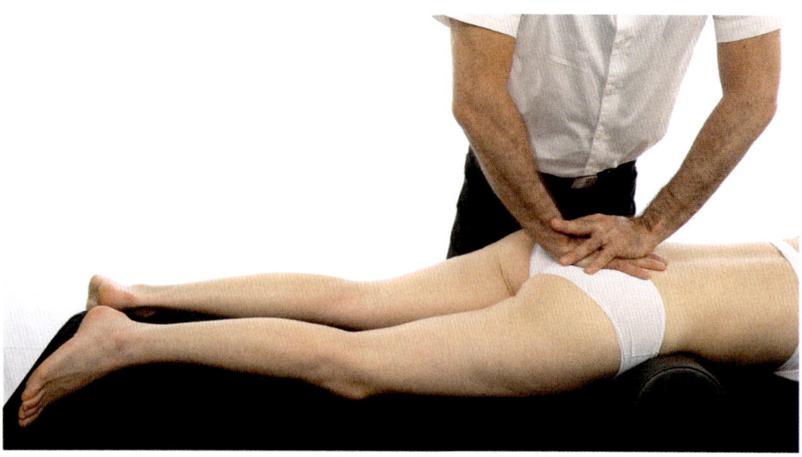

Abb. 19.1 Kompression-Dekompression des Kreuzbeins in Bauchlage

19

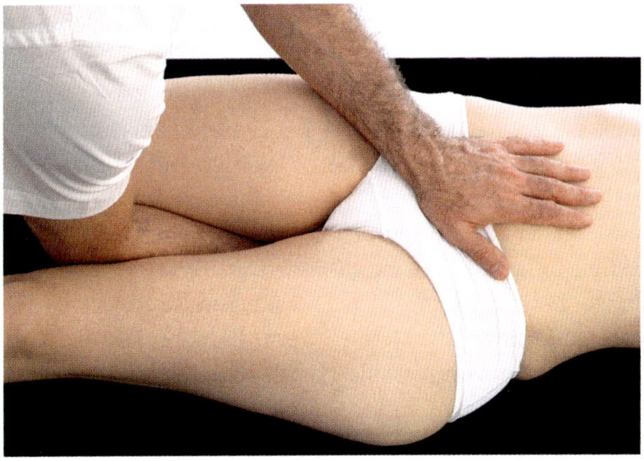

Abb. 19.2 Induktion Gebärmutter–Kreuzbein

wirbelsäule zu manipulieren, sondern zu prüfen, ob es sich um eine bilaterale Fixierung eines Wirbels handelt. Bewegungseinschränkungen ohne echte Blockierung entstehen als Kompensation viszeraler Dysfunktionen oder als Folge von Verspannungen des uterinen Bandapparats, insbesondere der sacrouterinen oder lumboovarialen Bänder. Geben Sie in solchen Fällen einer Induktion zwischen Gebärmutter und Lendengegend den Vorzug, um die Spannung der lumboovarialen Bänder zu reduzieren.

- Sie stehen neben der Patientin in Höhe des Beckens.
- Legen Sie Ihre mediale Hand flach auf den Unterbauch, in Projektion der Gebärmutter, und Ihre laterale Hand unter die Lendengegend.
- Versuchen Sie, Ihre beiden Hände durch eine leichte Kompression miteinander zu „verbinden", und visualisieren Sie dabei die Strukturen, die sich zwischen Ihren Händen befinden.
- Folgen Sie anschließend dem Gewebe bis zur Entspannung.

Geben Sie Ihrer Patientin am Ende der Sitzung ein paar Ratschläge mit auf den Weg: Rauchen sollte unterlassen werden, da das Inhalieren von Tabak eine Vasokonstriktion verursacht und somit das Auftreten von Schmerzen begünstigt. Alkohol sollte während der Menstruation vermieden werden. Der Genuss von raffiniertem Zucker ist ebenfalls zu vermeiden, da die dadurch bedingte Hypersekretion von Insulin zur Ausschüttung von Prostaglandinen führt. Aus ähnlichen Gründen sollte auf den Verzehr von rotem Fleisch verzichtet werden, da es große Mengen an Arachidonsäure enthält.

Empfehlen Sie vielmehr den Genuss von Omega-3-haltigen Nahrungsmitteln, wie zum Beispiel fetthaltigen Fisch.

19.2 Prämenstruelles Syndrom

Das Prämenstruelle Syndrom (PMS) umfasst eine Reihe funktioneller, körperlicher und psychologischer Beschwerden, die in der Regel drei bis vier Tage vor der Regelblutung eintreten und mit dem Einsetzen der Blutung enden.

Man spricht von PMS, wenn die Symptome über mehrere, aufeinanderfolgende Zyklen auftreten und zwischen jeder Menstruation ein symptomfreier Intervall von mindestens einer Woche besteht.

Das PMS ist weit verbreitet, es betrifft je nach Studie zwischen 40 und 75 Prozent der Frauen.

Pennington zeigen sogar 95 Prozent der Frauen im Laufe ihres Geschlechtslebens Beschwerden des „katamenialen Molimentum" (Gesamtheit der physiologischen Erscheinungen vor dem Einsetzen der Regelblutung). Immerhin sind die Symptome bei 20 bis 30 Prozent der Frauen so heftig, dass sie die Betroffenen in den Aktivitäten des täglichen Lebens einschränken.

Interessant ist ein Blick aus sozioökonomischer und kultureller Sicht, denn das PMS tritt häufiger bei Intellektuellen, Stadtbewohnern und sozioökonomisch höher gestellten Gesellschaftsschichten auf.

Das Syndrom kann schon bei der ersten Menstruation auftreten, in den meisten Fällen setzt es jedoch nach dem ersten Geschlechtsverkehr ein.

Häufig zeigt sich ein auslösender Faktor: Schwangerschaftsabbruch, Infektionen im Genitalbereich oder bestimmte schwierige Entbindungen. Diese verschiedenen Traumata beeinträchtigen die uterine Mobilität und Motilität und verändern die Vaskularisation im gesamten Beckenbereich.

An die Stelle der klassischen Erklärung eines Ungleichgewichts zwischen Östradiol und Progesteron scheint nach und nach die Theorie zu treten, es handle sich um eine anormale, durch den Eisprung ausgelöste Sensibilität gegenüber den Sexualhormonen (vor allem Progesteron).

Eine weitere Rolle spielen dabei das Prolaktin, Prostaglandine und zerebrale Neurotransmitter, insbesondere Serotonin.

Dazu kommt eine erhöhte Permeabilität der Blut- und Lymphgefäße, die zu Ödemen, Gewichtszunahme und Stauungsgefühlen führt.

Die Symptomatik der PMS ist in verschiedene Kategorien eingeteilt:

- **Schmerzen und Schweregefühl im Bauch-Becken-Bereich,** mitunter im Zusammenhang mit Störungen der Verdauung (Blähungen), des Nahrungstransports (Verstopfung, Durchfall), hepatobiliären Symptomen (Übelkeit) oder Harnwegsbeschwerden (Pollakisurie oder erregerfreie Zystalgien). Die Stauung im Becken geht mit einer Mastodynie einher, die durch ein Ziehen und Schweregefühl in der Brust gekennzeichnet ist. Die Brüste schmerzen und zeigen häufig eine unregelmäßige, körnige Konsistenz. In einigen Fällen finden sich auch Knoten ohne axilläre Lymphadenopathie.
- **Polymorphe neurovegetative Erscheinungen** in allen Systemen. Zu den bekanntesten und eindrucksvollsten zählt die katameniale Zephalgie, die sich bis zur Migräne entwickeln kann. Weiterhin kommt es zu kardialem Erethismus (Hypererregbarkeit des Herzens), zu Tachykardien, Präkordialgien, Asthmaanfällen, Kribbeln im Hals, Hauterscheinungen (z. B. Herpes), Akne oder Ekzemen.
- **Psychoemotionale Veränderungen,** gekennzeichnet durch Verhaltensstörungen. Dazu gehören Ängste, Reizbarkeit, Aggressivität, depressive Tendenzen bis hin zu suizidären Gedanken. Zusätzlich kommt es zu Schlafstörungen und einem Libidoabfall.

Die Behandlung von Patientinnen, die am PMS leiden, erstreckt sich über zwei bis drei Sitzungen, die vorzugsweise jeweils einen Zyklus auseinanderliegen. Es wäre illusorisch, diese Pathologie in einer Sitzung erfolgreich behandeln zu wollen. Nach unseren Erfahrungen liegt der günstigste Zeitpunkt für die Behandlung in den ersten Tagen nach der Regelblutung bzw. vor dem 14. Tag danach.

Bleiben Sie dem osteopathischen Prinzip treu und normalisieren Sie zunächst die Dysfunktionen, die das globale Listening zum Vorschein gebracht hat, bevor Sie die Behandlung mehr nach der Symptomatik ausrichten.

Die Grundlage der Behandlung besteht in der Lösung der Beckenstauung. Sie ist Teil des initialen klinischen Bildes und immer vorhanden.

Vermeiden Sie wie immer, mit internen Techniken zu beginnen. Verwenden Sie stattdessen am Anfang der Behandlung externe Techniken, um ein Vertrauensverhältnis zu der Patientin aufzubauen.

19.2.1 Linke Niere

Das Urogenitalsystem steht in besonderer Beziehung zur linken Niere, da die linke V. ovarica in die linke Nierenvene mündet (die rechte V. ovarica mündet direkt in die untere Hohlvene). Eine Fixierung der linken Niere kann die Drainage der linken V. ovarica beeinträchtigen und so zu Stauungen im Becken führen.

Behandlung der linken Niere

Korrigieren Sie im ersten Schritt die Fixierung der linken Niere.

Die Niere hat die Tendenz, sich in posteriorer Position zu fixieren, sodass das perirenale Fettgewebe fibrosiert. Die Normalisierung der Niere hat einen Einfluss auf die lymphatisch-venöse Drainage der Geschlechtsorgane.

Es gibt zahlreiche Techniken zur Normalisierung der Nieren. Unserer Erfahrung nach sind bestimmte Techniken wirkungsvoller als andere.

Behandlung in Seitenlage

- Die Patientin befindet sich in rechter Seitenlage, mit gebeugten Beinen.
- Sie stehen der Patientin gegenüber in Höhe ihres Bauchs.
- Platzieren Sie Ihren rechten Daumen flach gegen das linke Grynfelt-Dreieck, also zwischen die 12. Rippe und den Beckenkamm. Achten Sie darauf, dass der Daumen sich lateral der Rückenstrecker befindet.
- Kontrollieren Sie mit Ihrer linken Hand die Schulter der Patientin.
- Bringen Sie die Schulter nach dorsal-kaudal, um die hintere Lendenwand der Patientin zu entspannen und den Kontakt Ihres Daumens zur Niere zu verstärken.
- Schieben Sie mit Ihrem rechten Daumen die Niere nach vorne und folgen Sie ihr in Induktion. Gleichzeitig bitten Sie die Patientin, ihr linkes Bein zu strecken, indem sie den Fuß auf der Unterlage nach unten schiebt.
- Wiederholen Sie die Technik drei bis vier Mal. Im Laufe der Behandlung sollten Sie spüren, wie die linke Niere sich von der Rückwand „löst" und allmählich ihre Beweglichkeit wiederfindet (➤ Abb. 19.3).

Dehnung des Nierenhilus

Dehnen Sie im zweiten Schritt den linken Nierenhilus.

Diese Dehnung begünstigt die Drainage der linken Vv. ovarica, hemiazygos und suprarenalis und dient dadurch nicht nur dem Beckenraum, sondern auch der Lendengegend, die beim PMS häufig Beschwerden zeigt. Zusätzlich wirkt sie auf die Nebenniere und deren Ausschüttung von Aldosteron.

Aldosteron ist ein Mineralkortikoid, es begünstigt die Rückresorption von Natrium und die Ausscheidung von Kalium. Die Entwicklung von Ödemen beim PMS ließe sich zum Teil durch ein Ungleichgewicht zwischen Progesteron und Aldosteron erklären.

Behandlung in Seitenlage

- Die Patientin befindet sich in gleicher Position.
- Sie stehen hinter ihr in kranialer Richtung.
- Platzieren Sie Ihre Hand flach auf die Lendengegend, den Daumen gegen das Grynfelt-Dreieck, um den unteren Pol der linken Niere zu kontaktieren. Ihre linke Hand befindet sich vorne, direkt oberhalb der Flexura duodenojejunalis, der Projektionszone des unteren Nierenpols.
- Dringen Sie mit der linken Hand langsam in die Tiefe vor, bis Sie von der Bauchseite her Kontakt zum medialen Rand der linken Niere haben.
- Erster Schritt: Bitten Sie die Patientin, ihren Rumpf nach hinten zu drehen, als ob sie sich auf

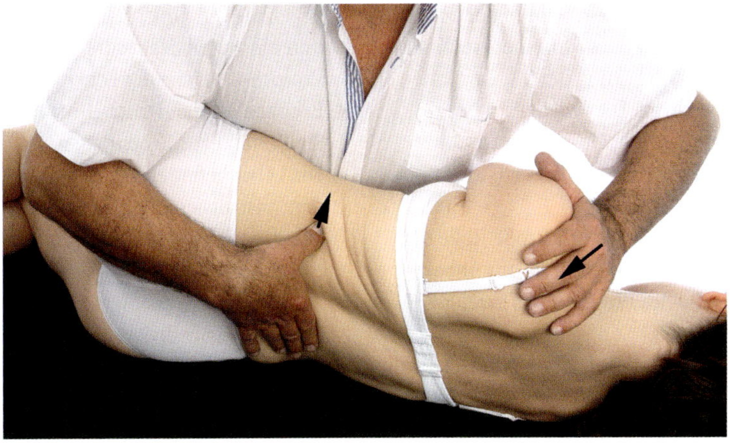

Abb. 19.3 Behandlung der linken Niere in Seitenlage

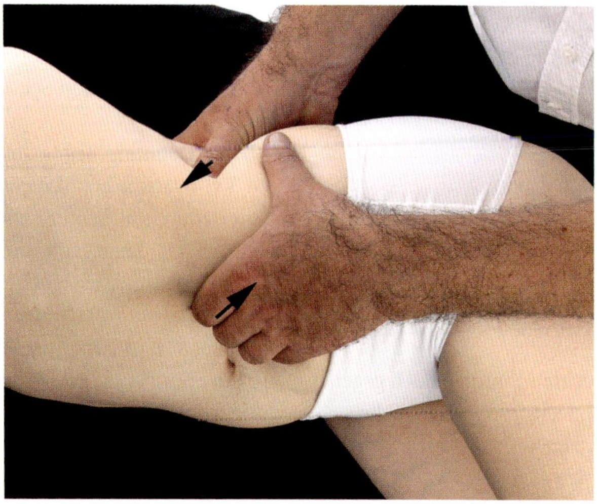

Abb. 19.4 Dehnung des Nierenhilus

den Rücken legen wollte. Währenddessen verstärken Sie mit Ihrem rechten Daumen den Kontakt zur Niere.
- Zweiter Schritt: Bringen Sie nun mit beiden Händen die Niere nach lateral, um den Hilus zu dehnen. Halten Sie die Dehnung für ca. 30 Sekunden.
- Wiederholen Sie die Technik zwei bis drei Mal (➤ Abb. 19.4).

19.2.2 Leber

Die Normalisierung der Leber ist aus hämodynamischer und hormoneller Sicht sinnvoll:
- hämodynamisch: Ein venöser Stau in der Leber kann zu einer Erhöhung des Pfortaderdrucks und somit zu einer Überbelastung der Vv. cava inferior und azygos führen. Dies wiederum beeinträchtigt die Drainage der Geschlechtsorgane. Die rechte V. ovarica mündet direkt in die V. cava inferior.
- hormonell: Die Leber spielt eine große Rolle bei der hormonellen Regulation, da sie am Abbau der Östrogene und des Progesterons beteiligt ist.

Durch die Behandlung der Leber verbessern wir ihren Stoffwechsel und beeinflussen das Gleichgewicht der Hormone, das beim PMS aus den Fugen geraten ist, positiven.

Kompression-Dekompression der Leber

Beginnen Sie mit dieser Technik, denn sie ist äußerst sinnvoll bei venösen Stauungsproblematiken der Leber und unterstützt die venöse Drainage des Beckenraums.

Behandlung in Rückenlage

- Die Patientin befindet sich in Rückenlage, mit aufgestellten Füßen.
- Sie stehen links neben ihr in Höhe des Brustkorbs.
- Platzieren Sie Ihre rechte Hand so weit dorsal wie möglich an den seitlichen Rippenkäfig.
- Legen Sie Ihre linke Hand flach auf den vorderen unteren Anteil des rechten Brustkorbs, auf die Projektionsfläche der Leber.
- Erhöhen Sie den Druck Ihrer Hände so weit, bis Sie Kontakt zur Leber haben.
- Die Leber befindet sich nun zwischen Ihren Händen. Visualisieren Sie sie in Form eines mit Blut gefüllten Schwamms. Führen Sie während der Ausatmung eine Reihe von drei bis vier zunehmenden Kompressionen aus, als ob Sie den Schwamm „ausdrücken" wollten.
- Ermöglichen Sie während der Einatmung einen Rebound zur Gewebenormalisierung.
- Wiederholen Sie die Technik drei bis vier Mal (➤ Abb. 19.5).

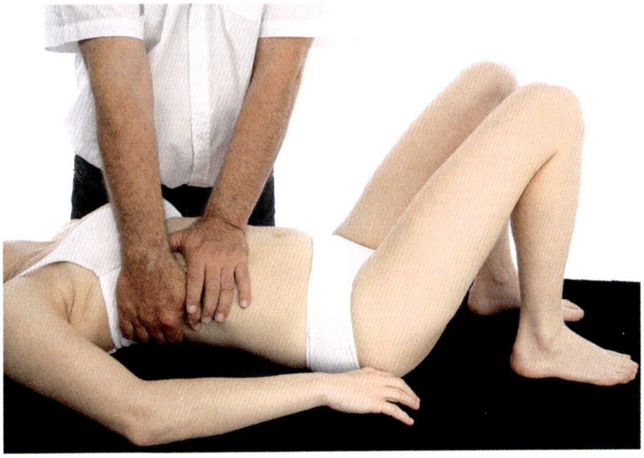

Abb. 19.5 Kompression-Dekompression der Leber

Behandlung der Viskoelastizität

Diese Technik ist eine wirksame Ergänzung der vorigen und ermöglicht die Bearbeitung des Leberparenchyms.

Behandlung in Rückenlage

- Die Patientin befindet sich in Rückenlage, mit aufgestellten Füßen.
- Sie stehen rechts neben ihr in Höhe der Leber.
- Platzieren Sie Ihre rechte Hand in Höhe des mittleren Anteils der Leber auf den Rippenkäfig, Ihre linke Hand gegen den hinteren unteren Anteil der Rippen.
- Erhöhen Sie den Druck Ihrer Hände so weit, bis Sie Kontakt zur Leber haben.
- Komprimieren Sie sanft die Leber und konzentrieren Sie sich dabei auf den Bereich des größten Widerstands.
- Führen Sie eine Induktion der Leber durch und lösen Sie anschließend den Druck langsamer, als das Leberparenchym sich dank seiner Elastizität wieder ausdehnen würde.
- Wiederholen Sie die Technik drei bis vier Mal und konzentrieren Sie sich dabei jeweils auf den Bereich der größten Dichte.

Diese Technik dient zur Dynamisierung und zur funktionellen Verbesserung der Leber (➤ Abb. 19.6).

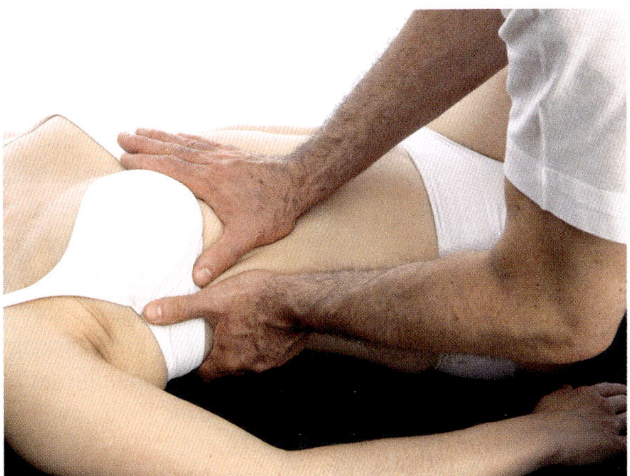

Abb. 19.6 Behandlung der Viskoelastizität der Leber

Induktion der Leber

Anschließend lässt sich die Aktivität der Leber mithilfe einer globalen Induktion steigern.

Behandlung im Sitzen

- Die Patientin sitzt auf der Unterlage.
- Stellen Sie sich hinter die Patientin und kontaktieren Sie die Leber direkt unter den Rippen.
- Platzieren Sie Ihre rechte Hand gegen den rechten Leberlappen in Höhe des rechten Lig. triangulare, Ihre linke Hand gegen den linken Leberlappen in Höhe des linken Lig. triangulare.
- Erster Schritt: Lassen Sie die Patientin sich über ihre Leber einrollen.
- Zweiter Schritt: Folgen Sie der Leber in Induktion.

Diese globale, aber sehr präzise Technik ermöglicht das Lösen eventueller Fixierungen der Leber (➤ Abb. 19.7).

Vergessen Sie nicht, wie immer am Ende der Behandlung die Motilität des Organs wieder in Schwung zu bringen, um ihm seine Vitalität zurückzugeben.

Überprüfen Sie nach der Normalisierung der linken Niere und der Leber den Dünndarm, das Zäkum und das Sigmoid auf eventuelle Fixierungen und lösen Sie sie gegebenenfalls.

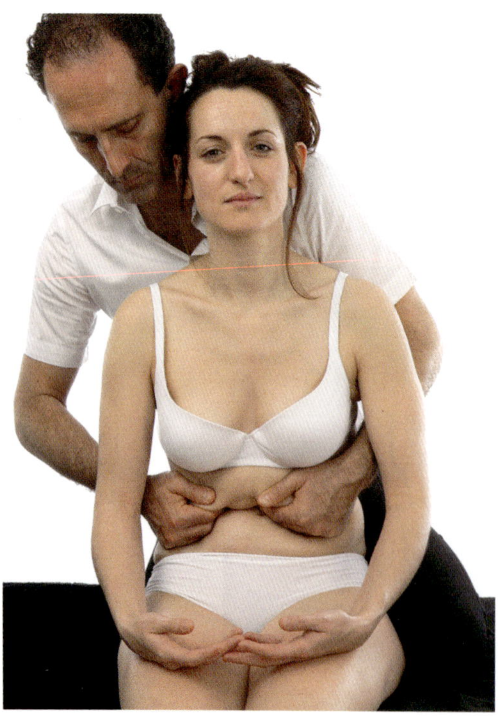

Abb. 19.7 Induktion der Leber

19.2.3 Membrana obturatoria

Die Funktion der Membrana obturatoria besteht darin, die Druckverhältnisse im Bauch-Becken-Bereich auszugleichen.

Im Falle einer Stauung im Beckenraum ist es unerlässlich, eventuelle Fixierungen der Membran zu lösen, da sie sonst ihre Funktion nicht einwandfrei erfüllen kann.

Wir haben die Technik bereits ausführlich im Kapitel zur Harnblase (siehe Kapitel 12) beschrieben und fassen sie hier noch einmal zusammen.

Behandlung in Rückenlage

- Die Patientin befindet sich in Rückenlage, der Fuß der zu behandelnden Seite ist aufgestellt.
- Sie stehen neben der Patientin in Höhe des Beckens.
- Bitten Sie die Patientin, ihr Knie nach außen zu bringen und es gegen Ihren Oberkörper anzulehnen.
- Legen Sie Ihre mediale Hand flach unter die Rückseite des Oberschenkels, der Daumen liegt hinter den Adduktoren und ist zum Becken gerichtet.
- Schieben Sie Ihre mediale Hand in Richtung der Oberschenkelwurzel, sodass der Daumen in Kontakt zur Membran kommt. Bringen Sie mit Ihrer lateralen Hand das Knie nach innen und das Bein der Patientin wieder in Nullstellung. Um die Spannung der Adduktoren zu verringern, können Sie das Bein eventuell in leichte Adduktion führen.
- Üben Sie mit der Daumenbeere eine Reihe von drei bis vier Kompressionen gegen die Membran aus, um die Mechanorezeptoren zu aktivieren, und folgen Sie anschließend der Membran in Induktion. Nach zwei bis drei Wiederholungen sollten Sie eine Entspannung des Gewebes spüren. Sie können mithilfe der Zwerchfellatmung prüfen, ob die Membran ihre volle Elastizität wiedererlangt hat (➤ Abb. 19.8).

Um die Normalisierung der Membrana obturatoria zu beenden, empfehlen wir Ihnen, die Mm. obturator

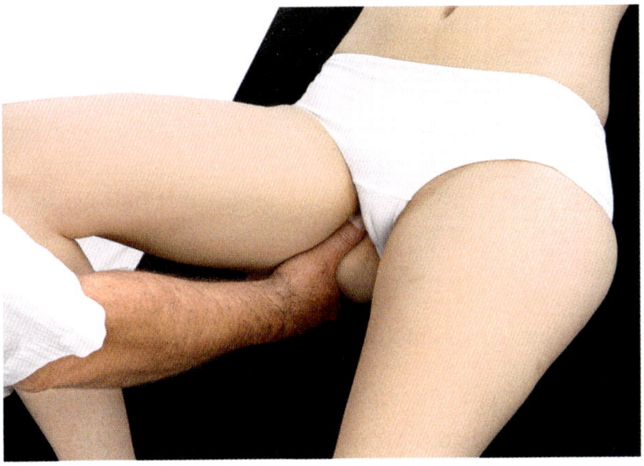

Abb. 19.8 Behandlung der Membrana obturatoria

internus und externus zu behandeln, da sie ebenfalls an der intrapelvinen Druckregulierung beteiligt sind.

Der Urogenitalbereich verfügt über ein komplexes lymphatisch-venöses Drainagesystem. Steigt der intrapelvine Druck, kommt es zu einer Kompression der Lymph- und Venenbahnen und einer verringerten Drainageleistung. Sind die Obturatormuskeln verkrampft oder fibrosiert, verändert sich die intrapelvine Druckregulierung.

Bei den folgenden zwei Techniken bearbeiten wir die Muskeln durch Dehnung und Induktion und mobilisieren zusätzlich die untere Extremität der Patientin. Durch diese Mobilisierung erzielen wir über die Faserverbindungen zwischen der Membrana obturatoria und dem Lig. capitis femoris eine Wirkung auf die Membran. Bei der Mobilisierung der unteren Extremität entsteht durch diese Verbindung eine endopelvine Sogwirkung an der Membran.

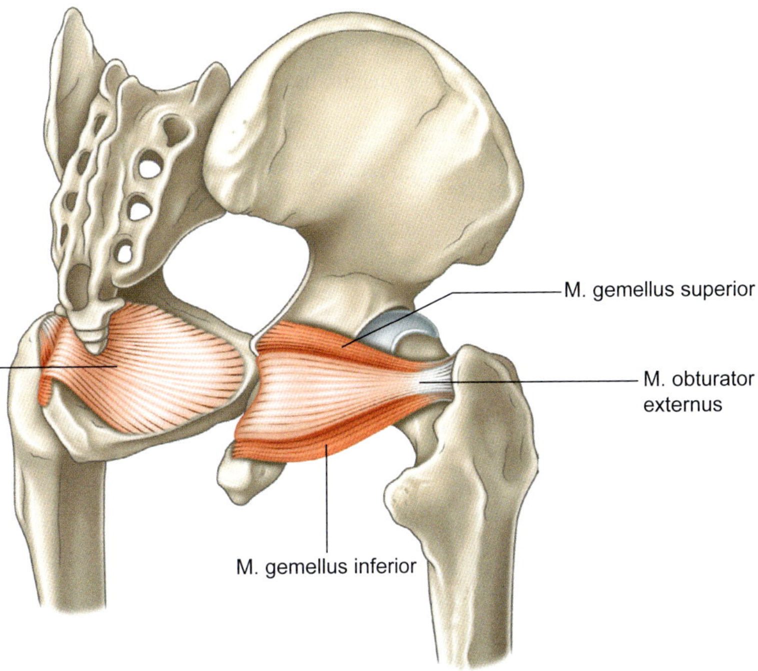

Abb. 19.9 M. obturator internus

Wie unser Freund und Kollege Alain Croibier betont, „lässt sich die Membrana obturatoria mit einem aktiven Auslassventil des Bauchdrucks im Dienste der Mechanik des Hüftgelenks vergleichen".

19.2.4 Behandlung des M. obturator internus

Durch diese Behandlung nehmen wir Einfluss auf den intrapelvinen Druck.

Der M. obturator internus ist ein flacher Muskel. Er entspringt medial an der tiefen Seite der Membrana obturatoria und am knöchernen Rand des Foramen obturatum.

Seine Sehne verlässt die Beckenhöhle durch das Foramen ischiadicum minus und zieht in einem Winkel von 90 Grad um die Rückseite des Os coxae, zwischen der Spina ischiadica und dem Tuber ischiadicum.

Er überkreuzt das Hüftgelenk von dorsal und setzt an der Rückseite des Trochanter major an (➤ Abb. 19.9).

Behandlung in Rückenlage

- Die Patientin und Sie befinden sich in der gleichen Position wie zur Behandlung der Membrana obturatoria.
- Platzieren Sie den Daumen Ihrer medialen Hand gegen die Membrana obturatoria und ertasten Sie den Bereich mit der größten Festigkeit. Legen Sie zwei oder drei Finger derselben Hand auf den Muskel-Sehnen-Übergang des M. obturator internus, d. h. in Höhe des hinteren Rands des Os ilium zwischen Spina ischiadica und Tuber ischiadicum.
- Haken Sie mit zwei oder drei Fingern Ihrer lateralen Hand am hinteren Rand des Trochanter major ein, in Höhe des Ansatzes des M. obturator internus (von kranial nach kaudal setzen dort folgende Muskeln an: Mm. piriformis, gemellus superior, obturator internus, gemellus inferior, quadratus femoris).
- Bitten Sie die Patientin, ihr Knie nach außen fallen zu lassen, damit sich das Gewebe an der Rückseite des Trochanter major entspannt und Sie mit den Fingern besser einhaken können.
- Bitten Sie sie anschließend, ihr Bein zu strecken, indem sie es auf der Unterlage nach unten schiebt und neben das andere Bein legt.
- Dabei zieht Ihre laterale Hand den Trochanter major nach außen, während die mediale Hand die Fasern des M. obturator internus induktiv bearbeitet.
- Wiederholen Sie die Technik drei bis vier Mal.

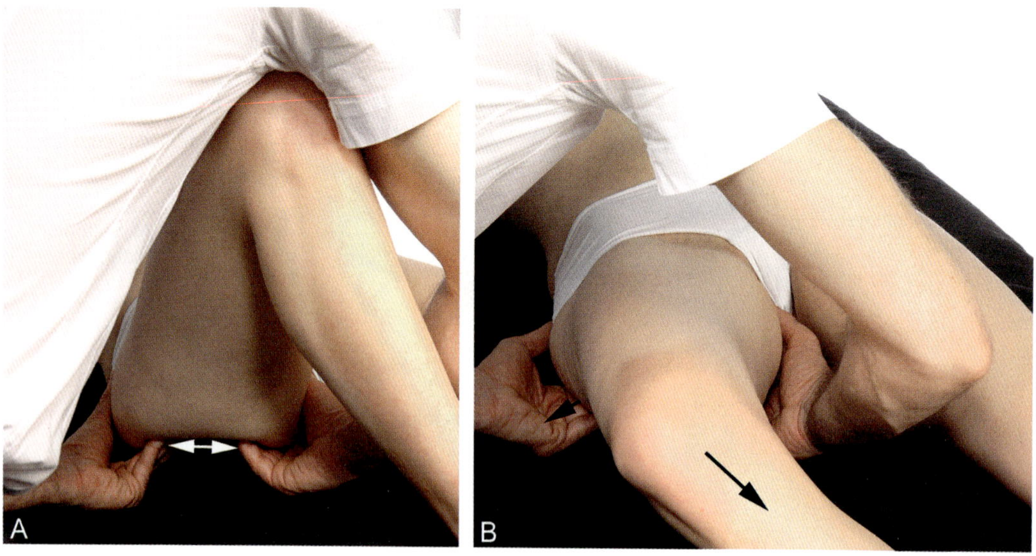

Abb. 19.10 Behandlung des M. obturator internus

Für einen optimalen Druckausgleich im Beckenraum führen Sie die Technik auf beiden Seiten aus (➤ Abb. 19.10).

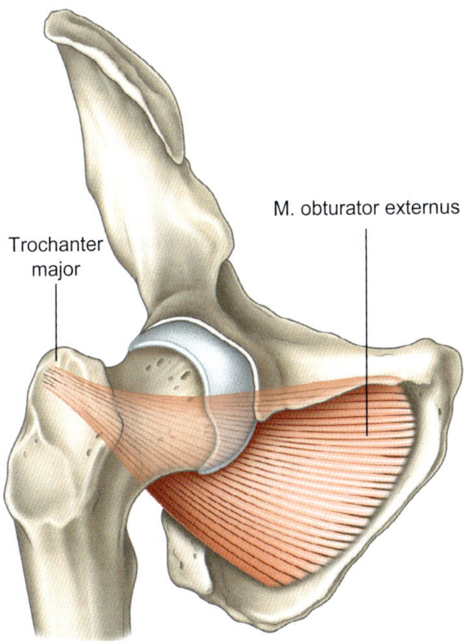

Abb. 19.11 M. obturator externus

19.2.5 Behandlung des M. obturator externus

Durch diese Behandlung lassen sich die Spannungen, die an der Membrana obturatoria ankommen, vermindern und der Druckausgleich im Beckenraum positiv beeinflussen.

Der M. obturator externus entspringt am äußeren Rand des Foramen obturatum und an der Membrana obturatoria. Von dort zieht er schräg nach oben hinten außen und findet seinen Ansatz in Höhe der Fossa trochanterica des Trochanter major (➤ Abb. 19.11).

Behandlung in Rückenlage

- Die Behandlung erfolgt ähnlich wie vorher: Ihr medialer Daumen ist in Kontakt zur Membrana obturatoria, während zwei oder drei Finger Ihrer lateralen Hand am Hinterrand des Trochanter major anhaken.
- Bitten Sie die Patientin, ihr Bein zu strecken. Ziehen Sie am Ende der Bewegung den Trochanter major nach vorne, um das Bein in Innenrotation zu bringen und die Dehnung des M. obturator externus zu verstärken (➤ Abb. 19.12).

19

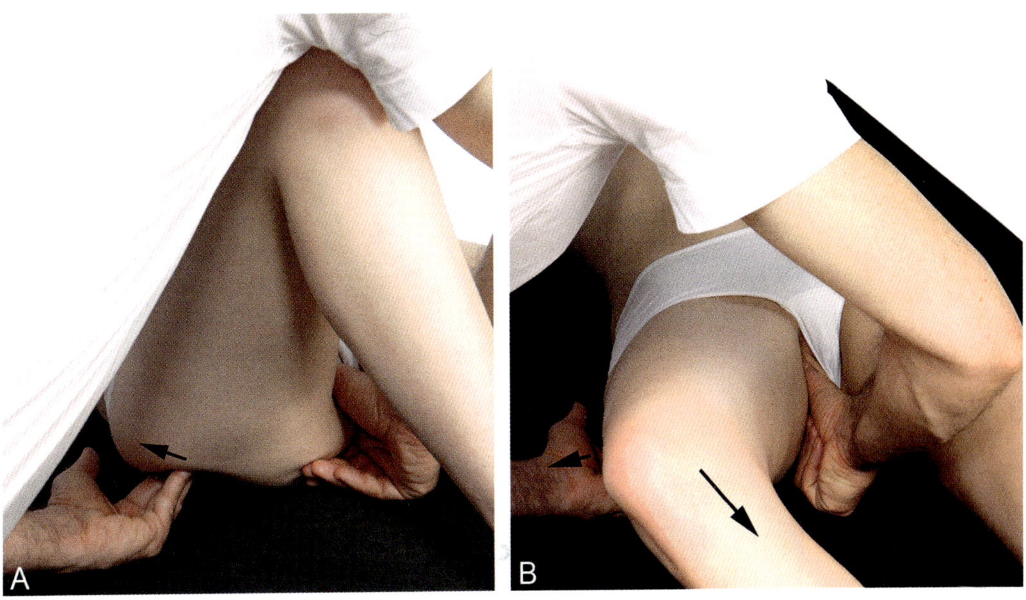

Abb. 19.12 Behandlung des M. obturator externus

19.2.6 Behandlung der uterinen Gefäßbahnen

Durch die Behandlung des M. obturator internus und des Lig. latum haben wir bereits indirekt Einfluss auf die vaskulären Leitungsbahnen der Gebärmutter genommen.

Wir zeigen im Folgenden eine direkte, Technik:externe Technik an uterinen Gefäßbahnen zur Verbesserung der venösen Drainage.

In ihrem kaudalen Anteil liegen die Gefäßbahnen auf der Aponeurose des M. obturator internus und entsprechen dem Lig. latum, unmittelbar bevor sie die Isthmusregion erreichen. Die uterinen Venen folgen demselben Weg wie die Arterien, daher lässt sich durch die Behandlung der Arterien eine Verbesserung der venösen Drainage erzielen.

Wir erinnern daran, dass die uterinen Venen, im Gegensatz zu den ovarialen, in die V. iliaca interna münden und somit vom kavalen System abhängen.

Behandlung in Rückenlage

- Die Patientin befindet sich in Rückenlage, mit gebeugten Beinen.
- Sie stehen rechts neben ihr.
- Öffnen Sie an beiden Händen Daumen und Zeigefinger und platzieren Sie sie gegenüberliegend auf den Unterbauch der Patientin. Dringen Sie langsam in die Tiefe vor und greifen Sie den Gebärmutterkörper zwischen Ihren Daumen auf der einen und Ihren Zeigefingern auf der anderen Seite.
- Bringen Sie den Gebärmutterkörper mehrere Male nach kranial, halten Sie die Vorspannung für ca. 20 Sekunden und folgen Sie in Induktion. Bringen Sie den Körper anschließend nach kaudal und wiederholen Sie nach dem gleichen Prinzip. Durch diese kranio-kaudale Bewegung verbessert sich die arteriovenöse und lymphatische Zirkulation des Organs.
- Beenden Sie die Technik mit einer kranialen Traktion, die Sie für ca. 20 Sekunden halten, und einer anschließenden Induktion.

Manche Patientinnen spüren nach dieser Behandlung eine sofortige Erleichterung (➤ Abb. 19.13).

19.2.7 Behandlung des Gefäßhilus der Brust

Nach unseren Erfahrungen zeigen fast alle Frauen, die an PMS leiden, eine durch ein hormonelles Ungleichgewicht verursachte Mastodynie. Die Gefäßtechnik, die wir hier vorstellen, hat nicht zum Ziel, die zentralen Ursachen zu beheben, sondern die Spannungen und das Schweregefühl zu verringern.

Vor der Behandlung müssen eventuelle Fixierungen der umgebenden osteoartikulären und faszialen

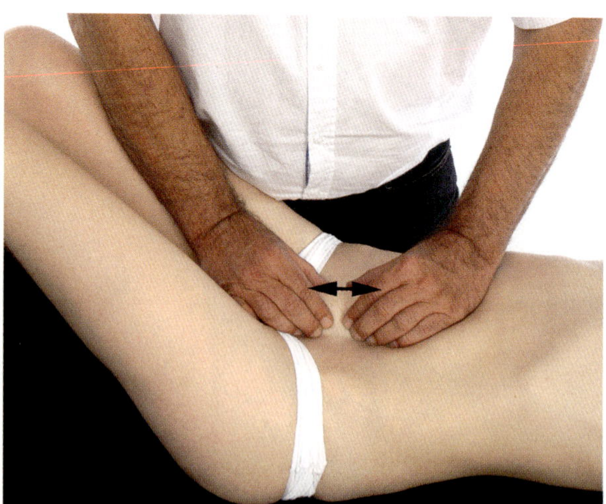

Abb. 19.13 Behandlung der uterinen Gefäßbahnen

Strukturen überprüft und gelöst werden. Dabei ist besonders die obere Thoraxapertur zu beachten.

Behandlung der Viskoelastizität

Die weibliche Brust enthält eine Vielzahl von Arteriolen, Venolen und Lymphbahnen. Zahlreiche Untersuchungen mit Infrarotsensoren haben ergeben, dass die Temperatur in diesem Organ niedriger als in anderen Organen ist. Die weibliche Brust wirkt wie ein Schwamm und reagiert ausgezeichnet auf viskoelastische Techniken.

Um etwaigen Zweideutigkeiten oder Missverständnissen vorzubeugen, behandeln wir die Brust der Patientin niemals direkt mit unseren Händen. Stattdessen bitten wir die Patientin, ihre Hände auf die Brust zu legen, sodass wir unsere Hände über die der Patientin legen können.

Behandlung in Rückenlage

- Die Patientin befindet sich in Rückenlage und legt beide Hände um die zu behandelnde Brust.
- Sie stehen neben ihr und legen Ihre Hände um die der Patientin.
- Komprimieren Sie mehrmals sanft die Brust, um die Mechanorezeptoren anzusprechen. Vergessen Sie dabei nicht, dass die Brust gespannt und schmerzhaft ist.
- Folgen Sie der Brust in Induktion, bis das Listening endet. Führen Sie anschließend eine Reihe von Kompressionen-Dekompressionen aus, um die Viskoelastizität zu verbessern.

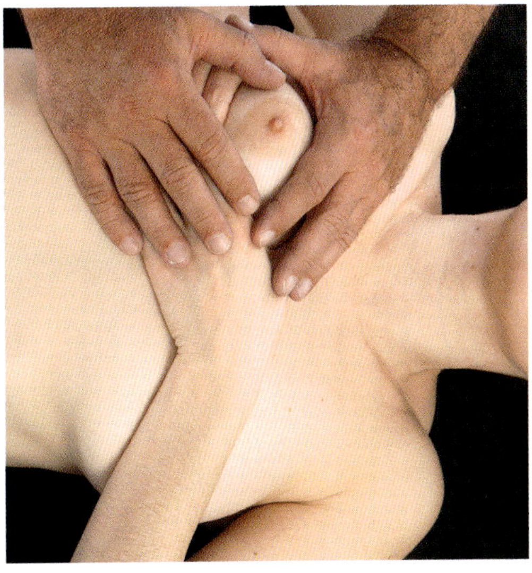

Abb. 19.14 Behandlung der Viskoelastizität der Brust

Nachdem Sie die Technik mit der Patientin zusammen geübt haben, kann sie sie bei Bedarf zu Hause alleine wiederholen (➤ Abb. 19.14).

Behandlung in Traktion-Induktion

Es ist wichtig, die Brust im Verhältnis zu der darunterliegenden Gleitfläche zu behandeln, da dieser Raum zahlreiche Gefäße enthält, die für die Drainage der Brust eine Rolle spielen.

Behandlung in Rückenlage

- Die Patientin befindet sich in Rückenlage.
- Sie stehen neben ihr in Höhe des Brustkorbs.
- Platzieren Sie die Fingerbeeren beider Hände im Umkreis der Brust gegen den Brustkorb der Patientin.
- Halten Sie Ihre Daumen in ausreichender Entfernung über der Brustwarze, und zwar so, dass sie ein Fulkrum bilden.
- Erster Schritt: Komprimieren Sie leicht die Brust in Richtung der Mitte bzw. der Brustwarze und halten Sie diese Kompression während der gesamten Dauer der Technik.
- Zweiter Schritt: Üben Sie nun eine leichte Traktion aus, als ob Sie die Brust vom Brustkorb lösen wollten. Folgen Sie den Bewegungen der Brustwarze und beenden Sie die Induktion, wenn das Listening endet.
- Sie werden überrascht sein, zu spüren, dass die Brust ihre Konsistenz ändert und sich entspannter und elastischer zwischen Ihren Händen bewegt.

Diese Technik verbessert merklich die venöse und lymphatische Drainage der Brust und verringert schnell und wirksam stauungsbedingte Schmerzen (➤ Abb. 19.15).

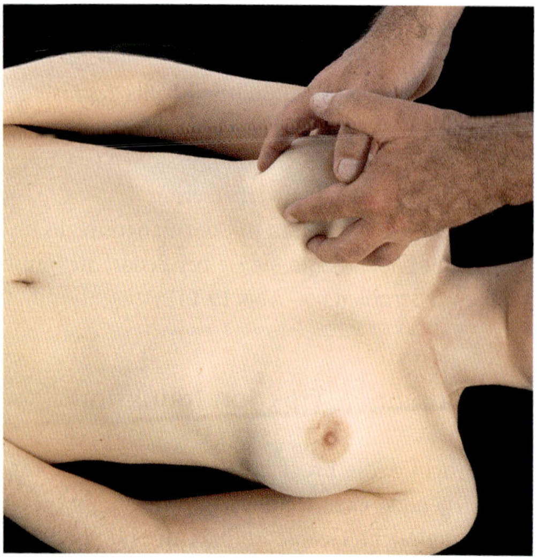

Abb. 19.15 Behandlung der Brust in Traktion-Induktion

19.2.8 Ergänzende Techniken

Folgende Techniken können Sie im Bedarfsfall anwenden, um die Symptomatik der PMS zu lindern:

- Verwenden Sie externe Techniken zur Entspannung des Bandapparats und zur Wiederherstellung der uterinen Mobilität (s. ➤ Kap. 18, Allgemeine Behandlung).
- Behandeln Sie die Gebärmutter mit internen Techniken zur Verbesserung ihrer Beweglichkeit und ihrer Drainage. Da bei Lutealinsuffizienz die östrogeninduzierte proliferative Phase nicht gehemmt wird, nimmt die Gebärmutterschleimhaut an Volumen zu (durch Ultraschalluntersuchung nachgewiesen). Dies wiederum vermindert die uterine Mobilität.
- Behandeln Sie mit rektalen Techniken die Laminae sacro-recto-genito-pubicae zur Stimulierung des Sympathikus. Das PMS ist gekennzeichnet durch einen Parasympathikotonus, der eine Vasodilatation und Stauungsphänomene im Beckenbereich begünstigt.

KAPITEL

20 Schmerzsyndrome

20.1 Neuralgien

Dysfunktionen im Urogenitalbereich können ursächlich für die Entstehung von Nervenschmerzen sein.

Eine Neuralgie ist gekennzeichnet durch Schmerzen im Verlauf eines Nervs, in den meisten Fällen aufgrund einer Reizung oder einer Kompression des Nervs (oder einer oder mehrerer seiner Wurzeln).

Im Falle einer Kompression ist die Blutversorgung in der Regel beeinträchtigt, sodass der Nerv unterversorgt ist. Wie schon Sir Henry Head sagte, ist der Schmerz der Schrei des Nervs, dessen Blutversorgung unterbrochen wurde.

Die Beckenregion ist ein Durchgangsbereich für zahlreiche Nerven, die leicht komprimiert oder gereizt werden können, wenn sich auf ihren Passagen aus knöchernen, muskulären und faszialen Elementen ein Organ in Dysfunktion befindet. Solche Konflikte können zu verschiedenen Arten von Neuralgien führen.

Des Weiteren können die Urogenitalorgane osteoartikuläre Dysfunktionen im sakralen, lumbalen oder thorakalen Bereich hervorrufen, die wiederum zu Wurzelneuralgien oder Neuralgien (Z. B. Ischialgie, Kruralgie) führen.

Schließlich besitzen die Urogenitalorgane gemeinsame Wurzeln mit vielen Nerven der Beckenregion und der unteren Extremitäten. Ein Problem auf der Organ- oder Gewebeebene kann auf die Nerven übergreifen, die Wurzeln mit den betroffenen Elementen teilen.

20.1.1 Pudendusneuralgie

Die Pudendusneuralgie wurde über lange Zeit ignoriert, verharmlost oder sogar hysterischen Syndromen zugeschrieben. Sie kommt relativ häufig vor und betrifft ca. ein Prozent der Bevölkerung.

Der N. pudendus erhielt seinen Namen nach dem Begriff „pudor" (Schamgefühl), er innerviert den Beckenboden und die äußeren Geschlechtsorgane.

Im Verlauf seiner Passagen im Beckenraum kann es zu Pathologien des Nervs durch Kompressionen oder Reizungen kommen.

Anatomie

Der Plexus pudendus setzt sich zusammen aus den Vorderästen der Wurzeln aus S2, S3, S4, in manchen Fällen mit Zuläufen aus S1 oder S5.

Dieser Plexus entsendet Kollateraläste und einen Endast, den N. pudendus.

Der N. pudendus verlässt die Beckenhöhle durch das Foramen infrapiriforme, oberhalb des Lig. sacrospinale, in Höhe des Ansatzes des Bandes am Sitzbeinstachel.

Er zieht um das Lig. sacrospinale und dringt durch das Foramen ischiadicum minus wieder in die Beckenhöhle ein. Dort schmiegt er sich an die Vorderseite des Lig. sacrotuberale. Wird er an dieser Stelle durch Fasern des Lig. sacrotuberale komprimiert, kann es zu einem regelrechten Kanalsyndrom kommen.

Anschließend verläuft er unter dem M. levator ani und gerät in Kontakt mit dem Sitzbeinhöcker. Auf dieser Höhe kann es durch fibrotische Prozesse oder Vernarbungen des M. levator ani oder der sichelförmigen Verlängerung des Lig. sacrotuberale zu Kompressionen gegen das Knochenrelief kommen.

Von dort tritt er in den Canalis pudendalis (Alcock-Kanal) ein, der durch eine Duplikatur der Ansatzaponeurose des M. obturator internus gebildet wird. Er zieht weiter am Unterrand des unteren Schambeinastes entlang nach anterior bis zur Symphyse (➤ Abb. 20.1).

Auf der gesamten Strecke innerhalb des Kanals kann es durch Verkürzungen seines myofaszialen

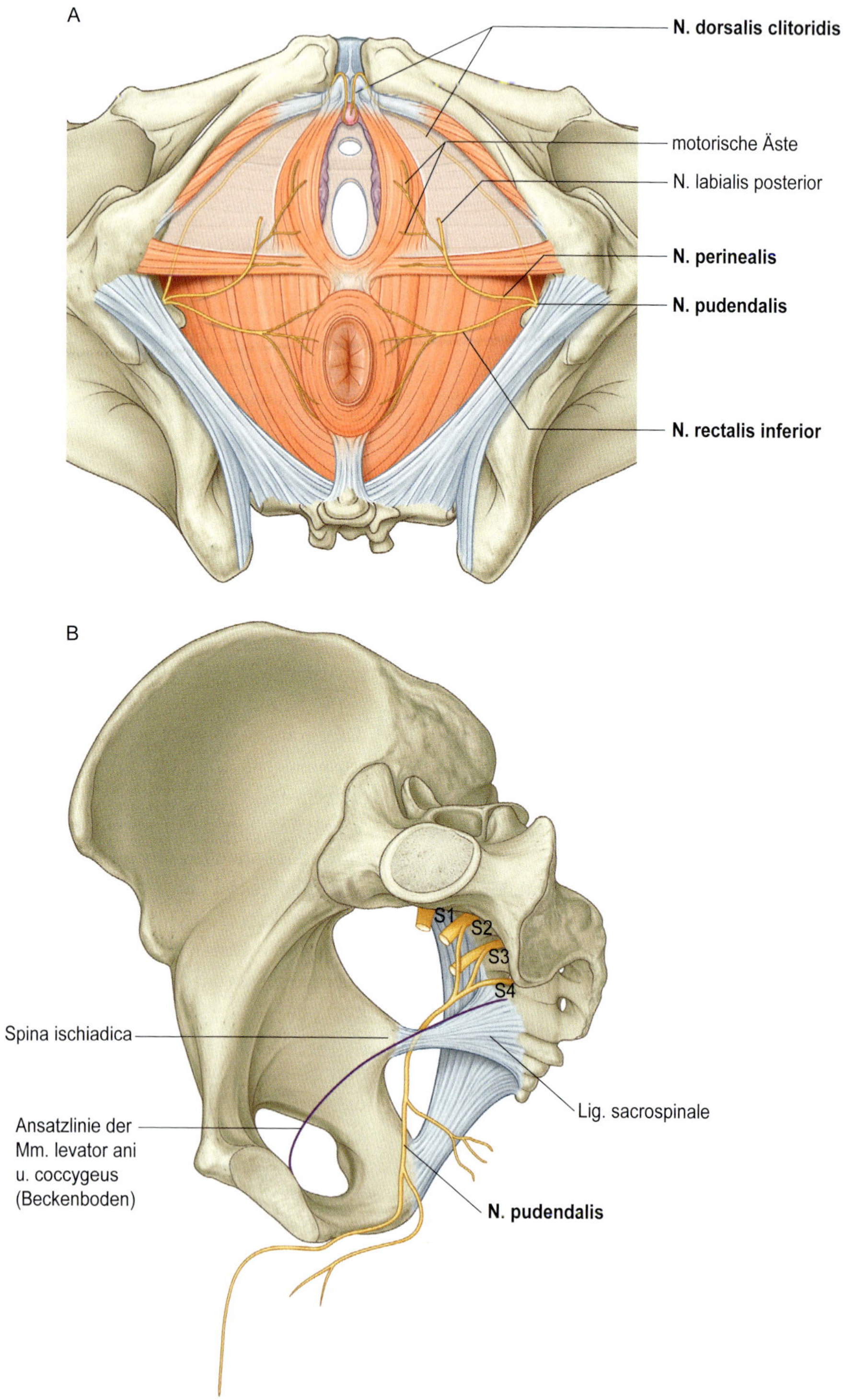

Abb. 20.1 N. pudendus (A und B)

Umfelds zu Reizungen, Überdehnungen oder Kompressionen kommen.

Der N. pudendus ist ein motorisch-sensibler Nerv. In seinem Verlauf im Kanal entsendet er zwei Äste, den N. perinealis und den N. dorsalis clitoridis:

- Der N. perinealis innerviert sensibel die äußeren Geschlechtsorgane, motorisch die Muskeln des vorderen Beckenbodens;
- Der N. dorsalis clitoridis innerviert den Schwellkörper, den Vorhofschwellkörper und die Klitoris.

Seine Kollateraläste sind die Äste für den M. levator ani und den M. coccygeus, den N. rectalis inferior und ein Ramus cutaneus perforans für die Haut des mittleren unteren Anteils des Gesäßes.

Man beachte, dass der N. pudendus durch gemeinsame Wurzeln am unteren Anteil des Plexus sacralis mit dem N. tibialis in Verbindung steht.

Ätiologie

Es gibt zahlreiche mögliche Ursachen für die Entstehung einer Pudendusneuralgie:

- chirurgische Eingriffe im Becken oder am Beckenboden (Hysterektomie, Behandlung eines Prolapses oder eine Stressinkontinenz);
- endoskopische Betrachtung der Bauch- oder Beckenhöhle (z. B. Koloskopie, Zystoskopie);
- verlängerte Entbindung;
- hohes Geburtsgewicht (≥ 4 kg);
- Multiparität.

Anhand von verlängerten Latenzzeiten in Elektromyogrammen (EMG) wurde nachgewiesen, dass der N. pudendus in 42 Prozent der vaginalen Entbindungen unter Stress gerät.

Zudem finden sich in der Anamnese häufig entsprechende Faktoren (Episiotomie, Beckenbodenriss oder -kollaps, Sturz auf das Steißbein oder direktes Trauma auf die Fossa ischirectalis).

Eine Pudendus-Neuralgie kann aber auch nach einem Trauma oder chirurgischen Eingriff im Becken auftreten, bei dem sich der Zusammenhang nicht ohne Weiteres herstellen lässt.

Die logischste Erklärung für dieses Pudenduskanal-Syndrom scheint hier eine posttraumatische oder postoperative Fibrosierung der Aponeurose des M. obturator internus zu sein.

Schließlich kam es in seltenen Fällen auch zu Pudendalgien in Folge von Diskektomien mit schweren duralen Fibrosierungen, diabetischen oder alkoholischen Neuropathien oder Intoxikationen (Blei, Cadmium oder dem Antituberkulotikum Rimifon).

Diagnose

Die Diagnose erfolgt hauptsächlich nach dem klinischen Bild. Es kommt zu brennenden, ausstrahlenden, zum Teil stechenden Schmerzen, die kontinuierlich verlaufen oder mit einzelnen, extrem hohen Schmerzstößen einhergehen. Das Gehirn ist derart auf die betroffene Region fixiert, dass jedweder nozizeptive Reiz die Schmerzintensität in die Höhe treibt.

Das wichtigste Kriterium für die Diagnose besteht in der Topografie der Schmerzen in einem oder mehreren Versorgungsgebieten der Endäste des N. pudendus. Die Schmerzen können perianal, rektal, vaginal oder im Bereich der Harnröhre, der Schamlippen oder der Klitoris liegen; je nach Fall können ein oder mehrere Regionen betroffen sein.

Bestimmte Ausstrahlungen, besonders im subpubischen oder inguinalen Bereich (distales Gebiet des N. dorsalis clitoridis), können die Diagnose in die Irre führen.

Bei der internen Untersuchung kann, durch eine Kompression durch den Therapeutenfinger im Verlauf des Nervs, der Schmerz ausgelöst und ein regelrechtes Hoffmann-Tinel-Zeichen provoziert werden.

Zu den weiteren Diagnosekriterien zählen die Erhöhung der Schmerzintensität im Sitzen sowie das Auftreten weiterer ursächlicher Faktoren.

Darüber hinaus können bestimmte Symptome auf eine Pudendusproblematik hinweisen, wie zum Beispiel oberflächliche Dyspareunien, Tenesmen oder Blasenprobleme (erregerlose, „falsche" Blasenentzündungen).

Häufig wird die Pudendusneuralgie in der Diagnose fälschlicherweise den Nn. clunium inferiores zugeschrieben. Die sensiblen Versorgungsgebiete der beiden Nerven liegen nah beieinander, das Gebiet der Nn. clunium inferiores befindet sich allerdings weiter lateral und betrifft nicht die vordere Beckenbodenregion.

Indikationen

Es gibt zahlreiche Indikationen für eine Behandlung des N. pudendus. Zu den wichtigsten zählen:

- Kokzygodynie,
- Episiotomie,
- chirurgische Eingriffe im kleinen Becken,
- PMS,
- Dyspareunie,
- Unfruchtbarkeit,
- Trauma am Becken oder an den unteren Extremitäten.

Behandlung

Behandlung der Ligg. sacrotuberale und sacrospinale

Da der N. pudendus an bestimmten Stellen durch das Lig. sacrotuberale oder Lig. sacrospinale eingeklemmt werden kann, empfiehlt sich die Normalisierung dieser Bänder.

Es handelt sich um Relikte der Schwanzmuskulatur, sie bestehen aus breiten, fibrösen Faserstrukturen mit zahlreichen Mechanorezeptoren, die kontinuierlich die Belastung des Kreuzbeins erfassen.

Sie stehen in Verbindung zu den sakrokokzygealen Bändern.

- Das **Lig. sacrotuberale:**
  - entspringt am Ilium, in Höhe der Spinae iliaca posterior superior (SIPS) und inferior (SIPI) sowie an der Incisura ischiadica und am angrenzenden Teil ihrer glutealen Seite;
  - am seitlichen Rand des Kreuzbeins, unterhalb des ISG;
  - an den ersten beiden Steißbeinwirbeln;
  - zieht schräg nach kaudal, lateral und anterior, endet am medialen Rand des Sitzbeinhöckers und an der Innenseite des aufsteigenden Sitzbeinastes;
  - teilt Fasern mit den Mm. obturator internus, glutaeus maximus und biceps femoris (Caput longum).
- Das **Lig. sacrospinale:**
  - bildet ein flaches Faserdreieck und liegt vor dem Lig. sacrotuberale;
  - zieht schräg nach lateral kaudal, überkreuzt daher die Richtung des Lig. sacrotuberale;
  - entspringt medial am seitlichen Rand der ersten beiden Kreuzbeinwirbel und der ersten zwei oder drei Steißbeinwirbel;
  - endet am Sitzbeinstachel;

20

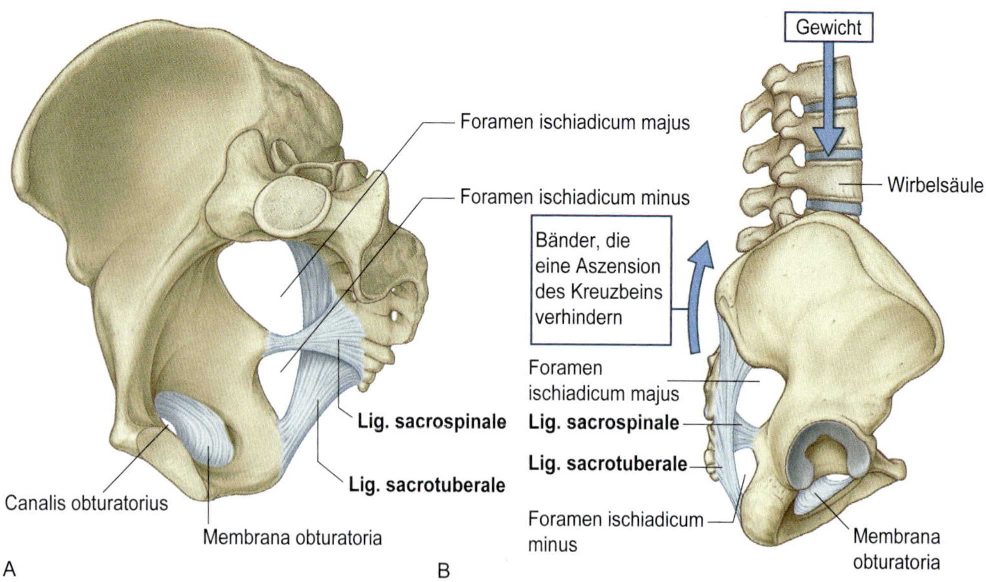

Abb. 20.2 Lig. sacrotuberale und Lig. sacrospinale

- teilt Fasern mit dem M. coccygeus, dem M. pubococcygeus (aus dem M. levator ani), dem M. piriformis und ist eng verbunden mit dem Lig. sacrotuberale (➤ Abb. 20.2).

Im Stehen und im Sitzen ruht das Gewicht der LWS auf dem Kreuzbein. Der Winkel zwischen Kreuzbein und Sitzbeinhöcker hat von Natur aus die Tendenz, sich zu öffnen, da das Kreuzbein dazu neigt, in mechanische Flexion zu gehen. Das Bandsystem erfasst die Spannungsschwankungen und kontrolliert die Bewegungen des Kreuzbeins. Fixierungen dieser Elemente können zur Übertragung falscher propriozeptiver Informationen und damit zu Störungen der Beckenmechanik und der Wirbelsäulenstatik führen.

Behandlung in Seitenlage

- Die Patientin liegt auf der nicht betroffenen Seite, das obere Bein gebeugt;
- Sie stehen ihr gegenüber;

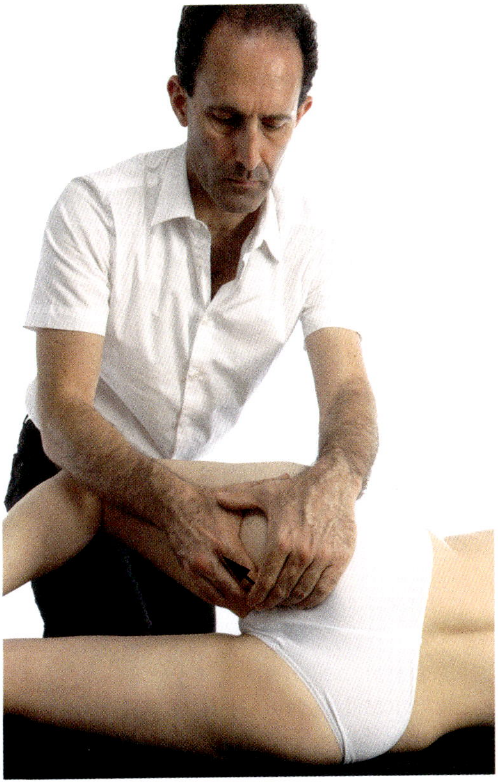

Abb. 20.3 Behandlung des Lig. sacrotuberale

- Ertasten Sie den Tuber ischiadicum und die Spina ischiadica. Die Spina befindet sich ca. drei Querfinger kranial und leicht medial vom Höcker.
- Bringen Sie das obere Knie der Patientin gegen Ihren Bauch.
  - Behandlung des Lig. sacrotuberale: Legen Sie Ihre Hände übereinander und platzieren Sie zwei oder drei Finger jeder Hand auf den Innenrand des Sitzbeinhöckers. Untersuchen Sie die Fixierung, indem Sie den Höcker nach lateral ziehen und die Reaktion des Beckens beobachten. Versuchen Sie dabei, die fixierten Bereiche möglichst präzise zu lokalisieren. Normalisieren Sie das Band, indem Sie den am stärksten betroffenen Bereich unter Spannung setzen, dem Gewebe induktiv folgen und gleichzeitig die Hüfte der Patientin in Flexion bringen. Wiederholen Sie die Technik mehrmals, bis sich das Gewebe entspannt hat (➤ Abb. 20.3).
  - Behandlung des Lig. sacrospinale: Platzieren Sie Ihre Finger auf den Sitzbeinstachel und gehen Sie nach dem gleichen Prinzip vor.

Behandlung des N. pudendus am Sitzbeinstachel

Behandlung in Seitenlage

- Die Patientin liegt auf der nicht betroffenen Seite, das obere Bein gebeugt; Sie stehen ihr gegenüber und halten ihr oberes Knie gegen Ihren Bauch.
- Ertasten Sie den N. pudendus. Sie spüren ihn als dünnen, empfindlichen Strang, kaudal vom Sitzbeinstachel. Er liegt medial vom Ischiasnerv, direkt unterhalb der untersten horizontalen Fasern des M. piriformis. Nachdem der N. pudendus den Sitzbeinstachel umlaufen hat, zieht er schräg nach medial kaudal, fast rechtwinklig zum Ischiasnerv.
- Platzieren Sie Ihre beiden Mittelfinger übereinander auf den Nerv und führen Sie eine Induktion aus, während Sie mit Ihrem Bauch das Bein der Patientin gleichzeitig in Flexion bringen (➤ Abb. 20.4).

20

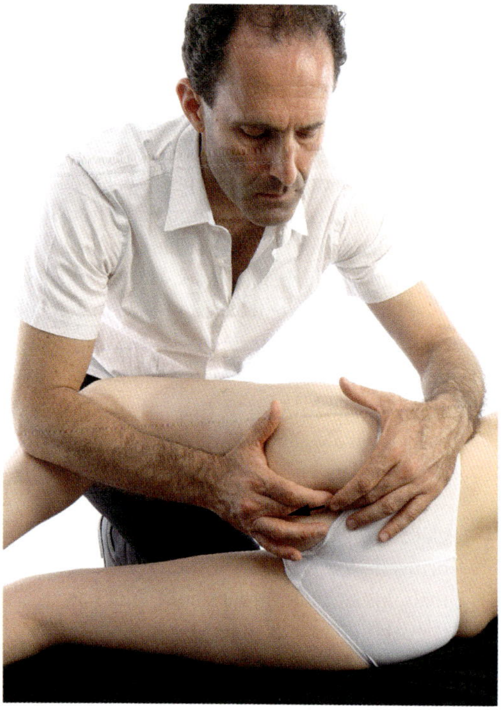

Abb. 20.4 Behandlung des N. pudendus am Sitzbeinstachel

Behandlung des N. pudendus an der Innenseite des unteren Schambeinastes

An dieser Stelle verläuft der Pudenduskanal. Um den Nerv zu ertasten, orientieren Sie sich am Puls der gleichnamigen Arterie, die oberhalb des Nervs liegt. Im Falle einer Neuralgie oder Störung des Nervs fühlt sich der Puls der Arterie hart und gespannt an.

Behandlung in Rückenlage

- Die Patientin befindet sich in Rückenlage, der Fuß der betroffenen Seite ist aufgestellt.
- Sie stehen neben ihr in kranialer Richtung und kontrollieren das Knie mit Ihrer lateralen Hand.
- Platzieren Sie Zeige- und Mittelfinger Ihrer medialen Hand an die Innenseite des Sitzbeinhöckers und bewegen Sie sie am unteren Schambeinast entlang in Richtung Symphyse. Ertasten Sie den Puls der Arterie und den Nerv direkt unterhalb der Arterie.
- Prüfen Sie die Beweglichkeit des Nervs, indem Sie ihn quer zum Verlauf bewegen und eventuell fibrosierte Bereiche ertasten.

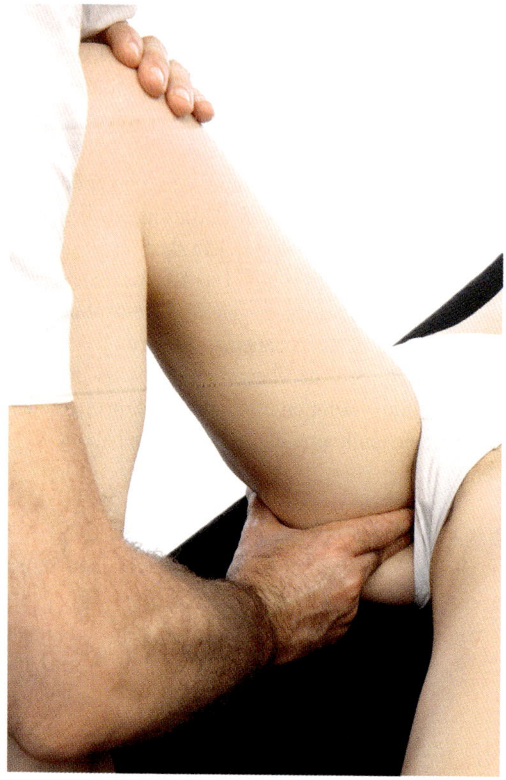

Abb. 20.5 Behandlung des N. pudendus an der Innenseite des unteren Schambeinastes in Rückenlage

- Variieren Sie mit Ihrer lateralen Hand die Abduktion oder Adduktion der Hüfte der Patientin, um das Gewebe der Fossa ischiorectalis zu entspannen und die Palpation zu erleichtern.
- Häufig lassen sich auf der betroffenen Seite Spannungen an der Membrana obturatoria feststellen.
- Untersuchen Sie Schritt für Schritt den unteren Schambeinast und normalisieren Sie sanft die verspannten und fixierten Bereiche des Nervs durch Induktion.
- Stellen Sie sicher, dass der Nerv in seinem Verlauf seine Beweglichkeit wiederfindet.
- Wenn die Behandlung erfolgreich war, werden Sie feststellen, dass die Pulsqualität der A. pudenda sich verbessert hat (➤ Abb. 20.5).

Behandlung in Seitenlage

- Die Patientin liegt auf der nicht betroffenen Seite.
- Sie stehen hinter ihr in Höhe des Beckens.
- Bitten Sie die Patientin, den Fuß des oberen Beins hinter das Knie des unteren Beins aufzu-

stellen und die obere Hüfte in Abduktion zu bringen.

- Ertasten Sie den Sitzbeinhöcker und bringen Sie von dort zwei oder drei Finger der kaudalen Hand an die Hinterseite des unteren Schambeinastes. Sie sind jetzt in Kontakt zum Pudenduskanal und prüfen ihn Schritt für Schritt entlang des unteren Schambeinastes. Wenn Sie die Hüfte dabei mehr in Adduktion bewegen, gelangen Sie einfacher zum hinteren Anteil, in Abduktion eher zum vorderen Anteil des Kanals.
- Suchen Sie nach verspannten Bereichen, in denen das Gewebe sich verhärtet anfühlt und der Druck eventuell Schmerzen auslöst.
- Normalisieren Sie diese Bereiche vorsichtig, vermeiden Sie allerdings, die Schmerzpunkte direkt zu bearbeiten. Führen Sie stattdessen Induktionen am benachbarten Gewebe aus (➤ Abb. 20.6).

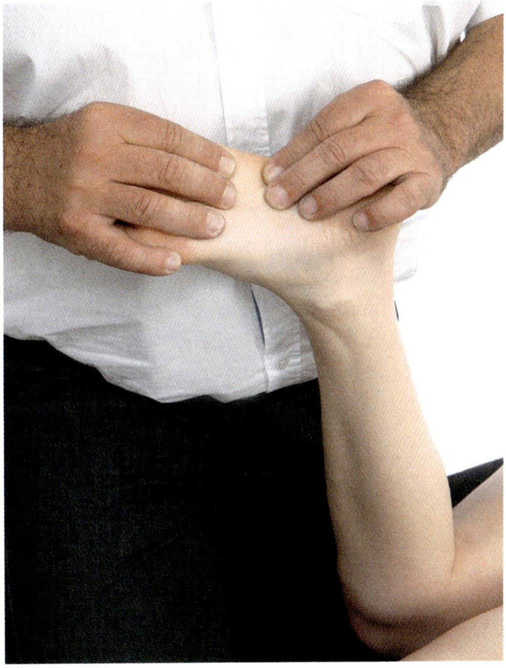

Abb. 20.7 Behandlung des N. tibialis am Fuß

Behandlung des N. tibialis am Fuß

Der N. tibialis stammt aus der Verzweigung des Ischiasnervs am Knie, er verläuft in der tiefen Flexorenloge des Unterschenkels und zieht zur Plantarseite des Fußes. Er versorgt sensibel den Außenrand des Fußes, der Fußsohle und der plantaren Seite der Zehen sowie die dorsale Seite der Zehenendglieder.

Der N. tibialis hat gemeinsame Wurzeln mit dem N. pudendus, daher kann seine Behandlung an der Fußsohle hilfreich sein, um eine Wirkung auf den N. pudendus zu erzielen.

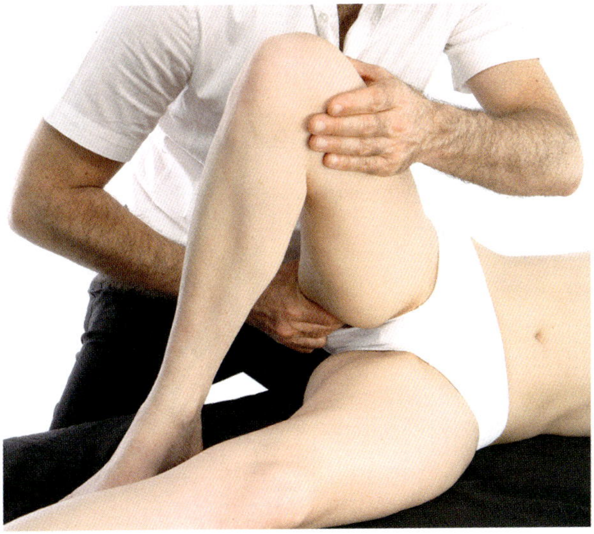

Abb. 20.6 Behandlung des N. pudendus an der Innenseite des unteren Schambeinastes in Seitenlage

Behandlung in Bauchlage

- Die Patientin liegt in Bauchlage, das Knie der betroffenen Seite gebeugt.
- Sie stehen neben ihr in Höhe des Fußes.
- Ertasten Sie die Haut des Fußaußenrandes und suchen Sie nach einem verdickten oder empfindlichen Bereich.
- Bilden Sie mit Zeigefinger und Daumen eine Hautfalte um diesen Bereich und bearbeiten Sie ihn induktiv, bis er sich lockert.

Diese Technik hat eine entspannende Wirkung auf den gesamten Beckenbodenbereich (➤ Abb. 20.7).

20.1.2 Obturatoriusneuralgie

Anatomie

Der N. obturatorius ist ein Endast des Plexus lumbalis, er entspringt den Vorderwurzeln aus L2, L3 und L4. Er verlässt die Beckenhöhle durch den Canalis obturatorius.

In seinem intrapelvinen Verlauf steht er in Kontakt zum Dickdarm, den Eierstöcken und der Harnblase (➤ Abb. 20.8).

Der N. obturatorius ist ein gemischter Nerv mit motorischen und sensiblen Fasern:

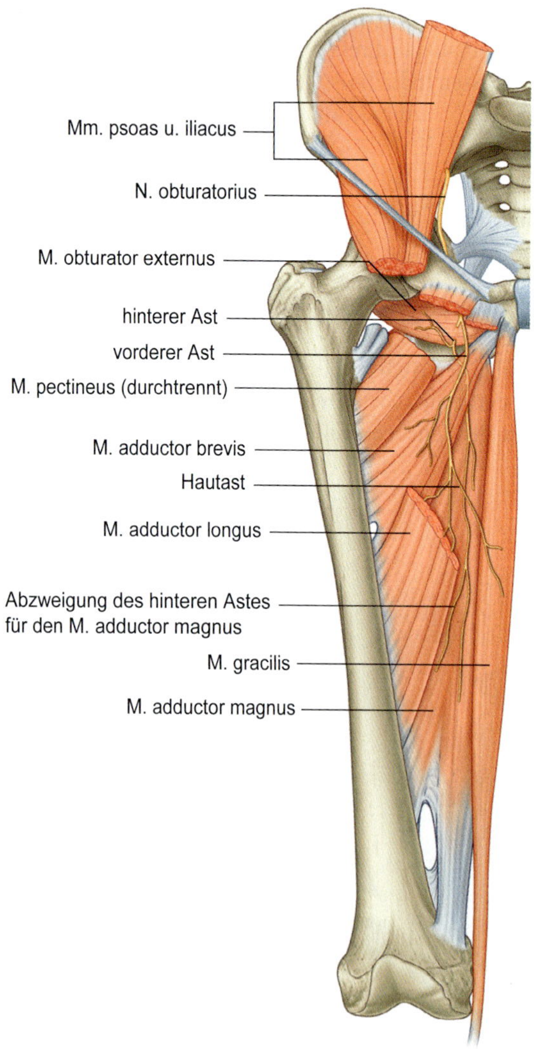

Abb. 20.8 N. obturatorius

- Er versorgt die Haut des unteren Drittels der Innenseite des Oberschenkels. Der sensible Hautast anastomosiert mit dem N. saphenus und anderen Ästen des N. femoralis.
- Er innerviert die ventralen ISG-Bänder, Bänder des Hüftgelenks und das Lig. capitis femoris sowie dorsale Anteile der Kniegelenkskapsel.
- Muskulär versorgt er den M. obturator externus, die Adduktoren, den M. gracilis und (in seltenen Fällen) den M. pectineus.

Ätiologie

Die häufigsten Ursachen für eine Obturatoriusneuralgie sind:

- Kompressionen im Canalis obturatorius, die zu Kanalsyndromen führen können;
- Trauma im Beckenbereich, insbesondere Frakturen am Obturatorrahmen;
- metastasierende Harnblasentumore mit Einwanderungen in den Canalis obturatorius und dortigen Kompressionen des Nervs;
- iatrogene, postoperative Kompressionen nach abdominaler, urologischer oder geburtshilflicher Chirurgie, zum Beispiel ein schlecht sitzendes Tape nach einer *Trans-Obturator-Tape*-Operation (TOT), das den Nerv komprimiert.

Bei jungen, präpubertären Mädchen konnten wir häufig eine Reizung des N. obturatorius am Ende der Reifung der Eierstöcke feststellen. Diese Patientinnen suchten uns wegen medialer Kniebeschwerden auf, die fälschlicherweise als femoropatellares Schmerzsyndrom gekennzeichnet wurden.

Bei Schmerzen oder Parästhesien an der Oberschenkel- oder Knieinnenseite kann die Behandlung des N. obturatorius hilfreich sein.

Behandlung des N. obturatorius

Behandlung in Rückenlage

- Die Patientin befindet sich in Rückenlage, der Fuß der betroffenen Seite ist aufgestellt.
- Sie stehen neben ihr in kranialer Richtung.
- Platzieren Sie den Daumen der medialen Hand auf die Membrana obturatoria. Achten Sie darauf, dass die Daumenbeere zum Beckeninneren zeigt und dass die Hüfte der Patientin in neutraler Abduktion-Adduktionsstellung steht.
- Prüfen Sie die Spannung der Membran und lösen Sie sie ggf. durch Induktionstechniken, wie wir sie in den vorigen Kapiteln erläutert haben.
- Konzentrieren Sie sich anschließend auf den vorderen oberen Anteil des Foramens, denn dort verlässt der Nerv die Beckenhöhle zusammen mit der gleichnamigen Arterie und Vene. Der Nerv liegt von diesen drei Elementen am weitesten kranial. Wenn Sie den Puls der Arterie ertasten, können Sie den Nerv direkt darüber spüren.
- Prüfen Sie die Spannung des Nervs und lösen Sie eventuelle Fixierungen durch Induktion.
- Auch hier können Sie an der veränderten Pulsqualität die Wirksamkeit der Behandlung feststellen.

In Dissektionen konnten wir erkennen, dass der Nerv in seinem Verlauf im Kanal häufig von Fasern des M. obturator internus umhüllt ist. Falls der Muskel verhärtet oder verspannt ist, empfiehlt es sich, ihn (wie weiter oben gezeigt) zu normalisieren, um eine Dekompression des Nervs zu erzielen (➤ Abb. 20.9).

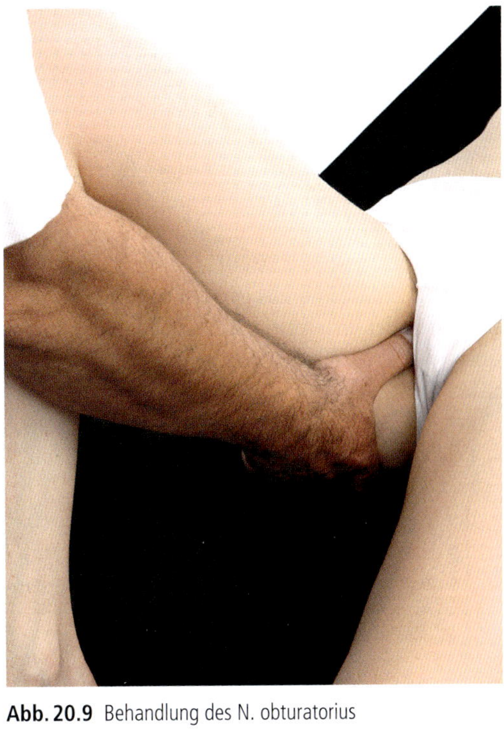

Abb. 20.9 Behandlung des N. obturatorius

20.1.3 Neuralgie des N. genitofemoralis

Die Neuralgie des N. genitofemoralis wird durch eine Reizung oder Kompression des N. genitofemoralis im Leistenkanal verursacht. Sie äußert sich hautsächlich durch Schmerzen in der Leisten- oder Schamgegend oder an der großen Schamlippe der betroffenen Seite.

Anatomie

Der Leistenkanal befindet sich oberhalb der medialen Hälfte des Leistenbandes. Er durchläuft die Bauchwand über eine Länge von 4 bis 5 cm parallel zu diesem Band. Er stellt eine Schwachstelle in der Bauchwand dar.

Der Leistenkanal verfügt über zwei Öffnungen: eine innere (tiefe, laterale), genannt innerer Leistenring (Anulus inguinalis profundus), und eine äußere (oberflächliche, mediale), genannt äußerer Leistenring (Anulus inguinalis superficialis). Der äußere Leistenring liegt auf suprapubischer Höhe, direkt lateral des Schambeinhöckers. Es ist zu beachten, dass die tiefe Öffnung des Kanals in Verbindung zum Bauchfell steht und dass eine peritoneale Fixierung auf dieser Höhe sich auf den Inhalt des Kanals auswirkt. Die beiden Leistenkanäle spielen eine Rolle beim peritonealen Druckausgleich.

Bei der Frau ist der Kanal eng, er führt das Lig. teres uteri mit seiner Arterie sowie die Rami genitales der Nn. iliohypogastricus, ilioinguinalis und genitofemoralis (➤ Abb. 20.10).

Der N. genitofemoralis entspringt aus den vorderen Ästen der ersten beiden Lumbalnerven, durchquert den Psoasmuskel und verläuft in der Fascia iliaca. Er teilt sich in zwei Äste:

- der (laterale) Ramus femoralis zieht unter das Leistenband und innerviert das Trigonum femorale;
- der (mediale) Ramus genitalis verläuft im dorsalen Anteil des Leistenkanals, hinter dem Lig. teres uteri und innerviert die großen Schamlippen.

Behandlung des N. genitofemoralis

Behandlung in Rückenlage

- Die Patientin befindet sich in Rückenlage, der Fuß der betroffenen Seite ist aufgestellt.
- Sie stehen neben ihr.
- Ertasten Sie die äußere Öffnung des Leistenkanals, direkt oberhalb und lateral des Schambeinhöckers.
- Platzieren Sie Ihre Zeigefingerbeere auf die Öffnung, und zwar so, dass die Achse des Zeigefingers parallel zum Leistenband verläuft. Schieben Sie mit der anderen Hand das umliegende Gewebe näher heran, um mit dem Zeigefinger leichter in die Öffnung zu gelangen.
- Versuchen Sie, die kleinen Nervenstränge präzise zu ertasten und auf Verhärtungen zu prüfen. Sollte dies der Fall sein, löst die Palpation einen Schmerz aus, der zum Venushügel ausstrahlt. Prüfen Sie auch die Pulsqualität der Arterie des Lig. teres uteri als Indikator für den Spannungszustand an der Öffnung des Leistenkanals. Lösen Sie eventuelle Verhärtungen am Lig. teres uteri.
- Führen Sie mit Ihrem Zeigefinger leichte Rotationen oder Kompressionen/Induktionen aus, bis das Gewebe sich entspannt. Gehen Sie behutsam vor und versuchen Sie nicht, mit Kraft in den Leistenkanal vorzudringen, Sie erreichen sonst das Gegenteil der angestrebten Wirkung.
- Entspannen Sie anschließend die dünnen Nervenstränge im Kanal mit Traktions-Induktions-Techniken.

Um die Wirksamkeit der Technik zu erhöhen, und im Hinblick auf die Rolle der Leistenkanäle beim abdominalen Druckausgleich, empfehlen wir eine beidseitige Behandlung (➤ Abb. 20.11).

20.1.4 Femoralisneuralgie

Der N. femoralis ist der längste Nerv des Körpers, er beginnt an L2 und endet an der Großzehe. In seinem Verlauf unterhält er enge Beziehungen zu Organen des Verdauungs- und des Harnsystems.

20

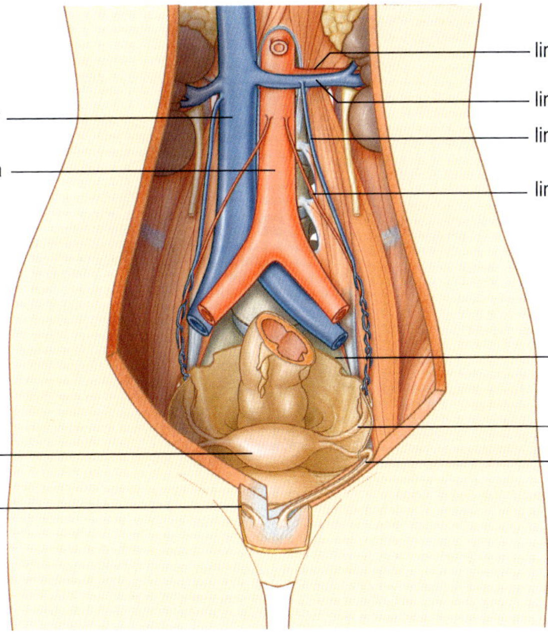

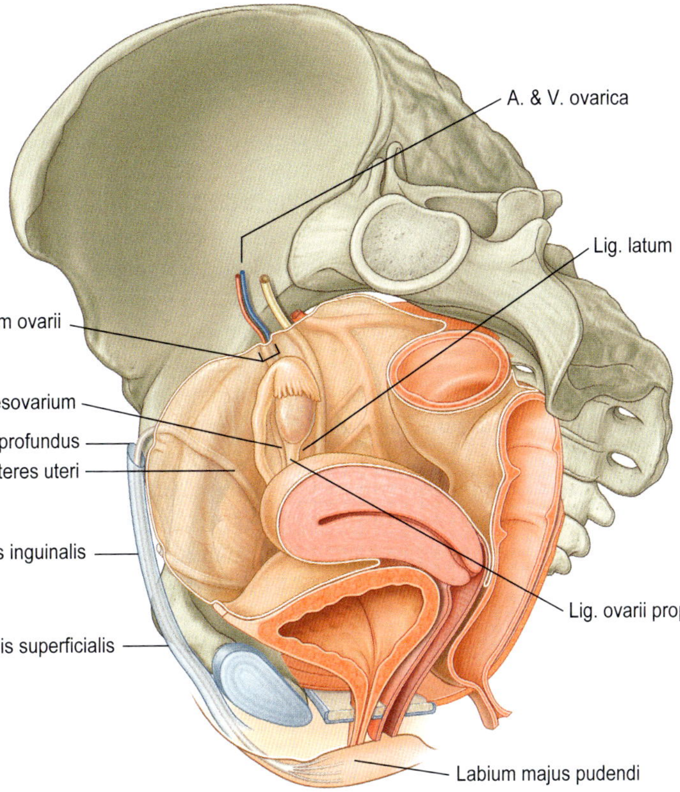

Abb. 20.10 A. Lig. teres uteri; B. Leistenkanal

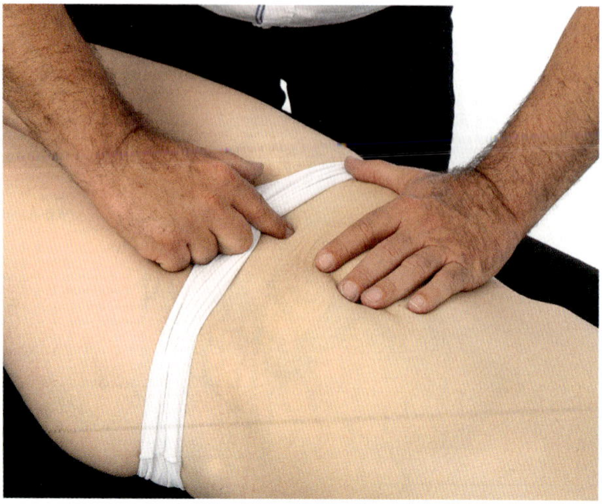

Abb. 20.11 Behandlung des N. genitofemoralis

Anatomie

Der N. femoralis ist der dickste Ast des Plexus lumbalis, er entspringt aus den Wurzeln von L2, L3 und L4.

Seine Äste vereinen sich in der Tiefe des Psoasmuskels, anschließend verläuft der Nerv am Seitenrand des Muskels entlang.

Später zieht er vor den Psoasmuskel, unterkreuzt das Leistenband und teilt sich in vier Äste auf.

In seinem lumbalen Abschnitt verläuft der Nerv in der Nähe der Nieren und der Harnleiter. Im Falle einer Ptose kann es zu Kontakten zwischen diesen Elementen kommen.

In seinem intrapelvinen Abschnitt steht er in Verbindung zum Zäkum (rechts) und zum Sigmoid (links).

Er wird begleitet von der gleichnamigen Arterie und Vene, die er mit neurovegetativen Fasern versorgt. Aufgrund dessen ist er an der Vaskularisation der unteren Extremität beteiligt (➤ Abb. 20.12).

Behandlung des N. femoralis

Die Behandlung des N. femoralis erfolgt im Trigonum femorale (Scarpa-Dreieck). Die Basis dieses Dreiecks wird durch das Leistenband gebildet, der mediale (vertikale) Rand durch den M. adductor longus, der laterale (schräg nach kaudal-medial verlaufende) Rand durch den M. sartorius.

Das Trigonum femorale, das die femoralen Leitungsbahnen führt, wird an der Basis durch den Arcus ilipectineus in einen medialen und einen lateralen Abschnitt geteilt. Medial ziehen die A. und V. femoralis durch die Lacuna vasorum, lateral verläuft der N. femoralis in der Hülle des Psoasmuskels durch die Lacuna musculorum.

Von medial nach lateral sind die drei Elemente wie folgt angeordnet: Vene, Arterie, Nerv. Die Eselsbrücke „IVAN" hilft hier dem Gedächtnis:

- I: innen,
- V: Vene,
- A: Arterie,
- N: Nerv.

Die A. femoralis zieht vertikal unter der Mitte des Leistenbandes hindurch. An dieser Stelle lässt sich ihr Puls ertasten. Wenn Sie den Puls lokalisiert haben, können Sie lateral davon den Nerv als einen 5 bis 6 mm dicken, parallel zur Arterie verlaufenden Strang spüren. Er liegt direkt am medialen Rand des Psoasmuskels.

Unmittelbar nach Unterkreuzung des Leistenbandes nimmt der Nerv eine flache Form an und fächert sich in vier Endäste auf.

Achten Sie beim Ertasten der Arterie und des Nervs auf benachbarte, parallel zum Leistenband liegende Lymphknoten (➤ Abb. 20.13).

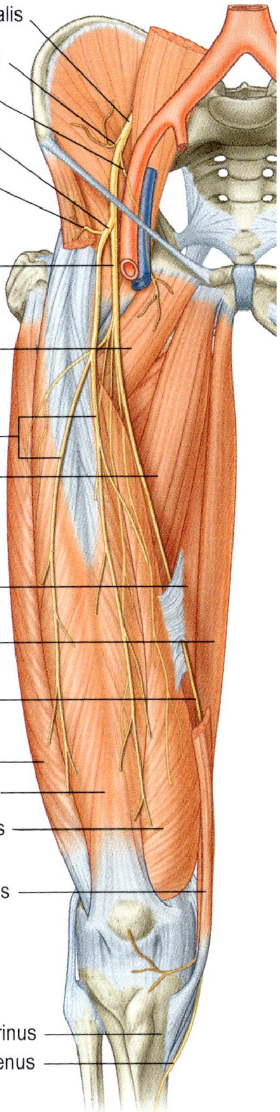

Abb. 20.12 N. femoralis

Behandlung in Rückenlage

- Die Patientin befindet sich in Rückenlage.
- Sie stehen neben ihr.
- Ertasten Sie die A. femoralis auf mittlerer Strecke zwischen der SIAS und dem Schambeinhöcker. Der N. femoralis befindet sich lateral von der Arterie. Folgen Sie ihm bis zum Oberrand des M. sartorius.

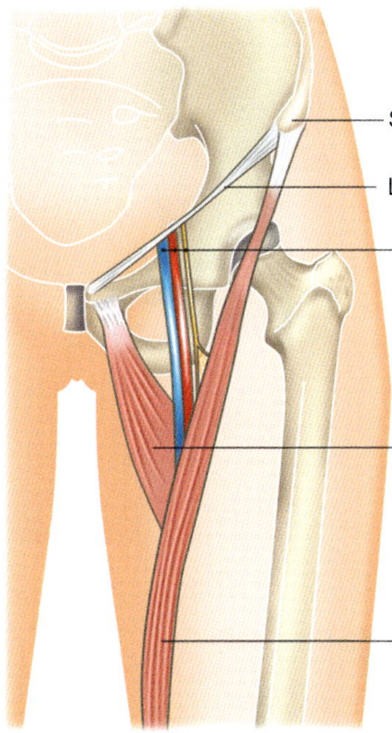

Abb. 20.13 N. femoralis im Trigonum femorale

- Ohne den Kontakt zu verlieren, bitten Sie die Patientin, ihre Hüfte und ihr Knie zu beugen. Währenddessen setzen Sie sich ihr gegenüber auf die Behandlungsbank und legen ihren Unterschenkel auf Ihre Schulter.
- Testen Sie mit Ihren Fingerbeeren die transversale Verschiebbarkeit des Nervs, indem Sie den Oberschenkel in Innen- und Außenrotation bewegen. Prüfen Sie anschließend die Bewegungsfreiheit in Längsrichtung durch Bewegungen der Hüfte in Flexion und Extension.
- Beginnen Sie mit einer Reihe von Kompressionen-Dekompressionen am Nerv, um die Mechanorezeptoren anzusprechen.
- Setzen Sie den Nerv anschließend mithilfe Ihrer Fingerbeeren sanft in Vorspannung nach distal und folgen Sie ihm induktiv. Bringen Sie die Hüfte der Patientin etwas weiter in Streckung, um die Dehnung des Nervs zu verstärken (➤ Abb. 20.14 und ➤ Abb. 20.15).

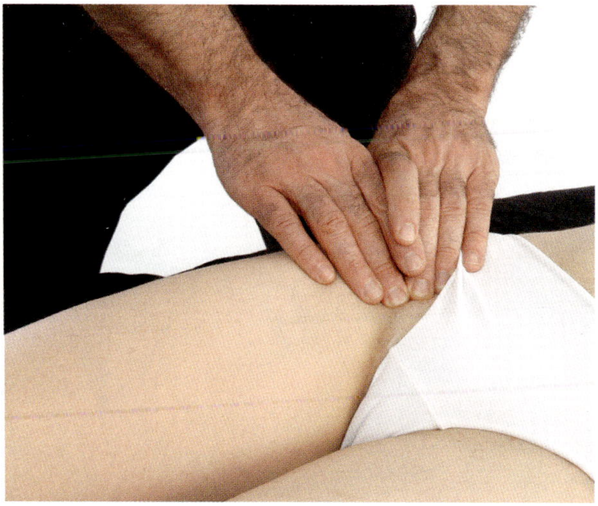

Abb. 20.14 Ertasten des N. femoralis

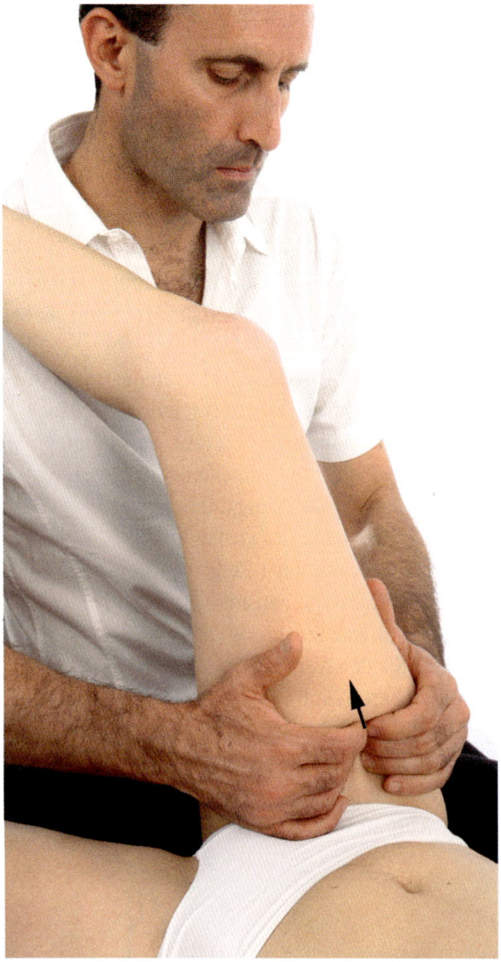

Abb. 20.15 Behandlung des N. femoralis in Rückenlage

Variante in Seitenlage

- Ertasten Sie den N. femoralis wie oben beschrieben, behalten Sie den Kontakt und bitten Sie die Patientin, sich auf die nicht betroffene Seite zu drehen.
- Die Patientin liegt nun auf der Seite, das untere Bein stärker gebeugt als das obere.
- Sie stehen hinter ihr und kontaktieren mit Ihrem Brustkorb die Rückseite des Beckens der Patientin.
- Platzieren Sie einen Finger Ihrer kranialen Hand auf den N. femoralis direkt unterhalb des Leistenbandes, und einen Finger der kaudalen Hand auf den Nerv 2 bis 3 cm weiter distal.
- Setzen Sie den Nerv zwischen Ihren beiden Fingern unter Vorspannung und folgen Sie ihm induktiv.
- Um die Dehnung des Nervs zu verstärken, bitten Sie die Patientin, das behandelte Bein langsam zu strecken, ohne es von der Unterlage abzuheben. Schieben Sie am Ende der Bewegung das Becken mit Ihrem Brustkorb nach vorne, um die Hüfte noch weiter zu strecken und die Dehnwirkung auf den Nerv zu erhöhen (➤ Abb. 20.16).

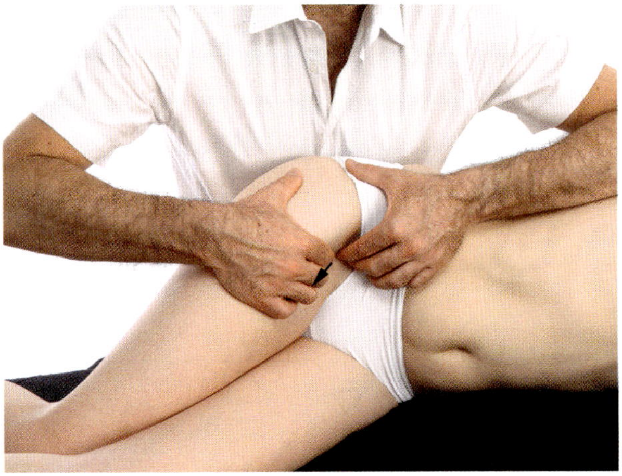

Abb. 20.16 Behandlung des N. femoralis in Seitenlage

20.1.5 Ischiasneuralgie

Anatomie

Der N. ischiadicus ist der Endast des Plexus sacralis, der wiederum aus der Vereinigung des Truncus lumbosacralis (Wurzeln aus L4–L5) und den Vorderästen der Wurzeln aus S1, S2 und S3 gebildet wird.

Er ist der dickste Nerv des Körpers und setzt sich aus zwei Strängen zusammen, dem N. fibularis communis und dem N. tibialis.

Es handelt sich um einen gemischten, motorisch-sensiblen Nerv. Er verlässt die Beckenhöhle durch das Foramen infrapiriforme zwischen (kranial) dem M. piriformis und (kaudal) dem Lig. sacrospinale (das die Incisura ischiadica major verschließt). Von dort taucht er in die Glutealregion ein, durchläuft das vom M. glutaeus maximus bedeckte Spatium ischiofemorale, in dem seine Vorderseite in Kontakt zu den Mm. obturator internus, gemelli und quadratus femoris steht. Anschließend tritt er in die dorsale Oberschenkelloge ein und teilt sich, in den meisten Fällen am Eingang der Kniekehle, in seine zwei Äste auf, den N. fibularis communis und dem N. tibialis (> Abb. 20.17).

Ätiologie

Außer den Problematiken durch Diskushernien oder Foraminalstenosen gibt es einige Phänomene im kleinen Becken, die ursächlich für eine Ischiasneuralgie sein können:

- Spannungen, Fixierungen oder Statikprobleme der Geschlechtsorgane haben direkten Einfluss auf die lumbosakrale Mechanik und bewirken eine Verminderung der Beweglichkeit, die wiederum zu Wurzelreizungen führen kann.
- In seinem intrapelvinen Verlauf steht der N. ischiadicus in direktem Kontakt zum M. piriformis. Dieser kann durch Spasmen oder Fibrosierungen zu anormalen Reizungen des Nervs führen.
- Der N. ischiadicus hat gemeinsame Wurzeln mit Organen und Geweben dieser Region. Dysfunktionen dieser Organe können über den Reflexweg Schmerzen im Verlauf des Nervs auslösen.
- Der Plexus sacralis anastomosiert mit dem Plexus pudendus.

Behandlung des N. ischiadicus

Manipulieren Sie bei Patientinnen mit Ischialgien und gleichzeitigen Problemen der Beckenorgane nicht direkt die Wirbelsäule, vor allem, wenn diese keine echten Blockaden zeigt. In solchen Fällen werden die Bewegungseinschränkungen in der Regel durch die Organdysfunktionen verursacht.

Normalisieren Sie vielmehr die Beckenorgane und wenden Sie sich anschließend dem Ischiasnerv und den Muskeln zu, mit denen er in Beziehung

20

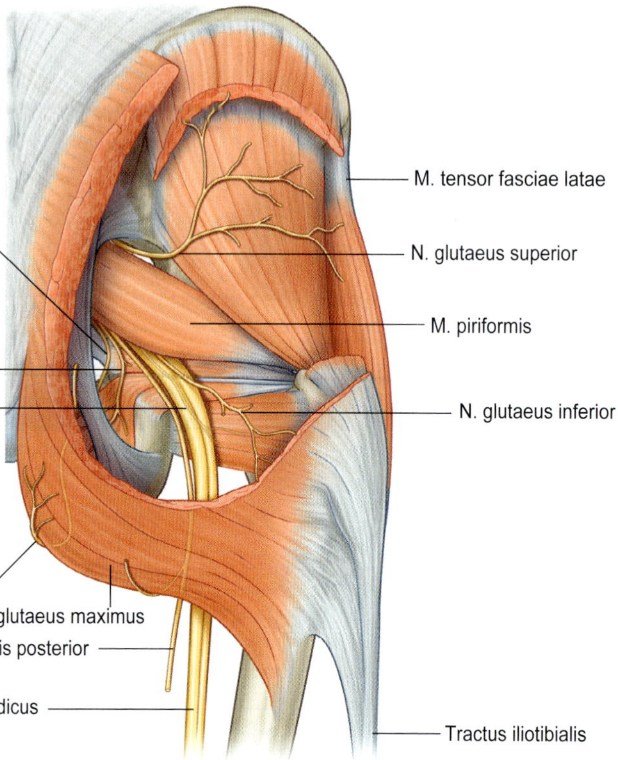

Abb. 20.17 N. ischiadicus

steht, nämlich dem M. piriformis und dem M. quadratus femoris.

Die Behandlung dieser beiden Muskeln ist unerlässlich, da sie am intrapelvinen Druckausgleich beteiligt sind. Spasmen oder Fibrosen der Muskeln verändern die intrakavitären Druckverhältnisse und können zu Reizungen der vaskulonervalen Leitungsbahnen führen, die die Geschlechtsorgane versorgen.

Muskuläre Spasmen oder Fibrosen spiegeln häufig den Stresszustand eines benachbarten Organs wider.

Behandlung des M. piriformis

Der M. piriformis ist der wichtigste Muskel im Zusammenhang mit Behandlungen urogenitaler Dysfunktionen.

Er entspringt medial an der Vorderseite des Kreuzbeins in Höhe von S2, S3, S4, verlässt die Beckenhöhle durch die Incisura ischiadica major und inseriert am oberen Anteil des Trochanter major, oberhalb des Ansatzes des M. obturator internus (➤ Abb. 20.18).

Er bildet eine Art Dach für den Ischiasnerv und entlastet den Hüftkopf. Daher muss bei seiner Behandlung zwischen den kranialen und kaudalen Fasern unterschieden werden.

Man beachte, dass der N. glutaeus superior (aus L4 bis S1) oberhalb des M. piriformis verläuft. Eine Reizung dieses Nervs kann Schmerzen am oberen Anteil der Glutealregion verursachen.

Der M. piriformis steht auf verschiedenen Ebenen mit unterschiedlichen Strukturen in Verbindung:

- viszeral: mit der Zervix und (geringfügig) mit dem Corpus uteri; Indikator für den Zustand dieses Organs;
- neural: mit dem N. pudendus und dem N. cutaneus femoris posterior, dem Plexus sacralis (S2, S3, S4) und dem N. ischiadicus;

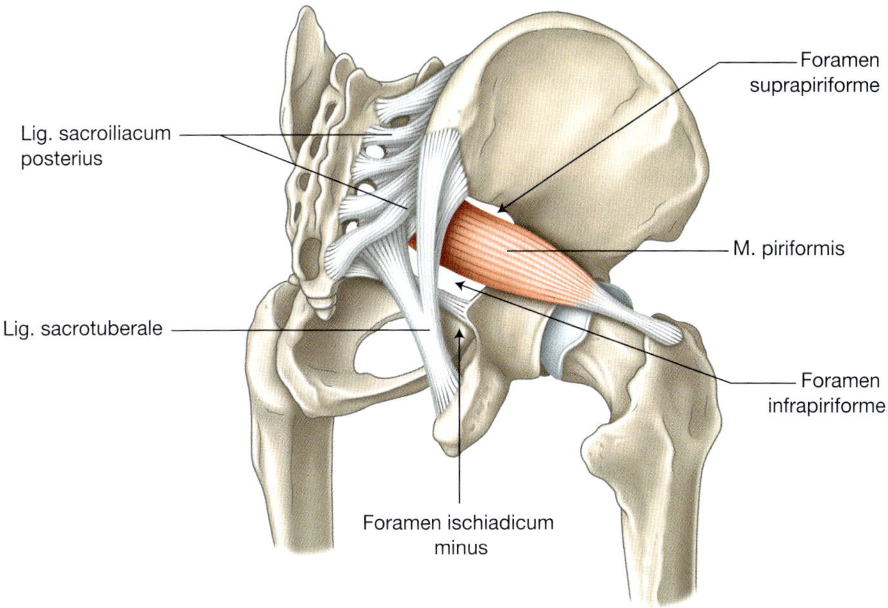

Abb. 20.18 M. piriformis

- ligamentär: an seinem medialen Ursprung mit den Ligg. sacrouterina;
- emotional: tiefe Abwehrhaltung im Geschlechtsbereich, Angst vor Penetration und Schwangerschaft.

Wir erinnern daran, dass der Plexus sacralis am M. piriformis anliegt und dass eine Dehnung des Muskels daher auch eine Wirkung auf den Plexus hat.

Behandlung in Seitenlage

- Die Patientin liegt auf der nicht betroffenen Seite.
- Sie stehen ihr gegenüber, Ihr Knie liegt in Höhe des Beckens auf der Behandlungsbank.
- Bitten Sie die Patientin, die Innenseite ihres oberen Oberschenkels auf die Vorderseite Ihres Oberschenkels zu legen.
- Lokalisieren Sie den M. piriformis und ertasten Sie mit einem oder zwei Fingern Ihrer kaudalen Hand die verhärteten Fasern im kranialen oder

20

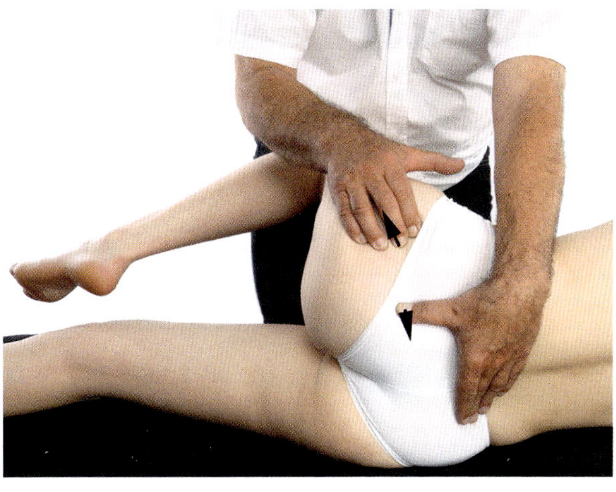

Abb. 20.19 Behandlung des M. piriformis in Seitenlage

kaudalen Anteil des Muskels. Folgen Sie den Fasern bis zum Ansatz am Trochanter major.
- Fixieren Sie mit Ihrer kranialen Hand das Kreuzbein nach medial.
- Bitten Sie nun die Patientin, ihr Knie mehrere Male sanft in Ihre Richtung zu schieben, um den Muskel zu dehnen und die Mechanorezeptoren zu stimulieren. Bringen Sie danach die Hüfte der Patientin in Flexion-Adduktion, um die Dehnung zu verstärken.
- Führen Sie mit den Fingern der kaudalen Hand eine Induktion an den Muskelfasern aus.
- Konzentrieren Sie sich auf den Muskel-Sehnen-Übergang, denn dort befinden sich die meisten Mechanorezeptoren (Golgi-Sehnenrezeptoren). Vergessen Sie nicht, dass Sie eine Wirkung nicht nur auf lokaler, sondern auch auf zentraler Ebene erzielen wollen.
- Wiederholen Sie die Technik drei bis vier Mal (➤ Abb. 20.19).

Variante in Rückenlage

- Die Patientin befindet sich in Rückenlage, das nicht betroffene Bein liegt in Abduktion, um das Becken zu stabilisieren. Der Fuß der betroffenen Seite ist aufgestellt.
- Sie stehen oder sitzen seitlich in Höhe des Beckens.

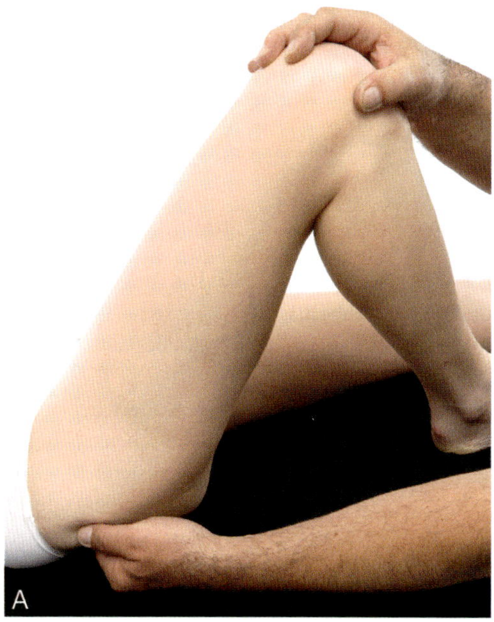

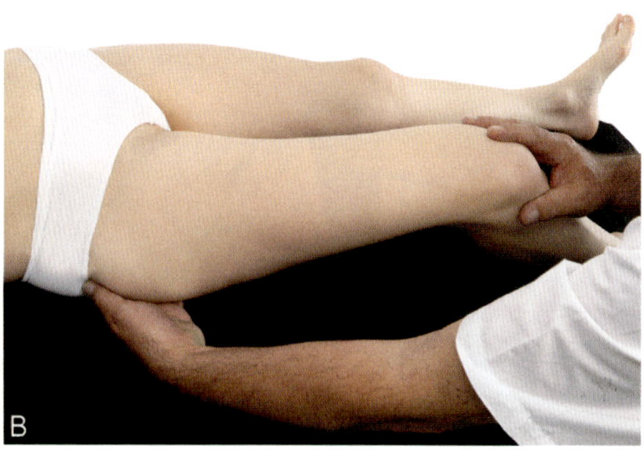

Abb. 20.20 Behandlung des M. piriformis in Rückenlage

20

- Platzieren Sie zwei oder drei Finger der kranialen Hand hinter den Trochanter, an den Ansatz des M. piriformis, und haken Sie am Trochanter ein.
- Halten Sie das Knie der Patientin und bitten Sie sie, ihre Hüfte in Abduktion-Außenrotation-Extension zu bringen. Währenddessen ziehen Sie am Trochanter major nach lateral, um den Muskel induktiv zu dehnen (➤ Abb. 20.20).

Behandlung des M. quadratus femoris

Der M. quadratus femoris ist ein flacher Muskel, er liegt unter dem M. obturator internus.

Er entspringt an der Außenseite des Sitzbeins, vor dem Sitzbeinhöcker, und inseriert am Tuberculum quadratum auf der Linea intertrochanterica (Teil der äußeren Trifurkation der Linea aspera) (➤ Abb. 20.21).

Er bildet das „Bett" für den Ischiasnerv und den N. cutaneus femoris posterior. Außerdem dient er dem Druckausgleich am hinteren Anteil des Hüftgelenks.

Im Laufe der Evolution hat sich der M. quadratus femoris aufgrund des aufrechten Gangs verkürzt.

Behandlung in Rückenlage

- Die Patientin befindet sich in Rückenlage, der Fuß der betroffenen Seite ist aufgestellt.
- Sie stehen an der Seite in kranialer Richtung.
- Platzieren Sie Ihre laterale Hand in die retrotrochanterische Region, Ihre mediale Hand an die Außenseite des Sitzbeinhöckers.
- Bitten Sie die Patientin, ihr Bein in Abduktion-Außenrotation zu bringen, um den Griff an der Linea intertrochanterica zu verstärken.
- Während die Patientin ihr Bein streckt, ziehen Sie Ihre Hände auseinander, um den Muskel zu dehnen und die Mechanorezeptoren zu aktivieren. Die Reaktion der Mechanorezeptoren gibt Auskunft über den Zustand des Muskels und dient sozusagen als Anleitung für die Richtung, in der Sie die Induktion durchführen müssen.
- Wiederholen Sie die Technik zwei bis drei Mal, bis der Muskel sich entspannt hat (➤ Abb. 20.22).

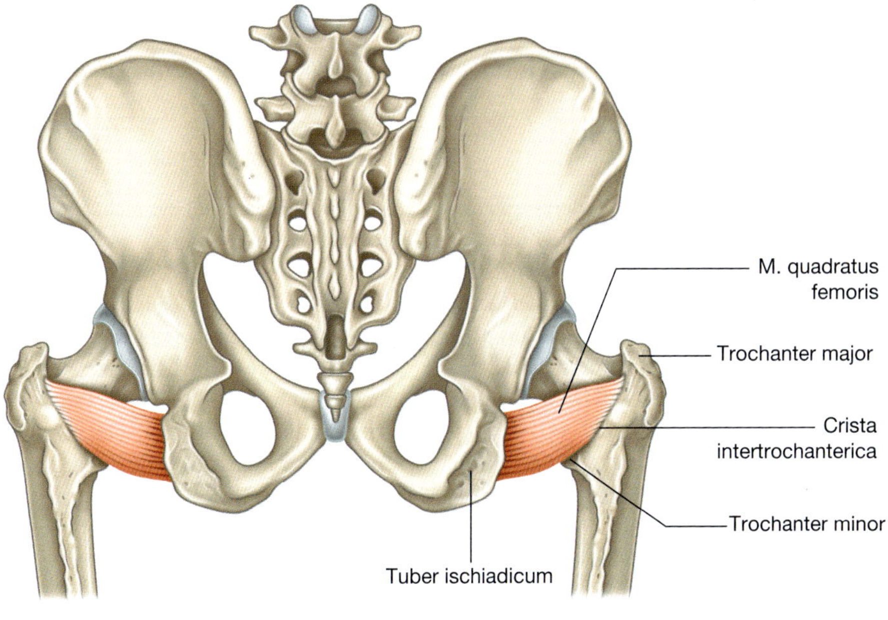

Abb. 20.21 M. quadratus femoris

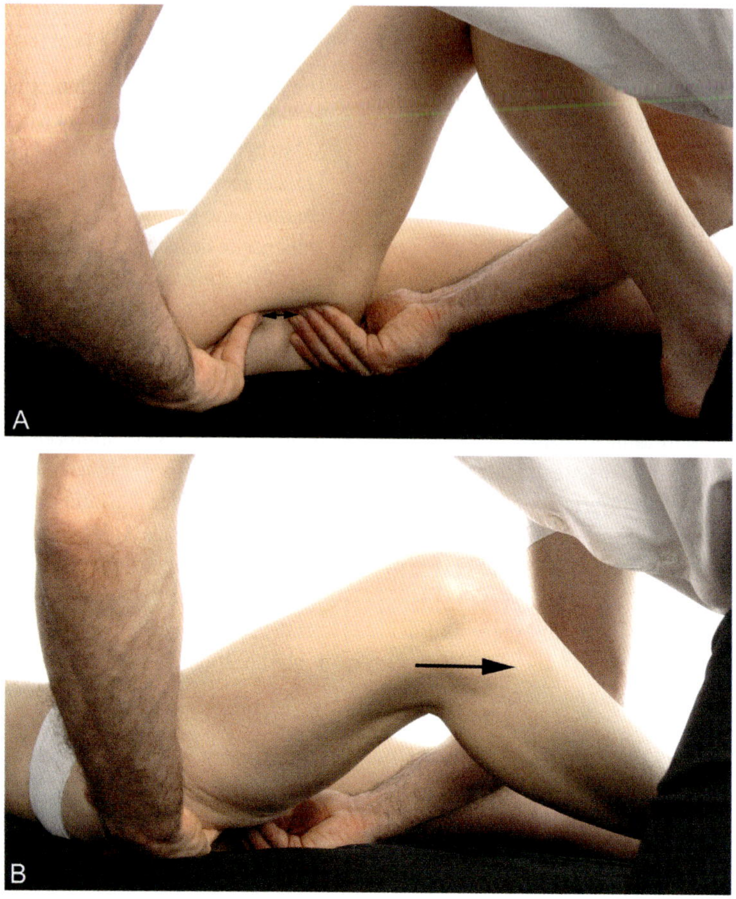

Abb. 20.22 Behandlung des M. quadratus femoris

Behandlung des Plexus sacralis

Der Plexus sacralis wird durch die Vorderäste aus S1 bis S4 und dem Truncus lumbosacralis (L4 und L5) gebildet. Die sakralen Äste ziehen nach ihrem Austritt aus den vorderen Sakralforamina nach latero-kaudal und vereinen sich mit den Ästen aus dem Truncus lumbosacralis auf der Vorderseite des M. piriformis. Zusätzlich kommen sympathische und parasympathische Äste hinzu.

Die Abzweigungen des Plexus sacralis innervieren die Glutealregion, die Rückseite der unteren Extremität und die Beckenbodengegend (➤ Abb. 20.23).

Der Zugang zum Plexus erfolgt an der Incisura ischiadica major, direkt unterhalb des M. piriformis.

Behandlung in Seitenlage

- Die Patientin liegt auf der nicht betroffenen Seite, das obere Knie gebeugt.
- Sie stehen ihr gegenüber und halten das Knie der Patientin gegen Ihren Bauch.
- Ertasten Sie die Spina ischiadica und die kleine Vertiefung direkt oberhalb (entspricht dem Foramen infrapiriforme). Legen Sie Ihre beiden Mittelfinger übereinander und kontaktieren Sie den Austritt des Ischiasnervs direkt medio-kranial der Spina. Der Nerv ist hier leicht zu palpieren, er hat die Form eines flachen, ca. 10 bis 15 mm breiten und 5 mm dicken Bandes. Steht er unter Stress, ist er oft verhärtet.

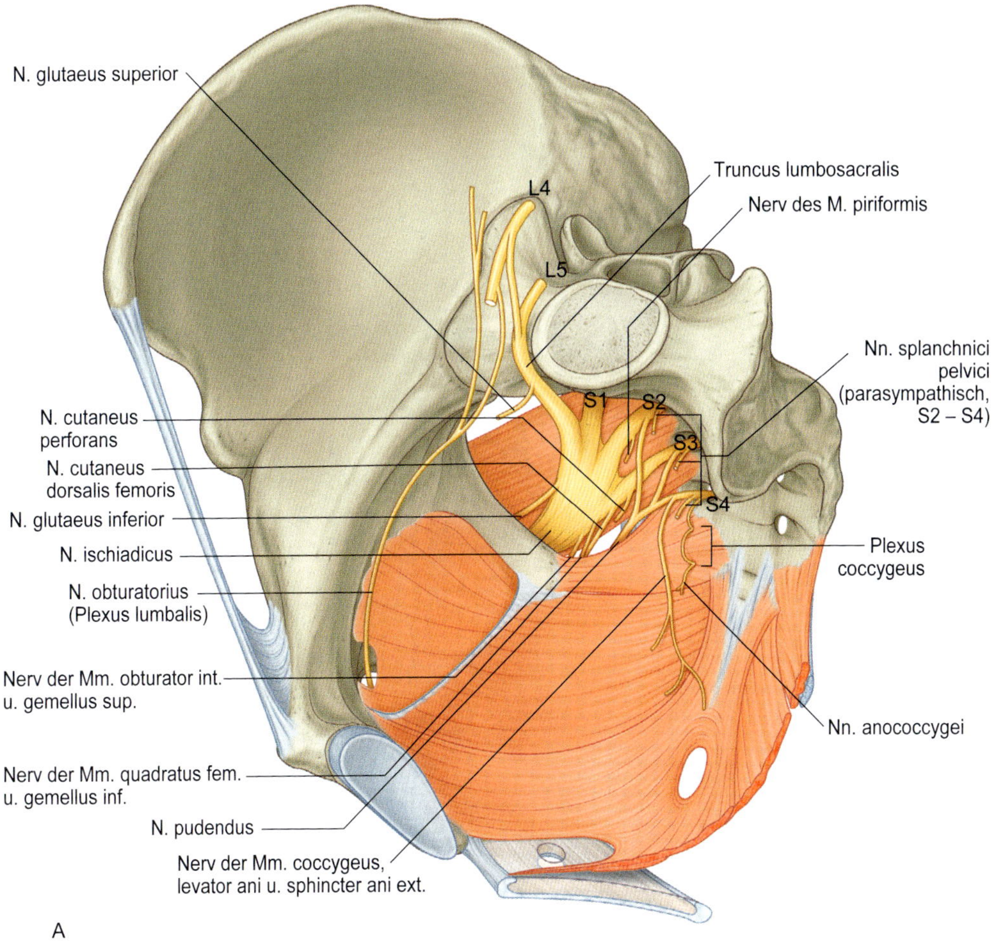

Abb. 20.23a Plexus sacralis

- Bringen Sie die Hüfte der Patientin in Abduktion, indem Sie ihr Knie in Richtung Decke bewegen. Dies entspannt den großen Gesäßmuskel, sodass Sie Ihren Kontakt verstärken können. Bitten Sie die Patientin anschließend, ihr Knie gegen Ihren Bauch zu drücken, um die Gesäßmuskeln weiter zu entspannen und die Nervenfasern noch besser spüren zu können.
- Dehnen Sie mit Ihren Mittelfingern den Nerv nach distal, ohne ihn allerdings zu sehr zu komprimieren. Um die Dehnung zu verstärken, bringen Sie mit Ihrem Bauch das Hüftgelenk in Flexion.
- Wiederholen Sie die Technik drei bis vier Mal, bis das Gewebe sich entspannt hat (➤ Abb. 20.24).

Behandlung des Ischiasnervs

Der Ischiasnerv lässt sich am einfachsten am Gesäß, genauer gesagt im Spatium ischiofemorale behandeln. Dort verläuft er zwischen (ventral) den pelvitrochanteren Muskeln und (dorsal) dem M. glutaeus maximus und liegt auf halber Distanz zwischen (lateral) dem Trochanter major und (medial) dem Sitzbeinhöcker (➤ Abb. 20.25).

Unserer Erfahrungen nach ist bei Problemen der urogenitalen Beckenorgane (Harnblase, Uterus und Adnexen) häufiger der linke Ischiasnerv betroffen, da er mit ihnen in Verbindung steht.

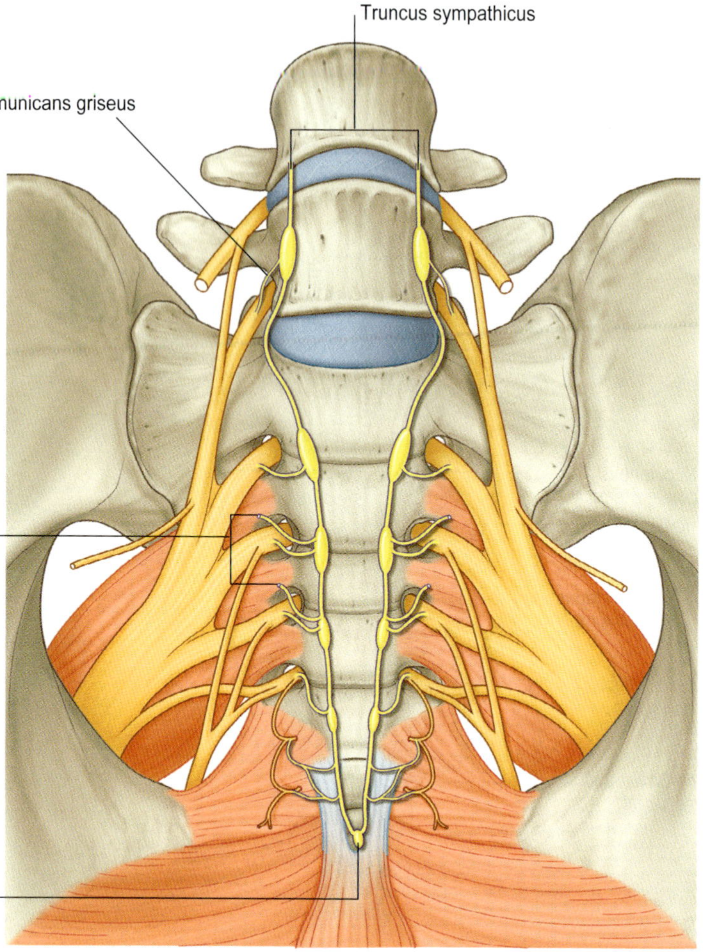

Abb. 20.23b Plexus sacralis (Fortsetzung)

Der rechte Ischiasnerv steht eher in Beziehung zu den Verdauungsorganen (Darm, Leber, Gallenblase).

Behandlung in Seitenlage

- Die Patientin liegt auf der nicht betroffenen Seite, das obere Knie gebeugt.
- Sie stehen ihr gegenüber.
- Ertasten Sie das Spatium ischiofemorale zwischen Trochanter major und Sitzbeinhöcker.
- Legen Sie Ihre Mittelfinger übereinander und platzieren Sie sie unterhalb des M. piriformis auf das Relief des Ischiasnervs unter den Fasern des M. glutaeus maximus.
- Kontrollieren Sie das obere Knie der Patientin mit Ihrem Bauch.
- Dehnen Sie den Nerv mithilfe Ihrer Mittelfinger und bringen Sie die Hüfte der Patientin in Flexion, um die Dehnung zu verstärken.
- Prüfen Sie auch die transversale Verschiebbarkeit des Nervs. Falls er nach lateral oder medial fixiert ist, können Sie die Hüfte stärker in Abduktion oder Adduktion bringen, um die Lösung der Fixierung zu unterstützen (➤ Abb. 20.26).
- Im Falle einer Hyperalgesie kann die Patientin ihr oberes Knie zwischen ihre Hände nehmen und, je nach Schmerzempfinden, selbst die Hüftbeugung dosieren.

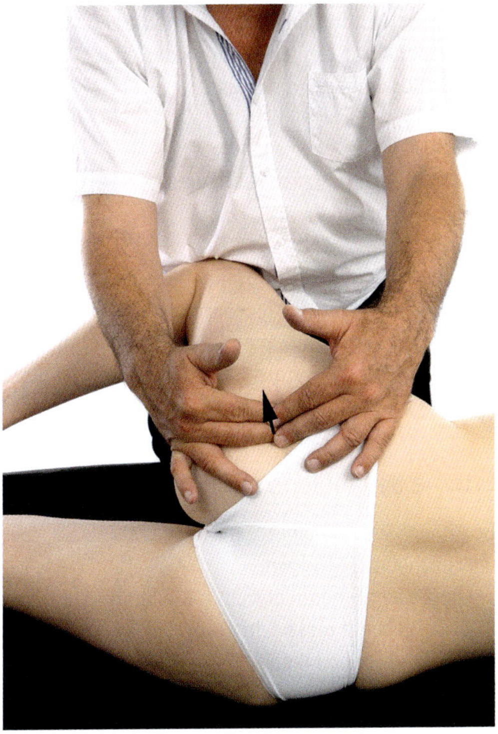

Abb. 20.24 Behandlung des Plexus sacralis

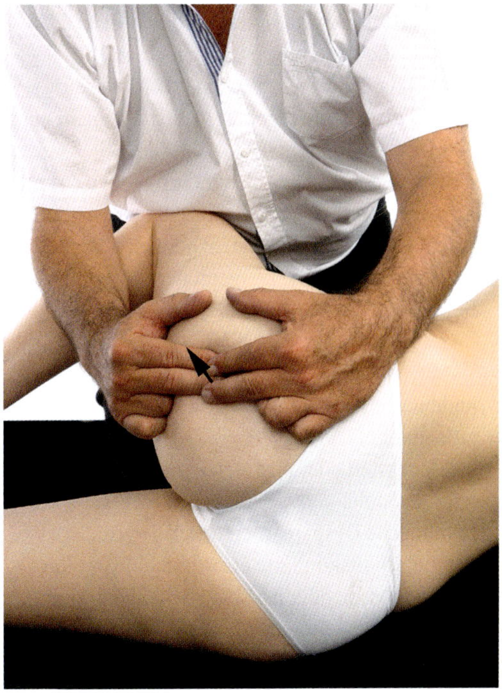

Abb. 20.26 Behandlung des N. ischiadicus

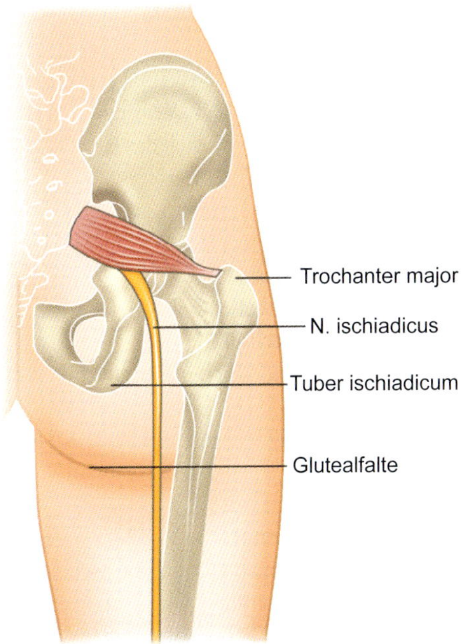

Abb. 20.25 N. ischiadicus am Gesäß

20.2 Dyspareunien

Die Dyspareunie (auch Algopareunie) bezeichnet Schmerzen im Genitalbereich während des Geschlechtsverkehrs beim Eindringen des Penis in die Scheide.

Sie tritt relativ häufig auf, denn sie betrifft ca. 20 bis 25 Prozent der Frauen während ihrer sexuell aktiven Zeit.

Im Allgemeinen spricht man von einer oberflächlichen (introitalen) Dyspareunie, wenn der Schmerz zu Beginn, und einer tiefen Dyspareunie, wenn er am Ende der Penetration auftritt. Aufgrund unserer Erfahrungswerte sind wir der Meinung, dass man darüber hinaus von einer mittleren Dyspareunie sprechen kann, bei der die Schmerzerzeugung zwischen der oberflächlichen und der tiefen Dyspareunie liegt.

Wichtig zu beachten:

- Der Vaginismus, d. h. eine reflexartige Kontraktion der vorderen Beckenbodenmuskulatur, zählt

nicht zu den Dyspareunien, da die massive Kontraktion die Penetration unmöglich macht;
- Schmerzen beim Geschlechtsverkehr wegen Scheidentrockenheit gehören ebenfalls nicht zu den Dyspareunien.

Vor der osteopathischen Behandlung einer Dyspareunie sind eine Reihe von Faktoren auszuschließen, die nicht in unseren Kompetenzbereich fallen:
- zuallererst sämtliche kongenitalen Anomalien im Bereich der Vulva, Scheide, Gebärmutter oder Eierstöcke;
- als Nächstes infektiöse oder entzündliche Pathologien, wie Vaginalmykose, Bartholonitis, Salpingitis usw.;
- Ovarialzysten oder postmenopausale vulvovaginale Atrophie;
- psychogene Dyspareunien durch Trauma oder Partnerschaftskonflikte erfordern eine psychotherapeutische oder psychiatrische Behandlung.

In der Anamnese müssen ohne Tabu die genaue Lokalisierung der Schmerzen und die Positionen geklärt werden, in denen der Schmerz beim Geschlechtsverkehr auftritt. Diese Informationen geben uns eine Orientierung für die Diagnose und die zu behandelnden Bereiche.
- Bauchlage: Schmerzen zu Beginn der Penetration können auf ein Problem der Harnröhre oder der zervikotrigonalen Region oder auf einen schweren Genitalprolaps hinweisen; Schmerzen am Ende der Penetration auf eine Zervizitis (Entzündung oder Infektion des Gebärmutterhalses) oder eine Hyperanteversio uteri mit Fixierung der Zervix durch verkürzte oder fibrosierte Ligg. sacrouterina.
- Rückenlage: Schmerzen zu Beginn der Penetration können auf einen Prolaps hinweisen; Schmerzen am Ende der Penetration auf eine Retroversio uteri oder Verklebungen im Bereich der Parametrien.
- Seitenlage: Schmerzen beim Geschlechtsverkehr in Seitenlage werden häufig durch eine Laterodeviation der Gebärmutter in Version oder Flexion, oft in Kombination mit Fixierungen des Lig. latum, verursacht.

20.2.1 Oberflächliche Dyspareunien

Zu den weiteren Ursachen für oberflächliche Dyspareunien zählen Folgen von Dammrissen oder Episiotomien bei Entbindungen, Dysfunktionen des Beckenbodens mit Genitalprolaps oder eine Hypertonie der Beckenbodenmuskulatur.

Normalisierung eines hypertonen Beckenbodens

Vor der Behandlung des Beckenbodens sind die Beckenorgane sowie die osteoartikulären Strukturen (Steißbein, Kreuzbein, Symphyse usw.) zu normalisieren, die für eine muskuläre Hypertonie verantwortlich sein könnten.

Externe Behandlung in Rückenlage

Beginnen Sie mit einer externen Technik an den oberflächlichen Muskeln.
- Die Patientin befindet sich in Rückenlage, die Beine gebeugt und leicht gespreizt.
- Sie stehen neben ihr.
- Platzieren Sie einen Daumen auf den hypertonen Bereich und bitten Sie die Patientin, tief auszuatmen und den Beckenboden gleichzeitig nach kaudal zu drücken. Prüfen Sie, ob eine paradoxe Atmung vorliegt, denn normalerweise sollte sich der Beckenboden bei der Ausatmung nach kranial bewegen.
- Halten Sie am Anfang der Technik mit Ihrem Daumen einen Gegendruck. Verringern Sie den Druck nach und nach, bis sich das Gewebe entspannt hat (➤ Abb. 20.27).

Interne Behandlung in Rückenlage

Behandeln Sie anschließend die tiefe Muskulatur mit einer internen Technik.
- Die Patientin befindet sich in der gleichen Position wie vorher.
- Führen Sie einen Finger in die Scheide ein und platzieren Sie ihn gegen den hypertonen M. levator ani.
- Führen Sie zunächst drei bis vier Kompressionen-Dekompressionen aus, um die Mechanorezeptoren zu stimulieren.
- Bearbeiten Sie den Muskel anschließend in Induktion, bis sich sein Tonus normalisiert hat (➤ Abb. 20.28).

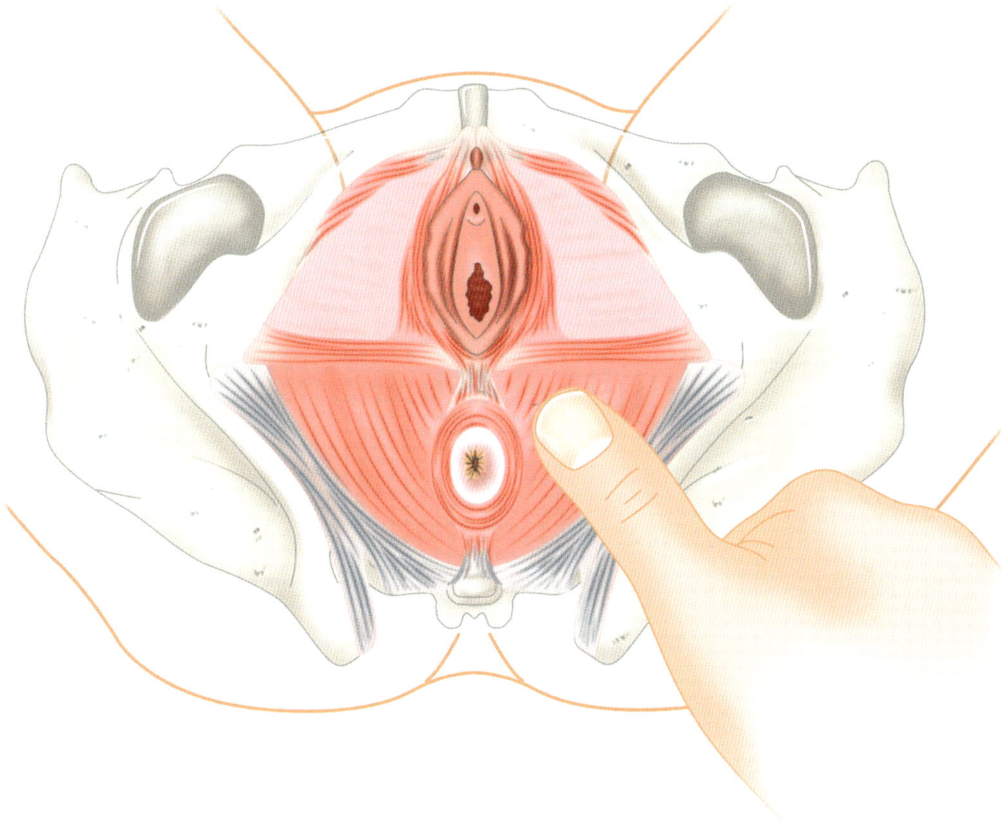

Abb. 20.27 Normalisierung des Beckenbodens

Wiederherstellung der Elastizität des Beckenbodens

Um ein schmerzfreies Eindringen zu ermöglichen, reicht es unserer Meinung nach nicht aus, den Beckenbodentonus zu normalisieren. Zusätzlich sollte seine Elastizität verbessert werden.

Die entsprechenden Techniken dazu finden Sie in Teil 2 „Harnblase“.

Behandlung eines vernarbten Beckenbodens

Schon kleines Narbengewebe kann durch Reibung oder Spannungen am Beckenboden Schmerzen beim Geschlechtsverkehr verursachen.

In der Regel befinden sich die Narben als Folge von Dammrissen oder Episiotomien am Beckenboden. Während einer Entbindung kann es allerdings auch zu Rissen an der Scheidenwand und entsprechenden Verhärtungen durch Narbengewebe kommen.

- Die Patientin befindet sich in der gleichen Position wie vorher.
- Die Narbe wird mit einem internen und einem externen Zugang bearbeitet. Führen Sie dazu Ihren Zeigefinger in die Scheide und legen Sie ihn an den vernarbten Bereich. Halten Sie Ihren Daumen von außen dagegen, sodass der Narbenbereich zwischen Zeigefinger und Daumen liegt.
- Erster Schritt: Bearbeiten Sie die Narbe, um sie zu mobilisieren und die Fibrosierung zu lösen. Versuchen Sie, die verschiedenen Schichten sanft

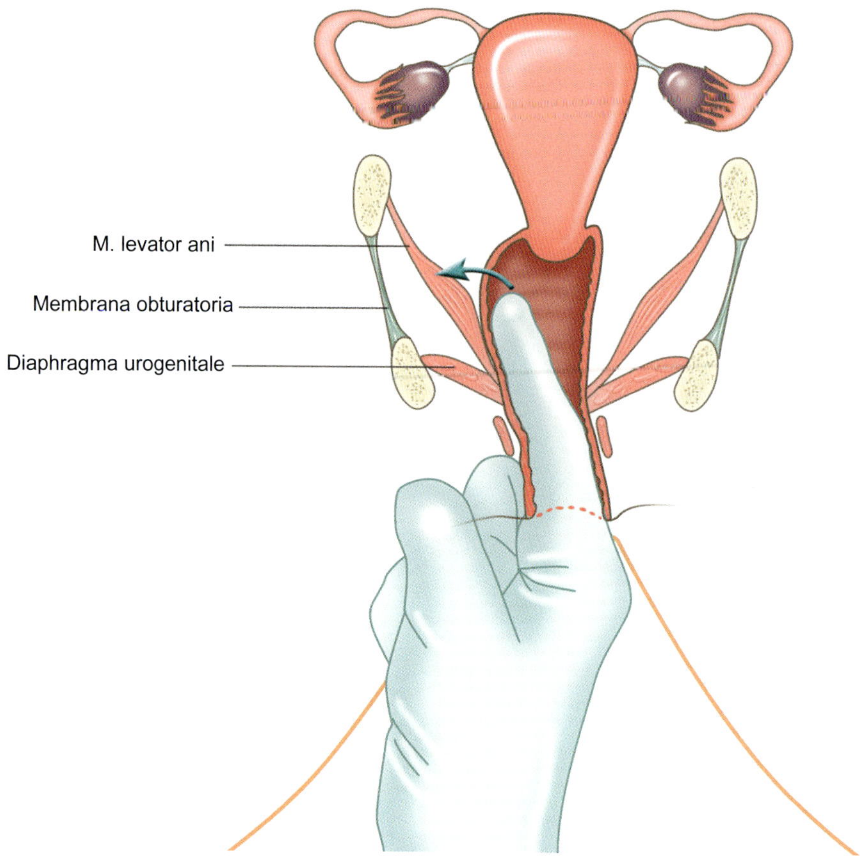

Abb. 20.28 Behandlung des M. levator ani

gegeneinander zu verschieben. Empfehlen Sie der Patientin, genau zu spüren und den Bereich bei sich zu Hause selbst weiterzubearbeiten.

- Zweiter Schritt: Setzen Sie die Normalisierung des Narbenbereichs durch eine Induktion fort. Spüren Sie, wie die Gewebetrophik sich im Laufe der Behandlung verbessert (➤ Abb. 20.29).

20.2.2 Mittlere Dyspareunien

Mittlere Dyspareunien sind am unteren Anteil der Harnblasenrückseite lokalisiert. Sie werden beim Geschlechtsverkehr in Bauchlage ausgelöst, wenn der Penis mit den vesikovaginalen Bändern in Kontakt kommt.

Ursache ist die Erschlaffung oder Fibrosierung der Gewebe der zervikotrigonalen Region, der Halban'schen Faszie oder des unteren Anteils der Fascia vesicouterina.

Sie treten fast immer postpartal nach schwierigen Austreibungen auf.

Bei der intravaginalen Untersuchung spürt man in der Regel eine vordere, schmerzhafte Kolpozele, die bei der Palpation einen Harndrang auslöst.

Die beste Behandlung besteht in der Wiederherstellung einer normalen Mobilität der zervikotrigonalen Region.

Schieben Sie mit Ihrem internen Finger die vordere Kolpozele induktiv zurück und lassen Sie wieder locker. Wiederholen Sie dies ca. zehn Mal und bitten Sie die Patientin dabei um Mithilfe: Beim Zurückschieben der Kolpozele soll die Patientin einhalten, beim Loslassen leicht pressen. Platzieren Sie Ihren Finger anschließend direkt unter den Blasenhals und schieben Sie ihn nach kranial, um ihn zu dehnen.

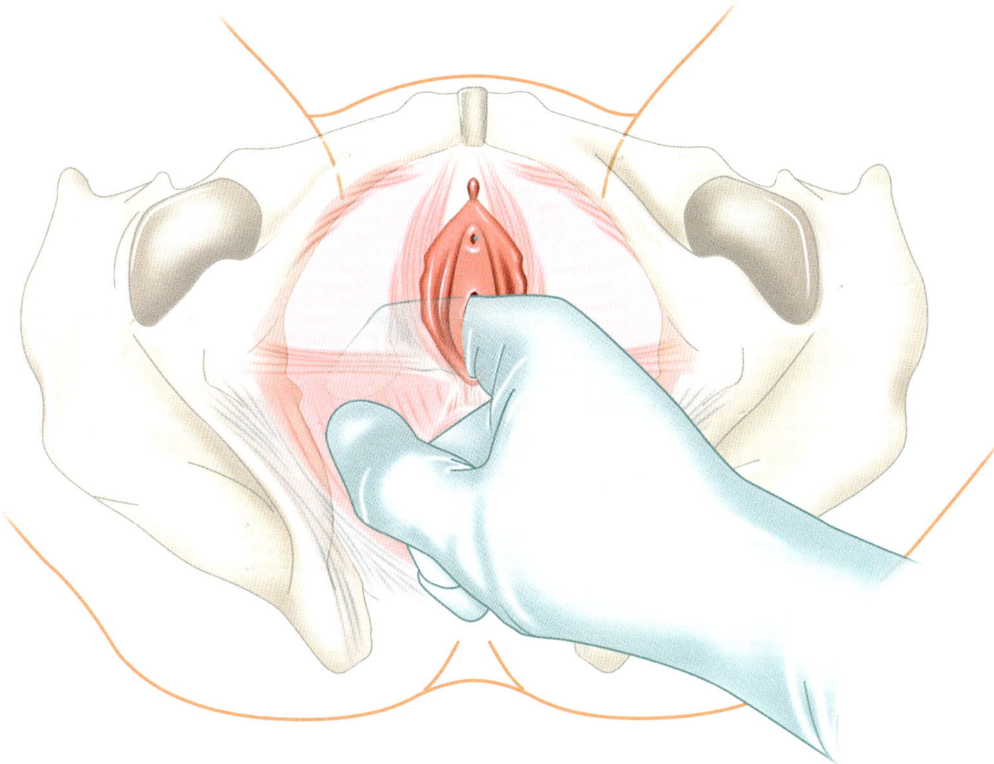

Abb. 20.29 Behandlung von Narbengewebe am Beckenboden

Sie werden von der Wirksamkeit dieser Technik überrascht sein (➤ Abb. 20.30).

20.2.3 Tiefe Dyspareunien

Tiefe Dyspareunien werden in der Regel durch eine hochgradige uterine Retroversion, in Verbindung mit mehr oder weniger starken ligamentären Dysfunktionen verursacht.

Kennzeichnend dafür sind heftige, durchdringende Schmerzen beim Geschlechtsakt, die auch Stunden später noch spürbar sind. Auslöser sind die Stöße des Penis gegen die Zervix, die den von Master und Johnson beschriebenen „ballistischen Schock" erzeugen.

Im Allgemeinen erscheinen sie als Folge verschiedener Faktoren:

- chirurgische Eingriffe im Bauch-Becken-Raum, nach denen die Gebärmutter sich an die Rückseite des Lig. latum heftet und in Retroversion fixiert bleibt;
- Schwangerschaften mit Schäden an den uterinen Aufhängebändern, wodurch sich der Isthmus nach vorne unten und der Corpus nach hinten verlagert und sich nach und nach in Retroversion fixiert;
- Folgeschäden zu schneller oder zu langsamer Geburten, mit intensiven geburtshilflichen Maßnahmen; Geburtszange oder Saugglocke verursachen Risse an der Zervix, am Beckenboden oder an der hinteren Duplikatur des Lig. latum und ihrer subperitonealen Faszie (Allen-Masters-Syndrom); die Untersuchung zeigt eine hochgradige Retroversio uteri, eine schmerzhafte Hypermobilität der Zervix sowie eine Hyperalgesie bei der Palpation des Parametriums und des Lig. latum der betroffenen Seite.
- peritoneale Endometriose in der Excavatio rectouterina und am Lig. latum, die den Uterus in posteriore Position bringt.

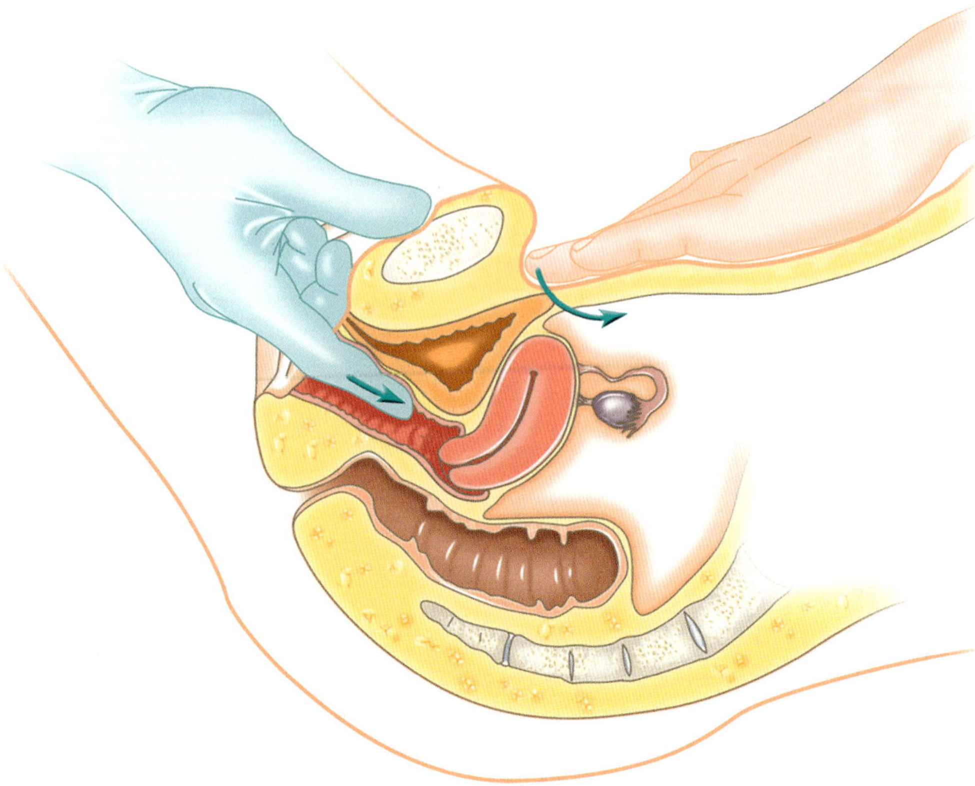

Abb. 20.30 Behandlung der zervikotrigonalen Region

Behandlung in Rückenlage

Die beste Behandlung besteht darin, die Retroversion zu lösen und dem zervikouterinen Komplex eine normale Beweglichkeit zurückzugeben. So kann die Zervix beim Kontakt mit dem Penis zurückweichen und das schmerzhafte Aufeinandertreffen vermeiden.

Dazu empfehlen wir eine bimanuelle, interne-externe Technik.

- Platzieren Sie Ihre Finger zu Beginn in das hintere Scheidengewölbe. Es ist in diesem Fall leicht zugänglich, da die Zervix in anteriorer Position steht. Schieben Sie die Zervix sehr sanft nach vorne, um die fasziale und ligamentäre Umgebung zu entspannen. Häufig weicht die Zervix hierbei nach lateral ab. Folgen Sie dem Listening und begleiten Sie sie in die freie Richtung.
- Legen Sie Ihre Finger nun in das vordere Scheidengewölbe und schieben Sie mit der Nagelseite der Finger die Zervix nach hinten, ohne Schmerzen auszulösen. Lassen Sie die Zervix zurückkommen und wiederholen Sie dies einige Male. Versuchen Sie anschließend, Ihre abdominale Hand gegen die Oberseite des Gebärmutterkörpers zu platzieren. Synchronisieren Sie die Arbeit beider Hände, sodass die internen Finger die Zervix nach hinten schieben, während die abdominale Hand dem Corpus hilft, sich nach vorne zu bewegen. Vermeiden Sie weiterhin, Schmerzen auszulösen, und denken Sie daran, dass das Ziel der Behandlung nicht darin besteht, die Position der Gebärmutter zu korrigieren, sondern ihre Beweglichkeit zu verbessern, damit die Zervix beim Kontakt mit dem Penis zurückweichen kann (➤ Abb. 20.31).

Beenden Sie die Technik, indem Sie die Motilität in Schwung bringen.

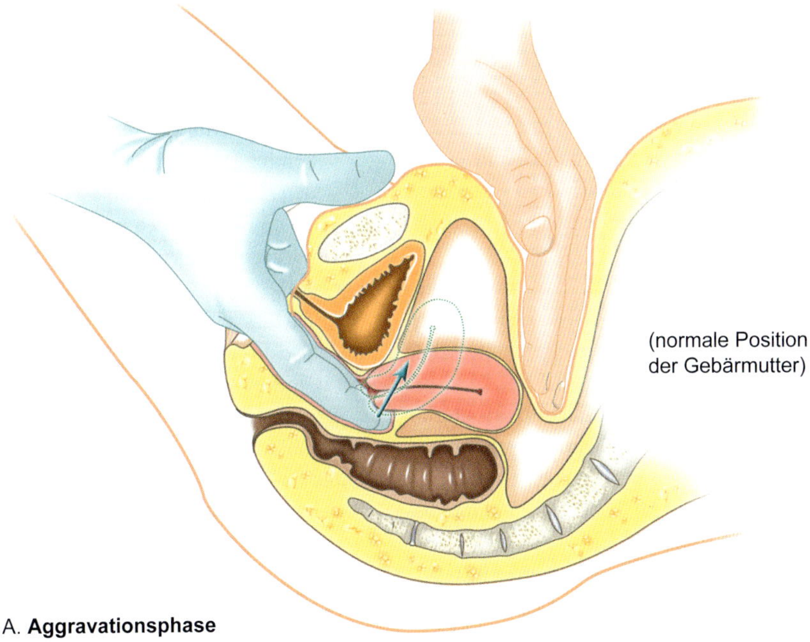

A. **Aggravationsphase**

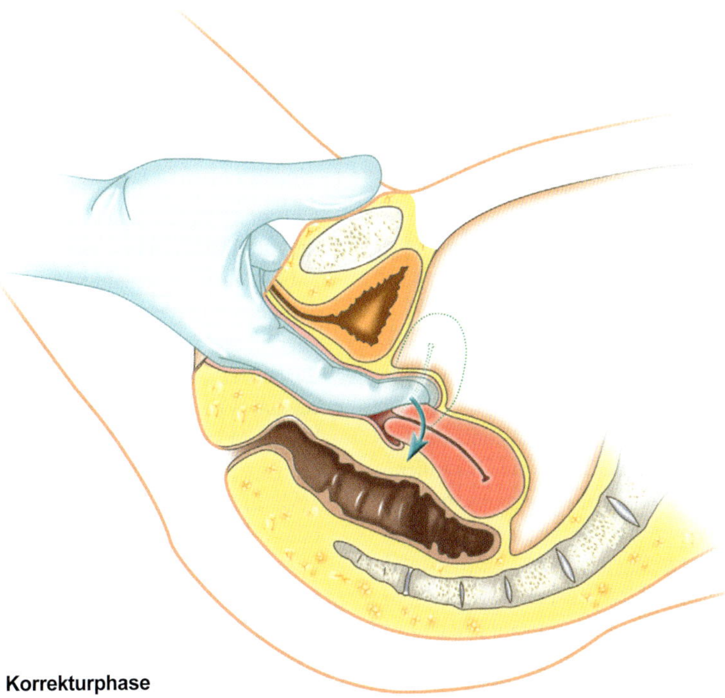

B. **Korrekturphase**

Abb. 20.31 Behandlung einer tiefen Dyspareunie bei Retroversio uteri

20.3 Endometriose

Endometriose vermindert nicht nur die Fruchtbarkeit, sondern verursacht auch bei 80 Prozent der betroffenen Frauen lähmende Schmerzen im Beckenbereich.

Es handelt sich um eine relativ weit verbreitete Pathologie, sie betrifft ca. fünf bis zehn Prozent der Frauen im gebärfähigen Alter.

Sie ist gekennzeichnet durch das Vorkommen von endometrischem Gewebe (Drüsen und Stroma) außerhalb der Gebärmutterhöhle. Man unterscheidet zwei Arten:

- Endometriosis interna oder Adenomyosis uteri: Das endometrische Gewebe befindet sich innerhalb des Myometriums. Diese Art tritt vor allem zwischen dem 40. und 50. Lebensjahr auf und betrifft hauptsächlich Multipara.
- Endometriosis externa: Das endometrische Gewebe befindet sich außerhalb der Gebärmutter. Diese Variante betrifft eher jüngere Frauen, vor allem Nulli- oder Primipara.

Aufgrund der verursachten Schmerzen ist für uns besonders die externe Endometriose relevant. Aus unbekannten Gründen verlässt endometrisches Gewebe die Gebärmutterhöhle und entwickelt sich an anderen Stellen weiter. Es gibt verschiedene Theorien, die die Migration des ektopen Gewebes zu erklären versuchen:

- Regurgitationstheorie, nach der endometrische Zellen durch retrograde Menstruation durch die Eileiter und in den Beckenraum gelangen;
- venöse oder lymphatische Streuung endometrischer Zellen;
- lokale Metaplasie peritonealen Gewebes;
- iatrogene Verschleppung uteriner Schleimhautzellen durch Vernarbung bei chirurgischen Eingriffen.

Keine dieser Theorien reicht allerdings aus, um den Ursprung und die Wirkungsweise dieser rätselhaften Pathologie vollständig zu erklären.

Die Lokalisation der Herde ist von Fall zu Fall sehr unterschiedlich, betrifft in der Mehrzahl jedoch den Beckenraum. Hier unterscheidet man zwischen zwei Varianten:

- Endometriosis genitalis:
  - extraperitoneal: betrifft die Zervix, die Vagina, das Septum rectovaginale, die Vulva und den Beckenboden (Episiotomienarbe);
  - intraperitoneal: betrifft die Eierstöcke, Eileiter, Ligg. sacrouterina und die Excavatio rectouterina und vesicouterina;
- Endometriosis extragenitalis betrifft
  - den Verdauungstrakt (Rektum, Sigmoid, Appendix, Dünndarmschlingen) und/oder
  - den Harntrakt (Harnblase, Harnleiter).

In seltenen Fällen finden sich auch extrapelvine Herde im Brustkorb (Pleura, Lunge, Zwerchfell) oder an der Haut.

Je nach Schweregrad der Läsionen ist die Endometriose in vier Stufen unterteilt (minimal, moderat, mittel, schwer).

Das ektope Gewebe steht unter ovarieller Hormonabhängigkeit während des Zyklus. Es wächst unter Östrogeneinfluss und wird mit Einsetzen der Regelblutung abgelöst.

Durch das endometriale Wachstum kommt es zu Entzündungsprozessen, die für die Schmerzen verantwortlich sind. Die anschließende Desquamation erzeugt fibrosierende Vernarbungen in den Ausbuchtungen und an den Gleitflächen zwischen den Organen. Die so entstehenden Verklebungen reduzieren die Beweglichkeit der Organe und führen zu Unbehagen, Ziehen und schließlich zu Schmerzen.

Endometrioseschmerzen können sich auf verschiedene Arten äußern:

- während der Regel: sekundäre Dysmenorrhoe bei 60 Prozent der betroffenen Frauen, mit zunehmender Intensität im Laufe der Zeit.
- außerhalb der Regel: dumpfe oder stechende Schmerzen im Beckenbereich von unterschiedlicher Stärke, Schweregefühl; Ausstrahlungen in die Leisten-, Lumbosakral-, Anal- oder Steißbeinregion; eventuell Schmerzen beim Stuhlgang oder bei der Miktion; tiefe Dyspareunie in 30 Prozent der Fälle; in seltenen, schweren Fällen kann es zu zyklischen Ischialgien mit neuronalen Läsionen oder zyklischer Dyspnoe in der Art eines katamenialen Pneumothorax kommen.

Man beachte, dass die Endometriose während der Schwangerschaft und der Menopause zurückgeht.

Die medikamentöse Therapie hat zum Ziel, die endokrine Aktivität der Eierstöcke zu unterbinden. Dies wird erreicht durch die Gabe von Hormonen zur Verhinderung des Eisprungs und führt zu einer Atrophie des ektopen Endometriums. Die chirurgische Therapie besteht in der Abtragung der Endometrioseherde.

Die Osteopathie kann durch das Lösen der Verklebungen und der narbenbedingten Fibrosierungen zur Schmerzlinderung beitragen.

Wie immer besteht unsere Aufgabe auch hier in der Wiederherstellung der Beweglichkeit der betroffenen Bauch- und Beckenorgane durch die Normalisierung der Gleitflächen. Wir erinnern daran, dass die Gebärmutter frei beweglich sein muss, zum Beispiel bei der Füllung der Harnblase oder des Rektums. Dazu müssen die Ausbuchtungen der Beckenhöhle frei von Fixierungen sein.

Der optimale Zeitpunkt für eine osteopathische Behandlung scheint in der Zyklusmitte zu liegen, wenn die Östrogenimprägnierung am höchsten ist und den Gebärmutterbändern einen entsprechenden Tonus und eine gute Reaktionsfähigkeit verleiht.

Verwenden Sie die weiter oben beschriebenen Techniken und passen Sie sie an die jeweiligen Dysfunktionen an.

Gehen Sie bei der intravaginalen Untersuchung noch behutsamer vor, denn die Gebärmutter ist oft schmerzempfindlich und in Retroversion oder, durch Verklebungen, in Laterodeviation fixiert. Benutzen Sie für diese Korrekturen einen bimanuellen, abdominovaginalen Zugang. Häufig sind die Ligg. sacrouterina verkürzt. Achten Sie darauf, die Beweglichkeit der Zervix wiederherzustellen. Seien Sie dabei vorsichtig, denn die Zervix ist oft ödematös und schmerzempfindlich.

Vergessen Sie nicht, je nach Lokalisation der Herde die Harnblase oder durch peritoneale Verklebungen fixierte Verdauungsorgane zu behandeln.

Sollten sich Endometrioseherde in der Excavatio rectouterina oder im Septum rectovaginale befinden, verwenden Sie einen bimanuellen, rektovaginalen Zugang in Seitenlage, bei der Sie der Patientin gegenüberstehen. Suchen Sie nach schmerzhaften Knötchen und versuchen Sie, die Excavatio zwischen Zeigefinger und Daumen zu „entfalten" und von Fibrosierungen zu befreien.

KAPITEL

21 Schwangerschaft

Die Schwangerschaft ist ein wichtiges, natürliches Ereignis im Leben einer Frau und braucht in den meisten Fällen nicht unsere Hilfe. Unter bestimmten Umständen kann sie sogar eine Kontraindikation für eine osteopathische Behandlung darstellen.

Es wäre allerdings bedauernswert, wenn diese kostbare Zeit durch Schmerzen oder Beschwerden getrübt würde, die durch die Osteopathie gelindert werden könnte. Im Gegensatz zu allopathischen, häufig kontraindizierten Therapien hat die Osteopathie unserer Meinung nach in dieser besonderen Zeit durchaus ihren Platz und kann ihre Möglichkeiten unter Beweis stellen, indem sie den Frauen Schmerzlinderung und Wohlbefinden beschert.

Doch als oberstes Prinzip muss gelten: „*primum non nocere*". In diesem Kontext muss der Therapeut noch feinfühliger und behutsamer als sonst vorgehen. Die Techniken müssen präzise und so wenig aggressiv wie möglich ausgeführt werden. Intravaginale Techniken sind zu unterlassen. Die Sitzungen müssen von kurzer Dauer sein.

In ➤ Kapitel 4 „Das Geschlechtsleben der Frau" haben wir die Veränderungen detailliert beschrieben, die eine Schwangerschaft für eine Frau mit sich bringt. Daraus ergibt sich eine Reihe von Ursachen, aufgrund derer eine schwangere Frau uns aufsuchen könnte:

- Skelettsystem: Schmerzen an der Wirbelsäule, am Becken, Kokzygodynie;
- Muskel-Bandapparat: Bauchschmerzen, Uteruskontraktionen, Beckengürtelschmerz;
- Verdauungssystem: Übelkeit, Erbrechen, Reflux, Nahrungstransport;
- Nervensystem: Ischialgie, Kruralgie, Interkostalneuralgie, Zervikobrachialgie;
- Vegetativum: Vasovagal-Syndrom, Hypotonie.

Eine Schwangerschaft ist keine Krankheit. Daher ist die werdende Mutter wie andere Patientinnen zu behandeln, allerdings unter Berücksichtigung der Empfehlungen, die wir bereits genannt haben.

Zögern Sie bei neurovegetativen Dysbalancen nicht, kraniale Harmonisierungstechniken anzuwenden, wie zum Beispiel die alternative Rotationstechnik an den Schläfenbeinen oder die Kompression des vierten Ventrikels.

Dennoch kann das Wachstum der Gebärmutter für eine Reihe von Schmerzen oder Pathologien verantwortlich sein.

Unsere Erfahrungen zeigen uns, dass die Beschwerden, je nach Zeitabschnitt der Schwangerschaft, durch unterschiedliche Teile der Gebärmutter hervorgerufen werden:

- In den ersten beiden Monaten scheint in erster Linie die Zervix und ihre Haltestrukturen für die Beckenschmerzen verantwortlich zu sein.
- In den folgenden sieben Monaten scheint eher der Corpus die Beschwerden zu verursachen: Muskelschmerzen, ligamentäre Spannungen, vor allem im Bereich der Ligg. teres uteri, Kompressionen der Nieren, der Aorta oder der unteren Hohlvene mit entsprechenden Blutdruckproblemen.

In manchen Fällen schafft es die Gebärmutter nicht, sich vollständig auszubreiten. Es scheint, als ob die viszeralen Gelenkflächen „eingerastet" wären und die Gebärmutter an den Nachbarorganen „festhinge". Solche Fixierungen entstehen häufig als Folge von chirurgischen Eingriffen im Bauch- oder Beckenraum, lokoregionalen Infektionen oder Entzündungen oder anderen Pathologien, wie zum Beispiel Endometriose. Wie unser Kollege Bruno Conjeaud erklärt, scheint die Einnahme synthetischer Hormone bei manchen Frauen außerdem ein regelrechtes Anheften zwischen zwei Gleitflächen zu verursachen. Solche Verklebungen führen auch an der Gebärmutter zu Spannungen und reflexartig zu einer Hypertonie des Myometriums. Bei der Palpation erscheint die Gebärmutter hart und gespannt, als ob sie unter permanenter Kontraktion stünde. Diese Anspannung ist unangenehm und besorgniserregend für die werdende Mutter sowie schädlich für die Entwicklung des Kindes.

In solchen Fällen zielt die Behandlung darauf ab, die Kräfte *in utero* zu reduzieren, die einen quasi unauslöschlichen Eindruck in der fetalen Gewebematrix hinterlassen.

Wir sind davon überzeugt, dass die Beanspruchungen während der Schwangerschaft größere Spuren hinterlassen als die der Geburt.

21.1 Globale Entspannung der Gebärmutter

21.1.1 Behandlung in Rückenlage

- Die Patientin befindet sich in Rückenlage, die Beine in der von ihr gewählten angenehmen Position.
- Sie stehen neben ihr.
- Platzieren Sie Ihre kaudale Hand quer auf dem Bauch der Patientin, direkt oberhalb der Symphyse, Ihre kraniale Hand ebenfalls quer auf dem Bauch, in Höhe der oberen Begrenzung der Gebärmutter (variiert je nach Zeitpunkt der Schwangerschaft). So halten Sie die Gebärmutter wie einen Ballon zwischen Ihren Händen.
- Alternativ können Sie die Hände rechts und links in Längsrichtung auf den Bauch legen.
- Ertasten Sie die Bereiche mit höherem Widerstand und normalisieren Sie die Gebärmutter in alle Richtungen. Bearbeiten Sie alle Parameter in Induktion bis zur vollständigen Entspannung (➤ Abb. 21.1).

21.1.2 Behandlung in Seitenlage

Bei starken Verklebungen empfehlen wir Ihnen folgende Technik. Sie ermöglicht zusätzlich die Entspannung eines hypertonen Myometriums und eignet sich im Falle einer drohenden Frühgeburt.

- Die Patientin liegt auf der Seite mit den größeren Einschränkungen.
- Sie stehen hinter ihr in Höhe ihrer LWS.
- Umgreifen Sie mit Ihren Händen die Seite der Gebärmutter, die auf der Unterlage liegt.
- Ziehen Sie die Gebärmutter vorsichtig zu sich heran, um die fixierten Bereiche in Vorspannung zu bringen, und folgen Sie ihnen induktiv.
- Halten Sie die Vorspannung und bitten Sie die Patientin, sich zu Ihnen zu drehen.
- Halten Sie weiterhin die Gebärmutter und schieben Sie den Rumpf der Patientin langsam in Richtung Unterlage, um die Vorspannung zu verstärken.
- Lassen Sie die Gebärmutter nun nach und nach zur Unterlage zurücksinken und folgen Sie ihr dabei in Induktion.
- Wiederholen Sie die Technik drei bis vier Mal bis zur Entspannung (➤ Abb. 21.2).

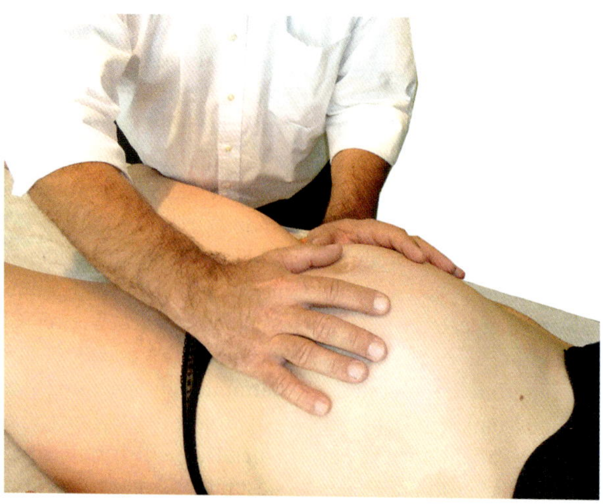

Abb. 21.1 Globale Entspannung der Gebärmutter

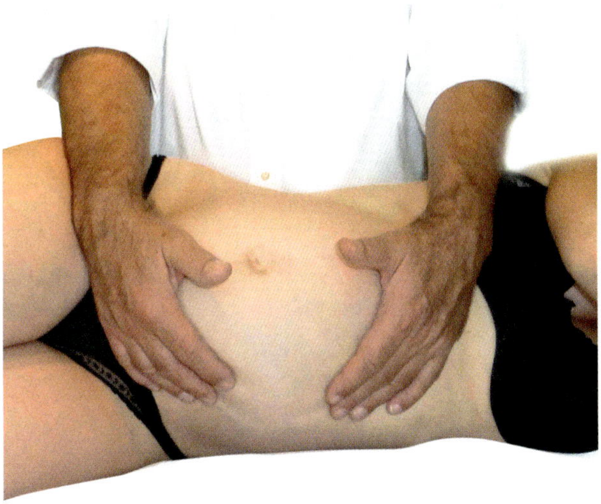

Abb. 21.2 Entspannung der Gebärmutter in Seitenlage

21.1.3 Behandlung im Sitzen

Bisweilen werden die Techniken im Liegen aufgrund der möglichen hämodynamischen Probleme schlecht toleriert. In solchen Fällen bietet eine Behandlung im Sitzen eine angenehmere Ausgangsposition.

- Die Patientin sitzt auf der Behandlungsbank.
- Sie stehen hinter ihr und bitten sie, sich gegen Ihren Brustkorb zu lehnen.
- Platzieren Sie beide Hände im Schaufelgriff an den unteren Pol der Gebärmutter, direkt oberhalb der Symphyse.
- Heben Sie die Gebärmutter im Ganzen an und geben Sie dem Oberkörper der Patientin gleichzeitig Rum, um sich weiter nach hinten zu lehnen. Mobilisieren Sie die Gebärmutter nach lateral und prüfen Sie, ob sie sich leichter nach links oder rechts bringen lässt.
- Bringen Sie die Gebärmutter in die freie Richtung und folgen Sie ihr induktiv. Um die Entspannung zu erhöhen, mobilisieren Sie mit Ihrem Rumpf den Oberkörper der Patientin gleichzeitig in die andere Richtung (durch Seitneigung und/oder Rotation).
- Wiederholen Sie die Technik drei bis vier Mal bis zur Entspannung.

Diese Technik ist ausgezeichnet zur Normalisierung einer zu tief sitzenden Gebärmutter oder im Falle eines zu früh in das Becken eingetretenen kindlichen Kopfes, mit der Gefahr einer vorzeitigen Erweiterung des Gebärmutterhalses (➤ Abb. 21.3).

Beenden Sie die Technik stets mit einer Dynamisierung der uterinen Motilität, um die Spannungen eines hypertonen Myometriums zu reduzieren.

Empfehlen Sie den Patientinnen, deren Gebärmutter dazu neigt, die dorsal liegenden Strukturen zu komprimieren, täglich für fünf Minuten in den Vierfüßlerstand auf den Unterarmen zu gehen. Erklären Sie ihnen, dass es darum geht, den Bauch zu lockern, indem sie ihn nach unten sinken lassen. Wenn sie richtig ausgeführt wird, zeigt diese Technik eine sehr angenehme Wirkung für die Patientin.

Wir zeigen Ihnen absichtlich keine Techniken, die den Fötus von einer Steiß- in die Schädellage bringen. Mögen sie auch weniger gewaltsam oder traumatisch als die klassische „Äußere Wendung“ der Geburtshelfer sein, beinhalten sie dennoch Gefahren für Mutter und Kind. Seien Sie versichert: In vielen Fällen reicht die Normalisierung der osteoligamentären Strukturen des Beckens und der Wirbelsäule sowie die Lösung der uterinen Spannungen aus, damit das Kind sich von selbst in die Schädellage dreht. Der Fötus nimmt immer die für ihn angenehmste Position ein, um etwaigen Spannungen auszuweichen.

Zögern Sie nicht, der werdenden Mutter eine Sitzung ca. drei oder vier Wochen vor dem Geburtster-

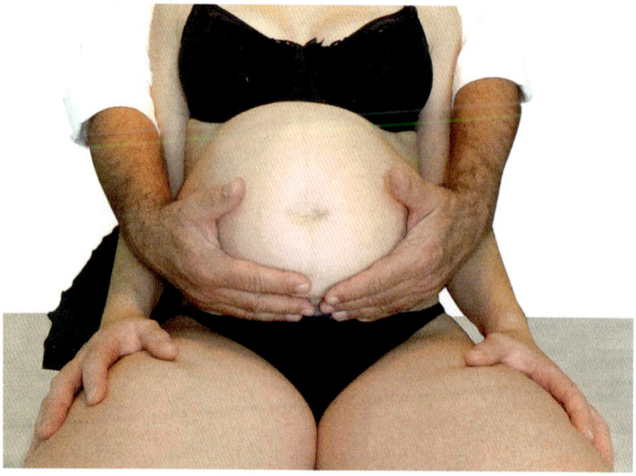

Abb. 21.3 Behandlung der Gebärmutter im Sitzen

min vorzuschlagen, um eventuellen Problemen vorzubeugen und eine möglichst angenehme natürliche Entbindung vorzubereiten.

KAPITEL

22 Postpartalphase

Eine osteopathische Behandlung von Patientinnen in der Postpartalphase sollte nicht zu früh nach der Entbindung erfolgen, frühestens im Monat nach dem Wiedereinsetzen der Regelblutung oder sogar erst nach dem Abstillen. Lassen Sie die Natur ihre Arbeit machen.

Einige Probleme im Zuge einer schwierigen Geburt können allerdings eine Behandlung zu einem früheren Zeitpunkt rechtfertigen: Steißbein-Subluxation, Symphysensprengung, heftige Lumbalgien oder Ischialgien, Laktationsprobleme.

Der Ablauf der Sitzung richtet sich nach dem Grund, aus dem die Patientin zu uns kommt: Entweder wünscht sie eine allgemeine Überprüfung, um zu sehen, ob die Schwangerschaft und die Geburt keine allzu großen Spuren hinterlassen haben, oder sie kommt mit spezifischen Beschwerden.

→ **Allgemeine Überprüfung:** Lassen Sie sich vom globalen Listening leiten, es wird Sie zu der Region oder den Stellen führen, die als Erste Ihre Hilfe brauchen. Natürlich vervollständigen Sie die Diagnose mit den spezifischen Tests für das entsprechende Gebiet.

Außer den osteoligamentären Strukturen des Beckens und der Wirbelsäule sowie den Beckenorganen, die möglicherweise unter der Schwangerschaft oder der Geburt gelitten haben, sollten Sie folgende Elemente nicht vergessen:

- Die Leber wurde während der Schwangerschaft aufgrund der extremen Hormonimprägnierung enorm beansprucht. Wir erinnern daran, dass der Östrogen- und der Progesteronspiegel in dieser Zeit um das Tausendfache ansteigen.
- Die Nieren werden in der Regel durch das Volumen der Gebärmutter komprimiert. Außerdem sinken sie während der Geburt häufig ab, da das Austreten des Fötus, eventuell kombiniert mit einer zu kurzen Austreibungsphase, eine Art Sogwirkung auf die Nieren ausübt und sie in den Beckenraum zieht. Nach unseren Erfahrungen können wir sagen, dass ca. 80 Prozent der Frauen unmittelbar postpartal eine Ptose einer oder sogar beider Nieren aufweisen. Wir sind uns der energetischen Bedeutung der Nieren bewusst und daher der Meinung, dass diese Ptosen am Phänomen der Wochenbettdepression beteiligt sind. In den meisten Fällen korrigieren sich diese Ptosen spontan in den ersten Wochen nach der Entbindung. Bei ca. einem Drittel der Betroffenen bleiben sie allerdings auch nach sechs Wochen noch bestehen. Bedenkt man die Vielzahl der Symptome, die sie hervorrufen können (z. B. Schmerzen oder Störungen im Verdauungsbereich, Dorsalgien, Lumbalgien, Reizungen des Plexus lumbalis), sollten diese Dysfunktionen unbedingt korrigiert werden.
- Die Dura mater wird häufig bei einer Periduralanästhesie (PDA) verletzt. Nach Angaben der WHO finden in Frankreich je nach Ort der Entbindung zwischen 63 und 88 Prozent der Geburten unter PDA statt. Solche Verletzungen der Dura mater können zu Fibrosierung durch Vernarbung, eventuell mit Verklebungen im Spinalkanal führen. Dadurch verringert sich die Gleitfähigkeit des Rückenmarks im Spinalkanal bei Alltagsbewegungen. Es kommt zu den verschiedensten Symptomen, am häufigsten aber zu hohen Lumbalgien, Ischialgien, Kruralgien, Kopf- oder Beckenschmerzen oder neurovegetativen Syndromen.

→ **Spezifische Symptome:** Konzentrieren Sie sich nicht zu sehr auf die Symptomatik oder die Beschwerden der Patientin. Behalten Sie diese zwar im Hinterkopf, beginnen Sie aber zunächst mit einem globalen Listening. Prüfen Sie, ob das Listening eine Verbindung zu den Beschwerden herstellt oder ob die gefundene Dysfunktion zu der Symptomatik passt. Wie üblich empfehlen wir Ihnen, mit der Behandlung der diagnostizierten Dysfunktionen zu beginnen und sich anschließend den Symptomen zuzuwenden.

Hier finden Sie eine (unvollständige) Liste von Beschwerden, die Patientinnen zu uns führen könnten:

- Stressinkontinenz,
- Becken- oder Steißbeinschmerzen,
- Schmerzen an der Wirbelsäule,
- Schmerzen am Beckenboden nach Rissen oder Episiotomien,
- Dyspareunie,
- hypotoner Beckenboden,
- Amenorrhoe oder verzögertes Wiedereinsetzen der Menstruation,
- Prolaps.

Die Behandlung dieser Störungen finden Sie in den jeweiligen Kapiteln, in denen sie genauer beschrieben sind.

KAPITEL

23 Emotionale Verbindungen

Die Gebärmutter ist das Organ der Fortpflanzung, das Symbol der Weiblichkeit und der Mütterlichkeit. Sie trägt das ungeborene Kind in sich und bringt es zur Welt. Sie repräsentiert gewissermaßen Nest, Heim und Familie.

Die Gebärmutter stellt außerdem das Erinnerungszentrum der Frau dar. Hier prägen sich, ja „kapseln" sich Ereignisse und Emotionen ein, positive wie auch negative.

Meistens handelt es sich um Ereignisse, die nicht gewollt sind und einen Konflikt zwischen dem Verstand und dem Bauchgefühl erzeugen. Dies kann der Fall sein bei Schwangerschaften, Abtreibungen oder nicht einvernehmlichen Sexualakten (Vergewaltigung, Missbrauch).

Solche in der Gebärmutter eingeschlossene Emotionen beeinträchtigen nach und nach die Mobilität und Motilität des Organs und führen zu Dysfunktionen. Die Gebärmutter entwickelt verschiedene Pathologien, zum Beispiel eine Algomenorrhoe, vaginalen Ausfluss, Dyspareunien, Unfruchtbarkeit, Fibrome oder infektiöse Syndrome.

Die osteopathische Behandlung der Gebärmutter kann den Frauen helfen, Blockaden zu lösen, und ihnen das Recht auf eine freie Entfaltung zurückgeben. Die Frau kann sich ihre verletzte Weiblichkeit wieder zu eigen machen und sich aufs Neue Momente der Freude, der Fülle und des Genusses erlauben.

IV Eileiter und Eierstöcke

Einführung

Für viele Osteopathen sind Dysfunktionen der Eileiter gleichbedeutend mit Fruchtbarkeitsproblemen.

Störungen der subtilen Mechanik zwischen Eileiter und Eierstock führen jedoch nicht zwangsweise zur Unfruchtbarkeit, können aber eine Reihe anderer Symptome verursachen.

In den folgenden Kapiteln werden wir sehen, dass diese Region von uns ein hohes Maß an Feingefühl und Präzision erfordert, sowohl in der Diagnose als auch in der Behandlung.

KAPITEL

24 Eileiter

Der Eileiter (Tuba uterina, Salpinx) ist eine schlauchförmige Verbindung zwischen Gebärmutter und Eierstock. Dank seiner ausgeklügelten Mechanik ermöglicht er den Transport der Gameten (Sperma- und Eizelle) und des befruchteten Eis zwischen den beiden Organen.

24.1 Anatomie

Der Eileiter ist ein paarig angelegtes, muskulo-membranöses Hohlorgan von 10 bis 12 cm Länge.

Er befindet sich im Mesosalpinx und inseriert am oberen äußeren Winkel des Gebärmutterkörpers. Von dort verläuft er transversal bis zum uterinen Rand des Eierstocks, an dessen mesovarischen Rand entlang, bis zu seinem freien Ende.

24.1.1 Äußerer Aufbau

Von proximal nach distal besteht der Eileiter aus vier Abschnitten: Pars uterina, Isthmus, Ampulla, Infundibulum.

Pars uterina

Die ca. 1 cm lange Pars uterina verläuft im Myometrium und mündet durch eine ca. 0,5 bis 1 mm große Öffnung (Ostium uterinum tubae uterinae) in das Uteruslumen.

Diese Öffnung wird auf mechanischer, neurologischer und hormoneller Ebene angesteuert und erfüllt drei Hauptfunktionen:

- sphinkterähnliche Funktion: Sie verhält sich wie ein echter Sphinkter, steuert durch Öffnen oder Verschließen den Durchtritt der Spermien;
- selektive Funktion: Es scheint, als wirke sie wie eine Art „Spermienfalle“, um Polyspermie zu verhindern;
- beschleunigende Funktion: Sie beschleunigt die Migration der männlichen Gameten auf dem Weg vom Uterus zum Ovar.

Osteopathische Bedeutung

Aufgrund der sphinkterähnlichen Physiologie des Ostiums können wir mit unseren Techniken im Falle einer Fixierung oder Hypertonie auf sie einwirken.

Isthmus uteri

Der Isthmus uteri liegt unmittelbar distal der Einmündung am oberen seitlichen Winkel, kranio-dorsal vom Ansatz des Lig. teres uteri und kranio-medial vom Lig. ovarii proprium.

Er hat eine zylindrische Form mit einem Lumen von 3 bis 4 mm und verläuft transversal über eine Länge von 3 bis 4 cm. Bei der Palpation verschließt er sich.

Ampulla

Die Ampulla verläuft quer zum Isthmus. Sie ist flacher und, mit einem Durchmesser von ca. 8 mm und einer Länge von 5 bis 8 cm, größer als der Isthmus. Sie steht in Verbindung zum Vorderrand des Eierstocks.

Infundibulum

Das trichterförmige Infundibulum bildet das distale Ende des Eileiters. Es hat eine Länge von 2 bis 3 cm und wird durch etwa 10 bis 15 fransenförmige Ausläufer verlängert. Von diesen Ausläufern (Fimbrien), die normalerweise ca. 10 mm messen, ist eine länger ausgebildet und wird als Fimbria ovarica bezeichnet.

Diese Fimbrien bewegen sich über den Eierstock, um die Eizelle zu ergreifen. Im Falle einer Infektion verkleben die Fimbrien untereinander. Dadurch sinkt die Permeabilität des Eileiters, es kann zu einer Tubensterilität kommen.

Das Infundibulum ist der beweglichste Teil des Eileiters. An seinem Oberrand befindet sich das Ostium abdominale (Lumen von 2 mm), über das der Eileiter mit der Bauchhöhle verbunden ist (➤ Abb. 24.1).

Osteopathische Bedeutung

Verklebungen infolge von chirurgischen Eingriffen oder Infektionen verändern die peritonealen Spannungsverhältnisse. Sie können sich auf die Position oder die Morphologie des Ostium abdominale auswirken und den Durchtritt der Eizelle verhindern. Wir sind der Ansicht, dass unser Einwirken auf die Elastizität des Bauchfells und seiner Haltestrukturen der Physiologie des Ostium zugutekommt.

24.1.2 Innerer Aufbau

Die Innenwand des Eileiters verfügt über Schleimhautfalten (Plicae tuberinae). Diese sind in Längsrichtung, parallel zum Verlauf, angeordnet und geben dem Inneren des Eileiters durch ihre Verzweigungen ein labyrinthartiges Muster. Diese Anordnung verlangsamt die Wanderung der Sperma- und Eizellen und erhöht die Wahrscheinlichkeit auf ein Aufeinandertreffen. Sie begünstigt allerdings auch das Stagnieren von Sekreten und das Auftreten chronischer Entzündungen oder Salpingitiden.

24.1.3 Wandaufbau

Die Eileiterwand besteht aus vier Schichten. Von außen nach innen sind dies:

- Tunica serosa: entspricht dem Bauchfell, das sie bedeckt;
- Tunica subserosa: besteht aus gefäß- und nervenführendem Bindegewebe;
- Tunica muscularis: klassischerweise wird eine äußere Schicht aus longitudinalen und eine innere aus ringförmigen Fasern beschrieben. Tatsächlich scheint das Myosalpinx jedoch aus willkürlich miteinander verwobenen Fasern zu bestehen. Diese Anordnung ermöglicht segmentäre, unregelmäßige Kontraktionen, die die Pendelbewegung der Oozyte und des befruchteten Eis erklären;

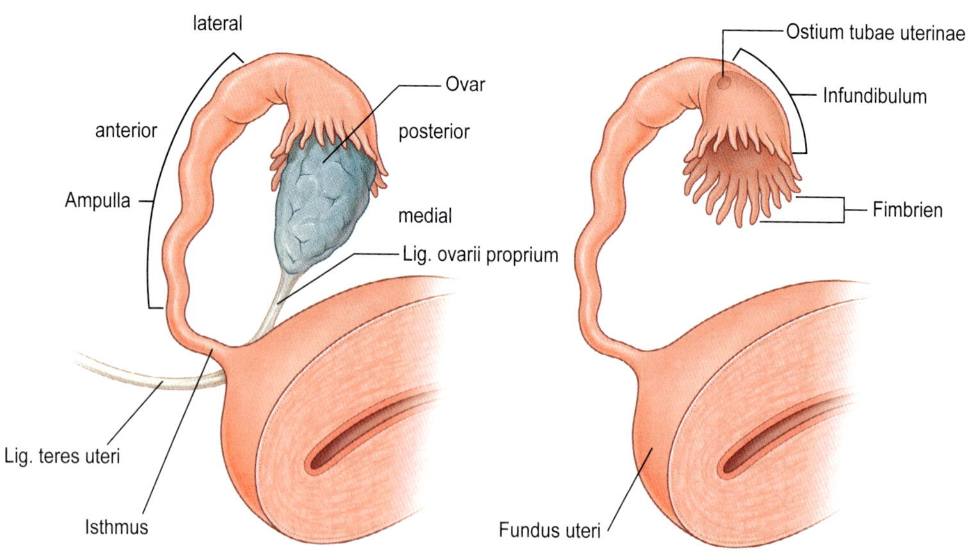

Abb. 24.1 Tuba uterina

- Tunica mucosa: besteht aus dem Epithel zweier Zellarten: Zilienzellen und Sekret-serzernierende Zellen. Die Schlagrichtung der Zilien ist vom Infundibulum zur Einmündung an der Gebärmutter gerichtet, um den Transport der Oozyte oder der Zygote zu begünstigen (➤ Abb. 24.2).

24.1.4 Lagebeziehungen und Aufhängestrukturen

Außer an der Pars uterina ist der Eileiter mit Bauchfell bedeckt. Er wird vom Mesosalpinx bzw. der hinteren Duplikatur des Lig. latum gehalten und bildet das Relief seines Oberrands. Das Bauchfell endet abrupt in Höhe der Fimbrien am Infundibulum. Dies ist die sog. Farre'sche Linie.

Der Eileiter steht in Beziehung zu folgenden Strukturen:

- im Gewebe des Mesosalpinx: mit den infratubären vaskulären und neuronalen Arkaden sowie embryonalen Relikten;
- indirekt über das Mesosalpinx:
  - im Bereich des Isthmus: mit der Harnblase, dem Lig. teres uteri, dem Lig. ovarii proprium, Dünndarmschlingen; links: dem Sigmoid;
  - im Bereich der Ampulla und des Infundibulums: mit dem Eierstock; links: mit dem Sigmoid und Mesosigmoid; rechts: Eileiter und Zäkum liegen in Abstand zueinander, im Falle eines pelvinen Appendix kann dieser allerdings in Kontakt zum Eileiter stehen.

Der Eileiter ist sehr beweglich, vor allem in seinem distalen Anteil. Seine Befestigungselemente sind daher extrem locker ausgebildet. Sie bestehen aus:

- Mesosalpinx: verbindet Eileiter mit dem Rest des Lig. latum;
- Lig. infundibulo-ovaricum: kleine Peritonealfalte, die die Fimbria ovarica mit dem unteren Pol des Eierstocks verbindet;
- Lig. infundibulo-colicum: kleine Peritonealfalte, die den linken Eileiter mit dem Mesosigmoid verbindet (➤ Abb. 24.3).

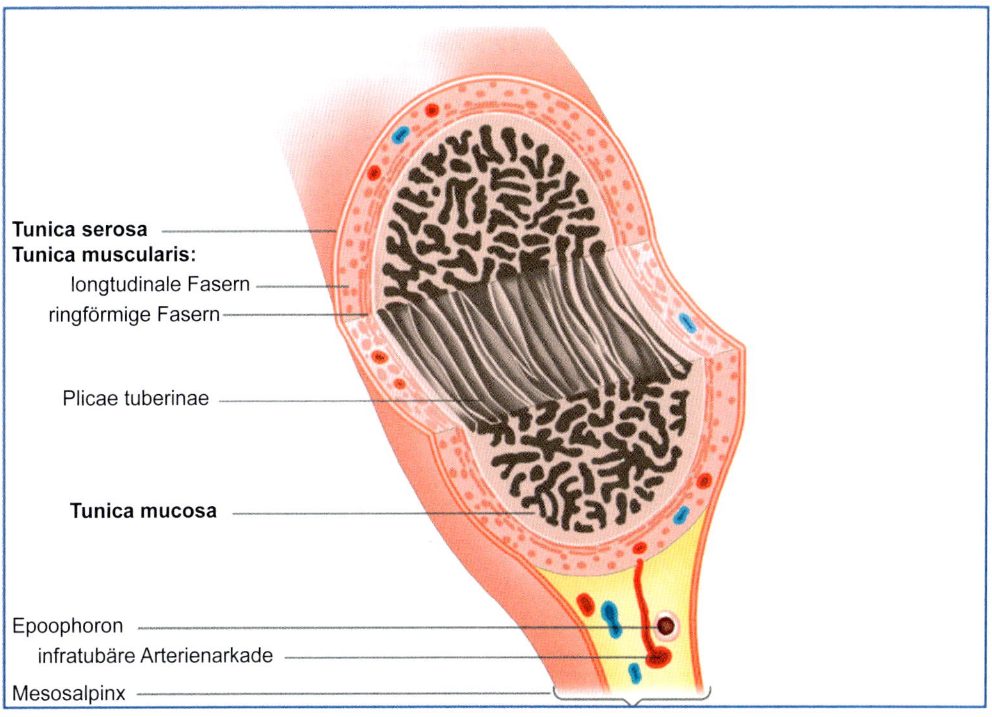

Abb. 24.2 Innerer Aufbau des Eileiters

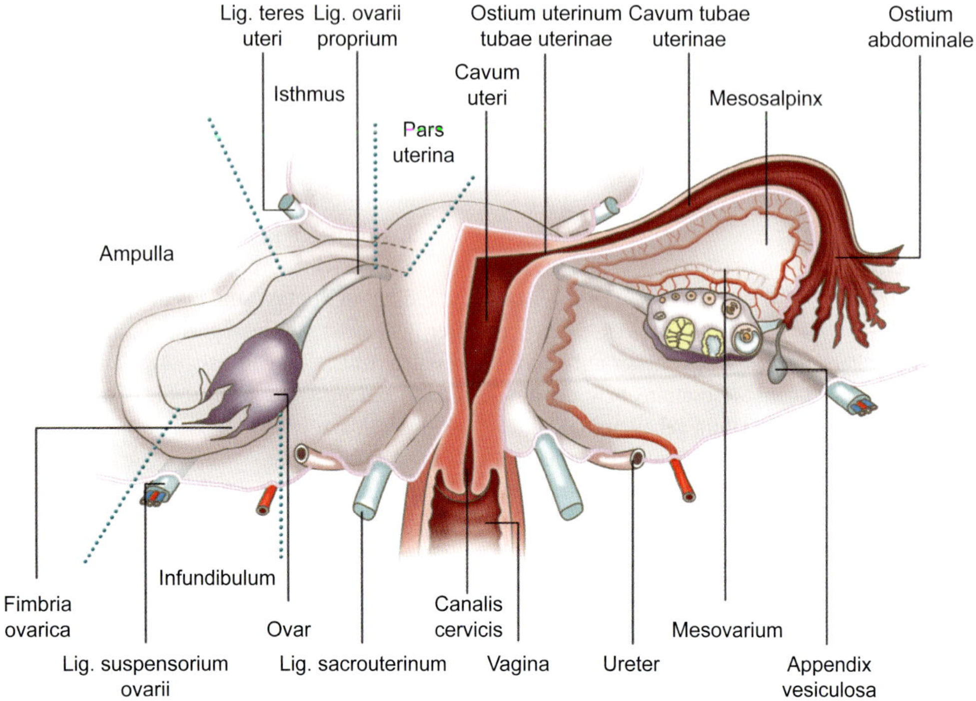

Abb. 24.3 Befestigungselemente der Tuba uterina

24.1.5 Vaskularisation und Innervation

Die arterielle Blutversorgung geschieht über die A. tubaria. Sie verläuft im Mesosalpinx und bildet die infratubären Arterienarkaden. Es gibt drei Arten:

- Aa. tubariae mediales, entspringen mit drei oder vier Ästen aus der A. uterina; versorgen hauptsächlich den Isthmus und anastomosieren mit der A. tubaria lateralis zur infratubären Arkade;
- A. tubaria media, entspringt entweder der A. uterina oder der infraovarischen Arkade, zieht zur infratubären Arkade;
- A. tubaria lateralis, entspringt der A. ovarica, versorgt das Infundibulum.

Die infratubäre Arkade verläuft parallel zum Eileiter und entsendet im rechten Winkel ca. 30 spiralförmige Arteriolen zur Versorgung des Eileiters.

Die venöse Drainage erfolgt über die infratubäre Venenarkade in die V. uterina oder die V. ovarica.

Die Innervation erfolgt zweifach, über das Rückenmark und den Vagusnerv. Die laterale Hälfte wird über den Plexus ovaricus, die mediale Hälfte über den Plexus uterinus gesteuert.

24.2 Physiologie des Eileiters

Der Eileiter erfüllt drei Hauptaufgaben:

- Unterstützung der Spermienwanderung zum distalen Drittel (in dem normalerweise die Befruchtung stattfindet);
- Ergreifen der Oozyte;
- Transport der Oozyte und/oder der Zygote zur Gebärmutter.

Seine Abschnitte sind unterschiedlich beweglich. Der proximale Anteil ist relativ fest und abhängig von den Bewegungen der Gebärmutter. Der distale Anteil ist sehr mobil und abhängig von den Bewegungen des Eierstocks.

24.2.1 Spermienwanderung

Spermazellen sind dank ihrer Geißel zwar in der Lage, sich aus eigener Kraft fortzubewegen, ihre Geschwindigkeit reicht jedoch nicht aus, um bis zur Oozyte zu gelangen. Die Wanderung der männlichen Keimzellen wird durch zwei Faktoren begünstigt:

- die Kontraktionen der Eileiterschleimhaut, insbesondere am uterotubären Übergang, haben nicht nur eine selektive Funktion, sondern beschleunigen außerdem das Voranschreiten auf dem Weg zur Ampulla;
- die Sekret-sezernierenden Zellen sind in größerer Anzahl im Bereich des Isthmus vorhanden. Ihr Sekret bildet zusammen mit Plasmaexsudat eine Flüssigkeit, die in Richtung des Infundibulums fließt.

Diese Phänomene können erklären, warum Spermazellen bei einer Insemination zum Zeitpunkt des Eisprungs bereits nach fünf Minuten in der Ampulla zu finden sind. Die Fortbewegungsgeschwindigkeit der Spermazellen alleine (ca. 12 cm pro Stunde) reicht dafür nicht aus.

Es ist noch zu erwähnen, dass die Zilienbewegung entgegen der Fortbewegungsrichtung der Spermien gerichtet ist. Da sich im Bereich des Isthmus allerdings nur eine geringe Anzahl von Zilien befindet, werden die Spermien dadurch kaum behindert.

24.2.2 Auffangen der Oozyte

Die Hauptaufgabe des Infundibulums liegt darin, die weibliche Eizelle aufzufangen. Zum Zeitpunkt des Eisprungs führen die Bandstrukturen (Lig. suspensorium ovarii, Lig. uteroovaricum, Mesovarium) durch Kontraktionen ihrer muskulären Fasern das Infundibulum näher an den Eierstock heran.

Unter dem Einfluss des erhöhten Östrogenspiegels werden die Fimbrien des Infundibulums erektil, legen sich um den Eierstock und tasten ihn ab, um die ausgestoßene Eizelle aufzufangen. Dies wird dadurch begünstigt, dass die Stromrichtung der Peritonealflüssigkeit zum Ostium abdominale gerichtet ist und die Eizelle dort hinbewegt.

24.2.3 Transport der Oozyte

Der Transport der Oozyte wird durch mechanische Bewegungen, Unterdruck und Flüssigkeitsstrom gesichert.

- Mechanische Bewegungen: Die Schleimhautzilien sind in Höhe des Infundibulums sehr zahlreich ausgebildet. Ihre Schlagrichtung begünstigt die Wanderung der Oozyte zur Ampulla.
- Unterdruck: Im Inneren des Eileiters herrscht ein Unterdruck, der eine Aspiration der Oozyte in Richtung der Ampulla bewirkt.
- Flüssigkeitsstrom: Zum Zeitpunkt des Eisprungs erhöht sich östrogenbedingt die Absorption der Peritonealflüssigkeit im Eileiter und begünstigt den Transport der Eizelle.

24.2.4 Transport der Zygote

Nach der Befruchtung verbleibt die Eizelle für ca. 72 Stunden in der Ampulla. Von dort gelangt sie in die Gebärmutterhöhle, wo ihr nur einige Stunden zur Verfügung stehen, um aufgenommen zu werden. Insgesamt liegen sechs Tage zwischen dem Eisprung und dem Einnisten der befruchteten Eizelle.

Die Wanderung der Zygote wird durch zwei Faktoren ermöglicht:

- eine progesteroninduzierte Erschlaffung der Eileitermuskulatur und
- die Zilienschläge der Eileiterschleimhaut.

Der Flüssigkeitsstrom im Eileiter sinkt während dieser Phase.

Osteopathische Bedeutung

Die Physiologie der Eileiter hängt von zahlreichen, komplexen Phänomenen ab und erfordert ein harmonisches Zusammenarbeiten der wichtigsten Beteiligten, nämlich der Gebärmutter, der Eierstöcke und der Eileiter selbst. Jede Bewegungseinschränkung, jeder Spasmus oder jede anormale mechanische Beanspruchung kann dieses empfindliche System aus dem Gleichgewicht bringen und sich negativ auf die Fruchtbarkeit auswirken. Unsere Behandlungen dienen zur Lösung von Verklebungen und zur Verbesserung der Gewebeelastizität. Sie geben den Organen ihre Beweglichkeit zurück und lösen muskuläre Spasmen. So können sie dazu beitragen, das Gleichgewicht zwischen Gebärmutter, Eierstöcken und Eileitern wiederherzustellen.

Die Steuerung der Druckverhältnisse und der Flüssigkeitsströme im Eileiter ist bisher noch ungeklärt. Wie sollte man auch erklären, dass der Druck am gleichen Ende eines Hohlorgans zu einem Zeitpunkt negativ und zu einem anderen Zeitpunkt positiv wird?

KAPITEL

25 Eierstöcke

Die paarig angelegten Eierstöcke sind amphikrine weibliche Geschlechtsdrüsen. Sie liegen in der Peritonealhöhle, sind aber nicht peritonisiert.

25.1 Anatomie

Der Eierstock (Ovar) befindet sich in der Fossa ovarica, auf der Rückseite des Lig. latum. Er hat eine fast vertikale Achse, schräg nach medio-kaudal gerichtet.

25.1.1 Äußerer Aufbau

Der Eierstock hat die Form einer Mandel. Vor der Pubertät ist seine Oberfläche glatt und gleichmäßig, in der geschlechtsreifen Zeit rauer und unregelmäßiger. Die Schwellungen an der Oberfläche entsprechen den Follikeln, die Vertiefungen dazwischen den postovulatorischen Vernarbungen.

Seine Länge beträgt ca. 4 cm, seine Breite 2 cm, seine Dicke 1 cm. Er hat eine feste Konsistenz und wiegt ca. 6 bis 8 gr.

Er hat

- eine mediale und eine laterale Seite,
- einen hinteren, freien Rand,
- einen vorderen, mesovarischen, gefäßführenden Rand,
- einen tubären und einen uterinen Pol.

Er wird zum Teil durch den Eileiter und das Mesosalpinx verdeckt.

25.1.2 Lagebeziehungen

Der Eierstock ist nicht peritonisiert und relativ frei beweglich innerhalb der Peritonealhöhle. Seine Position variiert je nach Alter und sexueller Aktivität.

Dies erklärt die Variationen in seinen Lagebeziehungen:

- Laterale Seite: Diese Seite zeigt die größten und wichtigsten Variationen.
  - Bei der Nullipara liegt das Ovar in der Fossa ovarica, auf der Rückseite des Lig. latum am Bauchfell der seitlichen Beckenwand. Diese Grube wird durch die Oberfläche der verschiedenen Strukturen gebildet, die im subperitonealen Raum liegen. Dort befinden sich von ventral der pelvine Ansatz des Mesovariums, von dorsal die internen Iliakalgefäße und der Harnleiter, von kranial die externen Iliakalgefäße, von kaudal der Ursprung der A. umbilicalis und der A. uterina.

Osteopathische Bedeutung

Man beachte, dass der Eierstock in dieser Position sehr nahe am N. obturatorius liegt, der hier subperitoneal verläuft. Dies erklärt den Ursprung bestimmter Gonalgien bei präpubertären Mädchen.

  - Bei der Multipara ist das Ovar in Richtung der Excavatio rectouterina abgesunken. Seine Achse ist nicht mehr vertikal und seine laterale Seite ist nun inferolateral. Er liegt in der Fossa infraovarica (Claudius-Grube), die durch folgende Strukturen begrenzt wird: von ventral der Harnleiter und die A. uterina, von dorsal das Kreuzbein, von kaudal das Lig. sacrouterinum, von kranial der M. piriformis.

Osteopathische Bedeutung

Durch das Foramen suprapiriforme ziehen die A. und V. glutea superior sowie der N. glutaeus superior. Je nach Position des Eierstocks kann es zu Reizungen des Nervs und zu Schmerzen in der Glutealregion kommen. Außerdem kann der Eierstock den Nerv des M. piriformis reizen und hohe Ischialgien verursachen.

- Die mediale Seite ist konvex und wird durch das Mesosalpinx und das Infundibulum bedeckt, das sich über den Eierstock legt. Auf der linken Seite steht sie in Kontakt zum Sigmoid, auf der rechten zu den Dünndarmschlingen, dem Zäkum und dem Wurmfortsatz, mit dem es über eine Peritonealfalte, das Lig. appendiculoovaricum, verbunden ist.
- Der vordere, mesovarische Rand führt die Leitungsbahnen und dient als Ansatz für das Mesovarium, das ihn mit dem Lig. latum verbindet. Das Mesovarium inseriert über die gesamte Länge am Eierstock und folgt dabei einer gewundenen Linie, der Linea mesovarica. An dieser Linie endet das Bauchfell abrupt.
- Am hinteren, freien Rand zieht die Fimbria ovarica entlang. Bei der Nullipara entspricht er der hinteren Grenze der Fossa ovarica.
- Der kraniale, tubäre Pol wird durch den Eileiter und das Mesosalpinx bedeckt. Bei der Nullipara befindet er sich leicht unterhalb der externen Iliakalgefäße und dient als Ansatz für die Fimbria ovarica und das Lig. suspensorium ovarii.
- Der kaudale, uterine Pol liegt nahe an der Gebärmutter und dient dem Lig. ovarii proprium als Ansatz (➤ Abb. 25.1).

25.1.3 Verbindungselemente

Der Eierstock ist zwar sehr beweglich in der Peritonealhöhle, verfügt aber über ein reichhaltiges Bandsystem mit zweifacher Funktion: Zum einen hält es ihn in optimaler Position im Verhältnis zu seinen Nachbarorganen, zum anderen sichert es seine Beweglichkeit.

- Das Mesovarium verbindet den Eierstock mit der Rückseite des Lig. latum. Es ist sehr kurz und lässt nur Scharnierbewegungen zu.
- Das Lig. suspensorium ovarii ist das wichtigste Band, es besteht aus zwei Teilen:
  - glatte Muskel- und Bindegewebsfasern, die die Ovarialgefäße von ihrem lumbalen Ursprung bis zum Eierstockhilus umhüllen. Diese Fasern entspringen kranial an der Lendenfaszie;
  - eine durch die Ovarialgefäße angehobene Peritonealfalte, die am tubären Pol des Eierstocks ansetzt.
- Das Lig. ovarii proprium besteht aus glatten Muskelfasern, die den uterinen Pol des Eierstocks mit dem oberen seitlichen Winkel der Gebärmutter verbinden. Dort setzt es hinter und unterhalb der Eileitermündung an. Dieses Band hebt eine Peritonealfalte an der Rückseite des Lig. latum an.
- Die Fimbria ovarica besteht aus glatten Muskel- und Bindegewebsfasern. Sie verbindet das Infundibulum mit dem tubären Pol des Eierstocks.

Osteopathische Bedeutung

Die meisten dieser Bänder sind mit Muskelfasern ausgestattet und reagieren daher ausgezeichnet auf unsere Behandlungen.

25.1.4 Vaskularisation und Innervation

Die Gefäße und Nerven des Eierstocks werden im Mesovarium geführt, verlaufen am mesovarischen Rand und erreichen das Organ an seinem Hilus.

- Die arterielle Versorgung geschieht über die A. ovarica und die A. uterina, wobei die die A. ovarica in 95 Prozent der Fälle dominiert:
  - Die A. ovarica entspringt der Bauchaorta in Höhe von L2 oder L3, steigt im Lig. suspensorium ovarii hinab, verläuft im Lig. latum bis zum (kranialen) tubären Pol des Eierstocks und teilt sich dort in zwei Äste auf: Während die A. tubaria lateralis zum Eileiter zieht, verläuft die A. ovarica lateralis am mesovarischen Rand entlang, anastomosiert mit Ästen aus der A. uterina und bildet so die infraovarische Arterienarkade.
  - Die A. uterina erreicht den Eierstock an seinem (kaudalen) uterinen Pol und teilt sich dort in die A. tubaria medialis und die A. ovarica medialis. Diese anastomosieren mit der A. ovarica lateralis zur infraovarischen Arterienarkade. Diese Arkade entsendet 10 bis 12 Ovarialarteriolen erster Ordnung. Von diesen entspringen wiederum Arteriolen zweiter Ordnung, die sich ihrerseits weiter verästeln und ein perifollikuläres Arteriennetz bilden (➤ Abb. 25.2).

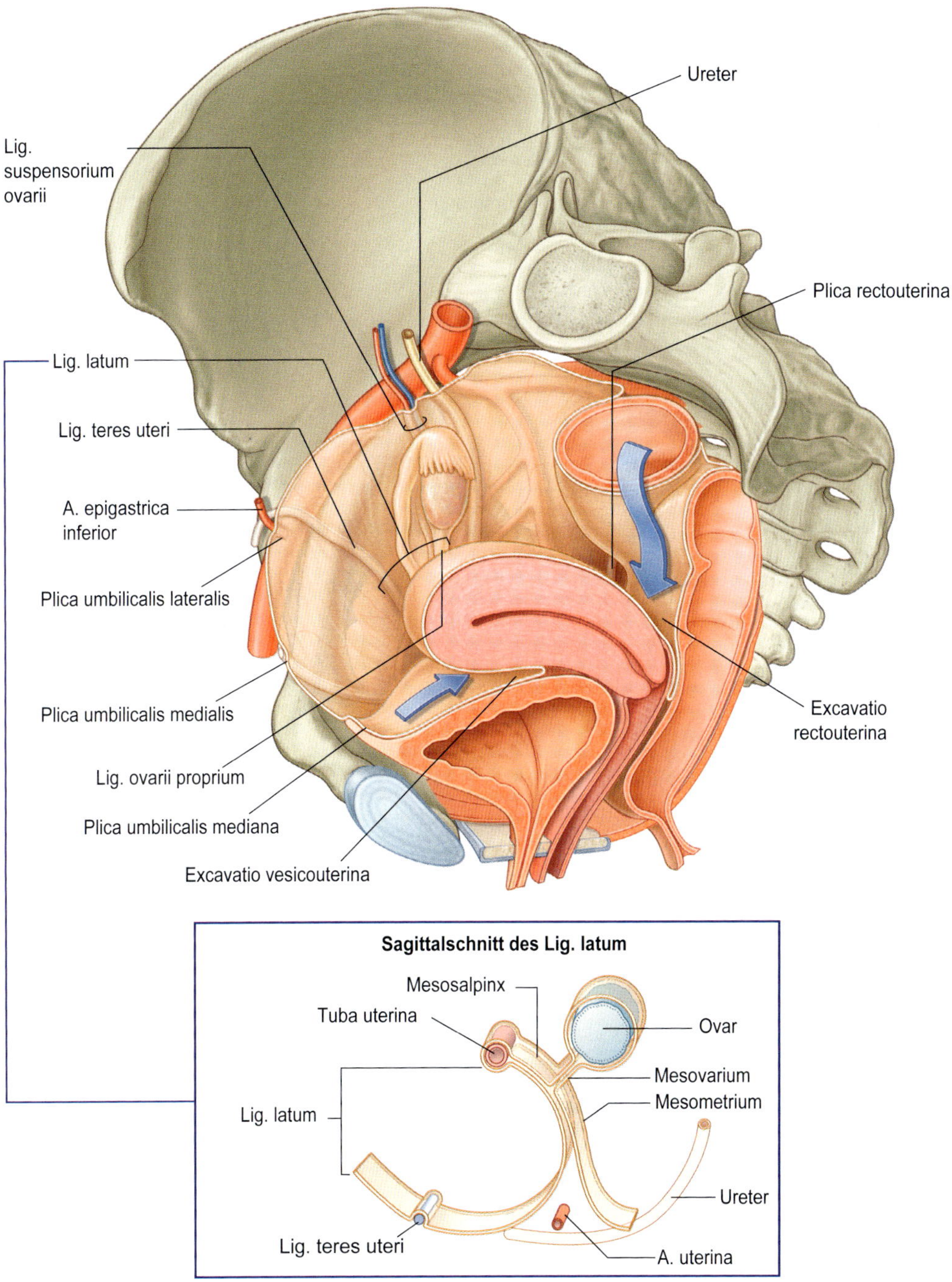

Abb. 25.1 Lagebeziehungen des Eierstocks

25

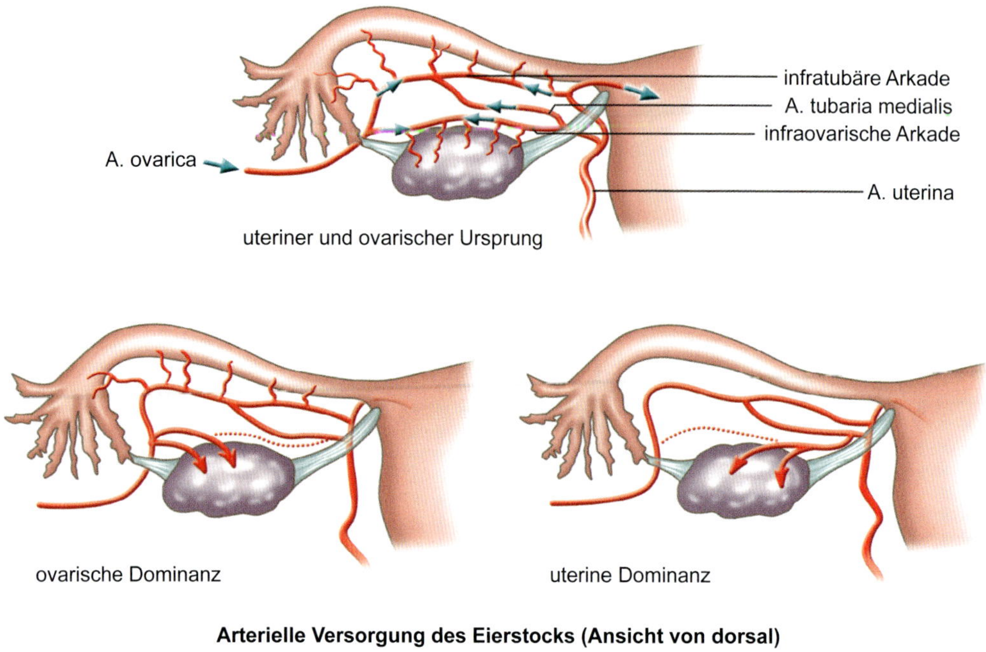

Abb. 25.2 Arterielle Versorgung des Eierstocks (Ansicht von dorsal)

- Die venöse Drainage geschieht über die Ovarialvenolen, die sich am Hilus vereinen und im Mesovarium den Plexus pampiniformis bilden. Dieser Plexus mündet hauptsächlich in die rechte und linke V. ovarica, zu einem kleinen Teil in den Plexus uterinus. Die rechte V. ovarica mündet direkt in die untere Hohlvene, die linke V. ovarica in die linke Nierenvene (➤ Abb. 25.3).

Osteopathische Bedeutung

Eine Ptose der linken Niere verändert die Ausrichtung der linken Nierenvene und kann die Drainage der linken Ovarialvene beeinträchtigen. Venöser Stau und Funktionsminderung im linken Eierstock können die Folge sein.
Eine Fixierung der Flexura duodenojejunalis kann übrigens auch zu einer Kompression der linken Ovarialvene mit dem gleichen Ergebnis führen.

- Die Innervation erfolgt hauptsächlich durch den Plexus ovaricus. Dieser stammt aus den Ganglia aorticorenalia und erreicht den Eierstock über das Lig. suspensorium ovarii.

25.2 Physiologie des Eierstocks

Die eigentliche Physiologie des Eierstocks wurde bereits in ➤ Kapitel 4 „Das Geschlechtsleben der Frau“ beschrieben. Es scheint uns jedoch notwendig, noch einmal auf die Mobilität des Organs und des Ostium abdominale einzugehen.

Wie schon erwähnt, ist der Eierstock sehr mobil. Man könnte sagen, er bewegt sich „wie ein Fensterladen um sein Scharnier“, wobei das Mesovarium die Rolle des Scharniers übernimmt.

Die Mobilität des Eierstocks wird durch verschiedene Faktoren bestimmt:

- Mechanische Faktoren: Die Bewegungen des Körpers und der Nachbarorgane beeinflussen die Beweglichkeit des Eierstocks:
  - Der Eierstock folgt den Lokomotions- und Atembewegungen des Körpers.
  - Er ist über das Lig. uteroovaricum und das Mesovarium mit der Gebärmutter verbunden und wird daher durch die uterine Mobilität be-

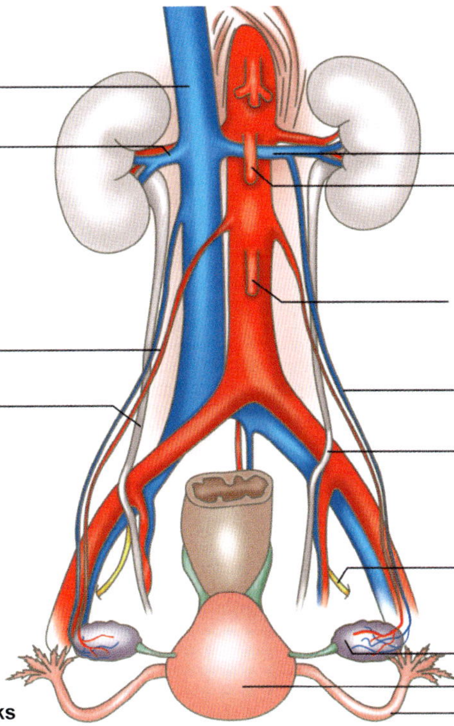

Abb. 25.3 Blutversorgung des Eierstocks

einflusst. Man beachte, dass sich die Gebärmutter beim Geschlechtsakt im Moment des Orgasmus aufrichtet, nach oben steigt und Eileiter und Eierstock mit sich zieht.

- Er steht in enger Beziehung zu den Verdauungsorganen: Der rechte Eileiter ist mit dem Zäkum, der linke mit dem Mesosigmoid verbunden. Jede Reizung, Kongestion oder Entzündung, jeder Spasmus am Kolon wirkt sich auf die ovarielle Mobilität aus. Das Gleiche gilt für eine Enteroptose und den Druck, den sie auf den Eierstock ausübt.

- Allgemeine und individuelle biografische Faktoren: Mit zunehmendem Alter wandert der Eierstock nach dorsokaudal in die Fossa infraovarica oder sogar in die Excavatio rectouterina. Dadurch verändern sich seine Lagebeziehungen und somit auch seine Mobilität. Infektionen oder chirurgische Eingriffe im Genitalbereich vermindern die Gewebeelastizität und erzeugen Verklebungen, die die ovarielle Mobilität einschränken. Multiparität oder dystokische Geburten spielen ebenfalls eine Rolle sowie sitzende Tätigkeiten oder Mikrotraumata.
- Hormonelle Faktoren: Der Eierstock ist über die gesamte Lebensdauer der Frau beträchtlichen hormonellen Schwankungen ausgesetzt. Ob durch den Menstruationszyklus, Empfängnisverhütung, unterschiedliche Pathologien oder emotionalen Stress ausgelöst, verändern diese Schwankungen die ovarielle Mobilität. Großen Einfluss hat schließlich auch die Menopause und die damit einhergehende Atrophie der Eierstöcke und die verminderte Gewebeelastizität.

Der Eierstock befindet sich vollständig in der Peritonealhöhle, ist aber nicht peritonisiert. Nach dem Eisprung muss die Oozyte von der Bauch- in die Beckenhöhle gelangen. Dies geschieht über das Ostium abdominale, eine 2 mm große Öffnung auf der Spitze des Infundibulums, an der das Bauchfell unterbrochen ist. Bei einer Hysterosalpingo-Kontrastsonografie ist deutlich zu sehen, wie das Kontrastmittel zunächst in den Eileiter und von dort in die Bauchhöhle gelangt. Diese Öffnung ist die einzige Stelle, an der zwei menschliche Körperhöhlen miteinander kommunizieren.

Es scheint uns selbstverständlich, dass die morphologische und positionelle Integrität des Ostium abdominale für die Wanderung der Oozyte von der Bauch- in die Beckenhöhle unerlässlich ist.

Osteopathische Bedeutung

Spätfolgen von Infektionen oder chirurgischen Eingriffen im Bauch- oder Beckenbereich, insbesondere der Appendektomie, können die peritonealen Spannungsverhältnisse verändern. Dies kann sich auf die Position oder die Morphologie des Ostium abdominale auswirken und den Durchtritt der Eizelle erschweren. Wir können mit unseren Behandlungen Fixierungen des Bauchfells und seiner Erweiterungen lösen und somit die Durchlässigkeit des Ostium abdominale erhöhen.

Übrigens ist die Rolle der Peritonealflüssigkeit beim Transport der Eizelle zum Ostium abdominale mittlerweile anerkannt. Die Menge dieser Flüssigkeit variiert je nach Zeitpunkt des Zyklus. Es wurde festgestellt, dass sie am höchsten ist, wenn der Östrogenspiegel kurz vor dem Follikelsprung ebenfalls seinen höchsten Wert erreicht.

Außerdem kommt es zum Zeitpunkt der Ovulation zu einem beträchtlichen Anstieg der lymphatischen Aktivität am Infundibulum. Dies führt zu einer vermehrten Absorption der Peritonealflüssigkeit an den Lymphschlitzen und somit zu einer Sogwirkung auf die Eizelle.

Die Wanderung der weiblichen Eizelle von der Bauch- in die Beckenhöhle wird also durch den Flüssigkeitsstrom begünstigt.

Die Physiologie der Eileiter und der Eierstöcke ist äußerst komplex und empfindlich. Sie hängt von vielen Faktoren ab und benötigt eine perfekte Mobilität und Gewebeelastizität. Schon kleinste Störungen können sie durcheinanderbringen und eine Reihe von Symptomen hervorrufen.

KAPITEL

26 Indikationen

Wir wollen die osteopathische Behandlung des tuboovariellen Komplexes nicht auf Störungen der Fruchtbarkeit reduzieren. Wie wir sehen werden, gibt es eine Reihe verschiedener Indikationen für die Behandlung dieser Region.

26.1 Schmerzzustände

In erster Linie sprechen wir über Schmerzzustände, denn sie sind natürlich der häufigste Grund, aus dem die Patientinnen uns aufsuchen. Tuboovarielle Dysfunktionen können Beschwerden lokoregional oder an entfernten Stellen verursachen.

26.1.1 Lokoregionale Schmerzzustände

Es handelt sich um Schmerzen im kleinen Becken, verursacht durch Kongestion, Durchblutungsstörungen, Spasmen oder mechanische Störungen.

Sie entstehen im Zusammenhang mit PMS, Algomenorrhoe, Endometriose oder als Spätfolge chirurgischer Eingriffe oder infektiöser Prozesse. Wie bereits in den vorigen Kapiteln erläutert, betreffen diese Patholgien mehr oder weniger direkt den tuboovariellen Komplex.

Ein auf den Genitalbereich begrenzter Schmerz zeugt häufig von Pathologien, die die uterine oder tuboovarielle Mechanik stören. Der Schmerz entsteht durch Kontraktionen oder Spasmen der Uterusmuskulatur, kombiniert mit einer lokalen Vasokonstriktion, hervorgerufen durch zervikouterine Fixierungen oder Verklebungen im Bereich der Gebärmutter oder Adnexe.

Die Eierstöcke stehen in enger Beziehung zum Dickdarm (links zu Sigmoid, rechts zum Zäkum). Fixierungen dieser Kolonanteile können sich auf die Funktion der Eierstöcke auswirken und Schmerzen im Becken verursachen. Ebenso kann ein Schmerz, der in Wahrheit durch anormale peritoneale Spannungen ausgelöst wird, fälschlicherweise als Beckenschmerz bezeichnet werden. Vergessen Sie nicht, dass die Eileiter vom parietalen Bauchfell bedeckt und umhüllt sind. Der Unterschied ist hier nicht immer leicht auszumachen.

Eine Fixierung der linken Niere kann aufgrund der vaskulären Verbindung zu einer venösen Stauung im linken Eierstock führen und Schmerzen im Becken verursachen.

In der Weise, in der wir zwischen einer rechten „Verdauungsniere" und einer linken „genitalen Niere" unterscheiden, können wir dieses Prinzip auf die Eierstöcke übertragen und zwischen dem rechten und dem linken unterscheiden.

Unserer Meinung nach ist der rechte Eierstock eher dem Verdauungsapparat zuzuordnen, bedenkt man die weiter oben beschriebene anatomische Verbindung zwischen ihm und dem Wurmfortsatz, der im Französischen als „appendikulo-ovarieller Flirt" bezeichnet wird. Diese Verbindung zwischen den beiden Organen erschwert bisweilen die Diagnose zwischen einem ovariellen oder einem zäkalen Problem.

Hinzu kommt noch die Tatsache, dass die rechte Ovarialvene direkt in die untere Hohlvene mündet, deren Drainage wiederum von einer intakten Physiologie der Leber abhängt.

Der linke Eierstock ist eher dem Genitalbereich zuzuordnen, erstens aufgrund der venös-lymphatischen Konstellation, zweitens aufgrund der Tatsache, dass er sich häufiger links hinter der Zervix uteri fixiert. Während der geschlechtsreifen Zeit der Frau führen posteriore Fixierungen der Zervix auf der linken Seite häufig zu Stauungsproblemen und Schmerzen am linken Eierstock. Außerdem ist bei inneren Hämorrhoiden häufiger der linke Eierstock mitbetroffen.

26.1.2 Projizierte Schmerzzustände

Neuralgien

Je nach Zeitpunkt im Geschlechtsleben der Frau befindet sich der Eierstock an verschiedenen Stellen der Beckenhöhle.

- In der präpubertären Phase steht er in enger Beziehung zum N. obturatorius und kann Reizungen des Nervs verursachen. Folge solcher Obturatoriusneuralgien können heftige mediale Knieschmerzen sein, die fälschlicherweise als femoropatellares Schmerzsyndrom ausgewiesen werden.
- Bei der Multipara oder älteren Frauen ist der Eierstock in die Fossa infraovarica gewandert und liegt dort nahe am N. glutaeus superior und am Nerv des M. piriformis. Reizungen dieser Nerven können hohe Ischialgien verursachen, die meistens dem Rhythmus des Menstruationszyklus folgen und unmittelbar vor der Regelblutung höhere Schmerzintensitäten entwickeln. Häufig gesellen sich Parästhesien in der Art einer Femoralisneuralgie hinzu.

Solche Neuralgien lassen sich mithilfe des Lasègue-Zeichens von echten Ischialgien unterscheiden. Dabei wird ein Inhibitionspunkt auf die Projektion des homolateralen Eierstocks gesetzt. Man beachte jedoch, dass das Lasègue-Zeichen je nach Zyklusphase mehr oder weniger aussagekräftig ist.

Schmerzen im Bereich der Wirbelsäule

Fixierungen der uterinen Adnexe sind häufig verantwortlich für tiefe Lumbalgien, die dem Rhythmus des Menstruationszyklus folgen, mit Schmerzspitzen unmittelbar vor der Regelblutung. Die Dornfortsätze von L2 oder L3 können verstärkt druckempfindlich sein. Die Wirbel bleiben in diesen Fällen allerdings beweglich, im Gegensatz zu rein mechanischen Lumbalgien mit osteoartikulären Blockaden oder diskoradikulären Konflikten.

Nicht selten findet man zusätzlich schmerzhafte Bewegungseinschränkungen an der oberen LWS oder am thorakolumbalen Übergang. In diesen Fällen bestehen häufig renale Fixierungen oder anormale Spannungen am Lig. ovarii proprium.

Solche Schmerzzustände gehen häufig mit einem abdominalen Schweregefühl oder Bauchschmerzen einher.

Dysfunktionen der Eileiter oder der Eierstöcke können in Ausnahmefällen auch für Schmerzen im Bereich des Kreuz- oder Steißbeins verantwortlich sein.

Schmerzen an den oberen Extremitäten

Sie stehen selten im Zusammenhangmit den Eierstöcken und wären ggf. auf übermäßige Spannungen oder starke Reizungen des Bauchfells infolge von tuboovariellen Störungen zurückzuführen. Die peritoneale Reizung kann sich auf den N. phrenicus übertragen, der an der Innervierung des Bauchfells beteiligt ist.

Wir erinnern daran, dass der N. phrenicus nicht nur motorisch, sondern auch sensibel agiert. Er anastomosiert mit dem N. subclavius und kann über den Reflexweg zu Spasmen am gleichnamigen Muskel führen. Die Folge ist ein Verschluss der oberen Thoraxapertur mit Störungen am Schultergürtel und Schmerzen an der oberen Extremität.

Ausstrahlungen in die oberen Extremitäten ließen sich in solchen Fällen auch aufgrund der gemeinsamen Wurzeln des N. phrenicus und des Plexus brachialis erklären.

Schmerzen dieser Art sind in der Regel auf die Region des Schultergelenks beschränkt (in der Art einer Periarthritis humeroscapularis) und strahlen selten tiefer als bis zum Ellbogengelenk aus. Sie zeigen nicht den stechenden Charakter einer typischen Zervikobrachialgie.

In einigen Fällen kommt es nach dem Einsetzen einer Spirale oder einer Koloskopie ebenfalls zu Schmerzen im Bereich der Schulterblätter.

26.2 Fruchtbarkeitsreduzierende Faktoren

Der uteroadnexielle Komplex benötigt eine perfekte Mobilität und Motilität, um den subtilen Anforderungen seiner Physiologie gerecht zu werden. Im Folgenden besprechen wir verschiedene Ursachen, die die tuboovarielle Mechanik beeinträchtigen und die Fruchtbarkeit der Frau herabsetzen oder gar außer Kraft setzen können.

26.2.1 Chirurgische Eingriffe

Jeder chirurgische Eingriff, insbesondere im Bauch- oder Beckenraum, hat Auswirkungen auf die uteroadnexielle Mechanik.

Solche Eingriffe verändern die intrakavitären Druckverhältnisse. Wir erinnern daran, dass der für die Wanderung der Eizelle notwendige Strom der Peritonealflüssigkeit von einer intakten Regulierung der Druckgradienten abhängt.

Außerdem hat jeder auch noch so gut ausgeführte Eingriff Vernarbungen und Verklebungen zur Folge, die die viszeralen Gleitflächen und die Mobilität der Organe beeinträchtigen.

26.2.2 Infektionen

Jede Infektion hinterlässt Mikroverklebungen, auch wenn sie rechtzeitig behandelt wird. Das betroffene Organ verliert an Beweglichkeit.

Aufgrund ihrer schweren Spätfolgen ist die Salpingitis mit Abstand die schlimmste Infektion im Hinblick auf die Fruchtbarkeit. Ihre Auswirkungen auf die Permeabilität des Eileiters sind katastrophal, da sie zur teilweisen oder vollständigen Obliteration seines Lumens führt.

26.2.3 Trauma

Traumata in der Beckenregion haben oft einen Einfluss auf die Mobilität und die Trophik der uteroadnexiellen Gewebe. Dies gilt für direkte Traumata gegen den Genitaltrakt, aber auch Stürze auf das Steißbein. Unsere Erfahrung zeigt uns, dass ein ein- oder beidseitiger Eileiterspasmus häufig mit einer Fixierung des Steißbeins einhergeht.

26.2.4 Entbindungen

Bei Entbindungen hängt es nicht so sehr von der Anzahl, sondern eher von der Dauer und den möglichen Komplikationen ab, ob sich negative Spätfolgen für die uteroadnexielle Mechanik einstellen. Wir sprachen bereits über das Allen-Masters-Syndrom, bei dem es zu einer Ruptur der hinteren Duplikatur des Lig. latum kommt. Die katastrophalen Folgen für die tuboovarielle Mobilität sind leicht nachzuvollziehen.

Ebenso verständlich sind die schwerwiegenden Folgen einer extrauterinen Schwangerschaft (EUG) für die Physiologie und die Permeabilität der Eileiter.

26.2.5 Entzündungen

Entzündungen werden oft durch infektiöse Prozesse oder mechanische Konflikte ausgelöst. Sie erzeugen Ödeme, die die Permeabilität der Eileiterschleimhaut herabsetzen oder die Bewegungen zwischen Bauchfell und Ostium abdominale behindern und den Durchtritt der Eizelle erschweren können.

26.2.6 Spasmen

Die physiologische Reaktion eines Rohrorgans auf eine Reizung besteht in einem Spasmus.

Wir haben eingehend über die Ursachen verschiedener mechanischer Konflikte im Bereich des tuboovariellen Komplexes gesprochen. Die mögliche Folge sind Spasmen am Eileiter mit einer Verminderung seines Lumens.

Darüber hinaus konnten wir in mehreren Fällen feststellen, dass Behandlungen auf lumbaler oder viszeraler Ebene Auswirkungen auf einen Eileiterspasmus zeigten. Der tuboovariellen Komplexe steht unter großem Einfluss des Sympathikus, sodass Reizungen über den Reflexweg einen Eileiterspasmus auslösen können.

26.2.7 Warnung

Bestimmte Pathologien am tuboovariellen Komplex erzeugen irreführende Symptome, die eher an Störungen im Verdauungssystem oder an der Wirbelsäule denken lassen.

Seien Sie wachsam und zögern Sie im Zweifelsfall nicht, die Patientin zum Hausarzt oder zum Spezialisten zu schicken.

- Eine einfache Ovarialzyste kann zu einer Algomenorrhoe oder einer Amenorrhoe führen, eventuell begleitet von allgemeinen Zeichen, wie Blässe oder Müdigkeit. Bei der Palpation spürt man eine runde, schmerzlose, unabhängig von der Gebärmutter bewegliche Masse.
- Eine leichte Verdrehung der Leitungsbahnen einer Ovarialzyste kann sich als akute Lumbalgie bemerkbar machen, kombiniert mit einem Schweregefühl und Schmerzen im Bauch-Becken-Bereich.
- Eine extrauterine Schwangerschaft kann sich in bestimmten Fällen als hyperalgetischer Lumbago manifestieren. Nehmen Sie sich Zeit für eine gründliche klinische Untersuchung, suchen Sie nach eventuellen Zeichen für eine aussagekräftige Differentialdiagnose (Blässe, schnelle Atmung, LWS ohne große Einschränkung im Verhältnis zur Schmerzintensität, schneller und flacher Puls, niedriger Blutdruck). Vergessen Sie nicht, dass eine extrauterine Schwangerschaft einen chirurgischen Notfall darstellt!

KAPITEL

27 Diagnose der tuboovariellen Dysfunktionen

Bevor wir zu den Tests übergehen, empfiehlt sich ein Hinweis auf die Hautprojektion des Eierstocks. Diese befindet sich, auf einer Linie zwischen der SIAS und der Symphyse, am Übergang des medialen Drittels zu den beiden lateralen Dritteln. Dies ist allerdings eine relativ theoretische Projektion, da die tatsächliche Position des Eierstocks je nach Zyklusstand und Alter stark variiert.

27.1 Globales Listening

anschließend im Sitzen.

Der Körper der Patientin zieht in mediale Anteflexion, mit einem „Läsionswinkel" in der suprapubischen Region. Selbst für erfahrene Therapeuten ist es mitunter schwierig, zwischen einer uterinen, tuboovariellen oder vesikalen Dysfunktion zu unterscheiden.

27.2 Lokales abdominopelvines Listening

Die Vorgehensweise wurde bereits in Teil 3 zur Gebärmutter beschrieben. Wir erinnern daran, dass die Handfläche bei tubären Dysfunktionen sehr leicht nach lateral und in ulnare Rotation (rechter Eileiter) oder radiale Rotation (linker Eileiter) gezogen wird. In den meisten Fällen wird die Handfläche vom uterotubären Übergang angezogen, auch wenn die Dysfunktion an anderer Stelle des Eileiters lokalisiert ist.

Bei ovariellen Dysfunktionen wird die Handfläche nach lateral in Richtung des Eierstocks gezogen, auf der Linie zwischen SIAS und Symphyse. Paradoxerweise taucht sie nur leicht in das Gewebe ein.

27.3 Intravaginales Listening

- Die Patientin befindet sich in Rückenlage, mit gebeugten Beinen.
- Führen Sie die intravaginale Untersuchung durch, wie sie in den vorigen Kapiteln besprochen wurde.
- Platzieren Sie einen Finger in das seitliche Scheidengewölbe auf der Seite der Dysfunktion und lassen sie ihn dem Gewebe folgen. Das Listening bringt den Finger präzise zu der fixierten Stelle.
- Bei tubären Problemen scheint der Finger sich gegen den Uterus zu legen und nach kranial gezogen zu werden.
- Bei ovariellen Problemen wird der Finger nach postero-lateral in Richtung des Lig. latum gezogen.

27.4 Untersuchung der ovariellen Mobilität

Es macht wenig Sinn, einen Eierstock nur von abdominal palpieren zu wollen. Die beste Vorgehensweise ist eine bimanuelle Technik von abdominal und vaginal.

- Die Patientin befindet sich in Rückenlage, mit gebeugten Beinen.
- Sie stehen neben ihr und platzieren eine Hand auf die Hautprojektion des betroffenen Eierstocks.
- Platzieren Sie einen oder zwei Finger der anderen Hand in das homolaterale Scheidengewölbe.
- Während Sie mit der externen Hand die Bauchdecke in Richtung des Eierstocks eindrücken, bewegen sich die internen Finger auf die externe Hand zu, sodass der Eierstock sich zwischen Ihren Händen befindet.

Seien Sie äußerst behutsam, denn Eierstöcke sind sehr druckempfindlich. Ein zu brüskes Vorgehen kann akute Schmerzen auslösen. Sollte der Eierstock trotz aller Vorsichtsmaßnahmen überempfindlich reagieren, liegt eine Störung vor.

Versuchen Sie nicht, den Eierstock zu mobilisieren, sondern untersuchen Sie vielmehr die Spannungen und die Elastizität des umliegenden Gewebes. Verschieben Sie dazu die unterschiedlichen Schichten gegeneinander. Bedenken Sie allerdings, dass die einzelnen Elemente sich sehr schwer voneinander unterscheiden lassen.

Bei tuboovariellen Dysfunktionen scheint die homolaterale Beckenausbuchtung häufig gestaut (➤ Abb. 27.1).

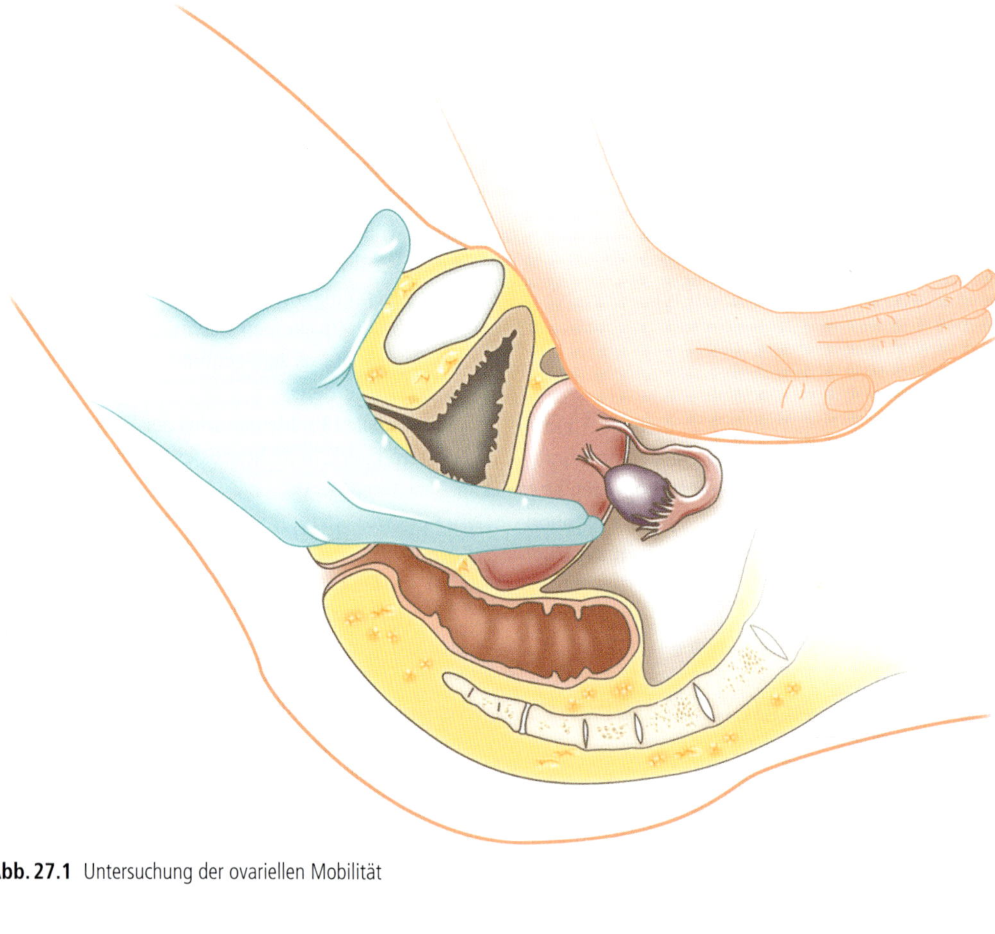

Abb. 27.1 Untersuchung der ovariellen Mobilität

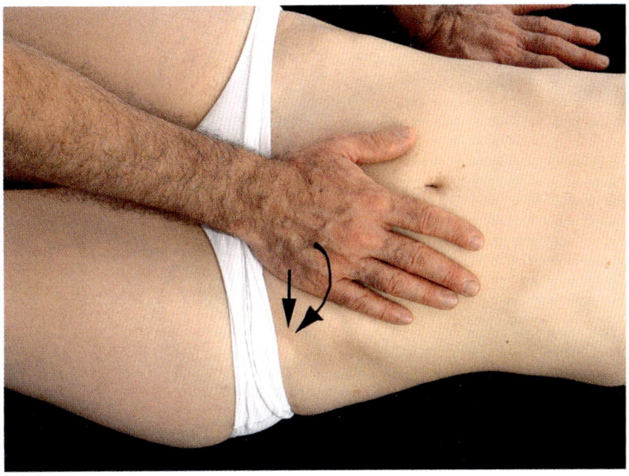

Abb. 27.2 Untersuchung der ovariellen Motilität

27.5 Untersuchung der ovariellen Motilität

- Die Patientin befindet sich in Rückenlage.
- Sie stehen neben ihr.
- Platzieren Sie Ihre dominante Hand auf die Projektion des Eileiters, die Finger nach kranial gerichtet.
- In der Inspir-Phase rotiert der linke Eierstock im Uhrzeigersinn. Gleichzeitig spüren Sie, wie Ihre Handfläche leicht in die Tiefe und von der Mittellinie weggezogen wird. Der rechte Eierstock rotiert entsprechend gegen den Uhrzeigersinn (➤ Abb. 27.2).

27.6 Weitere Tests

Falls Sie bei einer Ischialgie oder bei Schulterschmerzen den Verdacht haben, dass sie mit dem tuboovariellen Komplex in Verbindung stehen, testen Sie das Lasègue-Zeichen oder machen Sie den Schultergelenk-Test in Abduktion-Außenrotation, um zu überprüfen, ob dieser Beckenbereich mit der Dysfunktion zusammenhängt. Vergessen Sie nicht, einen Inhibitionspunkt auf den tuboovariellen Bereich zu setzen, den das Listening ergeben hat.

Bei dem Schultergelenk-Test in Abduktion-Außenrotation können Sie die abdominale Hand durch einen oder zwei Finger im Scheidengewölbe der betroffenen Seite ersetzen. Diese Finger folgen dem Listening und setzen dadurch den Inhibitionspunkt.

Die Vorgehensweise für diese Tests wurde bereits weiter oben beschrieben.

KAPITEL

28 Behandlung der tuboovariellen Dysfunktionen

Angesichts der Komplexität der tuboovariellen Physiologie erfordert die Behandlung dieses Bereichs von uns Behutsamkeit, Präzision, Kompetenz und ein hohes Maß an Demut.

Vor der Behandlung des tuboovariellen Komplexes sind eventuelle Fixierungen im kranialen, vertebralen, peripheren oder viszeralen Bereich zu lösen. Es wäre sinnlos, Dysfunktionen der Eileiter oder Eierstöcke korrigieren zu wollen, ohne vorher die Mobilität der Gebärmutter und der Harnblase wiederherzustellen und die Trophik des Beckenbodens zu verbessern. Die Elemente des Urogenitaltrakts stehen in engem Bezug zueinander und sind voneinander abhängig.

Dank ihrer zahlreichen Mechanorezeptoren reagieren die Gewebestrukturen im Beckenraum übrigens sehr schnell auf unsere Techniken. Daher dürfen die Behandlungseinheiten auch nicht zu lange dauern, da sie sonst an Wirksamkeit einbüßen würden.

Wir bleiben unserem Prinzip treu: Ausführung einer begrenzten Anzahl genau platzierter und extrem präziser Techniken, um die richtigen Informationen ans ZNS zu senden; anschließend dem Organismus die Zeit lassen, seine Autoregulations- und Autokorrekturmechanismen in Gang zu setzen. Wer weiß besser als der Körper selbst, was er wirklich braucht?

28.1 Normalisierung der seitlichen Scheidengewölbe

Wir empfehlen Ihnen, mit der Normalisierung der Scheidengewölbe zu beginnen. Ihre seitlichen Anteile sind anatomisch mit den Parametrien und der Basis des Lig. latum verbunden. Das Ziel dieser Normalisierung besteht darin, einerseits der Zervix eine optimale Bewegungsfreiheit zu geben, andererseits auf das Lig. latum einzuwirken, das in engem Bezug zu den Eileitern und Eierstöcken steht.

- Die Patientin befindet sich in Rückenlage, mit gebeugten Beinen.
- Sie stehen neben ihr und führen zwei Finger in die Scheide ein.
- Versuchen Sie, einen Finger in jedes seitliche Gewölbe zu platzieren. Sollte eine Seite verschlossen sein, etwa weil die Zervix an der Scheidenwand haftet, bearbeiten Sie zunächst die freie Seite, um das Gewebe zu lockern. Sollte dies nicht ausreichen, schieben Sie die Zervix einige Male sanft vor und zurück, um die seitlichen Gewölbe über den Reflexweg zu lockern.
- Wenn Sie den Finger platziert haben, versuchen Sie, das Gewölbe weiter zu öffnen, indem Sie abwechselnd vorsichtig gegen die Zervix und die Scheidenwand schieben.
- Wenn das seitliche Gewölbe sich öffnet, bearbeiten Sie es induktiv, um das Gewebe weiter zu entspannen.
- Bearbeiten Sie anschließend die andere Seite.
- Platzieren Sie zum Abschluss einen Finger in jede Seite und harmonisieren die Spannungen zwischen beiden Seiten (➤ Abb. 28.1).

28.2 Normalisierung des äußeren Muttermundes

Diese Technik setzen wir bei der Behandlung von Fruchtbarkeitsproblemen ein. Ihr Ziel besteht in der Entspannung des äußeren Muttermundes, um den Durchtritt der Spermien zu erleichtern.

- Nachdem Sie die Zervix ertastet haben, platzieren Sie einen Finger auf die Öffnung. Versuchen Sie aber nicht, in sie einzudringen, sondern drücken Sie sie nur leicht ein. Um die Öffnung zu entspan-

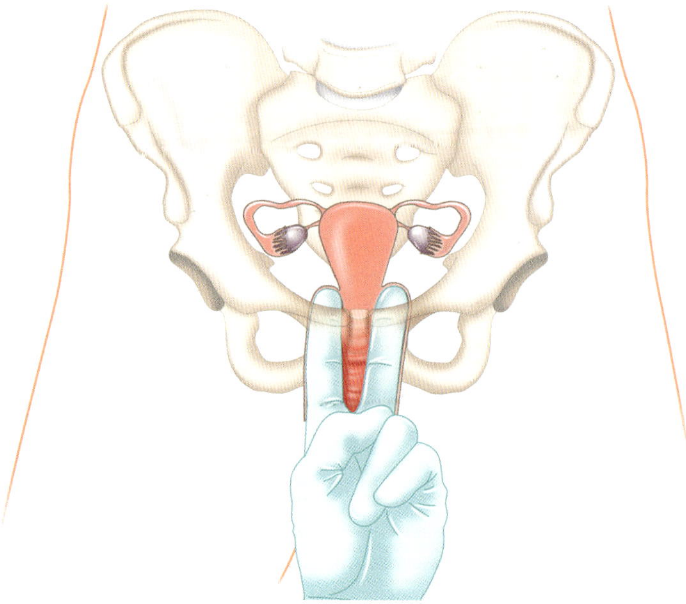

Abb. 28.1 Normalisierung der Scheidengewölbe

nen und den Finger besser platzieren zu können, drücken Sie ggf. einige Male gegen sie in horizontaler oder vertikaler Richtung.
- Die größte Wirkung erzielen Sie mit einer Induktion an der Öffnung, die Sie durchführen, bis das Gewebe sich entspannt. Begleiten Sie sie anschließend in ihren Rotationsbewegungen im oder gegen den Uhrzeigersinn.
- Beenden Sie die Technik mit einer Reihe von leichten Kompressionen-Dekompressionen gegen die Öffnung in der Achse des Zervixkanals.

Wir sind überzeugt, dass diese Technik über die lokale Wirkung hinaus einen Effekt auf die Hypothalamus-Hypophysen-Achse hat.

28.3 Normalisierung des uterotubären Übergangs

Der uterotubäre Übergang agiert wie ein Sphinkter. Daher besteht das Ziel der Normalisierung in der Entspannung dieses Bereichs.
- Die Patientin befindet sich in Rückenlage, ihre Hüften in Flexion und leichter Abduktion.
- Sie stehen neben ihr.
- Führen Sie einen Finger in die Scheide ein und platzieren Sie ihn in das Scheidengewölbe der nicht betroffenen Seite (normalisieren Sie das Gewölbe ggf. vorher).
- Platzieren Sie Ihre abdominale Hand auf die Projektion des Eierstocks der betroffenen Seite und dringen Sie langsam in die Tiefe vor. Diese Hand dient nachher als Punctum fixum.
- Schieben Sie nun mit dem internen Finger die Zervix nach lateral in Richtung des Eierstocks (den Sie mit der abdominalen Hand kontrollieren), als ob Sie den Gebärmutterkörper in eine entgegengesetzte Lateroversion bringen wollten.
- Halten Sie den Schub für einige Sekunden und lassen Sie wieder locker.
- Wiederholen Sie die Technik drei bis vier Mal (➤ Abb. 28.2).

28.4 Dehnung des Eileiters

Diese Technik dient zur Dehnung des Eileiters und zur Normalisierung des periovariellen Gewebes. Wir erreichen so eine höhere Elastizität des Eileiters und eine effektivere Peristaltik. Dank ihrer Wirkung auf

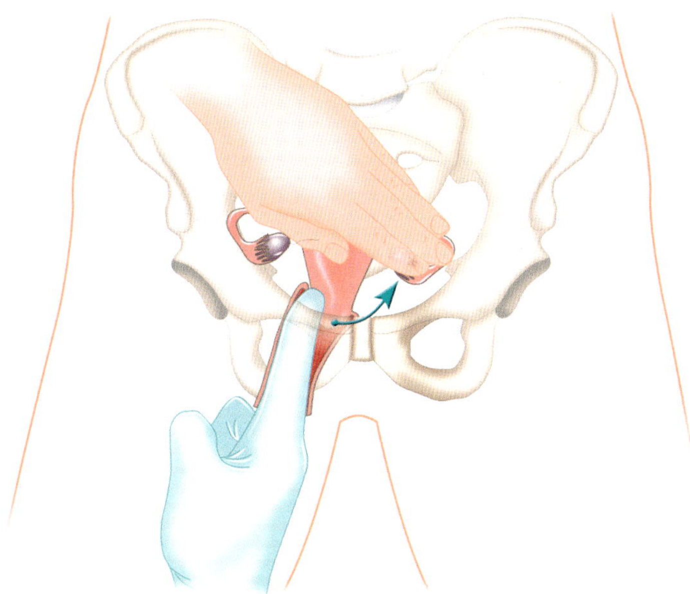

Abb. 28.2 Normalisierung des linken uterotubären Übergangs

die infratubäre Arterienarkade verbessert sich außerdem seine Durchblutung.

- Die Patientin befindet sich in Rückenlage, ihre Hüften in Flexion und leichter Abduktion.
- Sie stehen neben ihr.
- Führen Sie einen oder zwei Finger in die Scheide ein und platzieren Sie ihn (oder sie) in das Scheidengewölbe der betroffenen Seite (falls nötig, normalisieren Sie vorher das Gewölbe). Dringen Sie so tief wie möglich vor, um in Kontakt zum Isthmus uteri zu gelangen.
- Platzieren Sie Ihre abdominale Hand auf die Projektion des Eierstocks der betroffenen Seite und dringen Sie langsam in die Tiefe vor.
- Halten Sie mit Ihren internen Fingern die Zervix und schieben Sie sie leicht in die entgegengesetzte Richtung.
- Schieben Sie mit Ihrer abdominalen Hand den Eierstock in Richtung der SIAS. Achten Sie dabei sorgfältig auf die Gewebespannungen.
- Halten Sie die Dehnung für einige Sekunden und lassen Sie langsam locker.
- Wiederholen Sie die Technik drei bis vier Mal.

Gehen Sie bei einer Dehntechnik niemals rein direkt mechanisch vor, sondern folgen Sie dem Listening. Erstens ist dieses Vorgehen sanfter, zweitens erhalten Sie auf diese Art grundsätzlich bessere Ergebnisse (➤ Abb. 28.3).

28.5 Induktion des Eierstocks

Die Induktion des Eierstocks schließt die Behandlung ab. Sie beendet die Normalisierung des Organs und bringt seine Motilität und seine Physiologie in Schwung.

- Die Patientin befindet sich in der gleichen Position wie bei der Dehnung des Eileiters.
- Platzieren Sie einen oder zwei Finger in das homolaterale Scheidengewölbe und schieben Sie sie sehr vorsichtig in Richtung des Eierstocks. Ihre abdominale Hand führt den Eierstock gleichzeitig auf die internen Finger zu.
- Gehen Sie äußerst behutsam vor, wenn Sie den Eierstock zwischen Ihre Hände platzieren. Er ist schwer zu spüren und stellt sich in Form einer kleinen ovalen, bisweilen kaum wahrnehmbaren Masse dar.
- Führen Sie den Eierstock mit kleinen, langsamen Bewegungen nach lateral, um eine leichte Vorspannung zu erreichen. Folgen Sie dabei stets dem Listening.

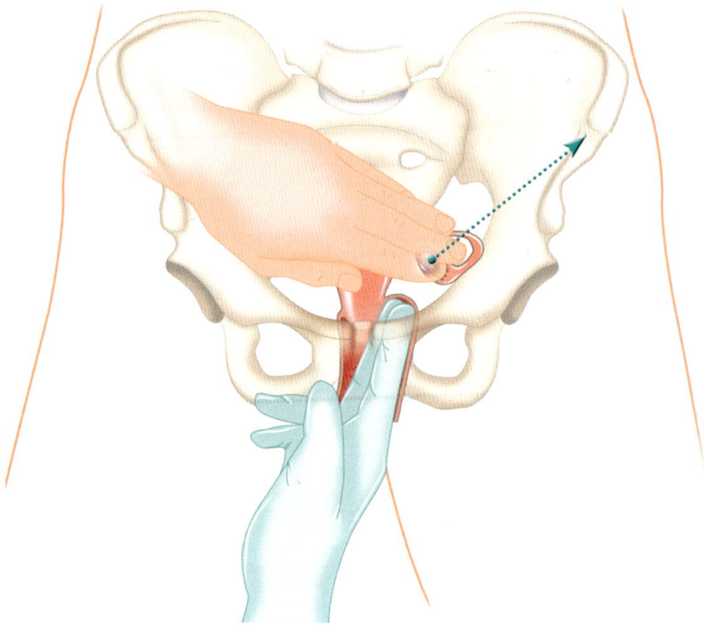

Abb. 28.3 Dehnung des linken Eileiters

- Halten Sie ihn in dieser Position und führen Sie mit beiden Händen eine Induktion durch.
- Lassen Sie den Eierstock zurückkommen und wiederholen Sie die Technik drei bis vier Mal.

Am Ende der Technik sollte der Eierstock seine Motilität zurückgewonnen haben. Sie sollten spüren, wie er sich in Rotation und leicht nach lateral bewegt und wieder zurückkommt.

Diese Technik erfordert durchgehend äußerstes Feingefühl und die Beachtung des Listening (➤ Abb. 28.4).

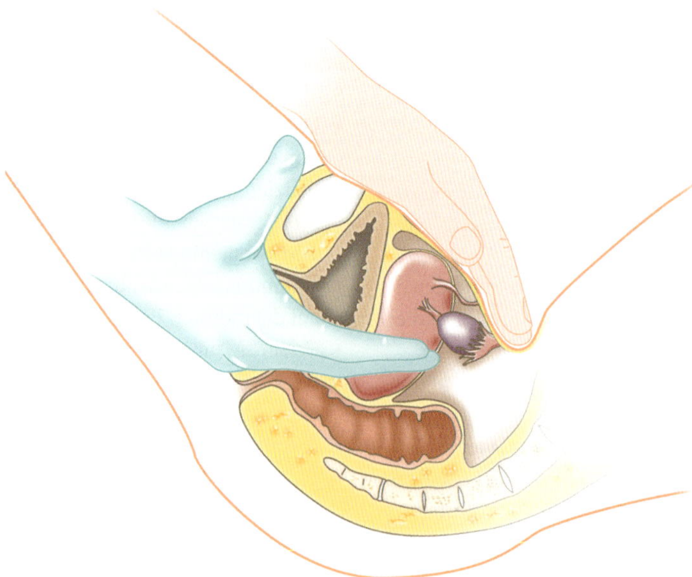

Abb. 28.4 Induktion des Eierstocks

28.6 Voraussetzungen für eine intakte Fruchtbarkeit

Das Aufeinandertreffen zwischen der männlichen Spermienzelle und der weiblichen Eizelle erfordert eine intakte Fruchtbarkeit. Dafür müssen seitens der Frau eine Reihe verschiedener Bedingungen erfüllt sein:

- größtmögliche Beweglichkeit der Gebärmutter und der Zervix;
- die Fähigkeit des äußeren Muttermundes, sich zu öffnen und die Spermien durchzulassen;
- die Fähigkeit des Gebärmutterkörpers, sich zu kontrahieren, um die Spermien aufzufangen;
- uterotubäre Übergänge ohne Spasmen für einen ungehinderten Durchtritt der Spermien;
- ein Bauchfell ohne Verklebungen, für eine optimale Durchlässigkeit des Ostium abdominale;
- eine gute Position und freie Beweglichkeit der Eierstöcke für einen ungehinderten Eisprung;
- eine freie Beweglichkeit und gute Elastizität der Eileiter für den Transport der Spermien und der befruchteten Eizelle;
- eine optimale Steuerung der intratubären Druckverhältnisse: Diese sind so geregelt, dass sie vor der Befruchtung die Peritonealflüssigkeit und die Oozyte vom Infundibulum in Richtung des Isthmus bewegen, während die Spermien vom uterotubären Übergang ebenfalls zum Isthmus hingezogen werden. Nach der Befruchtung kommt es zu einer Druckumkehr, um den Transport der befruchteten Eizelle zur Uterushöhle zu sichern.

28.7 Empfehlungen für die Behandlung einer Unfruchtbarkeit

Der günstigste Zeitpunkt für eine solche Behandlung scheint in der Woche nach der Regelblutung zu liegen. Die Hormonimprägnierung lässt die Gewebestrukturen der Geschlechtsorgane schneller reagieren und macht sie empfänglicher für unsere Techniken.

Um eine optimale Wirkung zu erzielen, empfehlen wir Ihnen, die Behandlung über drei Sitzungen zu verteilen, mit Intervallen von jeweils einem Monat.

Als Osteopathen müssen wir Demut walten lassen und, besonders in diesem Kontext, bescheiden bleiben. Machen Sie keine Versprechungen oder falschen Hoffnungen. „Schwangerwerden" hängt von so vielen Faktoren ab.

Nehmen Sie sich die Zeit, Ihren Patientinnen den Ablauf der Behandlung und die einzelnen Schritte klar und deutlich zu erklären. Es ist wichtig, das Vertrauen der Patientin zu gewinnen. Machen Sie ihr verständlich, dass die Techniken, die Sie verwenden, ungefährlich, schmerzfrei und von kurzer Dauer sind.

Zusätzlich können Sie der Patientin ein paar allgemeine Ratschläge mit auf den Weg geben:

- Tabakkonsum bewirkt eine Vasokonstriktion der Arterien, die die Gebärmutter und die Eierstöcke versorgen. Daher sollte unbedingt das Rauchen eingestellt werden.
- Tägliche körperliche Betätigung verbessert den venösen Rückfluss und wirkt Stauungsproblemen im kleinen Becken entgegen.
- Zusätzlich zur sportlichen Aktivität hilft eine kohlenhydratarme Ernährung gegen den fruchtbarkeitsmindernden Faktor Übergewicht.
- Der Verzehr von Lebensmitteln mit mehrfach ungesättigten Fettsäuren (fettreicher Fisch, Rapsöl) bewirkt ein Gleichgewicht zwischen Omega-3- und Omega-6-Fettsäuren. Es scheint, dass sich dies positiv auf die Fruchtbarkeit auswirkt, weil es die Permeabilität der Zellmembranen erhöht.
- Die Meinung, bestimmte Positionen beim Geschlechtsakt seien förderlich für die Spermienwanderung, gehört eher in den Bereich der Folklore und der Anekdoten. Wahr ist allerdings, dass die uterinen Kontraktionen im Moment des weiblichen Orgasmus für das Aufsteigen der männlichen Eizellen hilfreich sind.

Im Rahmen der Behandlung einer Unfruchtbarkeit besteht die Rolle des Osteopathen darin, die Patientin bei der Metamorphose von der Frau zur Mutter zu begleiten. Viele Frauen sehen in der Mutterschaft die Erfüllung ihres Lebens. Laurent Gounelle schreibt dazu: „Frauen besitzen eine Gabe des Himmels […], die sie zu derart privilegierten Wesen macht […]. Wenn man fähig ist, eine Seele zu erschaffen, ein Leben, es in sich zu tragen und dann der ganzen Welt zu schenken […] Die Ankunft der Kinder in der Welt gehört so sehr zu unserem Alltag, dass wir manchmal das Außergewöhnliche, die Größe, den Zauber dieses unglaublichen Ereignisses vergessen."[1]

[1] Laurent Gounelle: Gott reist immer incognito. München 2011, S. 403 (Originaltitel: Dieu voyage toujours incognito, 2010).

Schlusswort

Wir haben gesehen, dass die Indikationen für eine osteopathische Behandlung des Beckenraums genauso zahlreich wie unterschiedlich sind. Dennoch sollten wir stets das Prinzip der „globalen Läsion“ und der Interdependenz im Auge behalten. Die Einzigartigkeit unserer Behandlungsweise besteht darin, dass wir den Patienten in seiner Globalität betrachten und uns nicht auf seine Symptomatik beschränken. Unsere Techniken beruhen auf Wissen, behutsamem Vorgehen und Respekt.

Die osteopathische Behandlung der Dysfunktionen im weiblichen Becken bringt nicht nur eine Linderung körperlicher Beschwerden, sondern wirkt sich auch auf das Beziehungs- und Gefühlsleben unserer Patientinnen aus. Der Urogenitaltrakt wurde in unserer Disziplin zu lange vernachlässigt und sollte den Platz einnehmen, der ihm gebührt.

Unsere Hände dienen der Diagnose und der Behandlung. Sie sind unser schönstes Werkzeug, wenn sie es schaffen, dem Gewebe unserer Patienten zuzuhören und mit ihm in Dialog zu treten. Doch darüber hinaus „schenkte die Hand dem Menschen seine Seele“, wie Yves Coppens[1] so treffend sagt.

[1] Frei übersetzt nach Yves Coppens: Pre-textes. Paris, 2011, S. 240.

Literatur

Ageron-Marque C. Guide pratique d'ostéopathie en gynécologie. Bruxelles: SATAS; 2000.

Amarenco G. Chantraine A. Springer-Verlag France: Les fonctions sphinctériennes; 2006.

Barral JP. Comprendre les messages de votre corps. Paris: Albin Michel; 2005.

Barral JP, Croibier A. Manipulations vasculaires viscérales. Issy-les-Moulineaux: Elsevier Masson; 2009.

Barral JP. Manipulations de la prostate. Paris: Elsevier; 2005.

Barral JP, Mercier P. Manipulations viscérales. 1, 2e éd Paris: Elsevier; 2004.

Barral JP. Manipulations viscérales 2. 2e éd Paris: Elsevier; 2004.

Barral JP, Croibier A. Manipulations des nerfs périphériques. Paris: Elsevier; 2004.

Barral JP, Ligner B, Paoeletti S, et al. Nouvelles techniques uro-génitales. Aix en Provence: De Verlaque-CIDO; 1993.

Barral JP. Manipulations urogénitales. Aix en Provence: De Verlaque; 1984.

Barreto Scarabotto L, Gonzallez Riesco ML. Facteurs en relation avec le traumatisme périnéal lors d'un accouchement normal chez les nullipares. Ecole d'infirmières de l'université de Sao Paulo. USP 2006; 40(3): 389–95.

Bautrant E, de Bisschop E, Vaini-Elies V, et al. La prise en charge moderne des névralgies pudendales. J Gynecol Obstet Biol Reprod 2003; 32: 705–12. MASSON, Paris.

Berteau-Mevel G. L'artère utérine. Université de Nantes; Faculté de Médecine. Mémoire pour le certificat d'anatomie,
d'imagerie et de morphogénèse; 2000–2001.

Berville-Lévy S. Prise en charge des dyspareunies orificielles. Revues générales Sexologie. Réal en Gynécologie-Obstétrique Juin 2011; 155.

Bonneau D. Approches des algies pelvi-périnéales de la femme en médecine manuelle. Service de Gynécologie-Obstétrique; CHU de Nimes. Menton: Congrès de la FEMMO; juin 2006.

Bonneau D, Le Faou M, Pérez M. Mondolini G. Congrès AFMO: Pubalgie et Médecine Manuelle Ostéopathie; 2004.

Boucher A, Cuilleret J. Anatomie topographique, descriptive et fonctionnelle, Tome 4. 2e éd Paris: Simep/Masson; 1983. 1991.

Campus National de Gynécologie Obstétrique. Mécanique et techniques obstétricales: Engagement. TICEM-UMVF: 01/12/2006.

Campus National de Gynécologie Obstétrique, CNGOF. 2006. Item 22 – Module 2. TICEM-UMVF.

Collège National des Gynécologues et Obstétriciens Français. Algies pelviennes chez la femme; 2010–2011. Item 292; Université Médicale Francophone. Collège National des Gynécologues et Obstétriciens Français. Prise en charge de l'endométriose. Recommandations pour la pratique clinique (Texte court); Paris le 29 novembre 2006.

Conjeaud B. Grossesse, hormones et ostéopathie. Vannes: Sully; 2005.

De Tourris H, Magnin G, Pierre F. Gynécologie et obstétrique, Manuel illustré. 7e éd Paris: Masson; 2000.

Drake RL, Wayne Vogl A, Mitchell AWM. Gray's Anatomie pour les étudiants. 2e éd Issy-les-Moulineaux: Elsevier Masson; 2010.

Dransart P, Dransart P. La maladie cherche à me guérir. La maladie cherche à me guérir. Grenoble: Le Mercure Dauphinois; 1999.

Fauconnier A, Fritel X. Algies pelviennes chroniques d'origine non endométriosique. CNGOF; Mise à jour en gynécologie et obstétrique; 10 décembre 2010.

Fétiveau G. Le plexus hypogastrique inférieur. Université de Nantes; Faculté de Médecine. Mémoire pour le certificat d'anatomie, d'imagerie et de morphogénèse; 2001–2002.

Guillouche P. Bases anatomiques des névralgies obturatrices. Université de Nantes; Faculté de Médecine. Mémoire pour le certificat d'anatomie, d'imagerie et de morphogénèse 2004–2005.

Giraud JR, Rotten D, Brémond A, et al. Abrégés connaissances et pratique Gynécologie. 4e éd Paris: Masson; 2002.

Grégoire R, Oberlin S. Précis d'anatomie, Splanchnologie, Tome 3. Paris: Librairie J-B Baillière et Fils; 1929.

Kamina P. Précis d'anatomie clinique, Tome 4. Paris: Maloine; 2005.

Labat JJ, Robert R et Coll. Algies pelvi-périnéales chroniques: une approche globale. Centre fédératif de pelvipérinéologie; CHU de Nantes.

Leyland N, Casper R, Laberge P, Sukhbir S et Coll. Endométriose: Diagnostic et prise en charge. Journal d'obstétrique et gynécologie du Canada, Volume 32, Numéro 7, juillet 2010, supplément 2.

Marieb EN. Anatomie et physiologie humaines. Paris: De Boeck Université; 1999.

Namur M, Lamy B, Fohlen A, et al. Le Pennec V. Journées Françaises de Radiologie: Prise en charge diagnostic et thérapeutique des douleurs pelviennes d'origine veineuse; 2009.

Paquereau A. Les dyspareunies du post-partum. Université d'Angers, UFR des sciences médicales,
Ecole de Sages-Femmes René Rouchy, Mémoire pour le D.E de Sage-Femme; Mars 2010.
Petros P. The female pelvic floor. Germany: Springer-Verlag; 2007.
Riteau AS. Le périnée féminin de la superficie à la profondeur. Université de Nantes; Faculté de Médecine. Mémoire pour le certificat d'anatomie, d'imagerie et de morphogénèse; 2002–2003.
Rouvière H, Delmas A. Anatomie humaine, Tronc, Tome 2. 15e éd Paris: Masson; 2002.
Sergueef N. Ostéopathie pédiatrique. Issy-les-Moulineaux: Elsevier Masson; 2007.
Spinosa JP, de Bisschop E, Laurençon J, et al. Les réflexes sacrés étagés dans l'étude de la névralgie pudendale: validation anatomique. Revue de Médecine Suisse 2006; 2: 2416–21.
Stone C. Visceral and obstetric osteopathy. Churchill Livingstone: Elsevier; 2007.
Testut L. Traité d'anatomie humaine, Tome 4. Paris: Librairie Octave Doin; 1923.
Vendittelli F. Syndrome douloureux abdominal-pelvien pouvant motiver une consultation en urgence au cours d'une grossesse. Corpus Médical – Faculté de Médecine de Grenoble; Octobre 2003.
Waligora J, Perlemuter L. Anatomie: Enseignement des centres hospitalo-universitaires Abdomen 2 et petit bassin. Paris: Masson; 1975.

Register